国家卫生和计划生育委员会"十三五"规划教材

十三五

全国高等学校教材

U0725980

供康复治疗学专业用

作业治疗学

OCCUPATIONAL THERAPY

第3版

主　　编　窦祖林

副 主 编　姜志梅　李奎成

编　　委　（按姓氏笔画排序）

方乃权	香港理工大学康复治疗科学系	陈少贞	中山大学附属第一医院
古月明	赣南医学院康复学院	胡玉明	南通大学附属医院
刘　刚	南方医科大学第三附属医院	侯　红	南京医科大学第一附属医院
刘　璇	中国康复研究中心北京博爱医院	姜志梅	佳木斯大学康复医学院
刘晓丹	上海中医药大学康复医学院	贾　杰	复旦大学附属华山医院
闫彦宁	河北省人民医院	陶　倩	暨南大学基础医学院
李奎成	宜兴九如城康复医院	梁国辉	香港职业治疗学院
杨永红	四川大学华西医院	窦祖林	中山大学附属第三医院
张瑞昆	高雄长庚纪念医院	蔡素芳	福建中医药大学附属康复医院

学术秘书　李　鑫　中山大学附属第三医院

人民卫生出版社

图书在版编目（CIP）数据

作业治疗学 / 窦祖林主编 . —3 版 . —北京：人民卫生出版社，2018

全国高等学校康复治疗专业第三轮规划教材

ISBN 978-7-117-26248-4

Ⅰ. ①作… Ⅱ. ①窦… Ⅲ. ①康复医学 – 高等学校 – 教材 Ⅳ. ①R49

中国版本图书馆 CIP 数据核字（2018）第 065245 号

人卫智网	www.ipmph.com	医学教育、学术、考试、健康，购书智慧智能综合服务平台
人卫官网	www.pmph.com	人卫官方资讯发布平台

作业治疗学
第 3 版

主　　编：窦祖林

出版发行：人民卫生出版社（中继线 010-59780011）

地　　址：北京市朝阳区潘家园南里 19 号

邮　　编：100021

E - mail：pmph @ pmph.com

购书热线：010-59787592　010-59787584　010-65264830

印　　刷：保定市中画美凯印刷有限公司

经　　销：新华书店

开　　本：850×1168　1/16　　印张：29

字　　数：817 千字

版　　次：2008 年 1 月第 1 版　　2018 年 3 月第 3 版
　　　　　2025 年 4 月第 3 版第15次印刷（总第31次印刷）

标准书号：ISBN 978-7-117-26248-4

定　　价：78.00 元

打击盗版举报电话：010-59787491　E-mail：WQ @ pmph.com

（凡属印装质量问题请与本社市场营销中心联系退换）

全国高等学校康复治疗学专业第三轮规划教材修订说明

全国高等学校康复治疗学专业第二轮规划教材于 2013 年出版，共 17 个品种，通过全国院校的广泛使用，在促进学科发展、规范专业教学及保证人才培养质量等方面，都起到了重要作用。

为深入贯彻教育部《国家中长期教育改革和发展规划纲要（2010—2020 年）》和国家卫生和计划生育委员会《国家医药卫生中长期人才发展规划（2011—2020 年）》文件精神，适应我国高等学校康复治疗学专业教育、教学改革与发展的需求，通过对康复治疗学专业第二轮规划教材使用情况和反馈意见的收集整理，经人民卫生出版社与全国高等学校康复治疗学专业第三届教材评审委员会研究决定，于 2017 年启动康复治疗学专业第三轮规划教材的修订工作。

经调研和论证，本轮教材新增《儿童康复学》和《老年康复学》。

康复治疗学专业第三轮规划教材的修订原则如下：

1. **坚持科学、统一的编写原则**　根据教育部培养目标、卫生计生部门行业要求、社会用人需求，在全国进行科学调研的基础上，充分论证本专业人才素质要求、学科体系构成、课程体系设计和教材体系规划后，制定科学、统一的编写原则。

2. **坚持必需、够用的原则**　根据专业培养目标，始终强调本科教材"二基""五性""二特定"的编写要求，进一步调整结构、精炼内容，满足培养康复治疗师的最基本需要。

3. **坚持紧密联系临床的原则**　强调康复理论体系和临床康复技能的培养，使学生毕业后能独立、正确处理与专业相关的康复常见实际问题。

4. **坚持教材创新发展的原则**　本轮教材采用了"融合教材"的编写模式，将纸质教材内容与数字资源内容相结合，教材使用者可以通过移动设备扫描纸质教材中的"二维码"获取更多的教材相关富媒体资源，包括教学课件、自测题、教学案例等。

5. **坚持教材立体化建设的原则**　从第二轮修订开始，尝试编写了服务于教学和考核的配套教材，本轮 19 种理论教材全部编写了配套《学习指导及习题集》，其中 13 种同时编写了配套《实训指导》，供教师授课、学生学习和复习参考。

第三轮康复治疗学专业规划教材适用于本科康复治疗学专业使用，理论教材共 19 种，计划于 2018 年秋季出版发行，全部数字资源内容也将同步上线。

希望全国广大院校在使用过程中提供宝贵意见，为完善教材体系、提高教材质量及第四轮规划教材的修订工作建言献策。

全国高等学校康复治疗学专业第三轮规划教材目录

1. 功能解剖学（第 3 版）
   主编 汪华侨　　副主编 臧卫东　倪秀芹

2. 康复生理学（第 3 版）
   主编 王瑞元　　副主编 朱进霞　倪月秋

3. 人体发育学（第 3 版）
   主审 李晓捷　主编 李 林　武丽杰　　副主编 陈 翔　曹建国

4. 人体运动学（第 3 版）
   主编 黄晓琳　敖丽娟　　副主编 潘燕霞　许 涛

5. 康复医学概论（第 3 版）
   主编 王宁华　　副主编 陈 伟　郭 琪

6. 康复功能评定学（第 3 版）
   主编 王玉龙　　副主编 高晓平　李雪萍　白玉龙

7. 物理治疗学（第 3 版）
   主编 燕铁斌　　副主编 姜贵云　吴 军　许建文

8. 作业治疗学（第 3 版）
   主编 窦祖林　　副主编 姜志梅　李奎成

9. 语言治疗学（第 3 版）
   主审 李胜利　主编 陈卓铭　　副主编 王丽梅　张庆苏

10. 传统康复方法学（第 3 版）
    主编 陈立典　　副主编 唐 强　胡志俊　王瑞辉

11. 临床疾病概要（第 3 版）

主编 周 蕾　副主编 许军英　范慧敏　王 嵘

12. 肌肉骨骼康复学（第 3 版）

主编 岳寿伟　副主编 周谋望　马 超

13. 神经康复学（第 3 版）

主编 倪朝民　副主编 胡昔权　梁庆成

14. 内外科疾病康复学（第 3 版）

主编 何成奇　吴 毅　副主编 吴建贤　刘忠良　张锦明

15. 社区康复学（第 2 版）

主编 王 刚　副主编 陈文华　黄国志　巩尊科

16. 临床康复工程学（第 2 版）

主编 舒 彬

17. 康复心理学（第 2 版）

主编 李 静　宋为群

18. 儿童康复学

主编 李晓捷　副主编 唐久来　杜 青

19. 老年康复学

主编 郑洁皎　副主编 桑德春　孙强三

全国高等学校康复治疗学专业第三届教材评审委员会名单

主任委员　　燕铁斌（中山大学）

副主任委员　岳寿伟（山东大学）
　　　　　　　李晓捷（佳木斯大学）
　　　　　　　宋为群（首都医科大学）
　　　　　　　吴　毅（复旦大学）

委员（按姓氏笔画排序）

王　红（上海健康医学院）	陈立典（福建中医药大学）
王　磊（南京中医药大学）	武丽杰（哈尔滨医科大学）
王玉龙（深圳大学）	欧海宁（广州医科大学）
王宁华（北京大学）	胡文清（河北医科大学）
许建文（广西医科大学）	胡志俊（上海中医药大学）
刘忠良（吉林大学）	姜贵云（承德医学院）
杜　青（上海交通大学）	敖丽娟（昆明医科大学）
李雪萍（南京医科大学）	高晓平（安徽医科大学）
吴　军（大连医科大学）	郭　琪（天津医科大学）
吴　霜（贵州医科大学）	唐　强（黑龙江中医药大学）
何成奇（四川大学）	黄国志（南方医科大学）
张志强（中国医科大学）	黄晓琳（华中科技大学）
陈　伟（徐州医科大学）	舒　彬（重庆医科大学）
陈　颖（海南医学院）	潘燕霞（福建医科大学）

秘书　　　　金冬梅（中山大学）

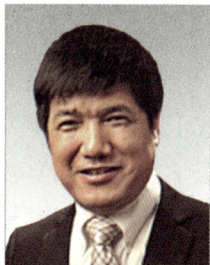

窦祖林

　　教授，博士生导师，现任中山大学附属第三医院康复医学科主任、康复医学教研室主任，中山大学医学院康复医学系副主任，广东省康复医学会会长，中国康复医学会吞咽障碍康复专业委员会主任委员，中国康复医学会脑血管病专业委员会副主任委员，《中华物理医学与康复杂志》副主编。从事临床医疗、教学与科研工作30余年。在神经性疾病的功能性吞咽障碍评估与治疗、脑损伤后的运动及认知障碍康复等方面卓有建树，特别在吞咽障碍领域的临床与研究居于国内领先、国际一流水平。

　　近5年来承担国家自然科学基金面上项目3项，广东省科技计划项目、广东省自然科学基金、广州市产学研协同创新重大项目等近10余项科研课题，获各类基金资助近千万元。《导管球囊扩张术在吞咽障碍中的应用》获2015年广东省政府科学技术奖三等奖，《神经性吞咽障碍评估与治疗创新性技术的应用与研究》获2017年中国康复医学会科技进步奖一等奖，《吞咽造影数字化分析在脑干卒中后吞咽障碍患者疗效评估中的应用》获2017年度中华百篇优秀论文奖。

　　先后主编出版专著10部，已连续三次承担本教材主编工作，在国内外专业杂志发表论文130余篇，其中SCI全文收录28篇。

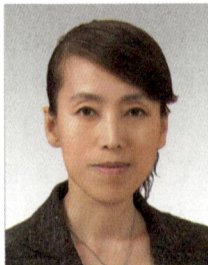

姜志梅

教授、硕士生导师，佳木斯大学康复医学院（附属第三医院）院长，国家卫生计生委康复医学人才培养基地负责人，国家卫生计生委能力建设和继续教育康复医学专家委员会委员，兼任中国康复医学会康复医学教育专业委员会常委及作业治疗教育学组副组长，以及《中华物理医学与康复杂志》通讯编委、《中国康复医学杂志》等核心期刊审稿专家。

从事康复治疗学本科专业教学近 30 年，所负责的《作业治疗学》为省级精品课，牵头编写孤独症儿童康复服务指南，参与编写我国首部脑瘫康复指南。主编《特殊儿童作业治疗》《儿童发育障碍作业治疗》，主审《儿童作业治疗》，副主编及参编 9 部；副主编原卫生部"十二五"规划教材《作业治疗学》、主编其配套教材 1 部，参编"十一五"规划教材及配套教材各 2 部；在国家核心期刊发表论文 60 余篇。承担国家自然科学基金、国家卫生行业专项等科研项目 20 余项；获省优秀教学成果奖、省科技进步奖、省医疗卫生新技术奖等 10 余项。

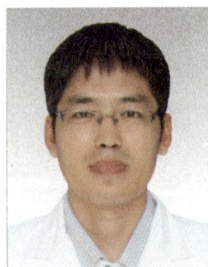

李奎成

主任治疗师，宜兴九如城康复医院副院长。国家卫生计生委能力建设与继教康复专家委员会委员、OT 组长；中国康复医学会作业治疗专委会副主委、康复治疗专委会副主委、烧伤治疗与康复专委会常委、康复教育专委会 OT 组副组长；江苏省康复医学会康复治疗专委会副主委；无锡康复医学会康复治疗专委会主委；江苏经贸职业学院教授，上海中医药大学、南京医科大学兼职教师。《康复学报》《国际临床与康复医学》《神经康复与神经修复杂志》编委；《中华物理医学与康复杂志》《中国康复医学杂志》《中国康复》审稿专家。

主持及参与科研项目十余项，获实用新型专利一项，发表论文 40 余篇，主编及参编教材及专著二十余部。2015 年"全国十佳康复治疗师"。

作为全国高等学校康复治疗学专业规划教材《作业治疗学》（第3版）的主编，我深感责任重大。

如何既充分吸收作业治疗学近5年新的专业理论知识与技能，又能充分体现教材的"三基五性"？如何在保留文字精华的同时，又能与视频短片融合，让读者一看即懂？制作融合教材的精品，对我个人而言，面临许多挑战，也需要更多的学习。

为了修订好这本教材，在充分调研的基础上，我们首先对编写队伍进行大调整，选拔工作在教学一线，使用本教材的青年骨干教师，结合他们的职称学历，作业治疗方面的教育背景，在尊重他们意愿的基础上，充分择优使用。为此，本书的编写队伍调整为18人，除保留了第2版6位编委外，新增了12位。这些编委均有良好的作业治疗教育与工作背景，为确保本书的编写质量奠定了坚实基础。

在对第2版教材使用过程中的优势、存在的问题进行充分讨论的基础上，确定了本书新增、删减及保留的内容。本版教材更新内容达50%以上，具体如下：①在作业治疗基本理论中增加了近年来在临床作业治疗实践中普遍倡导的"重建生活为本作业治疗模式"；②在手的作业治疗中增加了上肢功能康复；③将辅助技术与环境改造拆分为辅助具与助行器、环境调适两章，对内容进行了大幅度的增删；④结合近几年临床作业治疗的实践，将上肢常见创伤与疾病的作业治疗改为"肌肉骨骼系统损伤的作业治疗"与"肌肉骨骼系统疾病的作业治疗"，使分类更加合理，重点更加突出，与临床作业治疗实践联系更加紧密；⑤常见精神障碍，发育障碍的作业治疗分别调整为儿科疾病的作业治疗，对儿童的作业治疗不只局限于发育障碍，更多介绍儿童成长周期中各类障碍的作业治疗；⑥除老年病外，本次修订增加了心血管疾病、慢阻肺、烧伤、跌倒、疼痛等各类临床常见作业治疗行之有效的疾病，拓宽师生在学习中对作业治疗临床应用的范围与认识；⑦把作业治疗记录另成一章，作为第十八章放在后面，以便学生们学习了作业治疗的知识与技能等等内容后，通过文书记录的学习，把临床评定与治疗融为一体，融会贯通；⑧作为未来的治疗师，不仅要掌握知识与技能，加强科研意识与思维也是教学过程中重要环节，本书特别增加了第十九章"作业治疗研究与创新"，介绍作业治疗的循证实践及作业治疗的研究思路，当前研究热点应用举例，拓宽学生学习研究的视野与兴趣。本书新增与修订内容较多，通过手机扫码看视频也是一大特色，由于篇幅所限，不再赘述。相信各院校在使用本版教材中，能有耳目一新的感觉，不断践行新版教材能成为"教师好教，学生好学，专业人员好用"的精品。

在教材的编写修订过程中，主编对各位编委的辛勤劳动与奉献在此表示衷心感谢。特别对编写秘书李鑫表示感谢，在本教材编写过程中，李鑫承担了本书各编委间大量的联络和书稿收集工作，他发挥自己的专长，对图片、视频进行了多次整理、编辑加工，诸多杂务工作融于一身。没有这位甘于奉献又才华横溢的同事帮助，我真的无法胜任这次主编工作。此教材得以顺利出版使用，是我们大家携手合作的结果，在此一并致谢。

殷切希望广大师生在使用中，对其不足、错漏之处继续用挑剔的眼光、批判的精神给予意见反馈，以便在下一版中更加完善。

窦祖林

2017 年 12 月

目录

第一章
作业治疗概论

第一节 概　述

活动（activity）是作业治疗中经常使用到的一个基本词汇。英文中的 activity 指活动状态、活动、作用等意思。活动一般表现出主动和积极的意义。《辞海》对活动的界定是："物体间之不断变化的现象；物质的存在形式及其固有属性；机械运动；从事体育活动的基本内容和方法；政治、文化、生产等方面有组织的、有目的的、规模较大的群众性活动。"活动是："人对于外部世界的一种特殊的对待方式。是人的本质力量，个体存在，社会生活以及人类历史发展的基础。劳动、语言和思维是人的活动的基础。人的各种形式的活动，在物质生产活动的基础上产生。基本特征是它的属性并对其加以能动的改造。活动不是自发的，而是由主体心理成分参与的积极主动的运动形式。"

一、作业

（一）作业活动

作业（occupation）是指作业活动的总称。作业的英文名称 occupation 是由英文单词 occupy 变化而来的，occupy 一词是指占有时间，占有地点，占有物品，捕捉心灵等意思，也就是用时间、空间、物品来填满时空及人们的身心。简言之，作业是人们利用自己时间所做的一切事情，包括照顾自己，享受生活，并且有助于他们的小区的社会和经济发展。作业一般被视为在一个人的生活里有独特的意义和目的的活动（meaningful and purposeful activity）。作业没有特定形式，任何活动只要符合对人类个体"有意义"的定义就可被视为作业。

（二）作业任务

作业任务（occupational task）是一个完整的作业活动的组成部分，是作业活动的各个环节。例如做菜是一项完整的作业活动，其中包含多个作业任务，如洗菜、切菜、炒菜、盛菜、上菜等任务。治疗师可选择患者较弱的任务先作训练，当患者掌握了各作业任务后再参与整个作业活动。

此外，治疗师亦可利用作业任务，配合各种治疗原理，训练及促进身体基本功能的恢复。例如，在脑卒中康复中，利用切菜这项作业任务，配合神经发育原理，训练患者患侧上肢分离运动，或用冲茶这个作业任务，训练患手正常活动模式及前臂肌张力控制。

（三）作业范围

作业的范围主要是指日常生活活动（daily activity of living）、工作/生产力（work/productivity）

及休闲（leisure）这三个方面，三者之间互相关联。作业活动关心的是生物 - 心理 - 社会范畴（biopsychosocial paradigm），包括生物学方面（biological dimension）、心理方面（psychological dimension）及社会方面（social dimension）的特征。

（四）作业内容

作业活动内容可以细分如下。

1. 日常生活活动　这是每个人为了生存而必须进行的作业活动，具体分类如下：

（1）自我照料（personal care）：具体有进食活动、洗脸、刷牙、剃须、化妆、梳头、如厕、洗澡、更衣、基本的起居移位等。

（2）家务活动：可以分为室内（indoor）及室外（outdoor）活动，室内再细分为轻巧的家务操作（light household work）和繁重的家务操作（heavy household work）。由于活动比较多，大致可以划分为以下几类活动：

1）轻巧的家务操作包括烹调、洗涤与清洁方面的活动烹饪的准备、烹饪后的清洁打扫、杂事项的活动整理、家庭财政、理财行为等。

2）繁重的家务操作包括扫除活动、清洁家具、洗涤、熨衣、晾晒等，也包括照顾子女类的活动，如哺乳、换尿布、照看幼儿、辅导类活动，及照顾老年人及患者、照顾宠物等。

3）室外家务活动包括：①购物类的活动，例如购买食品、衣料、生活用品等基本需求的活动；②去银行、政府机构处理有关的事项，同子女外出游玩活动等；③交通方面的活动包括往返学校或工作地点等。

（3）睡眠活动（sleep activity）：即平时的夜间睡眠、午睡等活动，另一方面也包括间歇的休息（naps or rest）。由于人在这段时间不做任何的东西，睡眠及休息是否包含在自我照料方面仍有不同的意见。

2. 工作 / 生产力（work/productivity）　是个体作为社会成员的一分子必须进行的作业活动。具体包括以下几方面的活动：

（1）付薪工作（paid work）：是人为了生活的需要而进行的、目的在于获得经济收入，如全日制及部分时间制的工作、业余打工等。

（2）没有付薪工作（unpaid work）：一般是人在福利机构内做志愿形式的工作，例如当义工，或参加社会活动，例如小区集会、宗教活动、婚礼、丧礼、公益活动等。

（3）学业活动（school work）：可以分成校内活动和校外活动，校内活动有上课、有关礼仪、打扫卫生、运动会及其他学校活动。校外活动包括有完成家庭作业、家中自学或温习、去补习班补习等。

3. 休闲活动　也称之为游戏（play）或闲暇活动（leisure activities），它们包括：

（1）主动式休闲（active leisure）：有打太极、气功、茶道等养生活动，也包括体操、球类、跑步、游泳、游戏比赛等运动，也可以有逛街、散步、钓鱼类、用茶点、下棋、打麻将等放松活动。

（2）被动式休闲（passive leisure）：看电视、听广播、读书、看报刊等，也可以是听音乐及看录像及影碟等欣赏活动。

（3）交际活动（socialization）：与家人、朋友、亲属等的交际活动，也有约会、闲聊、打电话、聚会等的活动。

（4）艺术活动（arts）：包括弹琴、拉小提琴、演奏其他乐器，画画及摄影等内容。

以上是目前经常应用的分类方法，实际应用时即使是同样的作业活动也会有不同的分类。主要是根据人个别的需要（needs）、当时进行这些作业活动的环境（environment）以及特殊的生活情景（contexts）等，来决定归属于不同的类型中。例如：艺术活动（arts）包括欣赏音乐、画画及摄影等，可以是休闲活动，但对音乐家来说音乐是属于工作与生产力活动，是创造性活动；同样对运动员来说运动是属于工作与生产力活动，而对于普通人在休息时进行的球类游戏，则是娱乐与休闲活动的项目；吃饭通常归类于日常生活活动的项目中，但是跟朋友在约会时的吃饭活动，则归类于娱乐与休闲活动中的交际活动。作业活动在不同年龄的人群中也有不同的解释，正如游戏对小孩来说就好像成年人看待工作那么的重要。另外，跟日常生活活动不一样，工作与游戏的时间分配随年龄的不同有不同的比例，小孩和老年人会多一点游戏或娱乐，成年人就会花多一点时间工作。

（五）作业层次

Christiansen 及 Baum 于 1997 年进一步将作业由上而下区分为角色（roles），活动（activities），任务（tasks），行动（actions），能力/技巧（abilities/skills），令作业活动有清楚的层次表达，见表 1-1。

表 1-1　作业活动的层次

角色	在已有期望、责任和权利的社会中的角色及位置	例如父母，照顾者
活动	通常是指有目标及指定的工作，对参与者是有意义，并且与多项任务有关	例如购物
任务	具有共同目的和行动的结合，对参与者是有意义	例如书写一张去食品杂货店的购物清单
行动	可认识的及看得见的行为	例如触摸，行走，站立
能力/技巧	支持作业表现的一般特性或者个人的特性	例如空间感知能力，分析推理能力，手操作技巧等

二、　作业治疗

（一）概念

作业治疗（occupational therapy，OT）是康复医学的重要组成部分，是一个相对独立的康复治疗专业。其目的是协助残疾者和患者选择（choose）、参与（engagement）、应用（apply）有目的性和有意义的活动，预防、恢复或减少与生活有关的功能障碍（自理、工作、游戏/休闲）及促进最大程度的功能，达到最大限度地恢复躯体、心理和社会方面的适应及功能，增进健康。预防能力的丧失及残疾的发生，使人可以在生活环境中得以发展，鼓励他们参与并为社会作贡献。多年来，作业治疗的定义随着社会和环境的变化进行了相应修改，以往 OT 可被定义为利用 occupation（有意义之活动）作为治疗媒介，提高残疾人在自理、工作及休闲活动上的独立能力（independence）。OT 也非常注重利用环境改良方法减轻残疾（disability）及残障（handicap），以求达到增进患者的生存质量（quality of life）。

世界作业治疗师联盟（World Federation of Occupational Therapist，WFOT）把作业治疗定义为透过选择性的作业活动去治疗有身体及精神疾患或伤残人士，目的是使患者在生活的各方面可达至最高程度的功能水平和独立性。2002 年 WHO 颁布新的《国际损伤、生理残障和障碍分类》第 2 版

（ICIDH-2），并且将其定名为《国际功能、生理残障和健康分类》（ICF）后，作业治疗的定义修改为协助残疾者和患者选择、参与、应用有目的和意义的活动，以达到最大限度地恢复躯体、心理和社会方面的功能，增进健康，预防能力的丧失及残疾的发生，以发展为目的，鼓励他们参与及贡献社会。

综上所述，作业治疗的定义基本上包含下列几个重要成分：

1. 作业治疗是一门专业，必须在受过专业训练的作业治疗师指导下进行。

2. 以作业活动（occupational activity）作为治疗媒介，即作业可以作为作业治疗的方法。

3. 针对的是日常生活作业功能，包括自我照顾、工作及休闲；即作业可作为作业治疗的最终目的。

4. 学能行之（learning by doing），行而达之（doing and becoming）；即是要求患者主动（actively）参与（participate）治疗活动，学习或再学习新的或失去的技能，从而使其得到最大行为上的改变，变成有作业意义之个体（occupational being）。

5. 最终目的包括预防伤病带来的残疾和残障、维持健康、促进生活独立程度、提升生活质量，使人可参与及对社会作出贡献。

（二）作业治疗与作业活动的关系

作业活动指日常生活活动、工作/生产力（work/productivity）及休闲这三个方面。自理、做饭、照顾孩子起居饮食、安排家庭旅行、上街购物、上班工作、参加朋友聚会、参加宗教活动等都是属于日常活动。这些活动须在某种特定环境、应用系列生活技能去完成。作业活动能力组成人的生活能力，一旦这种生活能力降低，需要作业治疗来恢复正常的作业活动。

1. 作业训练形式是利用日常作业活动作为训练方法，目的是要促进患者在不同生活领域重建生活能力、生活意志及生活方式。这些训练活动可在医院的模拟环境进行，也可在患者家居或实际生活环境进行。作业治疗师可引导患者主动参与整项作业活动，以促进生活能力的学习。作业活动对学习生活能力（包括适应能力、社交能力）以及生活意志等高层次生活能力的促进有更大作用。

各种作业能力（生活能力）的学习可采取"先近后远"及"先易后难"的原则。先学习生活自理，再学休闲娱乐，接着人际交往、社区生活，最后家庭岗位及重返工作。

2. 各式准备训练 作业治疗师可采取不同方式去促进患者有效参与作业活动训练，包括：手法、运动和动作任务等。

（1）手法：手法指治疗师徒手活动患者肢体，以达促进主动活动能力的产生，如关节松动，肌肉牵拉，关键点控制（control key point）等。

（2）运动：运动指患者主动运动单一肢体部位（如个别关节或肌肉）或单一身体功能（如基本单一认知功能，心肺功能等）。

（3）动作任务：动作任务要求患者应用多种器官功能去完成包含几个步骤的任务。例如：床上翻身坐起，坐站转移，伸手取物、抓放、推拉、搬移、投掷物件，行走、上下楼梯，用简单言语回答问题或表达自己等。

3. 训练形式的选择 不同训练方式对不同能力层次的训练是有针对性的，治疗师要谨慎选择训练方式，以达到最佳训练效果。表1-2列出各种作业治疗训练方法及针对各层次能力训练的优化程序。

表 1-2 生活能力层次及对应作业治疗训练形式

作业治疗训练形式	训练针对的能力层次				
	基本功能	任务技能	生活技能	生活能力	生活角色
手法	★	★	★		
运动	★★				
简单任务	★★	★★★	★★		
作业任务		★★★	★★★	★★	
作业活动(模拟环境)			★★	★★★	★★
作业活动(家居环境)				★★★	★★★

注:合适程序,★合适;★★很合适;★★★完全合适

(三)作业对象

作业治疗的对象是所有作业功能有障碍的人,主要以有否功能障碍来界定。这与传统医疗服务以有否疾病来界定服务对象略有不同。医疗服务与作业治疗对正常与不正常的界定是有分别的,见表 1-3。

表 1-3 临床治疗与作业治疗界定正常与不正常状况的区别

	正常 = 健康	不正常 = 患病
作业正常	大部分健康人士,这些人一般不需要接受医疗或作业治疗服务。(此处不包括初级卫生保健)	有短暂疾病如流感、轻度损伤等,并不会引致永久性残损的人,除临床药物治疗或手术外,一般不需接受作业治疗服务
作业不正常	包括一些因老年退化,先天发展障碍例如智力障碍者,失明或聋哑人士,可受惠于作业治疗服务	有伤员并引致永久残障的人,例如脑卒中、精神病等,这些人需要较长期的临床及作业治疗服务

(四)治疗项目

作业治疗根据分类的方式不同有不同的项目分类。

1. **按作业治疗的名称分类** 手工艺作业;日常生活活动训练;文书类作业;治疗性游戏作业;园艺作业;木工作业;黏土作业;皮工作业;编织作业;金工作业;制陶作业;工作装配与维修;认知作业;计算器操作、书法、绘画作业等。

2. **按治疗的内容分类** 日常生活活动训练;工艺治疗;文娱治疗;园艺治疗;自助具、矫形器制作及训练和假肢训练;就业前功能评定和功能性作业活动等。

3. **按治疗目的和作用分类** 用于减轻疼痛的作业;用于增强肌力的作业;用于改善关节活动度的作业;用于增强协调性的作业;用于增强肌肉耐力的作业;用于改善步态的作业;用于改善整体功能的作业;用于调节心理、精神和转移注意力的作业;用于提高认知能力的作业等。

4. **按作业治疗的功能分类**

(1)功能性作业治疗(functional OT):简称为日常生活活动训练(activity of daily living)或 ADL 训练,生活自理是患者回归社会的重要前提。因此 ADL 训练是康复医学中非常重要的环节,其内容一般可再分为基本日常生活活动(basic ADL, 进食、穿衣、转移、个人清洁卫生、上厕所、洗澡等)及工具性生活(instrumental ADL,小区生活技能、家务劳动等)两类。

(2)职业作业治疗(vocational OT):包括职业前评定(pre-vocational evaluation)、职业前训练

（pre-vocational training）及职业训练（vocational training）三个部分。

1）职业前评定：当身体障碍者（残疾人）可以回归社会，重返工作岗位以前，必须进行身体和精神方面的能力测定、评定。职业前评定还包括工作能力评定（work capacity evaluation）及身体功能评定（functional capacity evaluation）。前者包括室内模拟工作测验及实地工作观察；后者是身体功能例如搬运能力、心肺功能等评定。如果在哪方面仍有困难，就要通过实际工作训练提高患者适应社会的能力，为其恢复工作创造条件。

2）职业训练包括庇护工场（sheltered workshop）、辅助就业（supported employment）、职业技巧训练（vocational skills training）等等。

（3）娱乐活动：包括娱乐及游戏活动评定（evaluation of play and leisure）和娱乐及游戏活动治疗（treatment of play and leisure）两个部分。

（4）作业宣教和咨询（educational OT）：疾病康复过程中对患者及其家庭的宣教咨询是指提供各种学习机会，帮助患者改变不良的健康行为并坚持这种变化以实现预期的、适合各个患者自身健康水平的目标。健康知识是教育的主要内容，而教和学是贯穿于整个教育过程中的两个基本方面。

（5）环境干预（environment intervention）：环境影响人的行为，同时，人的行为也改变着环境。在临床康复过程中，通过关注环境可以达到意想不到的疗效。

（6）辅助技术（assistive technology）：包括矫形器配制和使用训练、辅助器配制和使用训练、及假肢使用训练。

1）矫形器（orthosis）配制和使用训练：矫形器是用于人体四肢，躯干等部位，通过力的作用以预防、矫正畸形，治疗骨骼、关节、肌肉和神经疾患并补偿其功能的器械。如何配制和使用矫形器是作业治疗的治疗内容之一。

2）辅助器（assistive device）配制和使用训练：患者康复辅助器的选购、设计、改造和使用都需要作业治疗师加以指导，以产生积极的康复辅助作用。

3）假肢使用训练：根据残疾者具体情况向康复工程师提出有关假肢处方的建议。对穿戴机械假手者训练其假肢的协调动作。对穿戴下肢假肢者进行负重与平衡训练，平地行走和上下台阶训练等等。

三、 意义

（一）作业与人生的关系

作业是人的属性，人类的生活主要由作业活动构成，作业活动是生活的重要组成部分。人类的生活离不开每时每刻的作业活动，所以自古以来作业与人类生活密不可分。

人类不同年龄不同的人生阶段作业在人生过程（life span）有不同的演变和作业取向。人类的作业活动能力主要是在后天的社会环境中随着机体的不断发育与成长，逐步学习形成的。刚出生的婴儿除拥有如吸吮等本能性的生活动作能力外，需要他人照料才能完成日常生活活动，但其按照生长发育规律，逐步学会卧、坐、爬、站、走，同时学会生活自理活动，如吃饭、穿衣、大小便等。

1. 婴儿期（infant） 婴儿阶段主要是靠触觉、听觉去探索周遭的世界，在能控制住上肢的运动后，婴儿即开始探索自己的身体及其在自己范围内的物体，用手去探索周边的环境，用视觉追踪活动的物体，听取声音，发出声音，学会应付环境的需要。

2. 学龄前后儿童（preschool age and school age） 其中心活动内容是玩耍、嬉戏，以娱乐活动中的游戏（play）活动为中心内容。随着不断成长，所进行的游戏活动的内容、性质也不断发生变化。透过不断地进行游戏活动，儿童可以不断地提升运动、知觉、认知能力。儿童可以学会处理人际关系，参加集体的活动，适应群体生活逐渐形成融入社会的能力。游戏活动也有助于儿童形成自己的道德理念。

3. **青年期（adolescence）**　处于游戏与工作阶段之间，这个阶段的作业更为复杂。青年人的作业选择能力逐渐发育成熟。人们在选择作业时主要会受到自己的能力、性别、地区、亲友、自己的希望及工作的诱惑力等的影响。

4. **成年期（adulthood）**　工作活动对于成年人来说，占据了从成年至退休阶段人生的大部分时间。成年人会寻求亲密，会结婚、建立自己的家庭，或会重新转换工作，计划退休，角色的转变使人重新了解自己的责任及人存在的意义。

5. **老人期（elderly）**　老年人会退休，工作的角色逐渐消退。反之，他们会重拾兴趣，找寻生活的意义，过充实的晚年。

（二）作业与生活的关系

作业对生活有深层的意义。从字面意义上看，生活是指人生存在世界上，并且活动着。自理、工作、休闲与休息形成了日常生活的主要内容。在现代社会中，人们在生活中会感受到越来越多的压力，这就需要在日常生活中保持良好的作业平衡（occupational balance），保证合理地分配及使用自己的生活时间，即在生活中要注意劳逸结合，合理地分配日常生活活动、工作和生产力活动、娱乐和休闲活动的时间与强度，也要安排好休息日与工作日的生活时间。根据自己的年龄、性别等个体因素，对作业内容做出合理的安排。安排好自己的生活才能体现出生活质量的水平，实现人生的理想。

（三）作业与健康的关系

人类具有作业本能（occupational nature），通过作业活动增进健康。人类能够用双手进行作业活动，表现出人性的积极方面。如果作业本能不能够得到满足，人类自身就会在精神方面及躯体方面出现问题，有损于健康。事实上我们日常做的每一项活动都对我们的体能及心智有所要求，并且可能影响情绪、人际关系或生活的满足感。作业治疗相信当一个人因病或意外影响能力时，可通过一些有意义活动来锻炼体能、心智或其他能力上的不足。所以治疗师的责任就是根据患者的能力和背景，设计或选择对患者有意义的活动，并引导患者参与活动过程，享受治疗的成果。缺乏作业活动是人类易患"富贵病"的原因之一，也会使生活缺乏色彩和意义。

（四）作业与文化素质的关系

随着社会的不断进步，社会的文化素质也在不断地发生变化。社会文化素质表明了生活模式及其附加的意义、理念。作业活动者的文化背景及社会文化背景也会影响到其作业活动的进行情况。文化素质提升往往也要求作业活动者进行更高层次的作业活动。人类自身也需要通过精神方面的作业活动获得享受。通过连续的作业活动不断地提升社会的文化水平，是提高人群整体素质及推动社会发展的方法之一。

（五）作业与环境处境的关系

环境对人类作业也很重要。环境（environments）分为人类环境、非人类环境及文化环境。人类环境包括不同的作业团体例如家庭、工作组织及社会团体。非人类环境包括自然环境例如光线、草木；不同的建筑物、设施及公共机关；物体。人与环境是分不开的，环境影响人，人也可以控制环境，两者是互动的。处境（contexts）与环境不同，处境是生活处境，加入了时间因素，包含了年纪（chronology）、发展（development）、生命周期（life cycle）、残疾情况（disability status），所以每个人身处同一环境所作的表现都会有所不同，即使同一个人身处同一环境都会因时间不同而有不同的表现，这就是所谓处境，是影响作业的重要外在因素。环境会影响不同年龄不同类型残疾人士在不同居住区和社区的作业行为。但不同类型的残疾情况及在不同时段所作的反应也不同，一定要先了解他们的处境及环境，才能进一步分析他们的作业表现。

四、 作业治疗在康复团队中的角色

康复依赖众多专业团队的合作，作业治疗是其中之一，康复团队中包括作业治疗、物理治疗、语言治疗、心理咨询、假肢矫形、社会工作、康复护理等，各有其专长。而作业治疗的专长在于以"全人"的观念，不单纯考虑疾病，而着重疾病造成患者在日常生活中的困难和障碍及适应生活环境的整体表现。作业治疗和物理治疗不同，作业治疗是运用目的性、功能性的活动达到治疗的目的，提升了患者的成就感及动机；而物理治疗则会用运动或声、光、电、热、水等物理因子或仪器设备作为治疗方式。

（窦祖林）

第二节 基本理论

一、 作业治疗范式

范式（paradigm）是用科学的方法去解释一门专业的理论组成及其发生的改变。作业治疗的范式分为四个层次，组成了作业治疗的架构。如图1-1所示，第一层次或底层是理论（theory），第二层次是实践模式（model of practice），第三层次是参考架构（frame of reference），及第四层次或最高层是

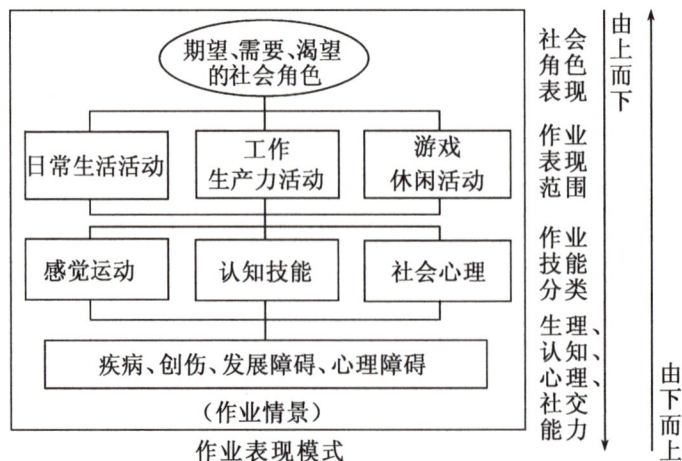

图1-1 作业治疗的范式

治疗方案（treatment approach）。这个框架不一定由下而上去（bottom-up）解读，也可以由上而下（top-down）解释。理论是基本的学说及原则，作业治疗的理论源于对作业活动的解释及对人健康的影响。例如一位手外伤患者，我们可以从生物力学的在角度，手部肌力和强度方面由下而上推敲其工作的意志力、习惯性是否受到影响；对于作业表现中一位脑卒中患者不能穿上衣，我们可以从上而下推敲不能穿衣的原因，是否患有神经心理学中的结构性失用及左右混淆。

二、　作业治疗的实践模式

（一）作业表现模式

作业能力模式（occupational performance model，OP）最早由 Reilly、Mosey 等于 20 世纪 60 年代初提出。美国作业治疗协会于 1994 年提出统一术语（uniform terminology）作为作业治疗世界性的蓝本，正式名称为作业治疗实践框架（occupational therapy practice framework，OTPF），即现在所描述的作业表现模式。根据此模式，作业能力（occupational performance）是作业治疗的根本目标，是指人从事某作业活动时的表现，关注的作业范围包括日常生活活动、工作及生产活动、休闲活动。作业技能是作业活动的基本组成部分。而作业能力会根据个人在不同情景，及在不同环境下改变。以前认为作业能力模式完成的要素包含运动、感觉整合、认知、心理、社会，现在将其改变为包含感觉运动、认知技能、社会心理这三个要素；以前认为的对时间、空间的影响也改变为作业的情况，以此来说明作业治疗的范围及其过程。作业能力模式基本内容在前文的作业内容中已详述，不再赘述。

（二）人类作业模式

人类作业模式（model of human occupation，MOHO）是美国的 Kielhofner 教授于 20 世纪 80 年代提出。它提供了一个人类的作业适应和治疗的过程。这个模式考虑到推动作业的动机（motivation），保持作业的日常习惯（routine），熟练技巧能力（skilled performance）的性质，以及环境对作业的影响。

1. **假设**　人类作业模式强调两个要点。第一个要点指行为是动态的及因每一处情景而异。即每一个人的内部特性与环境的相互作用构成一个影响个人动机，行动和表现的网络。第二个要点指作业对个人自我组织（self-organization）很重要。即透过做每一件事情，人们能保持或者改变他们的能力并且产生新的经验去肯定或重建他们的动机。治疗是一个过程，令人们在做事情时得到了应有的帮助，从而促成了他们的能力，自我概念和角色的肯定。

2. **意志力、习惯性与履行能力次系统**　在人类作业模式中，由三个次系统组成，包括意志力（volition）次系统，习惯（habit）次系统及履行能力（performance capacity）次系统。

（1）意志力次系统：结合自知与自信，信念与价值观以及兴趣。本系统负责把人的注意力集中在某一方面，分析及理解输入的信息，选择合适的作业行为，预期作业行为的结果，及理解作业过程中的感受。总而言之，意志力次系统是主导人类的作业行为，它影响人们如何选择、预期及理解自己的作业行为。

（2）习惯次系统：包括人的作业习惯及生活角色。作业习惯是指人们在特定的环境与时空下从事作业行为的方式和安排。人有了从事某些作业行为的能力后，经过多次的重复或练习，不自觉地及很流畅地从事日常作业，成为了习惯。这些习惯是生活角色的组成部分。生活角色的内容包括一系列的责任及行为模式。这些责任与行为模式很大程度受到文化与社会价值的影响，也受到人们所处的情景及环境所影响，很多时候被视为外界对人的要求，变成个人的独特作业角色。常见的作业角色分类包括学生、各行各业的工作人员、义工、照顾者、朋友、家庭成员（夫、妻、父、母、子女、兄弟姊妹等）、宗教信徒、业余活动爱好者、及各类团体的成员。

（3）履行能力次系统：由人的精神（mind）及身体（body）构成。身体能力是身体的基本功能，例如骨骼肌肉系统、神经系统及心肺系统等功能。精神能力是人类的心理、认知及智能等功能。所有能力构成作业行为等客观表现。

3. **开放式系统**　在人类作业模式中，人是一个开放式系统（open system）。系统理论包括输入、处理、输出及反馈四个环节。会接收外界环境及个人内在需要的讯息，即输入。这个系统接收信息后，会加以分析及理解，这个过程会受到个人的身体，功能状况、性格及经验所影响。信息经过适当的处理和组织后成为作业行为：有关的结果，例如成功、失败、掌握、失控的信息会形成反馈，进一步推动这个互动过程。人本身会组织适当的作业行为，作为系统的输出。作业行为的形式、素质及效果会受到其身体、心理、能力和习惯等条件限制。人的作业行为与外界环境形成互动，互动结果的信息会形成反馈，进一步推动这互动过程，形成循环。有利的循环对个人成长及环境发展构成良性循环，否则就形成恶性循环，见图 1-2。

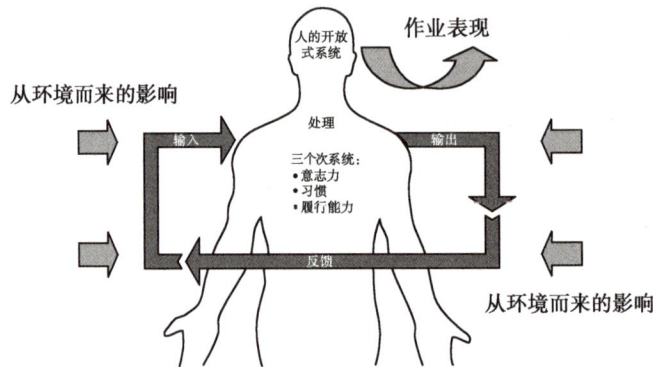

图 1-2　人类作业模式之一（Kielhofner，1984）

4. **技巧**　在人类作业过程中，我们会不断做出有目的、重复及熟练的动作，例如在泡茶的过程中，人们会处理一些小小的茶具及茶叶，执行泡茶的动作，组织泡茶的步骤，这些就是人的技巧。技巧不同于能力，能力被视为基本的东西，技巧则被视为构成功能的个别动作。技巧分为动作技巧、处理技巧、和沟通/社交技巧三类，功能就是不同及复杂的技巧的组合所形成。

5. **作业的能力或障碍**　作业的能力是透过经验及身份的肯定而获取，这样当然要通过运作良好的操作系统及次系统而达到。作业的障碍是操作系统的一个或多个次系统出现问题。可能是缺乏某些能力，或是没有足够的作业动机，或未能培养合适的习惯。所以在治疗时要评定清楚作业障碍的根源及层次，并设计针对性的治疗，见图 1-3。

（三）人 - 环境 - 作业模式

1. **作业模式**　人 - 环境 - 作业模式（person-environment-occupation model，PEO）是加拿大的 Law 博士等人于 1994 年提出，对 1991 年加拿大作业治疗学会提出的作业表现模式予以了较大幅度的修订，重新提出了作业表现模式，最新的版本名称是加拿大作业能力模式修订版（Canadian Model of Occupational Performance and Engagement，CMOP-E），但用 PEO 简称较易理解明白，是我们理解作业活动最重要的基本理论。这个模式阐明作业表现就是人、环境及作业的相互结果。人有一种探索、

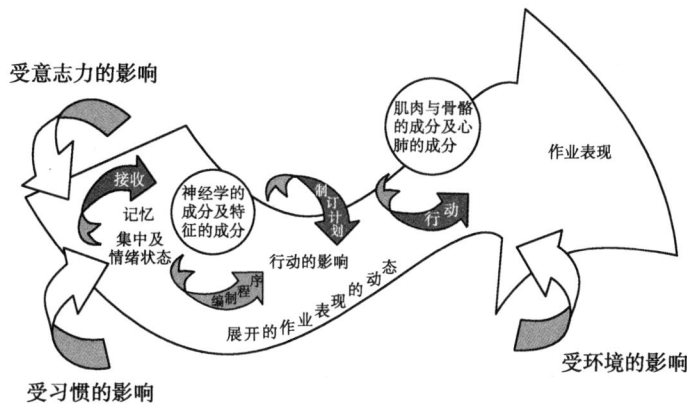

图 1-3　人类作业模式之二（Kielhofner，1995）

控制及改变自己及环境的天性，在日常生活中的"生活"被视为是人与环境的互动，这互动过程是透过日常作业而进行。这个过程是动态的及不断因情况而改变，而且三者又互相影响。按照这个作业模式，在作业治疗中以服务对象作为实践中心（client centered practice），见图 1-4。

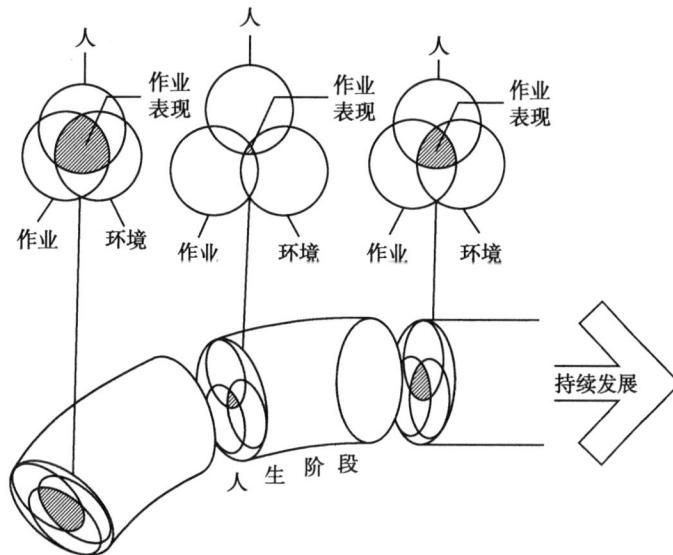

图 1-4　人、环境与作业模式

图 1-4 显示人、环境与作业代表不同的圆形，而三个圆形相交之处就是作业表现。人的定义是包括心灵、情感、身体结构及认知能力四方面。心灵方面包括人找寻生存的意义及对生命的了解；情感包括人对人际交往及人与人个别关系的渴求；身体结构包括人的肢体功能及精神健康；认知包括对日常生活能力的操控能力，例如沟通、情绪发展、动机的形成，找寻个人及工作目标等。人是一个不断改变的个体，他 / 她拥有很多不同角色，这些角色会随时间流逝及情景变化而改变其重要性、意义及时期。环境的定义包括文化、社会性、物理性及机构环境。环境不单包括非人类环境、文化 / 机构 / 个人的环境，还包括人在不同时代、年纪、发展阶段所处的情景。环境可以有利于作业表现的发生，也可以构成障碍。作业的定义是日常生活中我们所做的一切事情，包括自我照顾、生产力（除了经济外还包括对社会的贡献）及休闲活动。有意义的活动是组成任务的单位，而作业就是个人一生中要处理的不同任务。为使人能够完成作业的目的在于使服务对象在其所处环境中选择自认为有意义、有作用的作业。即通过促进、引导、教育、激励、倾听、鼓励服务对象，去掌握生活的手段和机会，

并能与人们协同作业活动。

作业表现随人生不同阶段而改变，而这种改变是人、环境与作业相交的互动结果，三者关系密切，因三者相交的作业表现则相当明显。这模式对分析环境障碍及改造，分析文化对人的影响，社会环境对人的支持，及残疾人士的参与有很大的指导作用。例如儿童自小就从游戏中学习，游戏是一种作业活动，透过游戏促进身心和性格的发展。透过与环境的互动，了解自己的能力与兴趣，培养各种信念及价值观，渐渐形成个人的成长目标。把儿童放在一个太容易及简单的环境会导致失去学习兴趣，不利于成长。但一个太困难及复杂的环境会带来太多失败，形成逃避心理，打击儿童的自信的建立，亦不利于有效的学习。例如脑卒中患者，可透过参与作业活动，即参与一个重新学习的过程，帮助恢复肢体活动能力，重新掌握自理方法、尝试新的工作及业余活动，建立新的生活方式。然而，这过程不是自然发生的。很多脑卒中人士都没有重新建立新的生活方式。原因是没有遇到合适的作业环境，可以有效地重新学习。他们需要一套按照康复过程每一阶段的需要而安排的作业活动，配合心灵、情感、身体结构及认知能力四方面的需要，最重要的是一个合适环境的辅助及改造 按部就班地重新学习和建立新生活。

2. 人生不同阶段的变化　人、环境、作业模式在人不同的发展阶段有不同的改变。对于新生婴儿、小孩及学童，环境因素在这个 PEO 模式中占有最大空间。他们正处于学习及求学阶段，重塑新的环境及自己身处的空间，从而找寻自己在这环境下的作业模式。相反在成年人中环境因素的影响较少，但人的因素（包括心灵、情感、身体及认知）却渐趋扩大，作业能力因应个人能力增加而增强。人会找寻自己的事业、工作、兴趣、娱乐、伴侣、朋友及心灵的需要，从而进一步肯定自我在家庭及社会上的角色，或更认识及了解自己的需要。对于老年人，随着年龄日增及个人能力下降，人的因素会渐渐减少。作业的角色会减轻及重要性下降。环境再次成为主导作业能力的因素。他们已退休，没有工作及经济收入，老年人需要一个安全及认知及肢体能力等各方面没有太大要求的环境下生活。他们必须要家人或照顾者照顾。在文化环境下找寻自我的根、童年回忆及国家的认同感，见图 1-5。

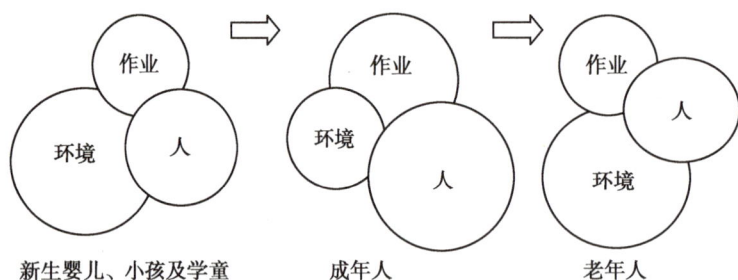

图 1-5　人、环境、作业模式在个人不同发展阶段的改变

（四）重建生活为本作业治疗模式

"重建生活为本"是一套集身体功能、生活能力和幸福生活为一体的前瞻性康复模式，是一种处于高层次的、方向性的整体康复理念。在促进身体基本功能、认知及言语功能恢复的基础上，增加更贴近生活的训练方法。这个模式旨在把基本功能转化成生活能力，以建立能维持身心健康的生活方式。

重建生活为本作业治疗模式的架构是基于"生物 - 心理 - 社会"现代医学模式，结合作业治疗基础理论中的"人 - 环境 - 作业模式"（person-environment-occupation model，PEO），人类作业模型（model of human occupation，MOHO）的系统构成部分，强化以人为本建立的一套作业治疗通用模式，2015 年由香港职业治疗学院资深作业治疗师梁国辉提出。这个模式含多维内容，其核心内容包括"能力阶梯""重建生活六步曲""作业治疗核心手段""三元合一重建过程""作业活动效果八要素"和"重建生活为本 OT 36 项目"等。

1. **能力阶梯概念** 能力阶梯概念把各层次能力由最基础的器官功能排列到最高的生活方式。两者之间由下而上包含：器官功能、任务技能、生活技能、生活能力、社会角色及生活方式。上层功能需要下层功能的支持但不受其限制。下面几层功能生物性较强，中间几层受个人因素影响，上面几层受社会因素影响，见图 1-6。

能力阶梯及对应作业治疗手段

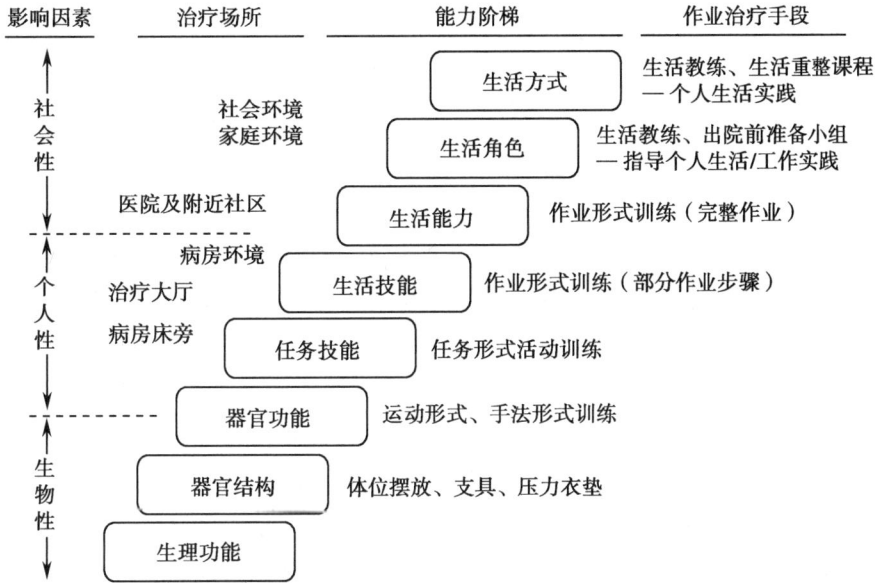

图 1-6　生活能力阶梯概念

2. **重建生活六步曲** 重建生活的六个阶段描述如下。

（1）患者首先要配合康复专业人员的指导，积极参与各种促进基本身体功能恢复的治疗活动。

（2）尽量利用受限的功能，最大程度独立自理及完成力所能及的生活作业。

（3）在生活不同领域中学习适应性或代偿性生活技巧。

（4）在不能完全恢复的情况下，调节个人生活目标及别人对自己的期望，建立新的社会角色。

（5）再就个人喜好及客观条件，编排活动优先的主次，形成新的生活方式。

（6）最终逐渐安排足够的生活内容，重建成功、愉快、幸福及有意义的生活方式，以维持身体及心理健康。

简而言之，六步曲描述了重建生活过程中六种要做的事情，见图 1-7，包括："配合治疗""利用受限功能""学习适应技巧""调节自己及别人期望""形成新的生活方式"及"构建幸福有意义的生活"。

六步曲之间虽然有先后次序，但不是指六个步骤，先完成了第一步，再走第二步，走完第六步就到达终点。每步独立发展，采取螺旋演变模式，在该步里逐步重建。但步与步之间亦有承前启后的关系，前面一步的变化支撑后面一步的发展，慢慢向"构建幸福及有意义的生活"迈进。康复初期，作业治疗多注重前面几步，但对后面几步亦要有所兼顾。康复中后期，治疗计划便要侧重后面几步。在整个作业治疗服务过程中，治疗师要分配好时间，提供六种相应的治疗与学习机会，促进患者重建生活。

重建健康幸福生活六部曲

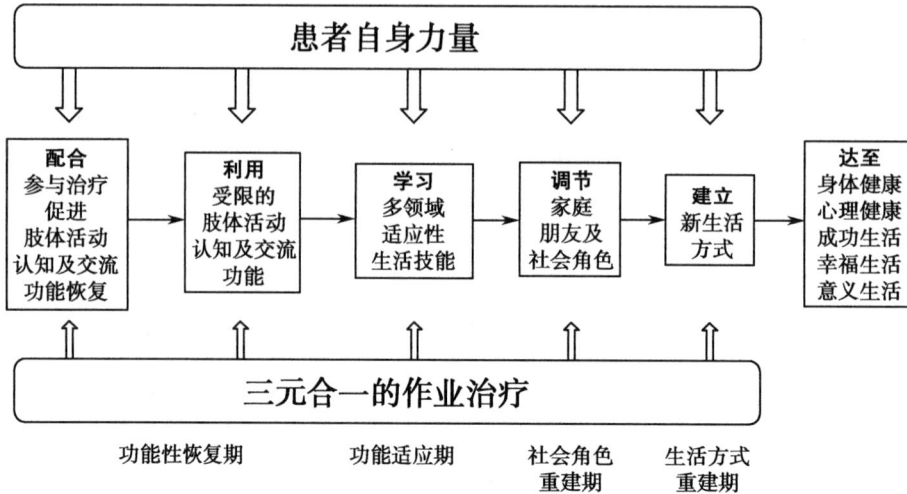

图 1-7　重建生活六部曲

能力阶梯及六步曲为治疗师及患者提供了一个比较清晰的"重建生活路线图"，及一个笼统的"重建生活时间表"。治疗师根据患者个人进展及环境情况，协助患者按部就班，逐渐重建新的愉快生活方式。

3. **三元合一作业治疗**　这是重建生活为本作业治疗模式中最重要内容之一。在重建生活过程中，强调重建生活能力、重建生活意志及重建生活方式同样重要，三者相辅相成，需要同步进行。

重建能力、意志及生活方式都有一定的次序，构成清晰的路线图，见图 1-8。三元合一理念应用于治疗活动的设计原则是治疗师应选择接近患者发病前的习惯活动或病愈后要参与的活动作为治疗任务，再加入训练能力及意志的元素，同时促进生活能力及生活意志的重建。

"三元合一"生活重建路线图

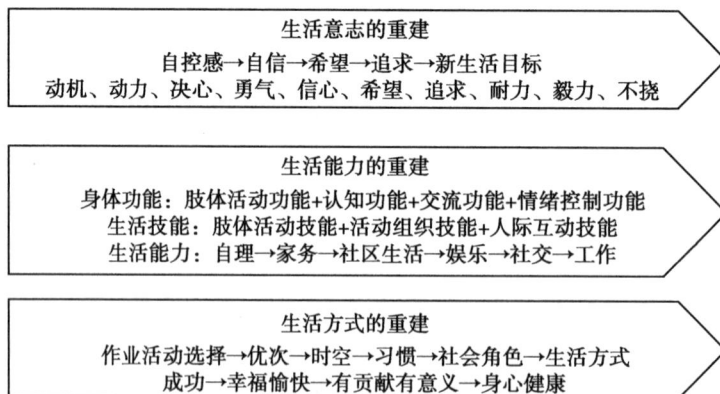

图 1-8　三元合一重建生活路线

4. **作业治疗核心手段**　在重建生活为本作业治疗模式中，作业治疗的手段分为三大核心种类，包括：作业活动、访谈及环境调适。其中作业活动更是核心中的核心。三类治疗可单独设计与提供，亦可协调互动，产生更大的疗效。前文已阐述作业活动，对重建生活为本访谈及环境调适简要介绍如下。

（1）重建生活为本访谈：重建生活为本访谈是把生活教练理念融入重建生活为本康复模式的一

种访谈方式。利用生活教练的访谈技巧，发挥重建生活为本康复理念，应用在重建生活为本作业治疗过程中。重建生活为本访谈对以下类型患者尤为有效：第一，正处于疾病过渡时期，已经进入重返社会阶段者；第二，病后生活太单调、缺乏内容者；第三，觉得自己在某些方面停滞不前者；第四，在奋斗过程中面对较大困难者。

重建生活为本的实践认为，即使面对长期功能障碍，患者都有重建幸福、愉快生活的本能欲望。这些本能欲望可能受到病后的经历失败打击而受到压抑，但是可通过引导及成功的经历重新点燃，可通过学习新的生活技巧、调节个人期望及生活环境，进而达到减轻功能障碍对生活的影响。

（2）环境调适：这是作业治疗的重要介入手段之一。作业治疗师应关注患者所处的各种环境，包括自然环境、生活环境及治疗环境。生活环境包括家居环境、附近社区环境、工作环境及社交娱乐活动环境及其在这些场所中的人际关系环境。治疗师通过直接及间接方式调适各种环境以促进治疗达到效果及成功的生活。

5. **作业活动效果八要素**　为使日常作业活动对患者在不同康复阶段产生确切疗效，治疗师要设计符合"效果八要素"的作业训练活动。八个要素包括：①患者认为活动是重要的、有兴趣或有意义；②有难度及有挑战性；③可学习正常活动模式或方式；④可学习代偿性或适应性方法；⑤训练过程愉快；⑥经努力可获得成功；⑦完成后感觉良好；⑧容易体验的成功与进步。

八要素不是针对某项作业活动而言，也不只是针对个别患者一般情况而言，是由患者参与某项作业活动的主观经历来判断。因此，八要素具体任务设定时既要事先与患者进行沟通设计准备，又要在执行时弹性调节，务求参与者能经历到有疗效的训练过程，这对治疗师的专业技巧要求非常高，也是作业治疗专业能力核心所在之一。

6. **重建生活为本作业治疗 36 项目**　综上所述，要体现重建生活为本作业治疗服务，治疗师须有能力提供多元化、生活化及系统化的作业治疗训练项目。经过长期的临床实践，重建生活为本筛选了 9 类共 36 项训练项目。9 类训练项目包括：访谈及宣教、体位及张力控制、自理训练、任务/游戏形式训练、情景模拟训练、作业活动训练、认知训练、社区生活技巧训练、离院前准备及家居安置。表 1-4 详列了 36 项重建生活为本的作业治疗项目。

表 1-4　重建生活为本作业治疗项目

1. 重建生活为本访谈/小组	19. 作业活动训练:手工/工艺
2. 康复/作业治疗宣教小组	20. 作业活动训练:八段锦/太极
3. 家属宣教/辅导	21. 认知训练:基本功能(桌面活动)
4. 康复团队重建生活为本康复评价会	22. 认知训练:基本功能(计算机辅助)
5. 日间体位摆放指导/设备	23. 认知训练:情景模拟
6. 肌张力控制运动	24. 认知训练:作业活动
7. 自理训练(病房、床边)	25. 认知训练:社区活动
8. 自理训练(模拟家居)	26. 社区生活技巧训练:电动楼梯
9. 任务/游戏形式训练:上肢	27. 社区生活技巧训练:外出购物/超市
10. 任务/游戏形式训练:全身协调	28. 社区生活技巧训练:乘坐交通工具
11. 情景模拟训练:坐位平衡	29. 社区生活技巧训练:餐厅
12. 情景模拟训练:站立平衡	30. 社区生活技巧训练:郊游
13. 情景模拟训练:上肢(减重)	31. 家居安置:出院前准备面谈/小组
14. 情景模拟训练:上肢	32. 家居安置:家访(家居安全、改装评定)
15. 情景模拟训练:全身协调	33. 家居安置:家访(自理及家务训练)
16. 作业活动训练:家务	34. 家居安置:家访(家居康复指导)
17. 作业活动训练:烹饪	35. 家居安置:周末回家安排
18. 作业活动训练:文体康复	36. 家居安置:生活重整面谈/小组

（方乃权　梁国辉）

第三节　临床思维及作业干预方法

一、临床思维方法

临床思维（clinical reasoning）是一种思维方式及过程。它能让作业治疗师（OT）有系统性地收集及分析数据。对于筹划以治疗对象／患者为中心的评定，这些资料是不可缺少的。而作业治疗这个思考方式过程则可以体现治疗师的专业知识及技能。

作业治疗的临床思维包括的 4 个层面分述如下：

（一）科学性的思维

科学性的思维（scientific reasoning）用于了解条件／情况的本质。OT 在这个层面要治疗对象／患者的诊断（初步及第二次）及他的病历。思考的问题包括要考虑针对治疗对象／患者的安全措施及治疗预防措施是什么？解释并陈述一个 OT 在评定治疗对象／患者及作出治疗筹划时所用的专业（或执业上的）标准／或被聘用时的参考指标。基于治疗对象／患者的评定及病历，列出问题并合理地提出须优先解决的问题。在被选择了的聘用参考指标及治疗方针之基础上，解释治疗目标及计划。

（二）叙述性的思维

叙述性的思维（narrative reasoning）用于了解条件／情况对于人们的意义。OT 在这个层面要对治疗对象／患者的人生经历进行总结。治疗对象／患者的社交、人生经历是什么？例如，其曾经承担的角色及任务，而这些角色及任务对于他来说，是重要或有意义的，但这些将会因为疾病／残障变得困难。

（三）务实性的思维

务实性的思维（pragmatic reasoning）用于了解实际因素对临床治疗的影响。OT 在这个层面要思考务实的问题。例如，住院的长短将如何影响到职业疗法（OT）的治疗目标及计划？为了早一天出院，治疗对象／患者有哪些原动力去参与治疗计划呢？OT 每天平均需要花多少时间去完成文书工作、参加会议、督促助手或学生？OT 需要每天应诊、接待多少个治疗对象／患者？当进行评定或治疗时，有哪些资源可以使用？当治疗对象／患者出院后，是否有社会、社群或小区上的支持？治疗对象／患者的生活、居住环境中，有怎么样的环境接近医院及诊所，和其他支持服务点（例如：巴士站、邮局、小区中心、诊所）等。

（四）道德伦理上的思维

道德伦理上的思维（ethical reasoning）用于在各方面利益的冲突、竞争之下，用于抉择道德上的自卫行为。在这个层面上，一个作业治疗师（OT）应注意哪些专业守则及道德上应考虑的因素？以下是四种思维层面的比较，见表 1-5。

表 1-5 　四种临床思维层面的比较

科学性	叙述性	务实性	道德伦理
用于了解条件/情况的本质	用于了解条件/情况对于人们的意义	用于了解实际因素对临床治疗的影响	在各方面利益的冲突、竞争之下,用于抉择道德上的自卫行为
疾病、伤害、及发生问题的本质是什么? 由此状况会导致怎么样的残疾　受此状况影响下会有怎样典型表现　影响有关表现的前后因素如何? 有哪些理论及研究可以指导我们的评定及干预行动? 有哪些干预行动的方案,可以适用于此治疗对象/患者的状况	治疗对象/患者有怎样的个人生活经历? 作为一个作业个体,治疗对象/患者的问题实质是什么? 其健康状况如何影响此治疗对象/患者的生活及继续生活的能力? 对于治疗对象/患者,怎样的作业活动行为具有意义,并对治疗目标有所帮助	谁人推介这个治疗对象/患者给你? 为什么　谁来支付这些服务的费用? 他们有怎样的期望　有什么家庭上或护理上的资源能支持这些干预行动　我的领导及工作单位的期望是什么　会见治疗对象/患者需要多少时间　有多少治疗方面上的空间及怎样的治疗工具可用　我的临床能力如何	对于此治疗对象/患者来说,相关服务会带来怎样的效益及风险? 这些效益能抵消有关的风险吗　基于有限的时间及资源,如何是最公正的方式来制定治疗的先后次序　如果接受治疗师的目标跟照料者的目标不一致,如何平衡两者　为了改善结算的效率,我应如何整理相关档案

二、 临床思维过程

作业治疗的临床思维过程包括互动性过程（interactive process）与条件性过程（conditional process）。

（一）互动性过程

基于双方面的交流,沟通上的本质;及以治疗师作为一个工具,在互动过程中进一步的了解治疗对象/患者。这过程描述 OT 是如何接近治疗对象/患者,并如何与治疗对象/患者互动。在 OT 与治疗对象/患者互动的过程中,治疗对象/患者对他个人的疾病的认知、了解多少? 治疗对象/患者的人际关系模式如何?

（二）条件性过程

基于以治疗对象/患者为中心的治疗方针,能制定个别指标给个别治疗对象/患者（具意义的及有目标性的）;并对于转变中的条件/情况而作出治疗上的调整。每个治疗对象/患者都有他/她的个人背景,及所身处不同的环境,即需要充分地发挥其个人能力和条件性过程（conditional process）。在这个过程中,对于特定的治疗对象/患者,正在进行的治疗的目标及计划是什么? 出院后,有关进一步的治疗和其他服务,OT 将会关注什么及有何建议?

三、 作业治疗过程

作业治疗的过程（OT process）是作业治疗最基本的步骤,治疗师必须熟悉,以便应用于作业治疗之中。概而言之可以分为六个步骤:

（一）评定

评定可概括为数据的收集及处理。即收集患者有关资料，逐项分析、研究其意义，作为设定预期目标、制定治疗程序时的判断数据。针对具体活动障碍可以采用活动分析，而不是简单地进行徒手肌力评定或日常生活活动测试。

1. **收集数据** 要收集有关患者的性别、年龄、诊断、病史、用药情况、社会经历、工作、护理记录等数据，先对患者有一个大概的了解。然后，对患者进行有目的的评定，以决定患者的目前功能水平，病程阶段等。

2. **问题分析** 将上述数据进行全面分析，找出最明确的需要解决的问题。这些问题主要反映功能受限最明显或影响生活最突出的困难所在，妨碍其恢复的各种可能因素，和（或）导致畸形及个人社交能力产生不良适应的症结。另外，还要仔细分析引起这些问题的实质是什么和最终解决的目标。

（二）设定预期目标

在评定中将各种有价值的数据综合在一起，分析其残存功能，确定妨碍恢复的因素（恢复阻碍因素），从而预测出可能恢复的限度，这就是预测目标的设定。其步骤是：

1. 首先了解必要的最低残存能力。
2. 发现妨碍因素，进行进一步核查。
3. 活用个人经验。

治疗目标可分为最终目标（长期目标）和近期目标（短期目标）。

（三）制定治疗方案

在详细了解残疾程度及功能障碍基础上，可确定出大体上能达到的目标。根据残疾评定试验亦可预测出可能出现的继发性畸形以及挛缩等等，以此制定一个包括预防对策在内的，为达到目标的治疗程序，这就是治疗程序表的制定。确定治疗程序后，对每一近期目标提出具体的作业治疗方法，并用简明的形式表示出来。

（四）治疗的实施

根据处方或确定的治疗程序表，与各专科治疗师密切联系，按照医师总的治疗方针，并运用自己的专业技术，进行治疗。治疗师可依评定时的结果和自己的补充评定，结合自己的经验及技术水平选择最佳治疗手段。可以分步骤、分阶段完成。

（五）再评定

根据处方或制定的治疗方案进行治疗之后，患者逐渐恢复，但也可能与预期相反，并未接近目标。因此要进行客观的复评，并要不断观察并记录，这就是再评定。要定期对患者的治疗进行检查，并和原来的结果进行比较，观察治疗方法是否正确。如未能完成预定目标，要检查原因，修正治疗方案。

（六）决定康复后去向

通过反复再评定，确认患者恢复已达极限，症状已固定之后，则要决定患者今后的去向。

四、 作业治疗常用的干预方法

作业治疗常用的干预手段包括：①非人类环境；②有意识的对自我使用；③教与学过程；④有目的性的活动；⑤活动小组；⑥活动分析和组合。

（一）非人类环境

非人类环境（non-human environment）即不是人类的环境，是被掌握的一个实体。非人类环境包括自然环境例如光线、草木；不同的建筑物、设施及公共机关；及物体。OT是医疗团队中最了解环境对患者影响的成员，选择治疗活动时，甚至会因地制宜、就地取材，因应根据各环境具体情况选择治疗项目，并结合当时当地资源等进行选择。

从康复的角度，作业治疗也可将环境改良，配合无障碍环境设施，对不同类型残疾评定环境安全性问题，预防老年人跌倒等，使残疾人士或患者能独立及安全地生活。环境改良包括几个范畴：建筑环境改造、辅助技术、轮椅驱动。

1. **建筑环境** 可以成为残疾人士独立生活的最大障碍。治疗师会安排随访及家居改造，评定由环境引致的问题，并提供意见，为患者解决家居及工作上之障碍。作业治疗师会就不同的残疾情况提供适合的环境策略。

2. **辅助技术** 是运用科技，辅助器具或系统增强残疾人的功能的一类器具。辅助技术是非人类环境的物体之一。辅助技术的特色不单减轻照顾者（caregiver）的负担，并能增强残疾人士之工作及生产能力，使他们成为独立经济个体。辅助技术可分为以下范畴：①助具和适应性设备；②常用的辅助装置及日常生活辅助器具；③坐姿及干预；④坐垫及轮椅；⑤康复支架；⑥压力衣及垫。

信息技术/计算机辅助复康（computer assisted rehabilitation）是辅助技术新的发展，包括：①环境控制（ECU）；②辅助沟通方法（AAC）和适应性开关/玩具；③OT项目的软/硬件设计和开发；④多媒体程序和软件设计；⑤虚拟现实（VR）等。

（二）有意识的对自我使用

自我使用（use of self）的目的是为了减轻恐惧或者忧虑，有计划的利用治疗师或治疗对象本身与另一个人的相互作用。自我使用可以是提供辅导；或提供必要的信息或建议；并且帮助其他个人获得更多的欣赏，发挥及使用他所潜在的内部能力。这种关系可以提升发展，改进并且保持既往的功能，是对付生活压力的一种有用手段。

（三）教与学过程

教与学过程（teaching-learning process）表明教师和学习者之间的亲密关系。只有当个人不能独立获得成功参与一个社区里的活动，或不能获得其他人必要的那些技能时，教与学的工具才被使用。

（四）有目的性的活动

活动是有目的的，按照治疗对象或患者在感觉、肢体活动、认知、社交、及技能方面需要来发展，并且能反映出他们的社会和相关文化价值。

（五）活动小组

活动小组（activity groups）的目的是用于帮助共同关心有关作业问题的治疗对象或患者。适合互相合作的人，让他们面对或知道与他们类似的问题，增强他们的信心和某种程度的彼此信赖。小组可以是开放或封闭式，或因应不同的需要以不同的结构及主题组合。

（六）活动分析和组合

活动分析（activity analysis）是一项作业活动过程，旨在区分及检查活动组成部分。活动组合（activity synthesis）是针对治疗对象或患者的能力及需要的活动而进行有机的组织分析，再结合非人类环境的过程，以便设计一项适合有关评定或者干涉的作业活动。

五、 作业治疗场所及内容

（一）普通科作业治疗

1. **主要工作地点** 普通医院（包括急诊、康复、门诊等部门）、康复中心、社区中心及日间训练中心。

2. **服务对象**

（1）伤残所致功能障碍：包括骨折，关节损伤、颅脑及脊髓损伤等，截肢、断肢再植等。

（2）神经肌肉系统疾病：如脑卒中、共济失调，进行性肌营养不良，震颤麻痹、脑瘫、截瘫、四肢瘫、老年性痴呆、周围神经损害、脊髓灰质炎后遗症等。

（3）骨关节系统疾病：如风湿、类风湿关节炎，强直性脊柱炎，退行性骨关节炎，肩周炎等。

（4）肿瘤的相对稳定期。

（5）其他：如肺心病、冠心病、糖尿病等。

3. **工作内容**

（1）促进机体功能的恢复：包括肌力、肌张力、耐力、关节活动度、知觉、认知、柔顺性、协调性和灵敏性等。作业治疗师可通过作业活动条件的变化，要求患者进行活动时必须完成相应的动作。如站立时双手做砂磨板活动，扩大关节的活动范围，增加负荷，改变动作复杂性，使患者的肌力，关节活动度，协调性、体力、耐力及平衡能力等各方面得到提高。

（2）神经发育疗法：包括 Bobath 疗法、运动再学习法等，去促进脑部学习与肢体的正常发展。

（3）促进残余功能最大限度地发挥：通过训练并安装假肢等，使残余功能最大限度地发挥。还可以预防肌肉萎缩、减轻或预防畸形的发生，提高对疼痛的忍受力等。

（4）改善精神状况：减轻残疾者或患者的抑郁、恐惧、愤怒、依赖等心理异常和行为改变。

（5）帮助日常生活能力提高：特别在 ADL 训练中，可以提高其翻身、起坐、穿衣、进食个人卫生、行走等生活自理能力。

（6）促进工作能力的恢复：患者要恢复正常生活和工作能力，必须经过一段时间的调整和适应过程，作业治疗则是恢复他们这方面独立性的好形式。

（7）就业前功能评测：可帮助确定比较合适的工种，增加就业机会。

（二）社会心理作业治疗

1. 主要工作地点 精神病医院（包括急诊、康复、疗养及门诊等部门）、康复中心、社区中心及日间训练中心。

2. 服务对象 精神病，例如精神分裂症、抑郁症、躁狂症、思觉失调，人格异常及其他心理障碍等。

3. 工作内容

（1）改善患者心理社交状态：作业治疗可以根据患者的不同情况将各种心理及社交技能或要求巧妙地贯穿到丰富多彩的活动中，对患者进行治疗。例如长期精神分裂症患者，作业治疗师利用治疗性活动，培养工作习惯，促进他们恢复意志力，再学习已失去的生活自理能力及工作技能。

（2）利用行为疗法，减少不适当的社会行为，促进适当行为的发生。

（3）给患者精神上的支持，减轻患者的不安与烦恼或给患者提供一个发泄情绪的条件。如利用木工、皮革工艺等带有敲打动作的作业活动。还要设法创造条件，与患者进行交流，这是一种特殊的心理治疗方法。

（4）对肢体伤残者提供心理支持性治疗：例如：完全性脊髓损伤患者，从目前医学发展角度提供完全独立自主行走是不可能的，而患者都在极力期待着，这个时期称为障碍适应时期。并在不同时期表现出不该、不安、急躁、抑郁、悲观等等各种复杂的心理状态。

（5）提供工作训练，促进工作能力的恢复，利用就业前功能评测，可帮助确定较合适的工种，增加就业机会。

（三）发育性作业治疗

1. 主要工作地点 普通医院儿科、儿童医院（包括康复、疗养及门诊等部门）、儿童康复中心、儿童福利院及早期教育或训练中心。

2. 服务对象

（1）学习行为异常。

（2）智力（认知）障碍。

（3）儿童发展障碍，例如自闭症、活跃症、专注力失调等。

（4）脑瘫。

3. 工作内容

（1）发展感知运动、感觉统合、认知训练、Bobath疗法等功能训练，促进儿童及发展障碍人士的正常发展。

（2）游戏及娱乐：在儿童的世界中等同工作（play as work），透过游戏及娱乐活动，恢复儿童应有的作业功能。

（3）提供引导式教育（conductive education），促进儿童及发展障碍人士学习正常发展。

（4）设计、制造、及应用支架及辅助器具。

（5）用特别设计的工艺、文书及肢体活动去提高作业技能，例如手部功能、读写能力等。

（6）教授因发展障碍而未曾达到的日常生活技能。

（7）提供职前训练、工作训练。

（方乃权　窦祖林）

第四节　发展简史

一、作业治疗的起源及在欧美的发展

作业治疗发展可以起源到古希腊时期,医学家希波克拉底就用乘骑、劳动等方法来治病。现代作业治疗作为一门专业学科则起源于美国。自20世纪初开始,现代作业治疗经历了曲折而复杂的发展过程。对作业治疗发展有启蒙影响的是 Dr. Adolf Meyer(1866—1950)。Dr. Meyer 是美国约翰霍普金斯大学医学院的主管。他主张有意义的利用时间及使用有目的性活动去治疗精神患者。1893 年邓顿就在费城一所医院用作业治疗治疗精神病,提出了一套较完整的治疗原则。1910 年,特蕾西所著《伤兵的作业治疗》一书正式出版,这就是最早的作业治疗教科书。作业治疗(occupational therapy)的名称则由美国一位建筑师 George Barton 于 1914 年提出。第一次世界大战后,在巴顿的倡导下,1917 年 3 月 15 日美国成立全国作业治疗促进会(1920 年改名为美国作业治疗协会)。这个组织包括几个来自各种各样专业背景的人:William Rush Dunton 是精神科医生;George Edward Barton 及 Thomas Bessell Kidner 是建筑师;Eleanor Clarke Slagle 来自社区服务组织的社工;Susan Cox Johnson 是工艺科老师;及 Susan Tracy 是一名护士。这些有广阔专业背景的创始人是值得怀念,他们对早期作业治疗的概念化发展有显著的影响。William Rush Dunton 被誉为 OT 之父,他早于 1895 年已利用作业活动治疗精神患者,并于 1915 年写了《作业治疗——护士手册》一书。Susan Tracy 是史上首位作业治疗师,作为一名护士,她在工作中发现作业活动对骨科患者康复的重要性,1911 年她在工作的医院护士学校设立课程教授作业治疗。1914 年,世界上第一所正式的作业治疗学校美国法维尔职业学院成立。两次世界大战使作业治疗的原理、技术和使用范围得到进一步的发展。世界大战带来了大批伤员需要康复医疗,作业治疗发挥了其充分的作用,在军队和地方医院相继开设作业治疗科。第二次世界大战后,作业治疗的重点由残疾人逐步发展到对骨关节疾病、心脑血管疾病等慢性病引起的躯体功能障碍。1952 年,世界作业治疗师联盟(World Federation of Occupational Therapists,WFOT)正式成立。第一届世界作业治疗大会在 1954 年在苏格兰举行,以后每隔四年召开一次国际会议。

直到 20 世纪 80 年代,美国主导了作业治疗的发展。作业治疗专业在形成后经历了不同年代的理论发展。它们包括:①整体化年代(holism stage)(1900—1940s),其重点在作业可以利用来恢复功能。当时由于医学的不断发展导致作业治疗需要进一步增加其客观性理论基础;作业治疗要找到自己的科学立足点必须从其他医学的疗法及科学理论确认其专业的认受性。②还原化年代(reductionism stage)(1960—1970s),这个时期的重点在客观及深入的分析人内在系统及其功能,例如脑神经发展,运动学、精神分析学,行为治疗学、生物力学(矫形支架制作)。作业治疗的自我性(identity)受到批判及质疑作业治疗没有理论基础,个别系统的分析及了解并不能满足作业对健康影响的诠释;作业治疗要回到作业的剖析及应用去。③争议性年代(contemporary stage),1980s 以后的发展可分为广阔和深入两极。作业角色对生存的意义再被肯定,作业障碍会影响健康及生存质素。但随医学专业化(specialization)的发展,个别系统的研究及治疗方法也没有停止,并且更加深入地进行。

随着作业科学（occupational sciences）在南加利福尼亚大学的形成，促使美国作业治疗学界在 20 世纪 90 年代初开始了有关作业科学与作业治疗关系的研究，将作业治疗定位在应用学科（applied discipline）的位置上，将作业科学定位在基础科学（basic science）的位置上，尽管两者分离，但关系密切。自此，北美及澳大利亚的大学纷纷开设作业科学系，修读的人不一定是作业治疗师，虽然作业科学的基础能够促进临床的发展，但目前有关作业科学的科学根据尚未得到广泛的认同，对作业治疗的研究未来较大突破，目前国外学术界趋势是将作业科学的基础研究和作业治疗的临床应用作为一个体系来对待。在美国，教学程序必须遵从 1983 年的"作业治疗师的学会程序的纲要"以便能获得美国国家作业治疗注册委员会（NBOTE）的认定。在完成至少 6 个月的临床实习后，认定了资格的毕业生才适合去通过 NBOTE 的证书考试才能够成为注册作业治疗师（OTR）。

二、 国内作业治疗发展概况

我国其他地区现代作业治疗起步较晚，随着 20 世纪 80 年代康复医学的引进后才开始引入作业治疗的概念，随后部分单位开始派专业人员赴日本等国学习作业治疗。1989 年，原卫生部发布了《医院分级管理（试行草案）》，要求二、三级医院必须设立康复医学科并应设立作业治疗科 / 室，这促进了国内第一批作业治疗室的建立，1988 年中国康复研究中心成立时已建立了作业治疗室（后改为作业治疗科）。但在发展初期，多数单位并未真正开展作业治疗工作，或仅开展了手功能训练、木工等作业活动。20 世纪 90 年代后期，随着中国经济的快速发展，人们生活水平的提高，作业治疗的作用和重要性逐渐被人们所认识，部分医院的康复科设立了作业治疗室并开展了认知训练、矫形器制作、ADL 训练、文体训练等工作。进入 21 世纪以来，作业治疗进入了有序发展阶段，大部分大型医院和康复中心都设立了作业治疗室（科）开展了系统的现代作业治疗工作。但内地 OT 人才培养和人力的供应，明显落后于康复医学事业发展的需求。即使在康复人才比较集中的广州，37 家康复医疗机构中也只有 8 家设有作业治疗室。人才培养方面，中国康复研究中心从 1988 年开始，已开始进行作业治疗人才培训，同济医科大学附属同济医院（现华中科技大学附属同济医院）1989 年开始的 WHO 康复培训班开设了比较系统的作业治疗课程，随后将作业治疗作为医学专业重点授课内容之一。2006 年，在悉尼召开的 WFOT 大会上，首都医科大学的作业治疗课程正式得到了 WFOT 认可，首批 10 余名 OT 学生于 2006 年毕业。相比亚洲其他已发展或发展中的国家，国内 OT 培训尚处于初级发展阶段。2011 年以来，随着原卫生部一系列加快康复医学发展的具体措施的出台，国内的作业治疗人才及师资队伍培训定会加快发展，不久的将来一定能与国际 OT 发展接轨。2008 年四川大学华西临床医学院康复医学系与香港理工大学合作，为全国培养了大量的优秀的康复人才，将康复专业分为物理治疗、作业治疗及假肢矫形三个专业，是全国最早开办康复专业的全国重点大学。2017 年得到了 WFOT 认可的五所国内大学作业治疗学士课程包括首都医科大学、昆明医科大学、四川大学、上海中医药大学、福建中医药大学。四川大学 - 香港理工大学灾后重建与管理学院 2013 年联合培养作业治疗专业（准入）硕士生，是国内首办的作业治疗硕士课程。

我国香港特别行政区作业治疗师组成了专业志愿者组织，称为香港职业治疗学院，协助推动内地康复及作业治疗的发展。自 2002 年成立以来，香港职业治疗学院与多家内地医院合作，尝试推动一系列针对提高患者生活能力的作业治疗项目，侧重把身体基本功能转化为生活能力，这些作业治疗项目包括：床旁自理训练、家务训练、烹饪训练、文娱工艺训练、情景模拟训练及认知训练、社区生活技巧训练、出院前准备、家居探访及家居安置服务等。他们把很多 OT 教科书里所描述的治疗活动成功地在内地医院实施，更创 OT、PT、医生和护士的重建生活为本协作模式，共同提升患者生活能力。"重建生活为本"由香港职业治疗学院资深治疗师梁国辉在 2015 年提出，这种新服务效果显著，患者、家属及医疗团队都十分接受和认同，获得良好的社会效益及经济效益。

（窦祖林　梁国辉　张瑞昆）

第二章
作业治疗评定

第一节 概 述

一、概念

作业治疗评定（evaluation of occupational therapy）是作业治疗的前提。作业治疗评定是一个系统地收集那些影响人们作业表现的信息的过程，通过作业评定，治疗师可以发现患者的作业表现障碍、分析障碍的原因、确定治疗目标以及指导作业治疗方案的形成。一个良好的评定过程体现了作业治疗师收集和解释资料的技巧，即选择和执行合适的评定工具，并解释所收集到的资料和评定结果。

与临床医学诊断有所不同，作业治疗评定的着眼点不是疾病学，而是着眼于患者的功能障碍，它要掌握患者的全身状态及心理状态，以各种方法判明患者的残存功能及恢复能力，并判明妨碍恢复的因素。同时，作业治疗评定与物理治疗等其他治疗评定也有所不同，作业治疗评定更强调患者的整体状况，尤其强调患者的日常生活、工作和娱乐等的独立活动状况。

作业治疗评定是作业治疗中重要的、必不可少的组成部分，贯穿整个作业治疗流程。临床上按照进行评定的时间，作业治疗评定可以分为初评评定、中期评定和末期评定三个阶段。各个阶段的评定目的不同，各自有其侧重点，见图 2-1。

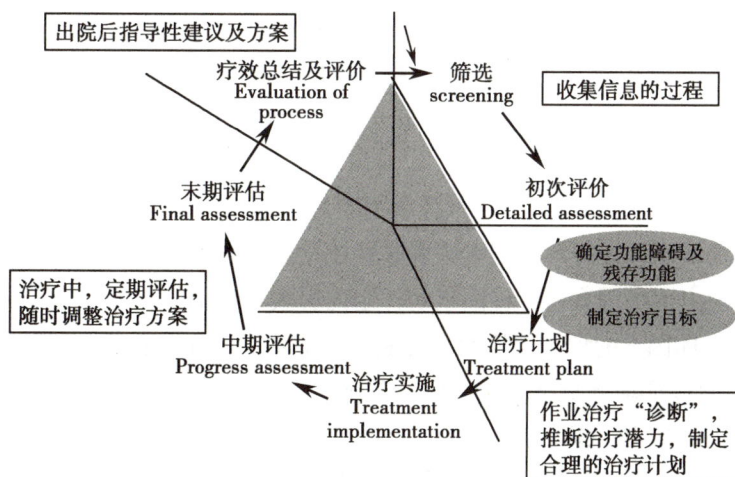

图 2-1 作业治疗流程

二、 目的

1. **找到患者的需求，从患者的需求出发**　发现患者想要做的或需要做的作业活动。

2. **确定作业表现障碍**　找出患者有哪些作业表现障碍及其影响因素，程度如何。

3. **确定代偿潜力，推断治疗潜能**　即了解患者的机能代偿情况和预测治疗后能达到的情况，判断患者的治疗前景是完全恢复、部分恢复或者难于恢复，也就是说他现在能做什么，或者经过治疗可能做什么。

4. **制定治疗目标**　根据患者的需求及作业表现障碍及潜能，正确地制定治疗目标，可以包括短期目标及长期目标，从而在今后的治疗中有的放矢，有效的利用人力和物力，及时确定该治疗到什么程度，或者何时应该中止治疗。

5. **确定治疗方案**　在确定了损伤或疾患的程度、掌握了障碍原因的前提下，可以确立治疗的方案，及时确定治疗该怎么去做，或者选择何种手段进行治疗。

6. **判断治疗效果**　评定是判断治疗结果的依据。经过治疗以后，只有通过科学的评定，才能得出客观的结果，可以给患者、家属及医疗单位展示治疗效果，以利于进一步的治疗，或者中止治疗后进行预后总结。

7. **比较治疗方案优劣**　根据当时、当地及康复机构的条件，为患者制定可行治疗方案，或者针对多个医院、同一疾病分别设立不同的治疗方案，分析比较每个方案的疗效及投入效益比例，从而筛选出花费小而效果好的治疗方案以便今后推广实施。

8. **留下医疗文书依据**　评定的数据和结论内容除了可以指导临床的治疗外，还是具有法律效力的医疗证据文件。

三、 评定策略和范畴

作业治疗师关注患者从事一项特定作业活动或有目的性活动的表现，即作业表现，它是个人、环境和活动三者之间动态的互动关系的结果。对于作业表现的评定，作业治疗架构支持从上往下的评定策略（top-down approach）。具体的步骤如下：

1. 作业治疗师首先确定患者想做或需要做的作业活动，即患者的作业需求。

2. 接着通过观察患者在实际的环境或在模拟的环境中执行该项作业活动的具体表现如何（occupational performance，OP），包括独立性、安全性、有效性以及可接受性，藉由活动分析来进行判断。

3. 最后选择和使用特定的评定方法针对各项因素进行更进一步的详细的评定。作业治疗师通过评定个体因素、活动的需求以及环境的因素来确定影响患者作业表现的主要原因，一个好的作业治疗评定需要综合考虑这三方面的因素。各种因素的评定内容大致包括：

（1）个体因素：个体因素的评定包括运动功能、认知功能、社会心理功能等方面的评定。

（2）活动需求：通过活动分析详细了解活动的成分及活动的要求。观察患者执行每个步骤，辨别出影响患者作业表现的关键步骤及缺失的能力。

（3）环境因素：环境可支持或阻碍作业活动的进行，包括物理环境、社会环境、文化环境等，治疗师需要有能力去分辨出哪些环境因素对于患者执行某项作业活动是促进的，哪些是阻碍的。

4. 对所收集得到的评定数据进行解释，筛选出阻碍和促进作业表现的各项因素。

5. 对患者的作业表现的潜能（potential）及受限（limitation）进行推测。

6. 确定治疗目标及治疗方案。

找出最关键的影响因素，从而有的放矢地介入治疗以促进作业表现的提高。这一评定策略体现了以作业活动为核心的重要理念。这种评定策略有别于由下往上的方法（bottom-up approach），即首先分析因素，接着根据缺失的功能来设计介入方案。

在临床中，实施评定的环境可以是真实的环境，也可以是在模拟的环境中进行。通常情况下，在家居照料和长期护理机构、学校系统、职业康复机构等作业治疗从业人员可能会有机会在真实的环境中实施作业治疗评定；而大部分工作在综合性医院、康复机构等的作业治疗从业人员，通常是在模拟的环境中实施作业治疗评定。可以在治疗区域设置一间模拟真实环境的区域，既可以作为评定的场所，也可以作为训练的场所，它的好处就在于为患者创造尽可能真实的环境，使治疗师可以观察到患者实际的活动表现。如在 ADL 评定室中，其设置必须尽量接近实际生活的环境条件。具有卧室、盥洗室、厕所、厨房等必要的设备及其相应的日常生活用品。例如：床、椅、水龙头、电灯、辅助器等，而且要使一切设备、用具的安置和家里的实际情况一样，放在适当的位置供患者操作。室内的一些设置可以配备电动开关，可根据需要调整高低及左右位置。这种评定室设备先进，使用方便，有利于日常生活活动能力的评定和功能训练。高层次的康复医疗机构可以参考。一般的康复医疗单位，可以根据各自的具体情况，设立一个符合基本要求的日常生活活动能力评定室。

四、 评定方法的选择

作业治疗评定可以采用访谈、观察、测量等方法，各种方法都有其优缺点。

1. **访谈法** 通过面谈或问卷的形式，来了解患者的作业表现、习惯、兴趣爱好、生活方式、以往的作业活动、角色等等。这种方法较观察法和测量法更为主观，且比较安全。对于一些比较隐私、不便于观察或测量的项目，可以通过询问来获取信息，如评定患者洗澡的独立程度时。

2. **观察法** 作业治疗师应当具备敏锐的观察能力。观察法是评定者亲自观察作业活动，评定其实际活动能力。评定时，患者根据治疗师发出指令实际去操作。比如对患者说"请你穿上衣"，观察做得如何，要逐项观察患者的动作能力，进行评定并记录。了解患者能做什么，不能做什么，做的程度如何。要尽力做到客观，避免主观，以防止患者夸大或缩小他们的能力。相对于询问法，观察法和测量法更为客观，但较费时，对环境及设施的要求也较多。这种方法还要求治疗师具备良好的风险管理意识，预防患者在实际执行作业活动过程中危险的发生。

3. **测量法** 评定者采用标准化或非标准化的测量工具来进行评定，如关节活动度测量、行为记忆测试、环境的测量等。

治疗师可以根据实际的情况来选择合适的评定方法，例如评定的目的、评定的时间限制、是否具备评定所需的环境等。

五、 注意事项

临床上，正确地选择评定的方法是能否测出患者准确情况、实施正确治疗的关键。要选择合适的评定方法，必须注意以下几点：

（一）评定重点应突出

应根据评定目的选择适当的评定项目，不要盲目求全，也不能简单片面。单项评定只提供一个侧面的材料，如关节活动评定，肌力评定等。这些评定不足以为评定患者整体功能活动提供足够依据，因此作业治疗评定的重点应该放在与生活自理、学习和工作活动有关的综合性功能上，如日常生活活动能力评定、步态评定、上肢活动能力评定（手功能评定）和工作生产相关的能力评定等。

（二）所选方法应熟悉

必须选择自己熟悉的评定方法，尽量选择技术可靠、精确度高、重复性好的无创伤性的方法。如为仪器测定，应在该仪器处于正常工作状态下进行评定，并尽可能避免仪器操作上的误差。

（三）评定结果应客观

如选用仪器法、指数法、量表法和操作评分等，尽可能避免只通过患者或家属进行口头描述进行评定。关注评定方法的信度和效度，强调方法学标准化、定量化等特点。要选择的方法应具备以下条件：

1. **可信性**　要求结果可靠，同一评定者对同一对象、同一水平在一周或一月内连续评定多次的结果相差不能过大，应该有 90% 的重复性，应能与其他评定者或单位的项目进行结果比较。结果可靠，能为治疗人员，患者和社会提供有参考价值的信息。

2. **有效性**　应能确实评定出患者功能情况，评定记分应能区分功能有无障碍和障碍轻重。

3. **灵敏性**　评定方法应能反映治疗前后患者功能的进步，要能鼓舞患者和治疗师信心。

4. **合理性**　评定可以真实体现患者功能障碍的重点，可以指导正确的治疗方向。

（四）重视疾病专用评定

针对不同的疾病所导致的功能障碍拟定不同的评定方法，例如脑血管意外、痴呆、手外伤和类风湿关节炎等疾病，各有专门的功能评定量表，诊断性强，能较确切地全面反映患者的功能状态，应该尽可能的选用。

（五）评定结果综合分析

对所得评定结果，要结合病史、临床体检结果及其他资料作全面分析，排除因操作或主观判断等各方面的误差因素，做出客观、准确结论。

（六）注重患者配合和环境影响

评定开始前应向被评定者讲明注意事项，求得患者的合作，保证受检查者处于评定所要求的生理状态，减少误差。如因患者疾病或其他因素影响不能完成所选评定，可以换用其他评定方法。评定环境应相对安静、整洁，空气新鲜和温度适中，以尽可能减少环境对评定结果的影响。

（蔡素芳）

第二节　作业治疗访谈

作业治疗过程中，常通过对患者进行访谈的形式了解和获取更多的信息，访谈是一种常用的评定手段。作业治疗中常用的访谈方法有动机式访谈和重建生活为本的访谈。

一、动机式访谈

动机式访谈（motivational interviewing，MI）是 20 世纪 80 年代美国心理和精神病学教授 Miller 提出的一种访谈式治疗方法，是一种以咨询者为中心，通过鼓励的方式挖掘和处理咨询者在行为改变过程中出现的矛盾心理，进而增强咨询者改变自身行为的内在动机，最终促使咨询者行为改变的一种指导性咨询方法，在促进咨询者行为改善方面成效显著。目前，动机式访谈在西方国家已经广泛用于精神疾病、物质依赖性疾病、心血管疾病、糖尿病、高血压等疾病的治疗和行为改变上，是影响和改变行为的主要治疗技术之一。动机式访谈起初用于问题性饮酒的干预，随后该理论和方法得到不断地完善和发展。到 2000 年以后，动机式访谈由理论发展开始向改进以及对访谈者的培训方法的探讨上，并且在临床应用逐渐广泛。

（一）动机式访谈的理论基础

动机式访谈作为一种指导性咨询方法，旨在通过共情和扩大认知不一致来激发咨询者行为改变内在动机，包括访谈策略、认知改变、行为改变三个阶段。动机式访谈没有自己独立的新理论，MI 主要是有机地整合了现代应用心理学相关理论。Maslow 的需求层次论、Rogers 人本主义理论、Festinger 的认知失调理论、Bandura 的自我效能理论、Diclemente&Prochaska 的行为分阶段转变理论等有机地整合到动机式访谈的三个阶段。

1. **访谈策略理论基础**　需求和动机是动机式访谈的首要基础，Maslow 的需求层次论为动机式访谈提供了理论基础：人具有的需求多样且分层次。并通过其社会性以及意志进行约束和调节。需求是引发个体活动的内在动力，具有激活、指向和行为调节的作用。咨询者的自身需求促使其寻求咨询，而访谈人员则需要通过访谈去挖掘咨询者的需求和动机。Rogers 人本主义心理治疗理论主张技术是为人服务，人的身心是统一的整体，采用相应的技术和策略有助于充分地了解人，更好地促进身心统一。人本主义理论为动机式访谈策略和访谈技术服务于人提供了理论依据，同时以人为中心的访谈技术也是动机式访谈的基本原则。

2. **认知改变理论基础**　根据 Festinger 认知失调理论：当人脑中的认知元素之间存在不一致或者相互阻抗时，就会产生认知失调，而人具有趋向平衡或一致的倾向，当认知失调时，失调者会形成减少失调或者避免增加失调的压力，从而导致行为改变。动机式访谈引导咨询者接受认知差异，探索和扩大失调，因此咨询者自我思考、认识到失调状态从而主动探索行为改变的可能性。认知失调理论是引导患者改变认知失调的理论依据。

3. **行为改变理论基础**　自我决定理论以及行为分阶段转变理论是动机式访谈行为改变的理论依据。自我决定论认为，人是积极的有机体，具有先天的心理成长和发展潜能，自我决定在行为改变中具有重要作用，是动机式访谈改变行为的途径。人的行为改变是动态的分阶段过程，包括前沉思阶段、沉思阶段、准备阶段、行动阶段和维持阶段。不同行为阶段咨询者对自身行为改变的心理反应各异，因此需要有针对性的采取不同的访谈方式。据此，动机式访谈过程可分为行为改变的前意向和意向阶段以及行为改变的巩固和维持阶段。前者重在增强咨询者行为改变的内在动机，后者则旨在巩固行为改变的承诺以及计划的执行。行为分阶段理论是动机式访谈的作用机制所在。

（二）动机式访谈的原则和技巧

根据运用动机式访谈理论，访谈应当应遵循四个最基本的原则，即表达共情、显现差异、化解阻抗以及维持自我效能。

1. **表达共情** 基于人本主义的观点，咨询者才是问题的中心，因此在动机式访谈中，提供咨询的人员需要有技巧的反馈式倾听，准确的反馈咨询者的意图，接受和认可咨询者的矛盾冲突心理，在接受的基础上推动其作出行为改变。

2. **显现差异** 基于认知失调理论，动机式访谈强调显现差异的主要目标是探索和扩大咨询者目前自身不良行为和所追求的价值信念之间存在的认知不一致，从而促进咨询者考虑行为改变的可能性。在这一过程中，帮助咨询者理解自己的短期和长期目标，一旦其深刻地领悟了自己追求的价值信念与现有问题行为之间的矛盾，便有可能从矛盾冲突体验中摆脱出来，进而做出正确的改变决策。

3. **化解阻抗** 动机式访谈中的阻抗不是说咨询者拒绝改变，而是咨询者对行为改变持有不同看法。这个阶段，咨询者应当避免和咨询者就行为改变进行争论。恰当的做法应当是邀请咨询者一同探讨新的可能和解决问题的办法，从而使咨询者能够自己发现问题解决办法，而不是由咨询者将强加给咨客。

4. **维持自我效能** 个体对自我效能的感知水平是行为能够成功改变的重要因素。因此，维持咨询者的自我效能是重要的咨询策略。在动机式访谈中需要始终强调由咨询者本人而不是由咨询人员来选择和履行改变行为的计划。例如，不是"你应当这样做"一类的要求，而是"如果你想这样做，我可以提供帮助"这种形式。此外，在访谈中，运用咨询者过去的成功的经验来鼓励他们也是维持其自我效能的有效策略之一。

访谈技巧根据咨询者所处的不同阶段而异，一般划分为两个阶段：前意向与意向阶段的开放式提问、及时确认、阶段性小结、自我动机陈述等技巧；巩固和维持阶段的过渡性总结、关键问题提问、提供信息和建议等技巧。针对不同阶段的患者采用不同的技巧，有助于更好的发掘他们的矛盾心理，促使患者进入改变的准备阶段或行动阶段。

动机式访谈是一种有效整合多种理论并具有较强实用性的简短行为改变技术，在国外起步较早，目前已得到较为广泛的应用，实践领域从医院开始扩大到社区。我国应用起步较晚，应用范围也主要集中在住院患者，作业治疗中具有非常广泛的应用领域，包括常见疾病各级预防相关的生活方式调整、失能患者的生活模式的重整、慢性疾病的自我管理等方面都可以通过动机式访谈促进患者接受并进入行为改变阶段。

二、重建生活为本访谈

重建生活为本访谈是结合了动机式访谈技巧、生活教练理念及重建生活为本康复理念的一种访谈方式。主要采用生活教练访谈技巧与理念，以发挥重建生活为本康复理念，应用在重建生活为本作业治疗过程中。生活教练理念和重建生活为本理念对人的关注及尊重是一致的，都是侧重人正面的内涵，着重建立人的能力，跟作业治疗理想相辅相成。

（一）重建生活为本访谈目的

重建生活为本访谈对促进生活意志可发挥非常积极和重要的作用，可在促进患者尝试参与有挑战性的作业活动的不同阶段中应用。在酝酿行动意图及确定目标阶段中，治疗师可透过访谈向患者提供科学及真实的资料，灌输重建生活为本康复理念，提供外发作业动力，激活内发作业动力，引导建立重建生活的短、中、长期目标。在制订行动计划阶段中，治疗师可引导患者制定短期行动，权衡利益轻重，选择符合自己能力及信心水平的方法，甚至制定应变计划，以增加成功机会。在行动阶段中，鼓动患者勇气和决心，启动行动计划，在过程中激励耐力与毅力，在遇到困难时激发不屈不挠精神，再接再厉，以完成行动，成功达标。

总括而言，重建生活为本访谈目的包括：

1. 提供科学及真实的资料。
2. 灌输重建生活为本康复理念，包括：学习生活能力，建立生活意志及重建愉快的生活方式；重建生活比完全治愈更重要、更实际、更能自我掌控及更容易达到。
3. 培养、建立和提升患者生活意志。
4. 引导建立重建生活的短、中、长期目标。
5. 就短期训练目标及具体治疗项目达成共识、建立行动计划。
6. 支持患者执行及完成行动计划。

（二）重建生活为本访谈方法

在重建生活为本作业治疗理念中，访谈是作为引导患者参与配合重建生活为本作业治疗的重要手段，也是协助患者强化或重建生活意志的手段。

1. **重建生活为本访谈形式** 访谈要专门安排时间及场地进行，是作业治疗的一种形式，也应是一种作业治疗收费项目。访谈应在安静、舒适、免干扰环境进行。可以个人或小组形式进行，首次时间较长，约 30~60 分钟，阶段性访谈时间在 20~40 分钟。在访谈过程中治疗师有三种角色，要有机有效地转换三种身份角色。包括：以康复专家身份，提供权威信息；以生活教练角色，利用问和听的技巧、引导行动计划；以治疗师身份，为患者安排后续的治疗。

2. **重建生活为本访谈的主题** 在不同康复阶段，可有不同访谈主题，包括：
（1）入院访谈医患双方共识可达到的中、长期重建生活目标。
（2）进度访谈回顾进展、调整治疗计划。
（3）重建意志访谈为意志消沉长期患者重建生活目标。
（4）生活重整重建回家生活内容及探讨解决困难的方法。
（5）治疗性访谈消减担心疑虑、加强信心、培养希望。

3. **重建生活为本访谈过程** 每次访谈都有一定的套路及步骤，治疗师要合理分配时间，完成各个主要步骤，最终协助患者建立长期目标及短期行动计划。访谈过程大致可分为下列步骤：
（1）掌握科学及真实的资料。
（2）了解、面对及接受愈后状况的现实。
（3）回顾自己所付出的努力及已有的成果。
（4）关注自己还具有的能力及资源。
（5）发掘自己心底的愿望底线。
（6）建立（大概）中长期生活化目标。

（7）找寻（具体）短期目标及达至目标的方法。

（8）利用治疗师可提供的、有助达成目标的训练及方法。

（9）激发推动实施计划的动力。

4. **重建生活为本访谈技巧**　治疗师可按患者背景及被访时心理状况，采用不同访谈风格，可以是严肃或轻松、幽默或权威、正式或闲谈等。治疗师要注意自己的坐位、坐姿及距离，说话的音量、语速、节奏、时间及内容等。虽然需要按访谈阶段及主题发展，但不必固定问题次序，要随机而谈，维持好奇心，表现同理心。要听取被访者说话背后的多层次意思，即"弦外之音"，包括：表面信息、相关情绪、背后想法、延伸事件。实时思考被访者说话的完整性、合理性、及一致性。

问与听是重建生活为本访谈的两大主要技巧。治疗师透过"问"让被访者思考，透过"听"感受被访者经历、引导访谈方向、节奏及转折。

透过引导性、有启发性的问题，治疗师让被访者重温经历，梳理思路，弄清期望，界定底线，分析现况，估计结局，建立目标，探讨方法，选择方案，计划行动及决心执行。

在访谈中，治疗师会听取特定信息，包括：愿望方向，意图目标，过往努力，成功经验，解决方案，自身能力，可用资源及支持系统。并向患者反馈，使患者更明白自己的状况，加强行动的意志。

（三）重建生活为本访谈应用

重建生活意志是三元合一生活重建的重要环节，与重建生活能力及生活方式同时进行及发生。然而，生活意志的重建很容易被繁忙的治疗师忽略，因此降低了生活能力重建的成效。作业治疗师必须谨记，促进患者意志是康复团队各成员都认同的康复目标，作业治疗师在这方面可应用独特的方法，发挥独特的作用，为团队创造更大、更深更长远的康复效果。

（杨永红）

第三节　作业表现评定

一、概述

作业表现（occupational performance）指个体从事某项作业活动时的表现，是作业治疗的根本目标，其涉及的范围包括与个体相关的所有作业活动。某一个体的作业表现是个人因素、环境因素以及所从事的作业活动的特点三者共同作用的结果。作业表现不仅是机体结构本身的作用和效能，更强调个体完成作业的能力及表现，在不同文化环境和物理环境背景下能否很好地表达自我。作业表现的评定主要是针对特定个体的角色和需求展开，与服务对象的意愿和其对作业表现的满意度密切相关。作业表现评定通常采用加拿大作业表现测量表（Canadian occupational performance measure，COPM）进行评定，COPM由加拿大作业治疗学会推广实施的一种以患者为中心，患者意愿为主要治疗目标的评定方法。

COPM是一种以患者为中心的评定和指导作业治疗实践的工具，其包含的内容可以概括为日常生活活动、工作和休闲活动的所有领域。通过使用COPM问卷调查表可以帮助作业治疗师和患者确立功能受限的活动项目。初评在最初访问患者时进行，复评则可以在治疗的过程中随时进行。

二、 评定方法

在进行 COPM 评定时，主要基于作业活动的基本范畴，即自我照顾活动、生产活动以及休闲活动三方面进行。评定过程通常包括 4 个步骤：

1. **自查作业活动** 患者从以下三个类别中分别查找自己有困难或者自己认为有困难不能完成的作业活动。

（1）自理活动：自理活动又可以进一步细分为①自我照顾活动如修饰、个人卫生、洗澡、如厕、穿衣、进餐等；②功能性移动如室内 / 室外步行、体位转移等；③社区活动如交通工具的使用、购物、理财等。

（2）生产活动：包括①有薪和（或）无薪工作如找工作 / 维持工作、义工；②家务活动如清洁、洗衣及烹饪；③玩耍和（或）上学如游戏的技巧、家庭作业等。

（3）休闲娱乐活动：包括①静态娱乐如爱好、手工艺和阅读；②动态娱乐如体育活动、郊游和旅行等；③社交活动如探亲访友、电话联络或聚会等。

2. **活动重要性评定** 患者就步骤 1 选出的每一个存在障碍的作业活动的重要性进行评分，评分采用为 1~10 分制，1 分表示非常不重要，10 分表示非常重要，并把分数填在相应活动的位置；从高到低得分的前 5 个作业活动则确认为患者认为最重要的作业活动问题。

3. **活动表现及活动满意度评定** 针对患者在步骤 2 选出的最迫切需要解决的 5 个目标活动，让患者对每一个活动的作业表现和满意度分别进行评分并记录（表 2-1），分数等级还是采用 10 分制，1 分表示表现很差或很不满意，10 分表示表现很好或很满意。评定结果计分通常是作业表现分和作业满意度分别计分，再分别算平均分，并以此作为基础制定作业治疗计划和阶段目标。

4. **复评** 据评定结果进行针对性的作业治疗，治疗一段时期后重新进行评定，评定方法同步骤 3，再比较前后活动评分和满意度评分差异，调整治疗方案或终止整个治疗。

COPM 既是一种作业治疗评定方式，也可以作为一个完整的理论体系指导临床作业治疗的全过程。其具体评定，参见表 2-1。

表 2-1 COPM 评定表

评定时间 / 评定内容	初评		复评	
活动项目	活动评分 1	满意度评分 1	活动评分 2	满意度评分 2
1.	1.	1.	1.	1.
2.	2.	2.	2.	2.
3.	3.	3.	3.	3.
4.	4.	4.	4.	4.
5.	5.	5.	5.	5.
得分	活动分 1= 活动评分总和 ÷ 项目数	满意度分 1= 满意度总和 ÷ 项目数	活动分 2= 活动评分总和 ÷ 项目数	满意度分 2= 满意度总和 ÷ 项目数

活动分差 = 活动分 2– 活动分 1
满意度分差 = 满意度分 2– 满意度分 1

在患者的自选活动项目中，根据患者目前功能可以选择作业治疗临床治疗目标；通过治疗前后满意度评分变化可以评测患者对治疗的满意程度；根据活动分差和满意度分差可以了解到患者治疗前后作业表现和满意度的改变情况。

（杨永红）

第四节　作业活动分析与活动分析

一、活动分析的意义

作业治疗的目的主要在于协助患者能够从事有意义且有目的的日常活动中。为达到这个目的，作业治疗师会应用经过设计的有目的性的活动或作业活动，通过患者在执行这些活动的过程中，提高患者的能力达到治疗目标，以获得最大的生活独立性并提升生活质量。在作业治疗实践中，不能盲目选择一项活动作为治疗性活动，而是要充分了解这项活动的需求及作用，从而才能体现活动/作业活动的治疗价值。治疗性地使用活动或作业活动被视为作业治疗师独特而且核心的实践技能。因此，作业治疗师在为患者提供治疗性活动之前，必须先对活动/作业活动进行活动分析，这样才能够为患者提供合适的活动，从而达到预期的治疗目标。活动分析可以为作业治疗师提供系统框架（systematic framework）来准确理解每个人想做或需要做的事情，是一个详细检验活动步骤和要素以决定患者需求的过程，经由活动分析过程，作业治疗师确定成功执行一项特定活动的需求，利用活动分析的经验，作业治疗师可以快速地确认执行一项活动所需要的因素及评定其治疗价值。因此，活动分析过程是作业治疗实践的核心，是作业治疗师应当具备和熟练的基本技能之一。总体而言，进行活动分析的原因有以下几点：

1. 理解活动的治疗价值。
2. 评定患者的作业表现。
3. 确定个体因素对作业表现的影响。
4. 确定环境因素对作业表现的影响。
5. 确定作业活动的分级或者调适的方法以改善作业表现。

二、作业活动和有目的性的活动

作业活动和有目的性的活动（purposeful activity）是作业治疗的主要媒介之一。作业活动是指个体每天所从事的日常活动，包括基础性日常生活活动、工具性日常生活活动、工作与学习、休闲娱乐活动。而有目的性的活动是指个体所从事的有目标导向的行为或活动。一个人可以从事任何形式的有目的性的活动，但对于个体不一定有意义；然而，每一项作业活动都是由许多有目的性的活动组成的。因此，让患者从事有目的性的活动，可以导致日后能够执行各种作业活动。

在重建生活为本作业治疗理念中，重建生活能力是一个极为重要的目标。治疗性作业活动或有目的性的活动作为促进生活技能及生活能力的主要手段，是把身体的功能转化为能力的重要训练形式。

三、 活动分析的方法

作业治疗师可以从两个不同的方法来进行活动分析的过程：活动分析（activity analysis，AA）和作业活动分析（occupational analysis，OA）。

（一）活动分析

活动分析是指对一个特定的活动在一般典型情况下的分析，包括完成该活动所需要的技能和能力（活动需求）以及在社会文化层面潜在的意义。这种分析是从活动本身出发，并不考虑某个人具体所处的环境以及个人因素。这种活动分析的目的是让治疗师能够尽可能地理解活动的成分、对于患者可能的意义，以及其治疗特质。作业治疗师在实践中，应不断地对活动进行分析，从而培养熟练的活动分析的能力，这样便可快速地理解大量活动的治疗特质。

首先决定活动通常发生的情景，包括物理环境、工具、设备、材料、时间、成本需求及社会需求。接下来，将活动分成若干步骤，且描述活动的任何顺序或时间需求。然后分析每一个活动步骤所需要的基本技能和能力。有许多学者发展出不同的活动分析模板，作为作业治疗师活动分析的指引，虽然分析标准不一致，但大体包括以下几个方面：

1. 活动名称简要描述想要分析的活动的内容。

2. 活动适合性分析活动适合的年龄、性别、社会文化或教育背景，以及所属的活动范畴。

3. 活动所需的工具、材料和设备。

4. 活动的空间需主要是指物理环境，包括对空间大小、家具的放置位置以及与人之间的相对位置关系、灯光和噪音等的环境因素进行分析。

5. 活动的社会需求描述活动所需的社会和文化需求，主要包括活动是个别进行还是多人同时进行？若是多人同时进行，患者与其他人的关系如何？患者在活动中的角色？活动的规则？活动的文化及象征性意义等等。

6. 活动的步骤以及每个步骤所需要的时间顺序列出活动的步骤（一般不超过 15 个），以及每个步骤需要的时间。此外，可进一步分析这个活动一般情况下有无特定的执行时间点，例如在哪一天执行？或是在一天当中哪一个特定时间点执行？执行频率（每天、每周、每个月）等。

7. 活动所需技能分析活动执行时所需要的各种技能，包括动作技能、感觉与知觉技能、情绪调节技能、认知技能以及沟通与社交技能等。

8. 活动所需身体结构和身体功能简要地列出执行活动过程中所需要的身体结构和身体功能。

9. 注意事项活动在执行过程中需要考虑的安全性因素，尤其是对于儿童、老年人、认知功能障碍的人群等。

10. 活动的难易分级对活动进行不同难易程度的调整，以应对患者的能力，从而达到预期的目标。

（二）作业活动分析

作业活动分析是指分析具体一个人在实际环境中想要做或需要做的作业活动的表现，是考察患者实际作业表现与作业活动需求与环境之间动态关系的过程。这种分析与活动分析最大的不同点在于以患者为中心，考虑到人的个人生活经验、价值、兴趣以及目标，将具体一个人的实际身体功能和身体结构是否符合作业活动的需求，并将实际的环境因素考虑其中。分析作业活动的目的是获悉患者在实际环境中特定的作业表现潜能和会遇到的潜在的问题。作业活动分析的模板可以参考活动分析。

在重建生活为本作业治疗理念中，采用了美国作业治疗权威 Anne Fisher 提倡的 Occupational Therapy Intervention Process Model（OTIPM）中的生活技能（作业技能）分类及描述方法、用一套三维技能理念、说明从事任何一项作业活动、都要有机组合三类作业技能，包括：肢体活动技能、作业组织技能、及人际互动技能。表 2-2 总结了三类作业技能的详细内容。这套三维技能理念，让作业治疗师可从多方面分析某一作业活动对作业技能的要求，亦可为治疗师提供一套直接描述作业技能的词汇，不必再只用来描述功能的词汇，如：关节活动度，肌力、张力等字眼形容患者的作业能力。

表 2-2　三维作业技能分类

肢体活动技能	活动组织能力	人际互动能力
体位安排能力	维持活动	启动及终止互动能力
－ 坐站平衡	－ 专注集中活动	－ 接触与启动
－ 坐正站正	－ 适当速度节奏	－ 总结与结束
－ 肢体坐位摆放	－ 依从指示完成工作（按章）	进行互动能力
对象操作能力		－ 言语表达
－ 伸手取物	知识应用能力	－ 言语流畅度
－ 弯腰扭腰	－ 适当选择工具	－ 姿势表达
－ 捏抓物件	－ 依从指定方式完成活动	肢体言语能力
－ 把弄物件	－ 正确使用工具材料	－ 面向对象
－ 肢体协调活动	－ 安全操作工具材料	－ 望着对象
自身及物件移动能力	－ 适当发问	－ 保持合适身体距离
－ 步行		－ 合适身体接触
－ 推拉物件	时间安排能力	－ 约束不合适行动
－ 提举物件	－ 适当启动活动	互动内容能力
－ 提运物件	－ 采用合理次序	－ 适时发问合适问题
－ 调节操作力度速度	－ 维持活动进行	－ 适时提供合适问题
－ 操作流畅度	－ 适时终止活动	－ 适当方式披露适量信息意见
维持操作能力		－ 适当方式表达情绪
－ 维持不间断操作	场地及物品安排能力	－ 适当方式表达不同意见
－ 维持合适步伐节奏	－ 寻找寻出物品	－ 适当语言方式表达谢意
	－ 取用集中物品	互动流程管理能力
	－ 合理摆放物品	－ 转变话题
	－ 避免碰撞物品	－ 及时回应
	－ 适当收拾场地物品	－ 适当发言时间长度
		－ 轮流表达
	解决困难能力	语言能力
	－ 察觉问题	－ 合适声调语气言词
	－ 调节工作环境	－ 澄清确定信息正确
	－ 调节工作方法	－ 鼓励对方继续说话
	－ 预防问题重复出现	－ 表示明白对方感受
		解决互动困难能力
		－ 按预定目标方式完成互动
		－ 调整互动方式方法
		－ 预防互动障碍重复出现

在重建生活为本作业理念中，作业活动分析可采用上述的三维技能理念，对作业活动进行分析。具体内容见表 2-3。

表2-3 作业活动分析表

作业活动名称：

步骤	名称	活动描述
步骤1：		
步骤2：		
步骤3：		
步骤4：		

三维作业能力评定（个别作业步骤评定）	作业活动需求 3：极重要；2：重要；1：不重要；0：不适用 *				
	步骤1	步骤2	步骤3	步骤4	整体
肢体活动能力 体位安排能力 坐站平衡、坐正站正、肢体坐位摆放					
对象操作能力 伸手取物（健或患手均可）、弯腰扭腰、捏抓对象、把弄对象、肢体协调活动					
自身及对象移动能力 步行、推拉对象、提举对象、提运对象、调节操作力度速度、操作流畅度					
维持操作能力（体能相关能力） 维持不间断操作、维持合适步伐节奏					
活动组织能力 维持活动能力（认知及方法相关能力） 专注集中活动、适当速度节奏、依从指示完成工作（按章）					
知识应用能力 适当选择工具、依从指定方式完成活动、正确使用工具材料、安全操作工具材料、适当发问					
时间安排能力 适当启动活动、采用合理次序、维持活动进行、适时终止活动					
场地及物品安排能力 寻找寻出物品、取用集中物品、合理摆放物品、避免碰撞物品、适当收拾场地物品					
解决困难能力 发现问题、调节工作环境、调节工作方法、预防问题重复出现					
人际互动能力 启动及终止互动能力 接触与启动、总结与结束					
进行互动能力 言语表达、言语流畅度、姿势表达					
肢体言语能力 面向对象、望着对象、保持合适身体距离、合适身体接触、约束不合适行动					
互动内容能力 适时发问合适问题、适时提供合适问题、适当方式披露适量信息意见、适当方式表达情绪、适当方式表达不同意见、适当语言方式表达谢意					

续表

三维作业能力评定(个别作业步骤评定)	作业活动需求 3:极重要;2:重要;1:不重要;0:不适用 *				
	步骤 1	步骤 2	步骤 3	步骤 4	整体
互动流程管理能力 转变话题、及时响应、适当发言时间长度、轮流表达					
语言能力 合适声调语气言词、澄清确定信息正确、鼓励对方继续说话、表示明白对方感受					
解决互动困难能力 按预定目标方式完成互动过程、调整互动方式方法、预防互动障碍重复出现					

四、 活动合成

活动分析的最终目的是选择合适的活动用于治疗，在临床中，作业治疗师必须借由活动合成的过程，才能有效地应用各种活动，促进患者的作业活动表现。活动合成是指治疗师修改一般的活动以达到特定的治疗目标的过程。活动合成的方法包括分级（grading）和调适 / 改良（adaption/modification）。

（一）分级

活动分级包括两个相反的方面，一是逐步增加活动的需求或难度，以挑战患者的能力，逐步促进其功能的恢复；二是当患者表现有困难时，降低活动的需求或难度。活动分级的方法有多种，可以根据患者的作业表现问题、想要达到的治疗目标以及参考的理论选择合适的分级方法。表 2-4 是根据临床常见的治疗目标，分别简单说明其活动设计的重点、分级的原则和做法。

表 2-4　根据治疗目标的活动设计的重点、分级的原则和做法范例

治疗目标	活动设计重点	分级原则(由左而右难度增加)	做法
增加感觉察觉或感觉区辨	提供不同的材质、形状、大小的物品	• 差异性:大→小 • 材质:粗糙→光滑 • 尺寸:大→小	• 改变物体之材质的差异度和相似度 • 改变物体的尺寸、形状或种类
降低过度敏感	提供不同的材质和硬度的物品	• 材质:可接受→勉强忍受	• 改变包覆在器皿或工具外的材质
增加关节活动度	提供关节伸展的机会	• 关节活动范围:小→大	• 改变执行活动之平面高度 • 改变物品或器材的位置 • 改变物品或工具的大小或形状
增加肌力	提供执行抗阻力之动作的机会	• 阻力:小→大 • 动作速度:慢→快	• 改变执行动作的平面，例如向上或向下倾斜，水平或竖立(利用重力改变阻力) • 改变施力的位置(利用杠杆原理改变施力大小) • 增加活动执行的摩擦力 • 增加物品或器材的重量 • 外加重量于肢体上 • 提供弹簧或橡皮筋以增加阻力 • 增加活动执行的次数 • 增加活动执行的时间

续表

治疗目标	活动设计重点	分级原则（由左而右难度增加）	做法
增加肌耐力	提供执行动作或抗少于最大阻力之50%的动作机会	• 重复次数:少→多 • 持续时间:短→长	• 增加活动执行的次数 • 增加活动执行的时间
增进动作协调	提供个案控制动作的机会	• 动作重复度:单一关节→多关节;单一方向→多方向 • 动作精细度:低→高 • 动作速度:慢→快 • 外在支持或引导:有→无	• 改变物品或器材位置 • 改变物品大小 • 限制活动时间 • 外加重量于肢体上以提供肢体稳定度（对于小脑伤的个案） • 治疗师引导个案执行正确动作
增进视觉扫描	提供多样的物品,让个案需要进行视觉扫描	• 物品排列:有组织→散乱 • 扫描空间:小→大 • 物品数量:少→多 • 扫描时间:不限制→限制 • 物品熟悉度:熟悉→不熟悉	• 改变物品或器材的排列位置或相对位置 • 增加物品数量 • 限制活动时间 • 改变物品的尺寸和形状
增进视觉区辨	提供不同的物品,让个案需要进行视觉区辨	• 物品熟悉度:熟悉→不熟悉 • 物品特征:明显→不明显 • 对比程度:高→低 • 背景:整齐→杂乱	• 改变物品的数量和复杂度 • 改变物品的尺寸和形状 • 增加物品颜色和对比程度
增进视觉结构或视觉动作能力	提供需要二度或三度空间排列组合的活动	• 物品数量:少→多 • 物品形状和大小:一致→不一致 • 物品颜色:彩色→颜色一致 • 示范:有→无;实体→相片	• 改变物品的数量和复杂度 • 改变物品的尺寸和形状 • 减少物品的颜色 • 逐渐减少示范和线索
增进动作计划能力	提供个案执行动作的机会	• 熟悉度:熟悉→不熟悉 • 活动步骤:少→多 • 动作性质:全身性→小动作; • 对称→不对称;近端→远端 • 示范→有(模仿)→无(按照指令)	• 改变活动和环境对个案的熟悉程度 • 改变活动的困难程度,由简单、大动作的活动开始练习 • 逐渐减少适时的示范和正确的动作引导
增进问题解决能力	提供个案解决问题的机会	• 熟悉度:熟悉→不熟悉 • 活动步骤:少→多 • 提示:有→无	• 改变活动和环境对个案的熟悉程度 • 增加活动的困难程度 • 逐渐减少线索的提供

（二）调适/改良

活动调适/改良的目的是促进患者能参与到活动中,其焦点在于改变活动的需求,以符合患者目前所具备的功能水平,并不在于提高患者的功能水平。活动调适/改良的方法大致可以分为以下三种:

1. **改变做事方式** 提供适当的辅具协助患者执行各种作业活动。例如提供长柄取物夹物（reachers）、拉链易握环（zip grip）或穿袜器（sock aid）协助患者穿衣服。

2. **改变活动本身** 主要可减少活动所需的认知或动作等方面的技巧,让活动变得比较简单,使患者容易执行。例如改良工具（例如把柄加粗）让患者容易操作;或是在抽屉或橱柜外面贴标签,注明内部的物品,可减少患者在找寻物品的记忆需求。

3. **环境改良** 可教育主要照顾者对患者居住的环境进行适当的改造,或是提供患者必要的线索或协助，尽可能维持其作业活动的功能。特别是针对退化性疾病的患者，应视患者病情的变化随时提供必要的环境改造。

无论是进行活动分级或活动调适，治疗师需要注意不能让患者以不正常的动作或异常的姿势进行活动，也不能过度要求患者，且要注意患者的安全。一个良好的活动分级或活动调适尽量是透过简单的方式来完成，便能自然而然诱发患者的正确表现。更重要的是，治疗师必须考虑患者的主要问题和现有能力状况，才能进行适当的活动分级和调适达到特定的治疗目标。

（蔡素芳）

第五节　人 - 环境 - 作业模式下的作业评定

人 - 环境 - 作业模式是强调在实践过程中环境也是关键因素的作业治疗理论模式。阐述了作业表现是人和环境、作业之间相互作用的结果，并且三者之间呈动态变化。人的完整性包括身体、认知、精神、情感等方面；环境是与我们生活相关的背景，包括物理环境、社会环境、文化环境以及公共体系；而作业则是我们日常生活中所做的一切事情。PEO 模式常用于指导作业治疗的临床思维，将分别呈二维关系的人、环境、作业放在同一平面，而时间则作为纵轴立体而全面地思考患者可能存在的问题以及需要的治疗。PEO 模式指导作业治疗师考虑个人、环境以及作业之间恰当的互动以便增强和加大完成有意义、有目的的作业活动的安全性和舒适性。作业治疗师可按照 PEO 模式的专业指引，根据其具体情况，制定一套科学、有效的作业治疗过程，配合每一阶段的需要而设计合适的作业活动，配合心灵、情感、身体结构及认知能力多方面的需要，募集各种资源，帮助其重新学习和建立新生活、训练新的能力，促进其作业表现的表达。

在作业评定过程中，通常需要全面的评定患者的作业需求和作业表现，在进行进一步的活动分析的时候，需要将患者可能存在的问题进行有机的归纳和分类，以便全面无遗漏的评定患者存在的问题，因此在临床制定评定计划的时候通常需要有一个理论框架进行归纳或者基于一定的理论框架选择和计划评定内容。

目前临床通常用考虑使用《国际功能、残疾和健康分类》（*International Classification of Functioning, Disability and Health, ICF*）或者 PEO 模式进行整体评定框架的构建，基于 ICF 的模型，作业评定通常从身体结构和功能评定患者存在结构和功能的障碍（运动、感觉、认知、心理等）；然后进一步分析患者在活动和参与中存在的问题（日常生活活动、生产性活动以及娱乐休闲活动）；最后考虑患者的环境因素和个人因素。基于 ICF 框架的作业评定策略通常以患者为出发点，全面分级的评定患者存在的问题，但是针对具体活动相关因素的分析不够紧密，故在作业治疗中通常采用 PEO 模式指导更有利于以患者为中心，以作业活动为出发点进行评定。

在作业评定过程中，通常以作业活动为出发点，从个人、环境、作业方面去分析影响作业表现的因素，并有针对性的进行干预和指导治疗目标的设定。PEO 每一要素的具体内容可以参考图 2-2。

按照 PEO 模式，每一项作业活动都有与其相关的 PEO。基于该模式，在作业治疗中以服务对象作为实践中心，以作业活动为出发点。围绕作业活动去分析支持和抑制作业表现的相关因素，再运用相应的作业治疗策略去服务对象，是 PEO 模式指导作业治疗的又一种临床思维。个体因素与环境因素可紧密联系、配合、相互支持，让环境更好地发挥辅助功能去帮助个体，让个体更好地适应环境；个体因素与作业因素可紧密联系、配合、相互支持，提高个体的功能能力，让作业活动更为容易，改

Person个人
· Physical structure/function躯体结构及功能
Performance skill表现技巧
· Sensory-motor运动感觉
· Cognition认知
· Psychosocial社会心理
Performance pattern表现模式
· Habit习惯
· Role角色

Occupation作业
· ADL日常生活活动
· IADL工具性ADL
· Education教育
· Work工作
· Leisure闲暇

Environment环境
· Culture文化
· Physical物理环境
· Social社会环境
· Temporal时间

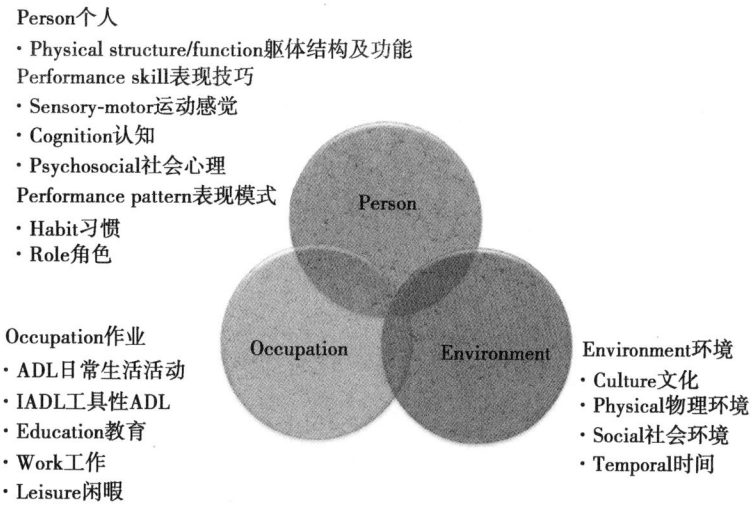

图 2-2　PEO 模式下作业评定内容

良作业活动让其更适合个体。环境因素与作业因素可紧密联系、配合、相互支持，设计或改造环境让其更有利于作业，运用不同的作业策略在环境里面，让活动顺利进行，提高作业表现。

（杨永红）

第三章
日常生活活动训练

第一节 概 述

一、概念

日常生活活动（activities of daily living，ADL）是作业活动范畴的一部分，是指人们为了维持生存及适应生存环境而每天都要进行的活动，是个人自我照顾和生活独立程度的重要指标。

二、分类

日常生活活动分为基础性日常生活活动和工具性日常生活活动。基础性日常生活活动（basic ADL，BADL），也可称为个人日常生活活动（personal ADL，PADL）或躯体的日常生活活动（physical ADL，PADL），是指为了达到自我身体的照顾而必须每天完成的活动，即自我照顾性的活动。工具性日常生活活动（instrumental ADL，IADL）是指在家中或社区环境中的日常生活活动，通常需要更复杂的技能，与环境的互动更多。由于每个人的角色、价值观及做事方式会受到个体及文化等因素的影响，因此，每个人的IADL的项目差异性较大。两类日常生活活动的具体项目见表3-1。

表3-1 日常生活活动的分类及主要项目

分类	项目
基础性日常生活活动（BADL）	进食
	个人卫生
	穿脱衣服
	洗澡
	如厕
	大小便控制
	功能性移动（如床上活动、转移、室内行走）
	性行为
	个人物品管理（如助听器、矫形器、假肢等）
工具性日常生活活动（IADL）	健康管理及健康维持
	金钱管理
	购物
	社区移动（如搭乘交通工具、驾驶车辆）
	照顾他人或宠物

续表

分类	项目
	养育孩子
	社交沟通(如使用电话)
	家中清洁与维护
	准备餐点及清洁
	宗教信仰仪式
	紧急事件处理

三、 训练的意义

提升患者日常生活活动能力,一直是作业治疗的临床重点。功能障碍患者要重建生活能力就必须从最简单的、基本的日常生活活动开始。

生活能力分为五个层次,包括:身体基本功能、任务技能、作业技能、生活能力和生活角色。治疗性作业活动是促进作业技能及生活能力的主要手段,是把功能转化成为能力的重要训练形式。

在康复的早期,侧重训练身体基本功能及任务技能,但也同时重视日常生活活动,尤其是生活自理能力的训练。在康复中、后期,训练重点转移到作业技能及生活能力的训练,多利用作业形式训练,把功能转化为能力,一方面促进生活能力的提高,另一方面还可以增强患者的信心以及重建生活意志。

利用日常生活活动的作业活动形式训练可达多种效果。治疗师可以不同方式设计同一种作业活动,以产生不同性质的治疗作用,包括:功能性、功用性、适应性及促进性作用。

1. **功能性作用** 利用作业活动形式训练促进功能恢复及正常运动模式再学习。例如透过翻身、坐起、穿衣、进食训练等以训练抗痉挛活动模式及正常运动模式。

2. **功用性作用** 利用作业形式训练,让患者及早学会生活技巧,促进独立生活能力,减少别人照顾,降低依赖心态的产生。

3. **适应性作用** 利用作业活动形式训练,学习患肢与健肢综合应用,借机学习适应性技巧及解决困难的方法,加强参与日常生活活动的信心。

4. **促进性作用** 透过掌握各类日常生活活动,充满生活内容,促进幸福、愉快及意义的生活。

四、 训练的安排

治疗师首先可以借由活动分析对选择的日常活动有一个清晰的了解。日常生活活动训练中的活动分析是将每一项 ADL 活动,分解成若干个动作成分,进行有针对性的训练,然后再组合成一个完整的动作,并在生活实践中加以应用。治疗师可以利用多种方式进行活动分析,详细内容可见第三章作业活动分析与活动分析章节。

治疗师可先安排患者参与日常生活活动中的一些步骤,以教导患者自我控制或适应症状(如高肌张力),学习适应技巧,以建立参加整项日常生活活动的信心。例如:在安排患者参加包饺子小组活动前,可先指导患者分别学习洗菜、切肉等工序,让患者学习在活动过程中控制患手肌张力,学习患手协助健手作业的协调技巧,提升患者包饺子相关的作业技能。为确保训练效果,这些训练宜一对一形式进行。当患者掌握一定程序的作业技能后,治疗师可引导患者积极参与整项日常生活活动,进一步促进作业技能及生活能力的学习。此时，日常生活活动训练可用小组形式进行，利用各式小组动力，营造轻松自然的气氛，增强学习意愿及完成任务的决心。日常生活活动对学习生活能力（包括适应能力、社交能力）以及生活意志等高层次生活能力的促进有更大作用。

日常生活活动训练如能配合访谈以及环境调适，可产生更大疗效。日常生活活动作业形式训练可以分为4个步骤，包括：活动前访谈、活动设计及安排、活动后患者总结及活动后治疗师总结。

1. **活动前访谈** 活动前访谈对保障活动疗效极为重要，治疗师透过访谈让患者选择参与活动训练，甚至可提议活动内容。治疗师透过访谈与患者共识训练目的，调动动机，加强患者参与训练的积极性。

2. **活动设计及安排** 日常生活活动训练可以个人或小组形式进行。治疗师常以一对一形式，利用任务形式（作业活动的某个环节）以促进基本功能的恢复或作业技能的学习；常以小组形式，利用作业形式，即完整的日常生活活动促进人际互动及生活意志的重建。

在活动设计及安排方面，一定要确保在训练目标领域内，活动对患者是有些难度的，但也要把难度调控好，让患者经过努力及学习是可以成功的。治疗师一方面要准确评定患者能力，也要细致分析活动要求，又要有效主持和组织活动，这对治疗师专业水平要求较高，这也是作业治疗专业核心能力所在。

作业治疗强调患者参与活动的自主性及积极性，治疗师应选择患者熟悉的活动，采取患者习惯的用具及方法，这有利于患者激活肢体及认知记忆，更易诱发正常及习惯活动模式。治疗师要控制好活动气氛，既要轻松愉快，也要认真确保安全，以达个别患者治疗目标。

3. **活动后患者总结** 作业活动训练完毕后，需要与患者及陪同参与活动的家属一起作总结。总结可个体、小组形式进行，每人为时10~15分钟，最好是活动结束后即时进行。除了鼓励患者作口头分享外，治疗师还可以邀请患者以问卷的形式分享感受（问卷内容可参考表3-2）。

表 3-2 作业活动感受记录表（由患者填写）

姓名：_____ 日期：_____

我今天参加日常生活活动训练的感受如下：

1. 我明白训练目的	□明白		□不明白
2. 我有积极参与	□积极	□一般	□不积极
3. 我觉得训练有兴趣	□有兴趣	□一般	□没兴趣
4. 我觉得过程愉快	□愉快	□一般	□不愉快
5. 我学到新东西	□学到		□没学到
6. 我有适当人际互动	□有互动	□一般	□没互动
7. 我完成所有预定项目	□完成		□没完成
8. 我满意我的表现	□满意	□一般	□不满意
9. 我觉有成功感	□有成功感		□没有成功感
10. 我愿意参加其他日常生活活动训练	□愿意	□看情况	□不愿意

其他感受或建议：

在总结期间治疗师要以欣赏和认可的态度，听取患者对自己表现的评价，包括过程是否愉快、是否达到预期的目标、有何学习与突破、有何心得与体会。治疗师可顺势引导，透过成功的正面经历带来的能量，引导患者选择下一个日常生活活动训练、制定下一个突破的目标。可以利用表3-3作业技能评定表来记录对患者表现的评定。

表3-3　作业技能评定表

作业活动名称：

三维作业能力评定（个别作业步骤评定）	跟一般年龄背景相当的人比较 3:相同；2:接近；1:较差；0:不适用 *				
	步骤 1	步骤 2	步骤 3	步骤 4	整体
肢体活动能力 体位安排能力 坐站平衡、坐正站正、肢体坐位摆放 对象操作能力 伸手取物（健或患手均可）、弯腰扭腰、捏抓对象、把弄对象、肢体协调活动 自身及对象移动能力 步行、推拉对象、提举对象、提运对象、调节操作力度速度、操作流畅度 维持操作能力（体能相关能力） 维持不间断操作、维持合适步伐节奏					
活动组织能力 维持活动能力（认知及方法相关能力） 专注集中活动、适当速度节奏、依从指示完成工作 知识应用能力 适当选择工具、依从指定方式完成活动、正确使用工具材料、安全操作工具材料、适当发问 时间安排能力 适当启动活动、采用合理次序、维持活动进行、适时终止活动 场地及物品安排能力 寻找寻出物品、取用集中物品、合理摆放物品、避免碰撞物品、适当收拾场地物品 解决困难能力 发现问题、调节工作环境、调节工作方法、预防问题重复出现					
人际互动能力 启动及终止互动能力 接触与启动、总结与结束 进行互动能力 言语表达、言语流畅度、姿势表达 肢体言语能力 面向对象、望着对象、保持合适身体距离、合适身体接触、约束不合适行动 互动内容能力 适时发问合适问题、适时提供合适问题、适当方式披露适量信息意见、适当方式表达情绪、适当方式表达不同意见、适当语言方式表达谢意 互动流程管理能力 转变话题、及时响应、适当发言时间长度、轮流表达 语言能力 合适声调语气言词、澄清确定信息正确、鼓励对方继续说话、表示明白对方感受 解决互动困难能力 按预定目标方式完成互动过程、调整互动方式方法、预防互动障碍重复出现					

* 不适用指该日常生活活动没有这方面的作业需求或治疗师不打算评定这方面的作业能力

45

作业技能评定表描述性记录

治疗师描述性记录
整体作业表现
作业意志
肢体活动能力
活动组织能力
人际互动能力

患者自我评价
自我能力
作业信心
未来计划与希望
下一步训练计划
总结

4. 活动后治疗师总结 无论活动是由一位或多位治疗师负责安排，活动后都要作总结，归纳每个人对患者表现的观察（表3-4），以调节后续训练策略，及作适当记录。也要总结主持活动成功及需要改善的地方，以利于后续借鉴之用。

表3-4 作业表现记录表

患者姓名：_____
记录代号：1 是；0 否，请记录详情

日期
1. 准时出席
2. 参加了所有预定项目
3. 表现积极有兴趣
4. 过程表现愉快
5. 愿意学习新事物
6. 有合适人际互动
7. 成功完成所有预定项目
8. 准时离开
9. 没有情绪及行为反应
10. 没有任何意外

描述性记录：

日期	详情

除了按照个别作业技能做观察及评定外，治疗师也可从六个方面评定患者的整体作业表现，包括：肢体协调、疼痛问题、活动组织及效率、活动安全程度、需要额外协调以及社会行为准则。可用表 3-5 来做一个总体评价。

表 3-5　整体作业表现评定表

作业活动名称：

作业表现范畴	评分标准			
1. 肢体协调	□正常	□少量障碍	□中度	□严重障碍
2. 疼痛问题	□没有	□少量疼痛	□中度	□严重疼痛
3. 活动组织及效率	□有效率	□少量障碍	□中度	□严重障碍
4. 活动安全程度	□安全	□少量障碍	□中度	□严重障碍
5. 需要额外协助	□独立	□偶尔需要	□经常	□不断需要
6. 符合社会行为准则	□合适	□少量障碍	□中度	□严重障碍
7. 整体表现满意程度（治疗师对患者表现的满意度）	□满意	□略不满意	□中度	□严重不满

五、　介入途径

治疗师可以透过 5 种途径来进行日常生活活动的介入，包括创造 / 促进（create/promote）、预防（prevent）、维持（maintain）、改良 / 代偿（modify/adapt）、建立 / 恢复（establish/restore）。其中改良或代偿、建立或恢复是日常生活活动训练最常用的两种途径。这两种途径都需要结合患者及其照顾者的教育，从而确保患者所学习到的日常生活活动技能可以应用在实际的生活中。以下具体描述这两种途径：

1. **改良或代偿**　即调适性介入，以提高日常生活活动的表现。以作业为目的的治疗理念是透过直接进行及训练作业活动，患者可以扮演好生活角色，做好角色所需要的日常生活活动。主要采用的介入途径为调适性介入，并以矫治性介入途径为辅。调适性介入首先注重日常生活活动的作业表现，缺损的身体功能、基本技巧也会随之改善；而矫治性介入主要是通过提升缺损的身体功能和基本技巧，来进一步改善日常生活活动的作业表现。改良或代偿通常采用的是代偿性的策略，具体的方法包括：

（1）调整活动本身：改变日常生活活动所需要使用的工具，以提高患者作业表现的一种策略。例如使用宽松的衣服，便于穿脱；魔术贴取代鞋带便于穿脱鞋子；加粗勺子的握柄，利于手指关节活动受限的患者进食；穿袜辅具利于无法弯腰或坐位平衡能力差的患者进行穿袜子等。

（2）改变做事的方式：当活动本身以及环境无法改变时，那么改变做事的方式是提高患者日常生活活动表现的一种策略。单手操作技术即采用了这样的策略，例如偏瘫患者用单手穿脱衣服、单手系鞋带等代偿方式。

（3）改造环境：例如卫生间安装扶手提高如厕的安全性。

进行日常生活活动训练时，可以采用以作业为目的的治疗理念，来拓宽治疗思路，增加治疗的手段，让患者恢复从事有意义的日常生活活动的能力。

2. 建立或恢复 即矫治性介入，促进残损减轻。恢复治疗旨在建立患者尚未成熟的技巧、能力，或使损伤的能力修复或复原，以增进患者的作业角色及作业活动的从事能力。这类治疗途径大多为增进患者的神经肌肉、感觉、知觉认知功能等患者因素为主，如增进肌力以促进患者的转移及行动能力、改善注意力以增进患者的学习效果等。也可用于改善表现技巧，如增进双手协调以促进工作的完成；建立表现形式，如协助患者建立早晨的常规以避免上班迟到、协助患者建立正常的睡眠与清醒形式，以改善其作业表现。本介入途径大多在患者疾病后的恢复初期使用，且较适用于具备恢复及学习潜能的患者。

（蔡素芳　窦祖林）

第二节　基础性日常生活活动训练

一、概述

不同疾病导致不同类型的功能障碍（表3-6），所需要的 ADL 训练也不同。本节从几种主要类型的功能障碍日常活动的动作分析入手，介绍一些 ADL 训练中的活动分析内容与方法，以及如何利用活动分析进行 ADL 训练。

表3-6　各类功能障碍与相关疾病

功能障碍	相关疾病
上肢主动或被动活动度受限	四肢瘫、烧伤、上肢截肢、关节炎、多发性硬化、外科手术或其他外伤性损伤、脑部损伤、脑卒中
上肢协调障碍	脑部损伤、脑瘫、脑卒中、多发性硬化、脑肿瘤和其他神经系统损伤
一侧上肢或一侧躯体障碍	偏瘫（脑卒中或头部损伤）和单侧肿瘤或截肢
移动障碍（非上肢损伤引起）	截瘫、骨关节炎、下肢截肢、烧伤、髋或膝关节骨折或置换
认知、感知或感觉障碍	头部损伤、脑卒中、多发性硬化、老年痴呆、智力低下、弱视、失明、外周神经病变或神经因素导致的感觉受损

其中，认知、感知或感觉障碍的 ADL 任务步骤与其相关疾病训练的步骤是基本相同的，但是对于这种类型患者的介入有其特殊的适应技术：

1. 改变环境提供适当的刺激。

2. 设定正向或反向处理程序执行时的渐进等级。

3. 保证环境、任务结构和任务顺序的一致性。

4. 根据患者的能力设定适当提示语的次数和任务的复杂性。

5. 利用文字或图像的清单帮助患者记忆完成任务所需要的成分。

6. 选择与患者以前完成任务方式最接近的方法去完成任务，避免患者重新学习。

7. 在服饰上做标记方便患者辨别服饰的方向。

二、 穿衣

（一）穿/脱上衣

1. **基本要求**　患者坐在有靠背的椅子或轮椅上，有自身平衡能力的患者可以坐在床边完成。在穿衣训练前，治疗师应分析与评定患者的动态坐位平衡和认知功能。

2. **活动成分和动作分析**

（1）穿上衣：穿开襟上衣的动作分析（表3-7）。

表 3-7　穿开襟上衣的动作分析

障碍 动作	单侧上肢或躯体 功能障碍	双侧上肢 功能障碍	双侧肢体 协调障碍	双上肢主、被动 活动度受限
① 放好上衣	患者将上衣里面朝外，衣领向上置于其膝上	患者将上衣的背面放在膝盖上，领子对着自己，上衣的前面向上并打开（图3-1a）	将上衣背面向外放在大腿上，袖子和领子靠近膝盖（图3-2a）	把上衣前面向上放在腿上
② 上肢和手穿进正确袖管	用健手帮助露出里面的袖口。把患手穿进相应的袖口	患者将一侧手臂伸入袖孔直至袖孔处于肘上部，手可以露出来（图3-1b）；用同样的方法将另一侧手臂伸入另外一个袖孔，用同样的方法将另一侧手臂伸入另外一个袖孔（图3-1c）	双侧手臂穿过衣服滑进袖子里，并把袖子拉到肘以上（图3-2b）	把一侧上肢穿进袖子里，然后躺下，利用衣服与床之间的摩擦力固定住衣服，把胳膊滑进袖子里
③ 把衣领拉到一侧肩	将上衣沿患侧上肢拉上并拉到健侧肩和颈部。用健手把衣领从患侧拉到健侧时，患者也可用牙咬住衣领的另一端	低头将上衣上举过头顶，这时上衣到了颈后部（图3-1d）。手臂伸直，让上衣垂落至肩膀上，身体前倾，使上衣沿躯干和椅背之间的空隙滑下（图3-1e）	把衣服的后面拉到一起并拉过头（图3-2c）。也可以把肘关节放在膝盖上或者桌子上，弯下头穿过衣领，前伸、后缩、上抬、下压肩部，使上衣穿到肩上（图3-2d）。或者用一侧上肢先把衣服拉过对侧肩膀，然后再拉另一边；下压肩部，身体轻微向前弯曲使衣服从身后落下（图3-2e）	a. 将肩膀滑到衣领上；b. 把另一只手臂放到袖子里；c. 坐起来；d. 手柄臂穿进袖子里（这个方法中的衣服必须是宽松的）
④ 穿上另一侧上肢	把健侧手和上肢穿进衣袖。患者用健手抓住上衣的后襟将其拉开展平			
⑤ 系上纽扣	整理上衣使纽扣对准相应扣眼，稳定纽扣边缘，用健侧拇指撑开扣眼套上纽扣	把衣服前排扣眼对准纽扣，并逐一扣上（图3-1f）		

注：若双上肢主、被动活动度受限时躯干力量较差，则此步骤采用"双上肢协调障碍"的穿衣步骤

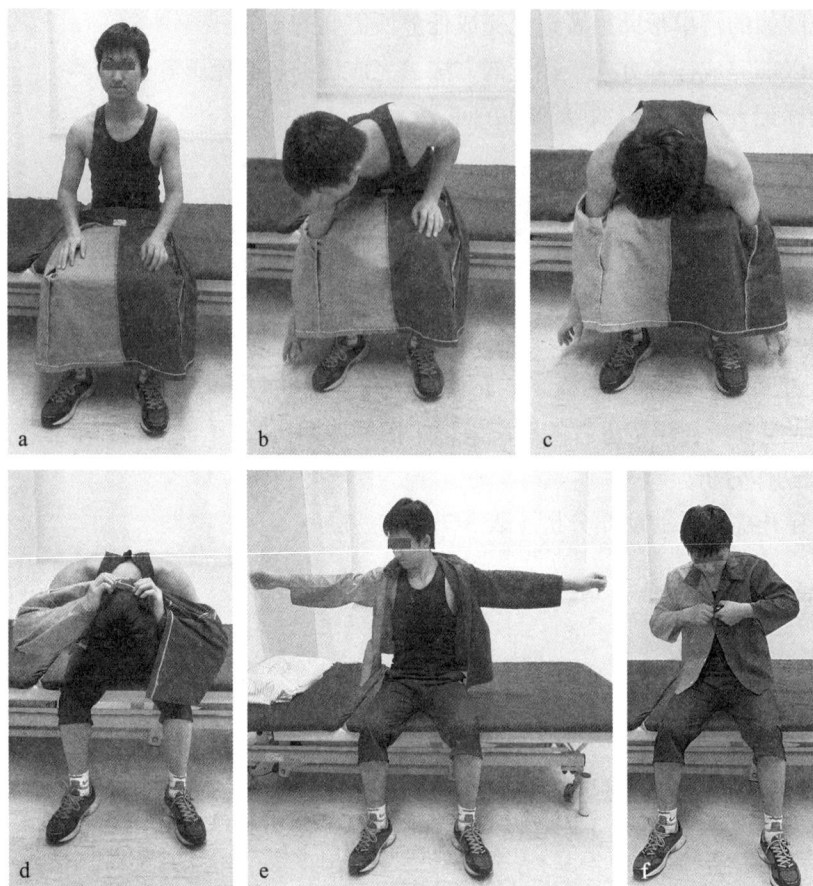

图 3-1　双侧上肢功能障碍穿开襟上衣

a. 上衣的前面向上并打开；b. 一侧手臂伸入袖孔；c. 另一侧手臂伸入另外一个袖孔；d. 低头将上衣上举过头顶；e. 手臂伸直，让上衣垂落至肩膀上；f. 扣上纽扣

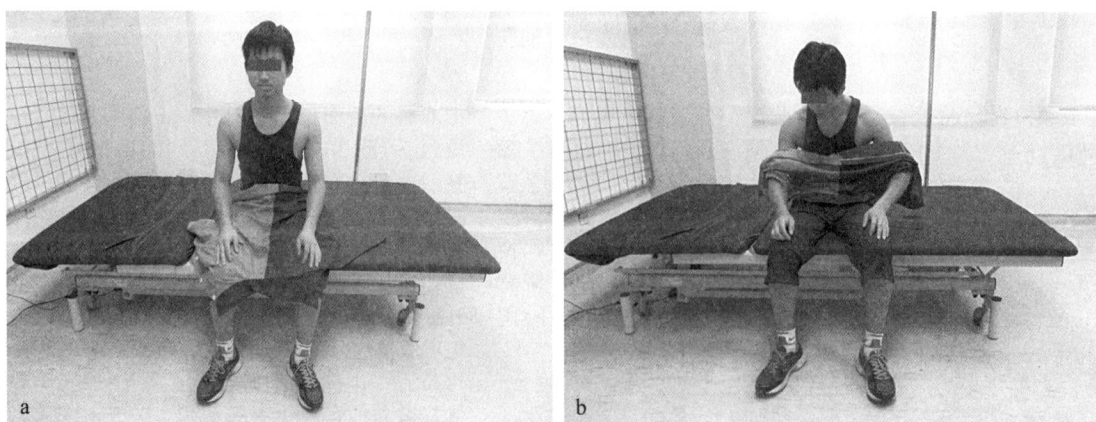

图 3-2　双侧肢体协调障碍穿开襟上衣

a. 将上衣背面向外放在大腿上；b. 双侧手臂穿过衣服滑进袖子里

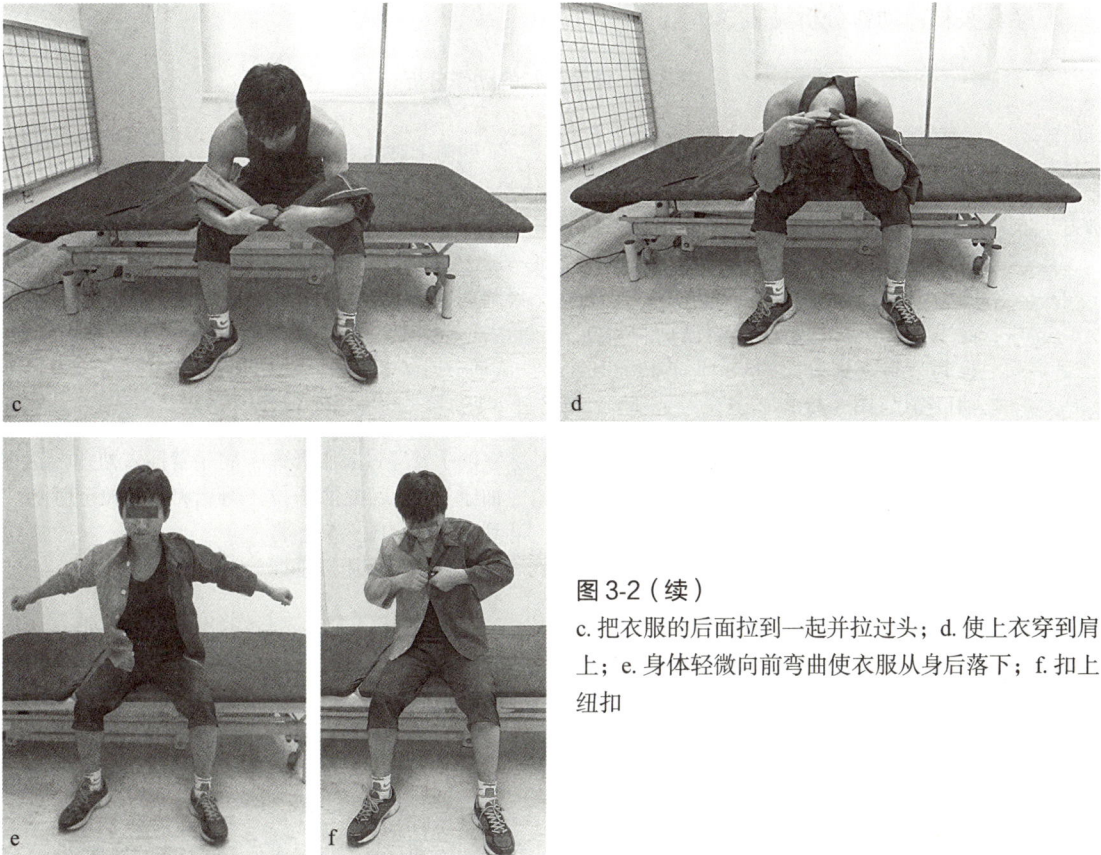

图 3-2（续）
c. 把衣服的后面拉到一起并拉过头；d. 使上衣穿到肩上；e. 身体轻微向前弯曲使衣服从身后落下；f. 扣上纽扣

（2）脱上衣：动作与上述步骤基本相反，具体动作分析见表3-8。

表 3-8　脱开襟衫的动作分析

障碍 动作	单侧上肢或躯体 功能障碍	双侧上肢 功能障碍	双侧肢体 协调障碍	上肢或躯干主、 被动活动度受限
动作 障碍	单侧上肢或躯体 功能障碍	双侧上肢 功能障碍	双侧肢体 协调障碍	上肢或躯干主、被 动活动度受限
① 解开纽扣	解开纽扣	解开纽扣	解开纽扣	步骤同"上肢、躯干 协调障碍"
② 把衣领脱到一侧肩膀	先将患侧上衣脱到患肩下，然后将健侧脱到健肩下	右拇指伸入左肩的衬衫里面，将衣物推落肩头，推至左肘下方（在过程中肩应上耸以帮助动作完成）	两种方法：a. 把上衣的领口区域脱出肩膀，外展上肢，回缩肩膀，帮助袖口脱到肘关节以下；b. 把一只袖子拉离开肩膀，伸出对侧上肢固定住袖管口，抬高肩膀，伸展手臂，并且屈肘使手臂脱出袖口	
③ 脱下一侧上肢	将健侧上肢和手脱出衣袖	屈左肘，左肩后伸，袖子滑落至左手臂下，左手抖搂出来，此时，衬衫的大部分已落在椅后部		
④ 把另一侧上肢和手脱出袖管	当健侧手脱出后，患者方可容易地将患侧的衣袖脱下，完成脱衣	用相同的方式再脱另外一只袖子	把衣服拉向对侧衣袖，把另一只手臂脱出衣袖	

（3）穿套头衫：动作分析见表3-9。

表3-9　穿套头衫的动作分析

动作障碍	单侧上肢或躯体功能障碍	双侧上肢功能障碍	双侧上肢共济失调	双上肢主、被动活动度受限
① 放好上衣	先解开套头衫的纽扣，将套头衫的背面向上、衣领向下放于膝上，用健手将套头衫的后襟拉到一起直到里面的袖口露出（图3-3a）	患者将套头衫放在膝部，里面向外，前面朝下，衣领对着自己（图3-4a）	将上衣正面向下放在大腿上，袖子和领子靠近膝盖（图3-5a）	患者将套头衫放在膝头，前面朝下，衣领朝向远离自己的一端
② 把上肢和手穿进正确袖管	拉起患侧上肢并将其穿入相应的袖口，拉上衣袖直到它穿至患肘以上（图3-3b）	患者将双手臂插入袖孔（图3-4b）	双侧手臂穿过衣服滑进袖子里，然后把袖子拉到肘以上（图3-5b），将套头衫的领口用双手握紧（图3-5c）	将手臂插入袖孔，用手或者牙齿将袖孔拉至肘上
③ 穿上另一侧上肢	然后将健侧上肢穿入相应袖口，并且一定穿到肘部以上（图3-3c）	患者手臂插入袖孔后，把袖子拉至肘上（图3-4c）		将右手臂插入袖孔，用手或者牙齿将袖孔拉至肘上
④ 把头套入领口	将衣服后身部分收起并抓住，头从领口钻出（图3-3d）	将套头衫的领口用双手握紧（图3-4d），举高手臂，使袖口滑至肘关节以上，再弯曲手臂从头上放下，衣服也随之套入（图3-4e）	把衣服的后背拉到一起并拉过头（图3-5d）。也可以把肘关节放在膝盖上或者桌子上，弯下头穿过衣领。前伸、后缩、上抬、下压肩部，使上衣穿到肩上，或者用一侧上肢先把衣服拉过对侧肩膀，然后再拉另一边	穿衣棒牢牢固定于手中。将穿衣棒末端放在套头衫里，将套头衫向上翻过头顶，不断的屈伸颈部。用穿衣棒保持推力直到衬衫滑到颈部，若有必要，一只胳膊可钩住椅背以维持平衡
⑤ 整理衣襟	最后拉衣襟整理好套头衫，并系上纽扣（图3-3e）	最后将手伸入套头衫内整理好（图3-4f）	手柄伸进衬衫里，拉住前襟，并稍向后拉离身体（图3-5e），向下向两侧拉，使衬衫全部拉下来（图3-5f）	前倾身体让套头衫从背上滑落，然后用拇指钩住套头衫进行整理

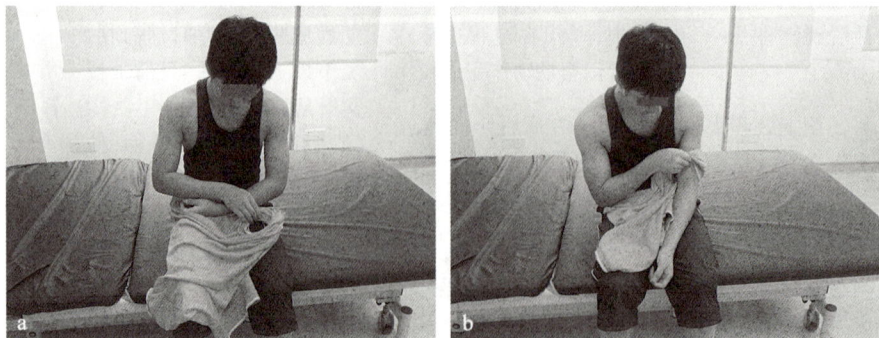

图3-3　单侧上肢或躯体功能障碍穿套头衫
a. 用健手将套头衫的后襟拉到一起直到里面的袖口露出；b. 拉起患侧上肢并将其穿入相应的袖口

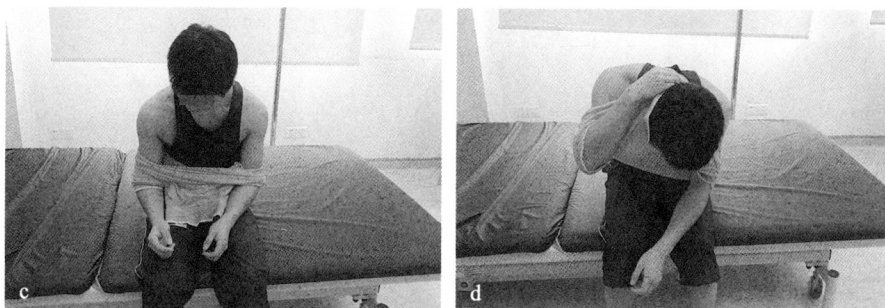

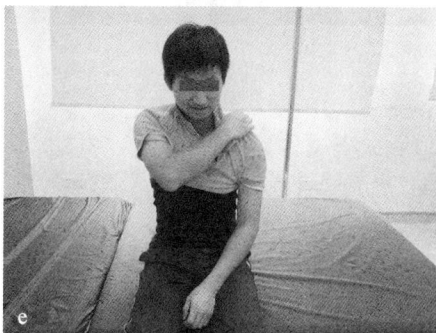

图 3-3（续）
c.将健侧上肢穿入相应袖口；d.把头从领口钻出；e.整理好套头衫

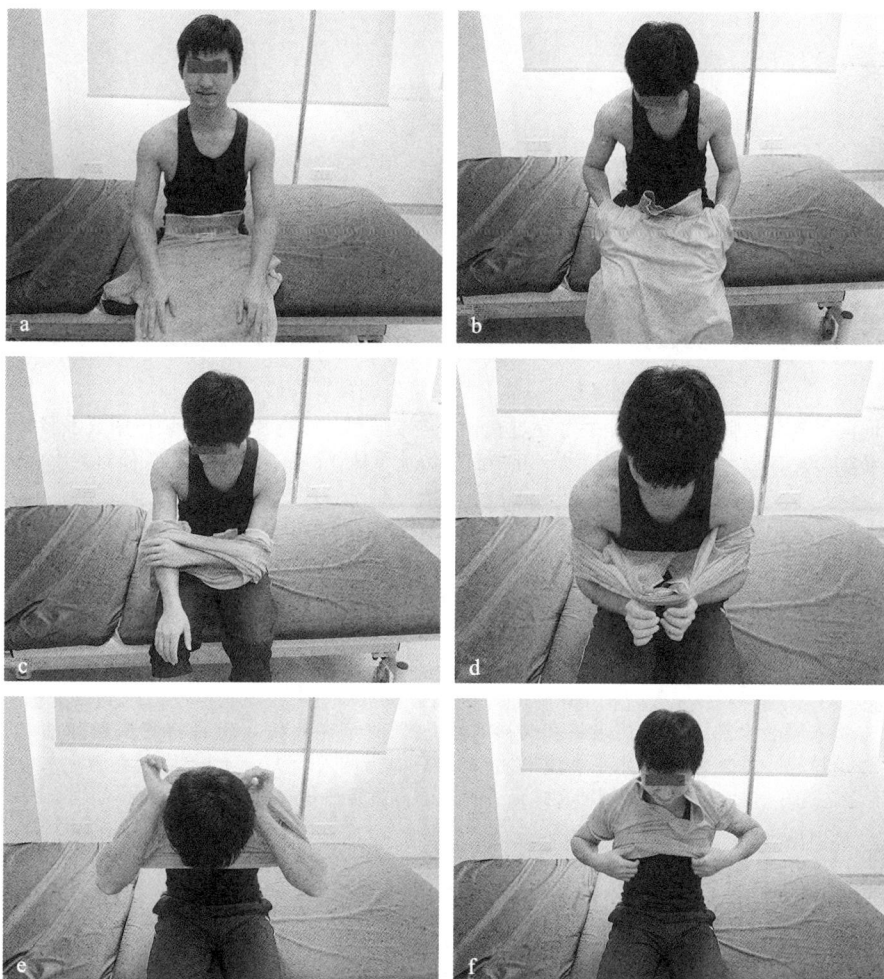

图 3-4　双侧上肢功能障碍穿套头衫

a.将套头衫放在膝部；b.将双手臂插入袖孔；c.把袖子拉至肘上；d.将套头衫的领口用双手握紧；e.举高手臂，使袖口滑至肘关节以上；f.将手伸入套头衫内整理好

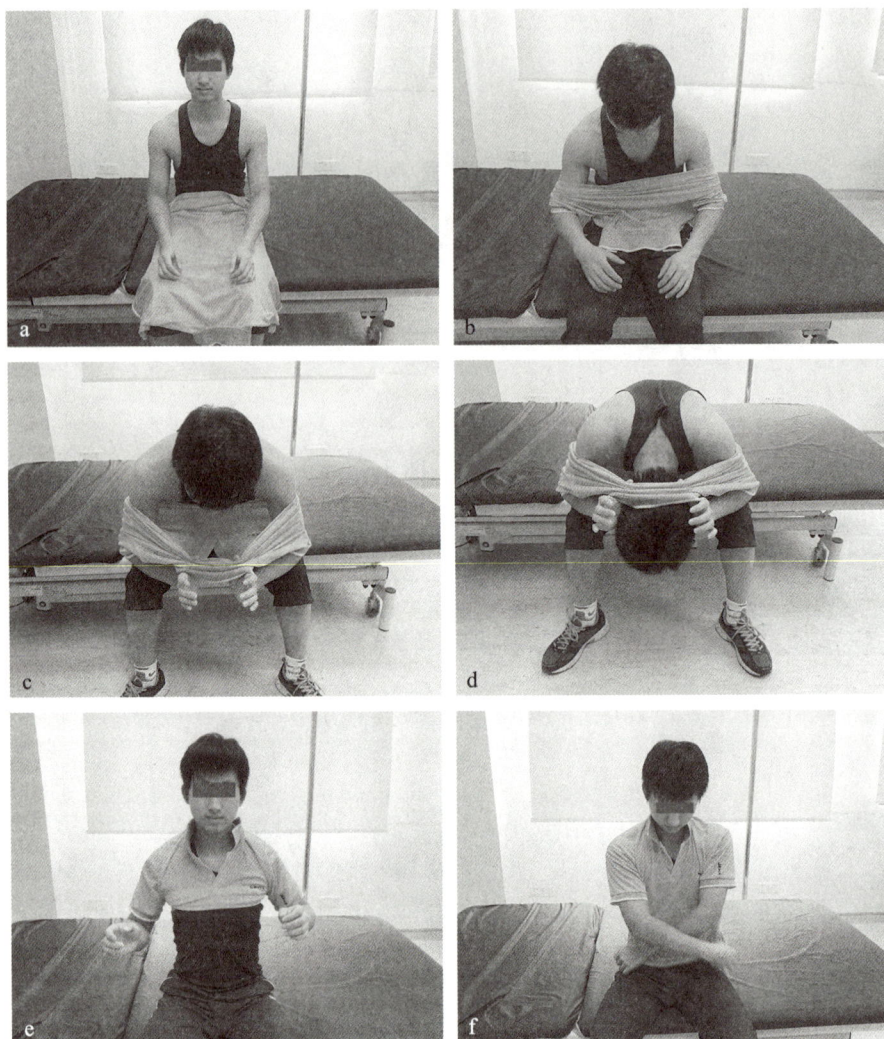

图 3-5　双侧上肢共济失调穿套头衫

a. 上衣正面向下放在大腿上；b. 双侧手臂穿过衣服滑进袖子里；c. 将套头衫的领口用双手握紧；d. 把衣服的后背拉到一起并拉过头；e. 拉住前襟，并稍向后拉离身体；f. 向下向两侧拉，使衬衫全部拉下来

（4）脱套头衫：动作分析见表 3-10。

表 3-10　脱套头衫的动作分析

障碍 动作	单侧上肢或躯体 功能障碍	双侧上肢 功能障碍	上肢协调障碍	上肢主、被动 活动度受限
① 把身后的衣服往上拉	将衣服后身部分向上拉起	患者将套头衫前面上推，直至在腋窝水平卷成一团，将两只拇指伸入套头衫中，这样套头衫的前面就置于虎口	患者将套头衫前面上推，直至在腋窝水平卷成一团	同"上肢协调障碍"的步骤
② 退出头部	先退出头部	低头向上推，推过头顶，屈伸颈部使衣物落于颈后	低头将头部退出	
③ 把一侧上肢和手脱出正确袖管	用健手先将患侧上肢脱出衣袖	将左手臂放在椅背后，用轮椅的推柄钩住袖孔，前倾身体和耸左肩、屈左肘，将袖子退至左肘下，袖子即自左臂上滑落	手柄放进套头衫里，伸到对侧袖管，把袖子拉到肘关节以下	
④ 脱下另一侧上肢	然后再摆动健侧上肢将衣袖也脱出	用左手钩住另一只袖子的袖孔，很容易将袖子退下	重复以上步骤拉下另外一只袖子	

3. 注意事项

（1）如果患者的上衣太紧，建议选择宽松的开襟衫或套头衫。

（2）如果患者不能用一只手系纽扣，可用魔术贴替代，必要时可选用大的扣子或按扣。

（3）用穿衣钩和扣钩可帮助穿衣和系纽扣，但要试着尽可能地不用辅助设备。

（4）在患者的后背和椅背之间要留有一定空间，否则会令穿后襟困难。

（5）手工操作时，上肢应尽量靠近身体，坐位平衡不稳定时给予支持。

（二）穿/脱裤子

1. 体位对于患者而言，穿/脱裤子可在3种体位下完成。

（1）卧位：适合腰背控制差的患者，而且是一种安全的方法。

（2）坐位：适合绝大多数患者。

（3）站位：一般不推荐，因为它需要患者有很好的动态站位平衡。

有时可组合体位穿/脱裤子，如坐-卧位方法适合站位平衡差的患者；坐-站位方法适合于用"空手"扶持下能站立一会的患者。现介绍坐位下穿脱裤子的活动分析。

2. 坐位下穿脱裤子这种方法适用于患者有好的坐位平衡能力，能独立完成卧坐转移，但在没有支撑的情况下，不能独自站立。

3. 活动成分和动作分析

（1）穿裤子的动作分析，见表3-11。

表 3-11　穿裤子的动作分析

障碍 动作	单侧躯体 功能障碍	双侧下肢 功能障碍	双侧肢体 协调障碍	双下肢主、被动 活动度受限
① 摆好腿的位置以便手能够到其踝部并穿上相应裤腿	坐在稳定的轮椅上，把裤子放在身旁健手容易拿到的地方，教患者通过抓住其患侧小腿使其交叉放置于健侧大腿上（图3-6a），将患侧裤腿穿到患腿脚踝（图3-6b），如果可能，应拉到膝上防止其滑下	坐在稳定的轮椅上，把裤子放在身旁手容易够到的地方，患者首先将左腿架在右膝上，身体前倾，将裤子套在左腿上（图3-7a）将左脚放在脚踏板上，将右脚架在左膝上将裤子套在右腿上（图3-7b）	坐在稳定的床上（或轮椅、扶手椅上），手臂和小腿上均可绑缚小沙包以稳定肢体；在用手去触摸脚面时，用上肢顶住腿部以保持稳定。其余同"双侧下肢功能障碍"	采用坐位或半坐卧位，使用长柄穿衣钩将裤腿穿到相应脚踝上
② 将裤子拉到双腿的大腿部	将交叉的患腿再次放到地板上，把健腿裤子穿上（图3-6c）	将右脚放在脚踏板上，轮流抬高腿，尽可能将裤子拉到一侧臀下（图3-7c）		使用长柄穿衣钩，将裤腿拉到大腿部
③ 将裤子拉上腰部	让患者通过坐卧转移，躺到床上，并尽可能将患侧裤子拉上到臀部附近（图3-6d）。通过桥式运动或转身将臀部离开床面，把健侧裤子拉过臀部直到腰（图3-6e）	轮流抬高俩侧臀部，以便拉上裤腰的部分（图3-7d）		站起或采用躯干旋转的方法使臀部离开椅面或床面，把裤子拉过臀部直到腰

防止患腿滑下，可采取：①足趾向大腿倾斜；②将患腿放到凳子上；③在健侧大腿上放一小块防滑垫

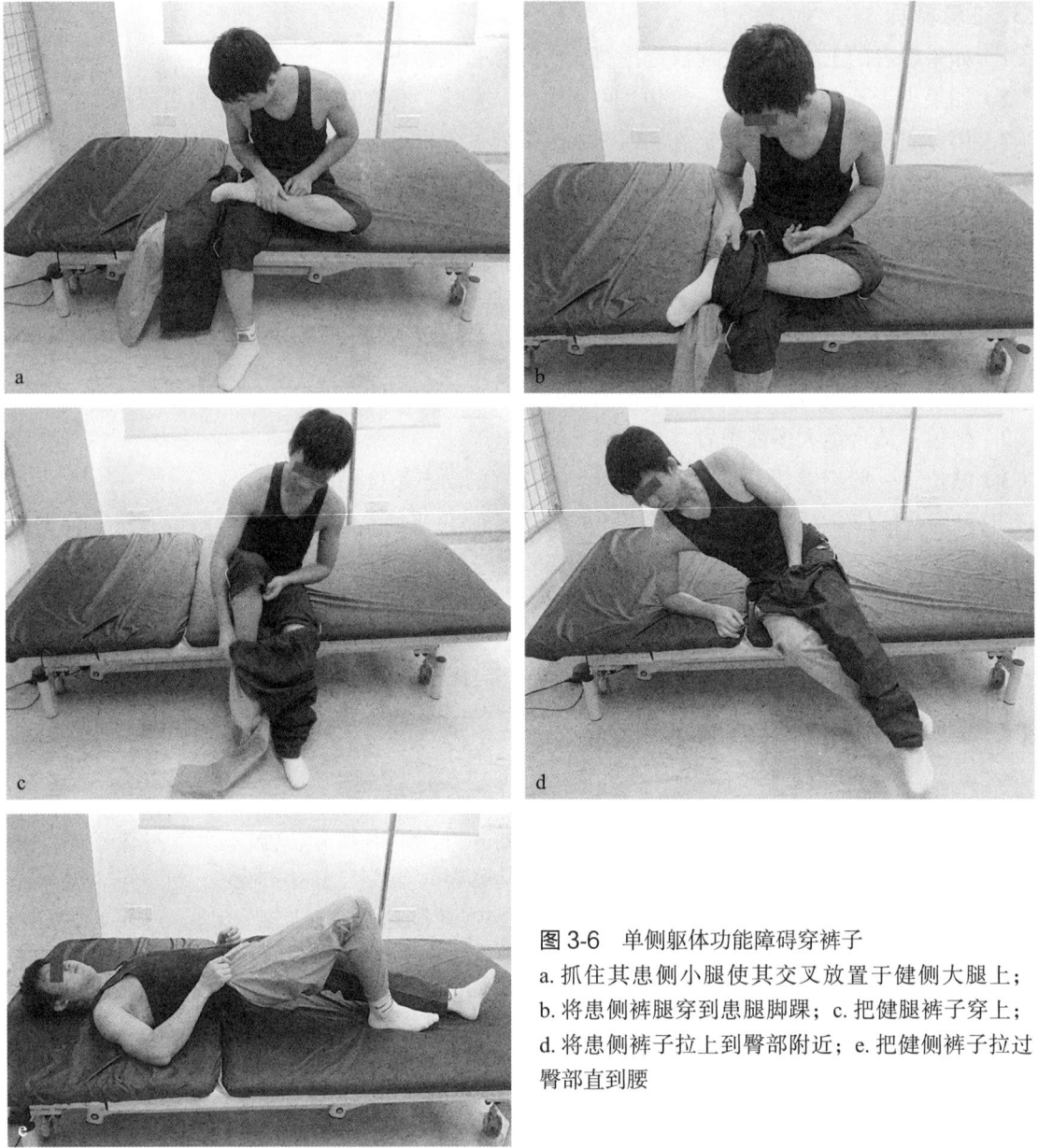

图 3-6 单侧躯体功能障碍穿裤子
a. 抓住其患侧小腿使其交叉放置于健侧大腿上；
b. 将患侧裤腿穿到患腿脚踝；c. 把健腿裤子穿上；
d. 将患侧裤子拉上到臀部附近；e. 把健侧裤子拉过臀部直到腰

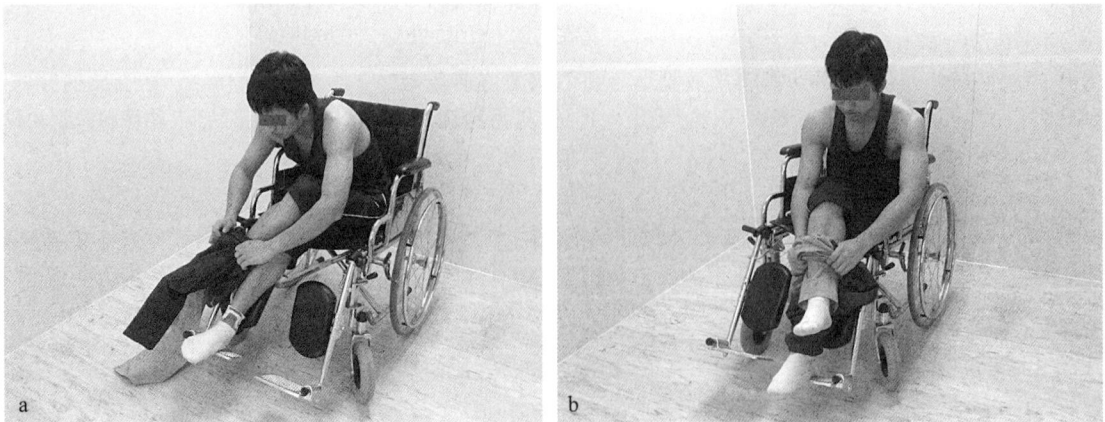

图 3-7 双侧下肢功能障碍穿裤子
a. 身体前倾，将裤子套在左腿上；b. 右脚架在左膝上将裤子套在右腿上

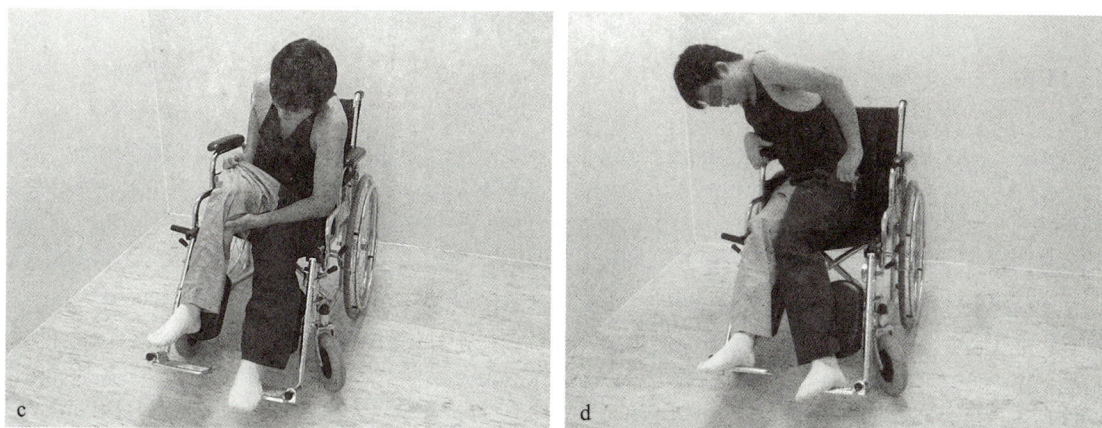

图 3-7（续）

c. 将裤子拉到一侧臀下；d. 轮流抬高俩侧臀部，以便拉上裤腰的部分

（2）脱裤子的动作分析，见表 3-12。

表 3-12 脱裤子的动作分析

障碍 动作	单侧下肢或躯体 功能障碍	双侧下肢 功能障碍	双侧肢体 协调障碍	双下肢主、被动 活动度受限
① 将裤子脱下腰部	通过倾斜身体或将躯干从一侧向另一侧旋转使臀部离开座位快速将裤子脱到臀部以下	右肘支撑在轮椅扶手上，身体向右倾斜，左手抓住后腰的裤口并向下推，将裤子从左侧臀部脱下。右侧重复此动作	坐到轮椅或有扶手的椅子上，在手臂和小腿上绑缚适当重量的沙袋，在操作时，肢体尽量靠近躯干。其余步骤同"双侧下肢功能障碍"	步骤即是将穿裤子的步骤反过来
② 将裤子退到双腿的大腿部并脱出踝部	两种方法 a. 将裤子从腿上脱下：先脱健侧然后用健足蹬下患侧裤子；b. 用健足踩住裤脚，健手拉起患腿先脱掉患侧，然后再脱掉健侧	将裤子脱至双膝下。用手抬起腿，将裤子从腿部脱下，并脱出脚踝		

（三）穿 / 脱鞋子

1. 基本要求

（1）患者坐在扶手椅上或床边完成此动作，取决于患者动态坐位平衡能力。

（2）鞋子应放在容易拿到的地方，如果有必要，可采用长柄穿衣钩将鞋子从地上捡起。

2. 活动成分和动作分析　穿 / 脱鞋子的动作分析见表 3-13。

表 3-13　穿／脱鞋子的动作分析

障碍 动作	单侧下肢或躯体 功能障碍	双侧下肢 功能障碍	双侧肢体 协调障碍
① 将一腿放在另一腿的大腿上	把患脚的鞋子从地上拿起,鞋面向下放在床上或身体旁边的椅子上;将健腿放在身体的正中线,将患腿提起交叉放于健腿上	患者坐在轮椅中,将左腿放在椅子／床上,右腿交叉在左腿上,若右腿有从左膝上滑下去的倾向,可用右手臂拉住右腿(图 3-8a)	在手臂和小腿上绑缚适当重量的小沙包,坐到轮椅上或者有扶手的椅子上(图 3-9a),将健腿放在身体的正中线,将患腿提起交叉放于健腿上
② 摸到足并将足放入要穿的鞋内	拉开鞋面部分(有时拿住鞋跟才可以这样做),将患脚"穿进"鞋里,特别要当心小趾;然后穿脚掌;再用健侧手指钩上鞋跟	用左手将鞋子穿到脚上(图 3-8b)	在用手去触摸脚面时,用上肢顶住腿部以保持稳定,将拿着的鞋子穿到一侧脚上,用同样方法把鞋子穿到另一侧脚上(图 3-9b)
③ 穿上鞋	用健手系上鞋带或粘上魔术贴,最后放下交叉的患腿	拉上鞋跟,系上鞋带(图 3-8c)	使用弹力鞋带或尼龙搭扣等,扣紧鞋子
④ 脱鞋子	解开鞋带(或拉开魔术贴),弯腰用健手帮助将患腿交叉于健腿上脱掉患脚上的鞋子,或用健足蹬掉患足鞋跟再用健手脱下鞋子	解开鞋带(或拉开魔术贴)。用手帮助将一只腿交叉于另一只腿上脱掉脚上的鞋子(图 3-8d),用同样的方法再脱掉另一侧鞋子	方法同"双侧下肢功能障碍"(图 3-9c)

注:双侧下肢关节活动受限、肌力低下避免穿高帮鞋

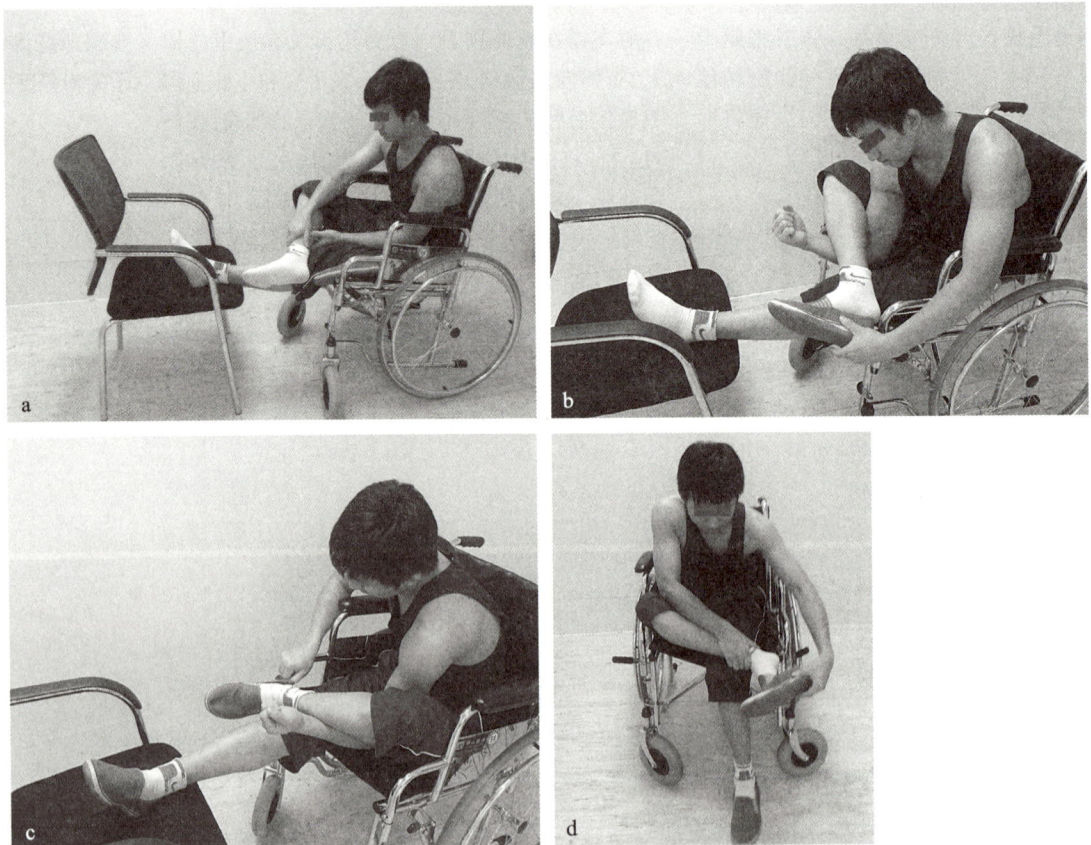

图 3-8　双侧下肢功能障碍穿脱鞋子

a. 将左腿放在椅子,右腿交叉在左腿上;b. 用左手将鞋子穿到脚上;c. 拉上鞋跟,系上鞋带;d. 用手帮助将一只腿交叉于另一只腿上脱掉脚上的鞋子

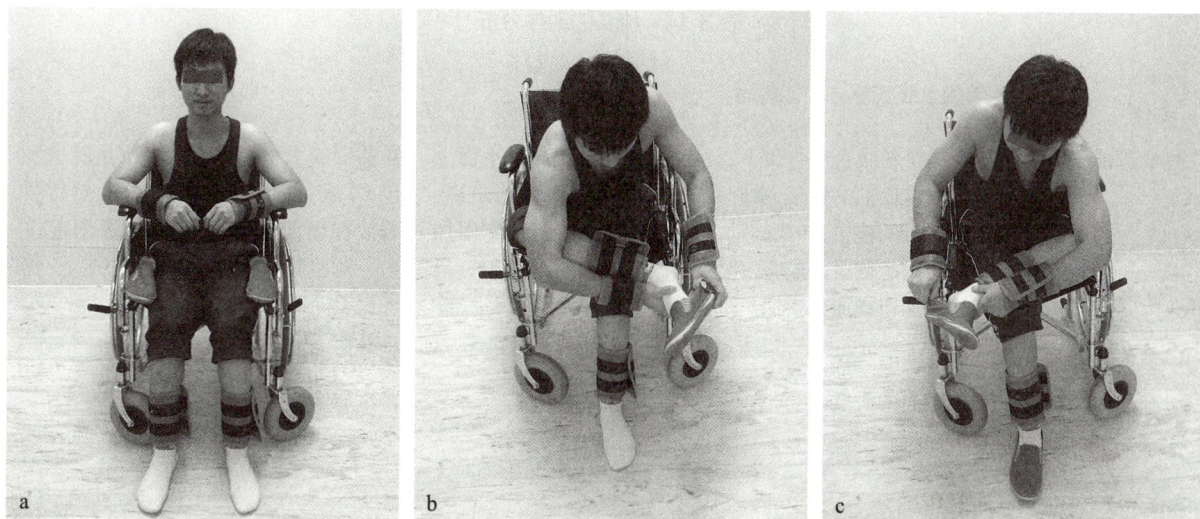

图 3-9　双侧肢体协调障碍穿脱鞋子

a. 坐到轮椅上或者有扶手的椅子上；b. 用上肢顶住腿部以保持稳定，将拿着的鞋子穿到一侧脚上；c. 用手帮助将一只腿交叉于另一只腿上脱掉脚上的鞋子

3. 注意事项

（1）如果有必要，建议用松紧鞋代替普通的系带鞋。

（2）鞋不宜太重或太硬，鞋跟应是平底而非高跟。

（3）建议穿用魔术贴扣住的运动鞋。

三、修饰

修饰活动一般包括：梳头，洗脸和口腔卫生（刷牙、漱口）。脑卒中患者仅用一只手或一边身体就可完成个人卫生和修饰。如果合适，鼓励使用双手，用患侧手提供帮助。

（一）基本要求

1. 修饰最好于洗漱间里完成，患者应有较好的静态和动态坐位平衡。

2. 修饰所必需的全部工具都应放在容易拿到的地方。

3. 用一只手拿一条毛巾或一小块海绵将会比较容易完成。

4. 用具有标记按压的小牙膏要比家庭普通尺寸的牙膏好。

5. 从安全考虑，鼓励男性患者使用电动剃须刀代替刀架剃须刀，建议患者用充电的电动剃须刀，因为患者用一只手换电池通常十分困难。

6. 如果需要，加粗把柄或用万能袖套帮助抓握。

（二）梳头

活动成分和动作分析见表 3-14。

表 3-14　梳头的动作分析

障碍　动作	单侧上肢或躯体功能障碍	上肢或颈部关节主、被动活动受限	上肢协调障碍
①拿起梳子	靠近一个梳妆台安全坐下；照着放在面前的镜子，拿起放在台上的梳子；如果鼓励患者使用患侧手来梳头，建议使用加粗或加长手柄	将前臂置于较高的平面上以缩短上肢移动的距离；用双手握住梳子，使用加长梳柄辅助器具或用一只手抵住另一只手的手肘部	在前臂或手腕上绑缚适当重量的小沙包；靠近一个台子并安全坐下；然后照着放在面前的镜子，用一侧手固定住另一侧胳膊，拿起放在台上的梳子；或者双手同时拿起梳子
②梳前面的头发	先梳前面的头发	先梳前面的头发	先梳前面的头发
③梳后面的头发	再梳后面的头发	再梳后面的头发	再梳后面的头发

（三）洗脸

教患者独立用健侧手洗脸技术，做这些活动时建议患者靠近盥洗间里或卫生间里的脸盆。如果需要，为患者提供一个合适的椅子坐着洗脸。活动成分和动作分析见表 3-15。

表 3-15　洗脸的动作分析

障碍　动作	单侧上肢或躯体功能障碍	双侧上肢功能障碍	双侧上肢协调障碍
①打开和关上水龙头	靠近盥洗间或卫生间里的脸盆；将一个小毛巾放进脸盆，打开水龙头	步骤①②同"单侧上肢和躯体功能障碍"	在双侧手臂和小腿上绑缚小沙包，坐在有扶手的椅子上，或者轮椅上。其余同"单侧上肢或躯体功能障碍"
②冲洗毛巾	冲洗毛巾		冲洗毛巾
③拧干毛巾	用一只手紧握小毛巾将其拧干或用一只手将其缠在水龙头上拧至足够干	双手分别抓住毛巾的两头将其拧干或者缠绕在水龙头上，两只手一起拧至足够干	拧干毛巾
④擦脸	平拿在手掌上擦脸	双手拿住毛巾或者一只手托住另一只手肘，擦脸	用双手拿住毛巾或者将手抵在桌面增加稳定性，擦脸
	重复②~④步几次，直到认为脸已洗净		

（四）刷牙、漱口

像洗脸一样，教会患者用健侧手完成这一活动，患者同样要先靠近放在卫生间或盥洗间里的脸盆，坐下来完成这一活动。活动成分和动作分析见表 3-16。

表 3-16　刷牙漱口的动作分析

障碍　动作	单侧上肢或躯体功能障碍	双侧上肢功能障碍	双侧上肢协调障碍
①口杯里装满水	靠近盥洗间或卫生间里的脸盆，打开水龙头将牙杯充满水后关上水龙头，将牙杯放在脸盆里或脸盆旁	靠近卫生间里的脸盆，用两只手或单手打开水龙头将牙杯充满水后关上水龙头	靠近卫生间里的脸盆，在双侧手臂和小腿上绑缚小沙包增加稳定性，坐在有扶手的椅子上，或者轮椅上，打开水龙头将牙杯充满水后关上水龙头

续表

障碍 动作	单侧上肢或躯体 功能障碍	双侧上肢功能障碍	双侧上肢协调障碍
② 将牙膏挤在牙刷上	将牙刷放在湿毛巾上或防滑垫上稳定；用健手打开牙膏的按钮，然后将牙膏挤到牙刷上	一手拿住牙膏，另一只手打开盖，把牙膏挤到牙刷上；放下牙膏	用一只手固定牙刷另一只手把牙膏挤到牙刷上
③ 刷牙	放下牙膏并用健手拿起牙刷刷牙（如有可能，尽量用健手辅助患手来完成刷牙动作）	双手握住牙刷刷牙	用加粗柄的牙刷，手柄抵在桌面增加稳定性，刷牙
④ 彻底地漱口	放下牙刷并拿起漱口杯漱口；重复③④步骤直到活动完成		

注：使用轮椅的患者所用的洗脸池高度应在 70~80cm，其下方应有足够的空间

四、进食

当被别人喂食时，不但失去进食的主动性、趣味性，而且也使其依赖性增加。因此，训练患者尽可能地独立进食十分重要。

（一）基本要求

1. 最好有稳定的坐位并且头和颈有良好支持的体位下完成进食，因为一个对称的直立坐姿有助于患者的吞咽。

2. 食物应放在患者面前一个稳定的台上。

3. 要清楚吃饭或饮水过程中呛咳的表现。如果持续发生，最好在每次饮水或经口进食训练前做详细的吞咽评定。

4. 必要时应提供对进食有用的辅助设备，包括防掉垫、万能袖套、合适的刀叉、弯角调羹、防滑盘子、有手柄的杯子等。

5. 盛水到杯子里用电热水瓶比较容易和安全。用隔热杯可帮助延长持续注水的时间。

6. 对于卧床的患者，饮水时用有盖的小壶或小杯或吸管比较容易。

7. 当治疗师给吞咽困难的患者提建议时，应先了解食物的分类。

（二）活动成分和动作分析

活动成分和动作分析见表3-17。

表 3-17 进食的动作分析

障碍 动作	单侧上肢或躯体 功能障碍	双侧上肢功能障碍	双上肢主、 被动活动度受限	双侧上肢协调障碍
① 准备食物	坐稳桌边，注意食物及餐具	桌子稍高，其余同"单侧上肢和躯体功能障碍"	同"单侧上肢和躯体功能障碍"	增加双上肢重量。取出食物
② 把握住餐具或食品、饮料杯	健手拿起餐具	用叉、勺代替筷子，抓握困难者使用辅助器具。（具体见辅助器具）用双手拿杯子	利用肌腱固定式抓握（腕关节伸展时手指屈肌紧张）拿起玻璃杯或食品	躯干、肘、腕部靠在桌子上以保持上肢稳定，拿起餐具

续表

动作 \ 障碍	单侧上肢或躯体功能障碍	双侧上肢功能障碍	双上肢主、被动活动度受限	双侧上肢协调障碍
③ 把食物放进嘴里	把餐具放入有食物处的碗\碟中,夹住食物,将食物运送到口部,张开嘴巴,将食物送入口中	将肘关节置于较高的台面上以利于手到达嘴边,将食品送入口中	肩、肘关节活动受限者可使用手柄加长或成角的勺、刀、叉,夹住食物。将食物运送到口中	一侧上肢固定另一侧上肢,躯干、肘、腕部靠在桌子上保持上肢稳定,夹住食物,将食品送入口
④ 吞咽	然后合上嘴,进行咀嚼和吞咽。放下餐具			

五、 大小便管理

大小便管理是一必不可少的日常生活活动,对于患者,这种活动可通过使用便盆、坐厕椅、如厕转移来完成这项活动。其中使用便盆需在桥式运动下脱裤子,用坐厕椅先是完成类似的床椅转移,然后穿脱裤子,在此不再赘述,现介绍如厕转移。

(一)基本要求

1. 患者应能够独立完成从卧位到坐位的转移,并能够独立或在帮助下行走或驱动轮椅至少5米。

2. 如果需要,患者能够设法打开和关上厕所的门。

3. 如果必要,患者家里厕所的门可换成"折叠"型,或者可完全拆除。最好不要用那些有很大弹力的门。

4. 注意厕所的门槛,如果太高根据需要可降低或拆除。

5. 如果需要提供支持,厕所的里面应安装扶手。

6. 用盒装卫生纸或准备好叠放在一起的卫生纸,放在伸手易取到的地方,而不要用需要转身才能拿到的放在坐厕两侧的厕纸,以免患者在转身拿厕纸时摔倒。

(二)活动成分和动作分析

如厕转移的活动成分和动作分析见表3-18。

表3-18 如厕转移的动作分析

动作 \ 障碍	单侧上肢或躯体功能障碍	双侧下肢功能障碍	双侧协调障碍	双上肢主、被动活动度受限
① 床或椅子转移到厕所	从床上或椅子上坐起;独立或用助行器走到厕所	使用轮椅或合适的助行器转移到厕所	使用轮椅或合适的助行器转移厕所	独立或使用轮椅或合适的助行器转移到厕所
② 进入厕所并坐到坐厕上	a.打开厕所门,走进厕所;b.接近座厕,从健侧转身,直到座厕正好位于身后;c.抓住扶手,然后小心地坐到坐厕上	a.打开厕所门,进入厕所;b.双上肢抓住扶手,双手同时撑起臀部向坐厕方向移动	a.打开厕所门,进入厕所;b.抓住扶手,从一侧转身坐到坐厕上	a.打开厕所门,进入厕所;b.双上肢抓住扶手,同时撑起臀部向坐厕方向移动
③ 脱下裤子	详见脱裤子步骤			
④ 如厕后清洁并穿上裤子	便完后用厕纸完成清洁;穿裤子步骤具体见穿裤子部分			
⑤ 从坐厕上站起再转移出厕所	拉或撑住扶手,然后从坐厕站起;使用轮椅或合适的助行器转移出厕所			

六、 洗澡

洗澡是一项复杂的 ADL 活动，它需要好的坐位平衡，因为浴室里湿滑的环境将大大减少稳定性。洗澡活动及动作分析可根据所提供的设施和个人的习惯而变化。进入浴室转移的活动成分和动作分析见表 3-19。

表 3-19 洗澡的动作分析

障碍 动作	单侧上肢或躯体 功能障碍	双侧下肢 功能障碍	双上肢主、被动 活动度受限	双侧上肢 协调障碍
① 准备洗澡换的衣服	带上需要的所有衣服。把衣服装在一个塑料袋里带进浴室，将袋子挂在容易拿到的地方			
② 转移到浴室	具体方法见如厕转移。浴盆底部及淋浴的地面铺上防滑垫			
③ 准备水	从水龙头里直接放出热水，将洗澡水准备于脸盆或水桶里或浴桶里			
④ 脱掉衣服	准备好水以后，按前述方法独立脱下衣服（具体见脱衣服、裤子步骤），脱衣服时最好坐在浴椅或放在浴缸上的木板上完成			
⑤ 坐在浴椅上或移进浴缸里	背对放上浴板的浴缸站好；坐上浴板，把患侧下肢搬入浴缸，后放入健侧肢体；滑入浴缸中央	侧方转移到浴板上，坐上浴板，把双下肢搬入浴缸；双手用力支撑，滑入浴缸		坐在带靠背扶手的椅子上，注意躯干控制
⑥ 淋湿身体	用健手淋湿身体	淋湿身体	双手拿起勺子淋湿身体	上肢应尽量靠近身体，拿起勺子淋湿身体
⑦ 擦洗身体	使用按压式肥皂液；用健侧上肢和手上的香皂依次擦到肚子和后背上；将有皂液的毛巾放在膝上，将患侧上肢放在毛巾上擦洗；用健手冲洗干净身体	按正常方式擦洗身体，如果手不能摸到脚，可用长柄刷擦洗双脚；冲干净身体	使用按压式肥皂液；可用长柄刷、带圈毛巾和沐浴球等完成擦身；双手拿起勺子冲干净身体	步骤同"单侧上肢和躯体功能障碍"，双侧上肢操作时应尽量靠近身体，拿起勺子冲干净身体
⑧ 擦干身体	患者可用干毛巾或海绵擦干身体，也可坐在刚才脱下的衣服上，擦干身体			
⑨ 穿上衣服	患者可选择只穿内衣并用大毛巾裹住身体从浴室出来，然后安全地坐下按穿衣步骤穿上其他放在床上的衣服			

七、 转移活动

转移活动是 ADL 中一个极其重要的活动，患者要获得最大的功能独立，通常由治疗师指导从转移活动训练开始。只要患者的病情稳定，病情不再进一步发展，甚至处于急性期都可以建议开始床上功能训练并允许床边坐起。

转移活动包括：床上翻身、卧坐转移、床椅转移、滑动转移、坐站转移等。

（一）基本要求

就患者而言，转移活动训练前若具有如下潜能则显得十分重要。

1. 临床上患者处于稳定期，适合从床上坐起。

2. 患者若能进行患侧躯干的主动活动，则有助于训练，满意的静态和动态坐位平衡对患者至关重要。

3. 熟悉环境，诸如地面、光线、床的高度和椅子等。

4. 患者的功能能力（包括体能和认知）和协助者的能力及所采用的技巧应有清楚的认识。

5. 如果必要，可利用一些辅助设备，如转移板、转移带、转移圆盘、吊机等。

6. 患者没有视野、空间结构等感觉缺损，否则可能会影响其完成转移。

（二）床上翻身

床上翻身是日常生活活动的开始，是穿衣、站立、转移等日常生活活动的前提。患者应该学会向健侧或患侧翻身，通常先学习向患侧翻身，这比翻向健侧更容易。

1. **翻身**　翻身的活动成分和动作分析见表 3-20。

表 3-20　床上翻身的动作分析

动作＼障碍	单侧上肢或躯体功能障碍		双侧下肢功能障碍	双侧肢体协调障碍
	健侧翻身	患侧翻身		
① 摆好准备姿势	健手握住患手，健侧下肢屈曲，插入患侧腿下方	健手握住患手，屈髋屈膝	双上肢伸展，双下肢交叉，一侧下肢置于另一侧上方	双下肢屈髋屈膝
② 向一侧摆动上肢	健侧上肢带动患侧来回摆动	健侧上肢带动患侧来回摆动	双上肢向一侧甩动	双上肢向一侧转动
③ 旋转躯干、腰部、骨盆	屈颈向健侧转动头部，依靠躯干旋转带动骨盆转向	屈颈向患侧转动头部，利用摆动惯性旋转躯干，完成肩胛带、骨盆转向	头、颈向一侧前屈，利用上肢甩动引起的惯性将头颈、肩胛带的旋转力旋转	屈颈向一侧转动头部，依靠躯干旋转带动骨盆转向
④ 带动下肢旋转完成动作	利用健侧伸膝动作，完成健侧翻身	健侧腿跨过患腿，完成患侧翻身	用上肢甩动的惯性通过躯干、骨盆传到下肢完成翻身动作	骨盆转向一侧完成翻身

2. **注意事项**

（1）不管转向患侧或健侧，整个活动都应先转头和颈，然后正确地连续转肩和上肢、躯干、腰、骨盆及下肢。

（2）确认床边留有足够的空间给患者翻身，以确保翻身后的安全和舒适。

（3）要确保患侧肩膀有足够支撑，而非只拉患侧上肢。

（三）卧坐转移

卧坐转移是患者日后下床活动的前提。卧坐转移的活动成分和动作分析见表 3-21。

（四）床椅转移

床椅转移活动适用于从床到椅子之间转移，也适合于高度相差不大的床和轮椅之间的转移。

1. **床椅直接转移**　45°床椅转移是患者床椅转移最常用的方法，因为椅子或轮椅与床成 45°角，患者容易握住椅子或轮椅的外侧扶手，比较容易转移，但身体转动的角度比较大。通常这一方法适合

表 3-21　卧坐转移的动作分析

障碍 动作	单侧上肢或躯体功能障碍		双侧下肢功能障碍	双侧肢体协调障碍
	健侧卧位坐起	患侧卧位坐起		
① 摆好准备姿势	用健腿帮助患腿置于床边	健腿帮助患腿将双小腿放于床边	先向一侧翻身	步骤同"单侧上肢或躯体功能障碍"，注意患者躯干的稳定性
② 用上肢支撑起肢体	把健侧肩膀和上肢移到身体下；通过外展和伸直健侧上肢从卧位撑起	用健手和上肢支撑坐起	利用一侧肘支撑，然后变成双侧肘支撑	
③ 直立起躯干并保持平衡	移动躯干到直立坐位，在直立坐位下保持平衡	移动躯干到直立坐位，在直立坐位下保持平衡	利用身体重心左右交替变换，变成双手支撑，完成坐位坐起动作	

于床与轮椅之间的相互转移。除此之外，90°床椅转移只需转身90°即可，在坐位平衡较好的偏瘫患者中也适用。

　　以45°角床椅转移为例，床椅转移的活动成分和动作分析见表3-22。

表 3-22　床椅转移的动作分析

障碍 动作	单侧上肢或躯体 功能障碍	双侧下肢 功能障碍	双侧肢体 协调障碍
① 轮椅或椅子与床成45°角放置	患者坐在床边，双足平放于地面上。轮椅或椅子置于患者健侧，与床成45°角，制动，卸下近床侧扶手，移开近床侧脚踏板	患者坐于床边，双足平放地上。轮椅或椅子与床成45°角，制动，移开近床侧脚踏板，卸下近床侧扶手	步骤同"单侧上肢或躯体功能障碍"，注意患者躯干的稳定性
② 用手抓住轮椅或椅子的扶手以提供支撑	患者健手支撑于轮椅或椅子远侧扶手，患足位于健足稍后方	患者先将臀部向前移动，一手支撑床面，另一手支撑轮椅或椅子远侧扶手	
③ 移动身体	患者向前倾斜躯干，健手用力支撑，抬起臀部，以双足为支点旋转身体直至背靠轮椅或椅子	双手同时撑起臀部向轮椅或椅子方移动	
④ 转动身体坐进轮椅或椅子	确信双腿后侧贴近轮椅或椅子后正对轮椅或椅子坐下	坐进轮椅或椅子，用双手支撑调整好姿势位置	

　　2. 滑动转移　滑动转移简单易行，身体借助滑板只需小幅度移动，特别适合于那些双下肢能够负重，静态和动态坐位平衡好但站位平衡差的患者。

　　床和患者所移向椅子的高度通常相当，椅子没有扶手，床和椅尽可能靠近，最后撑着床垫坐到椅子上。滑动转移的活动成分和动作分析见表3-23。

表 3-23　滑动转移的动作分析

障碍 动作	单侧上肢或躯体功能障碍	双侧上肢协调障碍
① 椅子放到床边	椅子紧放在患者的健侧，如果椅子上有扶手应该去掉	轮椅与床平行，制动
② 沿着床边向椅子滑动	用健腿的足背钩住患腿的足跟，用健侧上肢支撑床边，臀部稍抬离床面沿着床滑向椅子，当滑到紧邻床边的椅子时，不要再勾患腿	卸下近床侧扶手，患者将双腿抬上床，躯干向床缘方向前倾，将右腿交叉置于左腿上
③ 从床滑动到椅子上	然后再用健手扶住椅子的另一边，稍抬高臀部从床滑到椅子，调整坐位平衡以正确的坐姿坐正	应用侧方支撑移动的方法，左手支撑于床上，右手支撑于轮椅扶手上，头和躯干前屈，双手支撑抬起臀部，向床移动

（五）坐站转移

坐站转移这种姿势变化可以增强患者主动训练的意识，也是坐位到站起的必要条件。坐站转移的活动成分和动作分析见表3-24。

表3-24 坐站转移的动作分析

动作 \ 障碍	单侧上肢或躯体功能障碍	双侧下肢功能障碍	双侧肢体协调障碍
①坐于床边	患者坐于床边,双足分开,与肩同宽,双足垂直平放于地上	患者佩戴长腿支具坐于床边,双足分开,与肩同宽,将脚跟移动到膝关节重力线的后方	患者坐于床边,双足分开,与肩同宽,双足垂直平放于地上
②躯干前倾	运用 Bobath 握手,双手指向地上,躯干向前倾斜	双手撑住步行架的扶手,躯干向前倾斜	双手扶住步行架,躯干向前倾斜
③重心前移	双膝前移超过足尖,臀部抬离床面,患侧下肢充分负重	双手用力支撑,臀部抬离床面	双膝前移超过足尖,臀部抬离床面
④站起	双腿用力,伸髋、伸膝站起,躯干挺直,双手分开自然下垂置于体侧	双手突然发力,把躯干支撑起来站直,利用惯性把长腿支具锁定	双手支撑,双腿伸髋、伸膝用力,躯干挺直,慢慢站起

（窦祖林 刘 璇）

第三节 工具性日常生活活动训练

一般而言，基础性日常生活活动有固定的难易顺序，工具性日常生活活动的项目因个体差异很大，因此，以下只提及一些代表性的项目，来介绍一些 IADL 的调适性介入的例子。

一、烹饪

烹饪包括准备食材、常用工具和烹调。食材的准备包括清洗、切割、搅拌等；烹调包括操作煤气灶或电磁炉或电饭煲等电器、操作锅具、操作锅铲或汤瓢或勺子、开瓶盖等。

（一）改变活动本身

1. 准备

（1）食材：①可以考虑在超市或菜市场购买已经处理好的食材，这样可以简化准备食材的程序；②可以根据患者的情况来选择适当的辅具帮助准备食材。

（2）常用工具

1）特制切菜板：切菜通常需要两只手来完成，对于那些只能使用一只手的患者来说，操作刀具和固定食材很难同时做到。有的特制的切菜板设计成砧板上有两根竖起的不锈钢钉方便固定食材，其边缘加装有直角形挡板防止食材滑出（图3-10）。切菜板可以放在防滑垫上或自带吸盘以防止使用过程中滑动。

2）刀具：对于上肢肌肉力量弱的患者，为了避免重复或过度用力所导致的累积性损伤，可以采用符合人体工效学的刀来切食材（图 3-11）。带有 C 形弹片的剪刀（图 3-12），这样可以利用弹片的回弹作用自动地张开剪刀，帮助张开手有困难的患者使用剪刀。

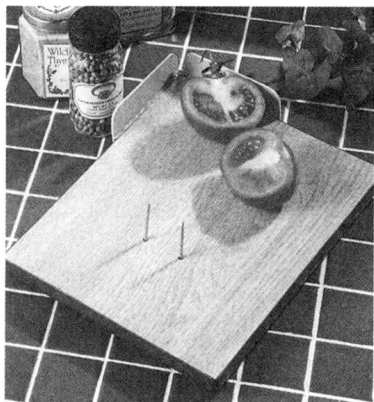

图 3-10　特制切菜板

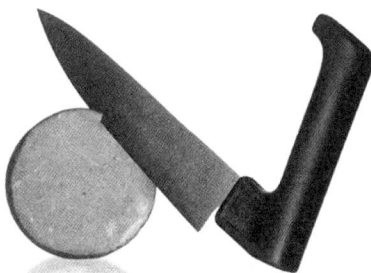

图 3-11　直线型手柄刀具

　　3）开瓶器：为方便单手拧开瓶盖，可采用固定在墙壁上或柜子上的开罐器（图 3-13）。可以使用摩擦力系数高的防滑材质或齿轮防滑省力设计，对于手部力量弱的患者可以较为轻松地打开瓶盖（图 3-14、图 3-15）。

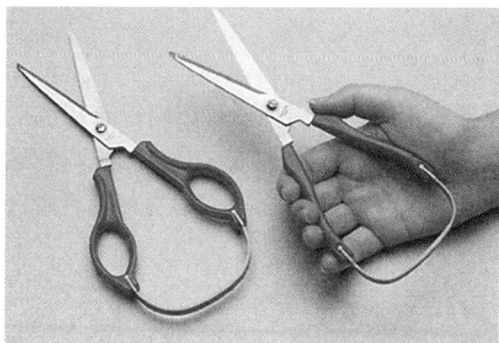

图 3-12　带有 C 形弹片的剪刀

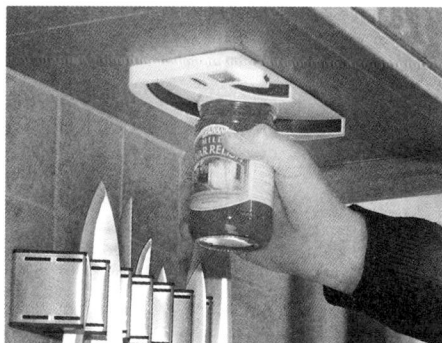

图 3-13　固定式开罐器

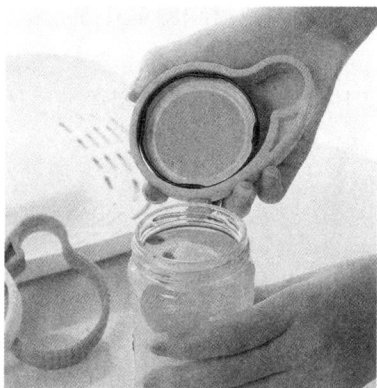

图 3-14　使用防滑系数较高的材质
拧开瓶盖

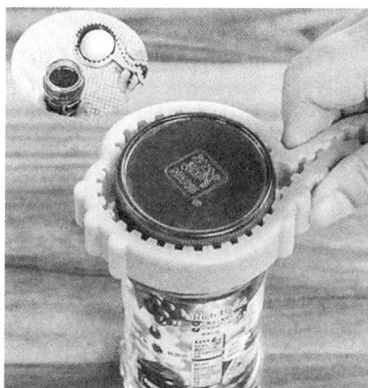

图 3-15　齿轮设计的开瓶器

4）锅、碗碟：可以使用轻质的锅，便于力量减退的患者或使用单侧肢体的患者操作；而对于协调障碍的患者，可以考虑较重的锅等厨房用具；使用不锈钢或塑料的碗碟，不易摔碎，尤其是对于协调障碍的患者。

2. 烹调　应根据患者的情况来选择适当的辅具帮助烹调：①在烹调的过程中为了避免烫伤，可以穿戴手套，尤其是有感觉减退/消失的患者；②使用锅柄固定器（图3-16），防止烹调的过程中锅具移动，方便单手操作的患者使用。

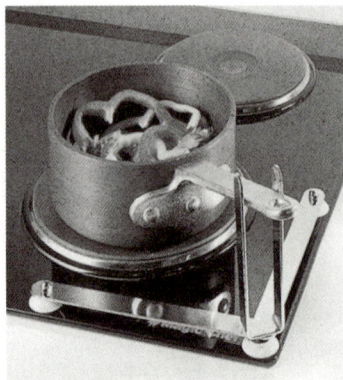
图 3-16　锅柄固定器

（二）改变做事的方式

关节保护原则以及能量节约原则可以应用于关节活动受限的患者（可参照相应章节查看详细内容）；只能使用一侧肢体的患者可以学习单手操作技术进行烹饪，如开瓶盖时，可以使用双膝固定瓶身、一只手拧开盖子。

（三）改变环境

如果经济许可，可以考虑使用升降的洗手台或灶台或储物柜，尽可能减少身体倾斜、弯腰、够取以及抬举的范围，尤其方便轮椅使用者、弯腰有困难者的使用。灶台或洗手台下方有空间容许轮椅使用者的双腿放入。

二、 打扫地板

打扫地板通常会使用到扫帚、簸箕、垃圾桶、拖把或抹布。使用扫帚打扫地板通常包括以下步骤：①取出扫帚；②打扫地板；③取出簸箕；④扫进簸箕；⑤倒进垃圾桶等。使用拖把打扫地板的步骤包括：①取出拖把；②弄湿拖把；③拧干拖把；④拖地；⑤清洁拖把等。可以分析患者在进行各个步骤的过程中遇到的问题，再针对具体的问题采取对应的干预措施。

（一）改变活动本身

1. 如果经济许可，可以购买扫地机器人或吸尘器来打扫地板。
2. 使用轻质的扫帚和簸箕，便于力量较弱的患者使用。
3. 有时可以使用取物夹来夹取地板上的垃圾，便于单手操作者或弯腰困难者等。
4. 可以选用加长柄的拖把，便于轮椅使用者拖地。
5. 市面上有许多免手动拧干的旋转桶拖把更加适合双上肢无力或只能使用单侧肢体的患者，轻松一压就能清洁拖把还能达到脱水的效果。

（二）改变做事的方式

1. 扫进簸箕通常需要双手完成，对于只能使用单侧肢体的患者来说，可以使用单足或双足固定簸箕，或将簸箕抵住墙或其他固定的物体，一只手将垃圾扫进簸箕。
2. 对于只能使用单侧肢体的患者来说，清洁拖把时，可以先用身体的其他部分（如上半身、双足等）把拖把杆固定，然后使用单手拧干拖把。

三、 使用电话

使用电话通常包括：①查找号码；②拿起电话；③拨号码键；④电话交谈；⑤挂断电话等。

一般手指精细动作稍差者，可以选用较大按键的电话。对于视力较差或记忆力较差或不能识字的患者，可以对常用的电话设定代码，按一个号码键就可以自动拨出电话。如果是座机，应该置于患者容易够及的地方，或使用手机便于随身携带。使用手机免提功能或使用耳机进行电话交谈，可以用于不能稳定地握持电话进行交谈的协调障碍的患者，也可以方便单手操作的患者，将健手空余出来做其他事情。

四、 购物

传统的购物方式是到市场或集市或超市购物。步骤通常包括明确需要购买的物品、前往市场或集市或超市、挑选物品、有的物品需要称重、结账、离开等。

1. 网络购物越来越普及，若患者外出购物有困难，可以学习使用网络购物。

2. 对于记忆力较差的患者，可以事先将要买的物品列出清单，按清单将物品一一购买。

3. 若无法够及到货架上的物体，可以寻求超市工作人员的帮助。

4. 使用符合人体功效学的提袋器来拧购物袋（图 3-17）。

在实际的临床工作中，为了避免治疗师带患者外出购物所带来的不安全因素，可以在治疗的环境中设置一个模拟超市的区域，大致包括水果区、日用品区、冷饮区等（图 3-18），治疗师可以根据患者的需要以及训练的目标，设计针对性的、有目的性的购物任务，带着患者在模拟超市的区域进行训练。

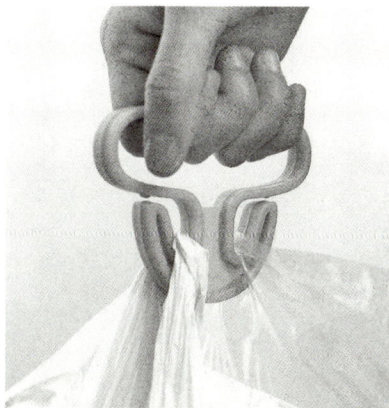

图 3-17　提袋器

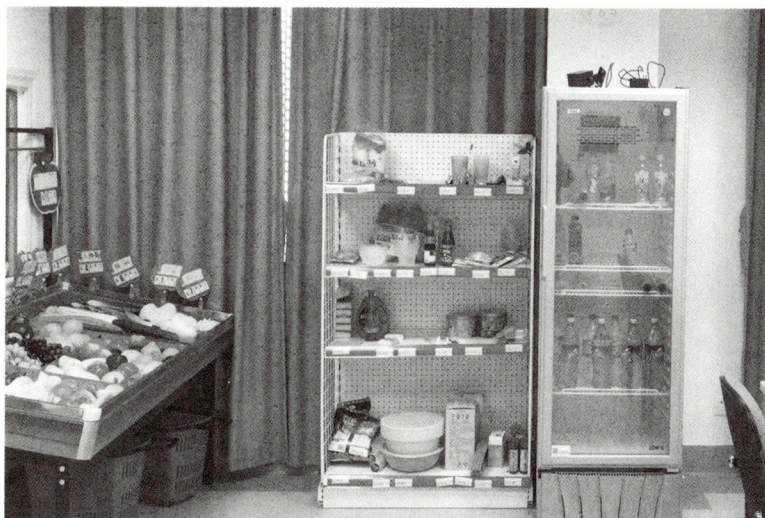

图 3-18　模拟超市

　　ADL训练可以一对一进行、也可以小组形式进行。治疗师常以一对一形式，选择活动中的一个步骤来促进患者基本功能的恢复；常以小组活动的形式，利用整个活动的过程来促进人际互动和生活意志的重建。在活动开展前，治疗师可以透过访谈让患者选择想要参与的日常活动，以调动其主动参与训练活动的积极性。治疗师需要准确评定患者的能力，并且经过仔细的活动分析，来设计患者参与的活动步骤以及参与的方式。活动结束后，治疗师宜组织患者进行总结，分享活动过程中的感受，如该训练是否达到预期的目标、活动过程中是否愉快等等，透过患者成功的体验，来引导其进行下一个日常生活活动训练的动力以及制定下一个需要突破的目标。

（蔡素芳　刘　璇）

第四章
治疗性作业活动

第一节　概　述

一、概念

治疗性作业活动（therapeutic activities）是指经过精心选择的、具有针对性的作业活动，其目的是维持和提高患者的功能、预防功能障碍或残疾的加重、提高患者的生活质量。

作业形式训练是作业治疗的主要手段，治疗性作业活动也是运用具体的作业形式进行训练。本章着重介绍如何利用各种工作及文娱体艺类作业活动进行训练。

二、治疗作用

与日常生活类作业活动一样，工作类及文康体艺类作业活动也可用作促进功能恢复、学习作业技能、加强生活能力、及促进生活质量。同一个作业活动，以不同设计、用不同的方式来进行，可产生不同的疗效。

不同种类的作业活动可产生不同的动力，吸引患者积极参与。日常生活类作业活动的功用性比较强，患者多为要提升独立生活能力，所以用心参与训练。工作类作业活动一方面可促进患者的工作能力，亦可提高患者的自信和自尊，特别是对在工作年龄段的患者，工作类作业活动会产生较大动力，吸引患者更积极参与训练。文康体艺类作业活动可配合患者发病前的生活爱好，特别能够协助重建患者业余生活，提高生活质量，对老年患者或面对退休人士，会有较大吸引力。此外，文康体艺类作业活动对患者能力要求及参与程度相对容易控制，对一些动力低、缺自信、怕失败的患者，可按个别情况，调节活动，以加强活动的吸引力。因此，治疗师可按患者康复的阶段，病发前的生活方式，及愈后的生活能力及环境，选择合适的作业活动作治疗及训练之用。

三、分类

治疗性作业活动包括：生产性活动、手工艺活动、艺术活动、园艺活动、体育活动及娱乐活动。

四、应用原则

在重建生活为本康复理念中，作业治疗三个核心手段包括访谈、作业活动、及环境调适。治疗性作业活动配以适当的访谈、训练环境及人际环境的调适，可产生很大的疗效。有些患者特别在意自己生活能力，包括生活能力的恢复。在康复训练的中期，治疗师可考虑应用不同作业活动为训练媒介。治疗性作业活动具有良好的治疗作用，但应注意的是这些活动一定是经过精心选择的，具有明确的目的性和针对性。除此之外，应用时还需遵循以下原则。

1. **训练前访谈** 在训练前，治疗师要安排时间与患者作正式访谈，了解患者伤前工作及工序，找出因伤产生困难的工序，设法模拟或找出近似的工序作训练。治疗师通过访谈，让患者明白接受治疗师的用心，与患者一起挑选合适的活动，就训练目标及步骤达成共识，说明患者要做的准备，约定训练时间地点等。

2. **训练环境调适** 作业活动与活动环境的配合是十分重要的，活动的训练场地最好与其他治疗活动的场地分离分隔，配以跟该工作相关的家具、工具和服饰等，尽可能模拟实际环境，以使活动更加逼真，增加活动的真实性，引起患者的重视，从而增强患者的积极性，也可更容易争取周边人员包括家属的配合。

3. **人际环境调适** 生产性活动或以工作形式的训练与其他自理或文康体艺形式训练相比，是比较认真及严肃的，对质量及标准也是比较严格的。所以，治疗师要营造相应的活动氛围、合适的人际环境，以配合生产性活动的特性，促进最理想的疗效。在训练过程中，家属也可能在场，治疗师要教导好家属配合，否则他们不宜在场，影响活动的氛围。

4. **配合康复阶段** 在训练期间，治疗师要按个别患者的诊断及康复阶段所需的治疗融入活动中。例如在神经康复中，可利用生产性活动作上肢活动功能训练，治疗师要依从神经发育及运动再学习原理，选择采用合适分级训练模式，设计活动要求及提供相应协助。如在手外科康复中，治疗师则按肌肉肌腱骨骼恢复阶段，应用生物组织学及生物力学原则，配合肌腱滑动、肌力训练及手部协调训练技巧，设计活动及提供协助。

5. **训练后访谈** 训练后与患者的访谈是不可缺少的环节。通过访谈，治疗师了解患者在活动过程的感受，协助患者体会自己的能力与进步，更重要的是共同策划下一项训练、下一个学习及突破点。

综上，同一项作业活动，可以有不同方式的设计，达至不同的疗效。这对治疗师能力及专业水平是一项挑战，也是作业治疗师专业能力的核心所在。

五、 活动设计

许多活动均有治疗作用，但并不是所有活动都可以用来对患者进行训练，用来训练的治疗性活动一定是经过精心选择的、具有针对性的活动。需结合患者的情况进行活动设计及应用过程如下：

（一）评定患者的需要及功能情况

1. **需求评定** 了解患者的需求，根据其需求并结合其功能设计可实行的治疗性作业。目前最为常用的是加拿大作业表现量表（COPM）（详见本书第二章）。

2. **功能评定** 功能评定是制定目标和选择治疗活动的前提和基础，也是治疗性活动选择的重要依据，需要活动选择前进行系统的功能评定。具体详见《康复评定》。

（二）进行活动分析与动作分析

了解患者的需要及功能情况后，应具体分析患者所需要从事活动的要求、患者的表现、影响活动的因素等。找出存在的问题及原因并针对性处理。

（三）设定治疗目标

结合功能评定结果，患者的需要和活动分析结果，制定可行的作业治疗目标。目标应具体并可量化，包括时间、活动、工具、情景等内容。

（四）选择合适的治疗性活动进行训练

明确了治疗目标后，就需要针对性地选择活动进行训练。活动可以是患者需要参与的活动本身，通过训练达到活动和参与的目的，如通过进食训练提高独立进食能力；如通过木工作业达到增强上肢肌力的作用。

（五）活动过程中进行指导与反馈

进行活动时作业治疗师应进行指导并对患者表现给予适当的反馈，必要时给予帮助。反馈频率及方式视活动时间、难度及患者的个性而定，如开始时应每次给予反馈，难度大的活动每次给予正向反馈。

（六）活动后进行总结

活动完成后进行必要的总结和反思，了解患者的感受和体验，找出活动过程中的优点与不足，为下一次更好的组织活动做准备。

（梁国辉）

第二节　生产性活动

生产性活动可被理解为一些有直接或间接价值的活动，包含受薪或义务。生产性活动种类繁多，包括各行各业的活动。

在作业治疗过程中，生产性活动多用于职业康复、精神康复、戒毒和监狱康复等领域。20世纪50—60年代西方作业治疗兴起的时候，治疗师应用了大量生产性活动作治疗或训练，有文献称之为工疗或工作治疗。当年很多生产性的活动，如编织、工艺、金工、木工、藤工等活动，现今却成为了一般人的业余爱好，不再是一种生产性活动。所以，界定一项活动是否为生产性活动时，首先要考虑当时社会对该活动的普遍认知；其次考虑这类活动是否可创造一定的经济价值，越有经济价值的活动越能被人理解为是生产性活动；最后，一项客观被认定为生产性活动，是否可能产生预期效果、特别是让患者积极参与的效果，要视活动如何设计布置及参与者的主观感受与经历。

一、应用价值

（一）在医疗康复中的应用

在手外科康复及神经康复过程中，作业治疗师可用简单工作，如木工、装配工、文书、会计甚至园艺及各式服务性活动进行训练，一方面可提高患者参加训练的积极性，另一方面可提供比任务形式训练更复杂的动作要求，更好学习健手患手协调运用、学习解难方式，以增加回归工作的信心。

（二）在职业康复的应用

职业康复中的工作能力训练（work capacity training）可分三个层次：工作能力调适训练（work conditioning training），工作能力强化训练（work hardening training），及工作模拟训练（work simulation training）。三个层次的训练时机、性质、目标、设备、方法和环境都有所差异，但有时亦会综合交叉应用。表4-1详细列出三层训练的特质与内容，其中显示三层训练都会应用模拟生产性活动作为训练方式。

表4-1　工作能力训练三个层次及内容

	工作能力调适训练	工作能力强化训练	工作模拟训练
时机	医疗康复后期及医疗性职业康复初期	医疗性职业康复前、中及后期	社会性职业康复后期
对象	体能退化	体能退化,没有复工信心 工作能力不及工作需求强度依赖舒缓性治疗 有社交心理障碍 患者角色及行为 需要重建工作习惯及信心	没有复工信心 需要重建工作习惯及学习合适工作行为 转移剩余能力到新岗位或行业 学习新的职业技能
设备	体能训练器材 模拟工作站	模拟工作站	模拟或实际工作及生产设备及场所,配有实际经济价值的生产性活动
性质	按特定肢体功能作锻炼	按特定工作任务作训练	按工作岗位作训练
针对	体能及基本功能	体能、基本功能、工作行为及就业安排	工作行为、习惯、职业技能及就业安排
目标	提升工作相关体能,包括肌力、耐力及心肺功能 训练正确安全发力姿势	提升工作相关体能 促进受伤部分与健全部分综合应用 提升适应痛楚能力 训练正确安全工作姿势 帮助了解能自己力与局限 促进患者至工人角色转移	提升工作集中力及耐力 有固定上下班时间的培养合适工作态度、上下班习惯 工作场所行为表现、工作间人际互动 团队协作等技巧 促进工人角色建立
方法	针对工作相关体位及力度作渐进式锻炼	针对工作步骤中较重及较难部分合作渐进式锻炼	完成岗位内所有任务及工序 满足岗位生产、人际及行为要求
环境	医疗性康复中心	医疗性康复中心	社会性康复/技能训练中心 实际工作环境

二、　常用形式

除了医疗机构外，在各种针对特定人群的康复服务中生产性活动也会被应用来做康复训练。一般以工作模拟训练形式进行。包括在社会的残疾人士及精神病康复者、智力障碍者或特殊需求人士、在戒毒院所和监狱康复等人士。在世界各地区包括中国香港，工作模拟训练会以工业治疗（industrial therapy）、庇护工场（sheltered workshop）、辅助就业（supported employment/transition employment）、日间活动中心（day activity center）、精神科日间医院（psychiatric day hospital）、社会服务性职业技能训练中心（vocational skill training center）等形式出现。

三、 代表性活动

（一）肩扛大沙包平地行走训练活动

1. **活动要求**　从长方桌抓起大沙包，扛在肩上，转身，然后步行至终点，再转身回到长方桌前，将大沙包放在长方桌上。完成一次为一个工作周期，重复该工作周期，持续 15 分钟，并记录完成周期次数。涉及训练站、行、提举、肩扛等工作相关体能。

2. **准备工作**　戴上劳动手套、按治疗师处方选择合适重量大沙包，将大沙包放置在长方桌上，设置计时器至 15 分钟，然后开始。

3. **任务流程**　双手从长方桌上抓起大沙包、扛在肩上、转身、步行至终点、转身、继续步行回到长方桌前、将大沙包放置在长方桌上、在工作记录表上记录一次、重复以上流程到 15 分钟。

4. **注意事项**　该训练旨在模拟训练建筑工地工人、码头工人、仓库工人肩扛大袋材料的工序。对于一般工人来说，该训练任务强度较大，因此该训练任务只适用于以上较为特殊的、工作强度极大的工人进行训练。初始训练时，将沙包扛在较好的一侧肩上。如需提升下肢能力，可加上上下楼梯，爬斜坡的动作，见图 4-1。

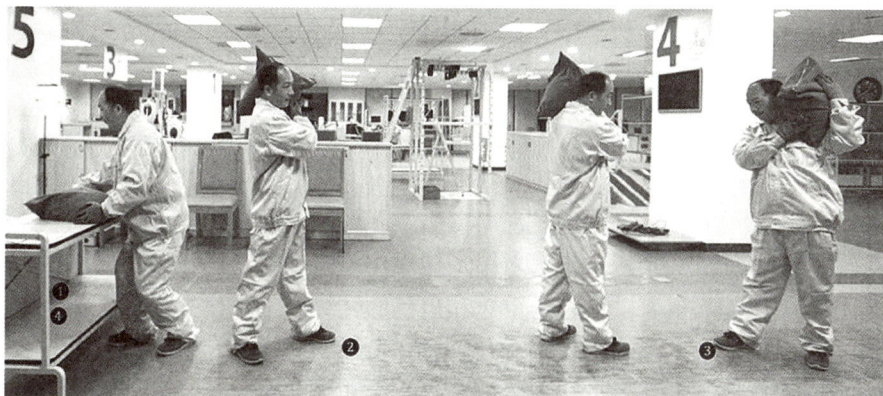

图 4-1　肩扛大沙包活动场地设置及训练步骤

（二）按图组装电路训练活动

1. **活动要求**　按照电路图谱，在电工训练墙上改装电路，任务可能需要脚踩折叠梯安装顶部电线，也可能需要按照实际需求重新接入新的电线。为保证安全，在电线起始端输入 12V 电压，待组装正确后，训练墙上方筒灯将会亮起，每次完成一张图谱组装。训练涉及站立、下蹲起立、平衡控制等体能。

2. **准备工作**　准备图纸、螺丝刀等工具、准备电线和折叠梯。

3. **任务流程**　读图、改装、检验是否正确、结束。

4. **注意事项**　该任务旨在训练患者以不同姿势转换，以及躯干协调控制的能力。在该任务中，患者需要改装上部电线以及底部电线，故而体位转换对于患者来说将是一种挑战。故该任务可适用于下肢损伤后下蹲起立能力不足患者，以及脊柱损伤后慢性痛症适应不良的患者。该任务为电工工伤患者提供较为真实的训练，同时也可用于不是电工的患者，如此可让这类患者了解电工的基本知识，帮助其开拓就业范围。

四、 活动的调整

（一）模拟工作站

在应用生产性活动作训练时，治疗师会把训练活动相关的家具、设备、工具及材料集中摆放，模拟实际工作环境，形成各种工作站。工作站的活动可分普适性工作活动和行业性工作活动。普适性生产活动适用于各行各业，常用训练活动有：提举搬移对象、携带对象行走、推车、各式徒手或工具组装（桌面、站立、动态组装）等。常用行业性生产活动有：铲沙、叠砖、铺地板、厨房工作、木工、水管工、电工及清洁工等，见图4-2。

（二）工作能力调适训练

工作能力调适训练又称工作适能，是在医疗康复后期，或职业康复早的一种协助患者准备回归工作的训练，会要求患者综合应用患肢与身体其他部位做工作相关体能的训练。会利用各种工作相关体能训练设备，见第十一章相关内容。工作能力调适训练也会用模拟工作或普适性工作站作训练，利用生产性活动提升患者工作相关体能及信心。

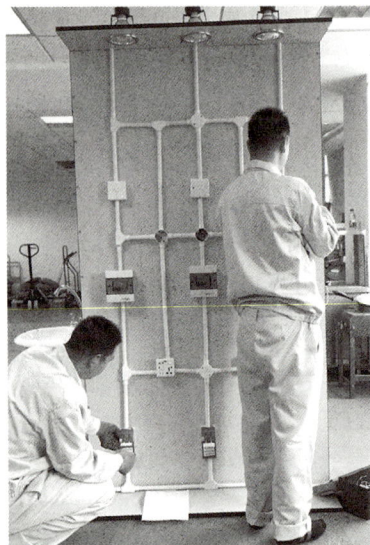

图4-2　电工训练活动场地设置及训练步骤

（三）工作能力强化训练

是工作能力训练中一种主要介入手段，采用多种工作站，模拟某工作岗位的某些工序进行训练，同时针对促进工作相关体能，也着重信心的重建和角色的转移。工作站是模拟工作中某些工序，特别是工伤职工因伤而产生困难的工序。

1. **训练目标**　提升工作相关体能；促进受伤部分与健全部分综合应用；提升适应痛楚能力；训练正确安全工作姿势；帮助了解自己能力与局限；及促进患者至工人角色转移。

2. **训练活动设计**　工作能力强化训练工作站及训练工序没有特定形式及方法，更没有通用的标准，各训练机构应就当地工伤职工背景及自身条例配置合适工作站及训练步骤，按照训练的原则原理，以达到工作能力强化的作用。开展系统的工作能力强化训练前，治疗师先分析工伤职工的工作岗位要求，根据受训者的功能情况，及向受训者深入了解，共同找出可能受伤势影响的工序，然后选择合适的工作站及工作任务进行训练。在职业康复初期，治疗师可按受伤前的工作岗位要求作参考，设计训练计划。在职康中期，对患者受训后的工作能力有更清楚掌握，又对回归单位后的实际工作安排有较充分的了解，特别是清楚回归工作后会更改工作岗位，治疗师要评定新岗位的工作要求，再重新设计针对性的训练计划。

3. **训练强度**　住院患者可每天训练一次，每周5~6次，每次可完成6~10项训练项目，每项训练为时15分钟。如某项目针对耐力训练，可做两个15分钟单元，项目间可按需要稍作休息，所以每次训练可达2~3小时。部分训练任务牵涉推、拉、提、举等发力动作，训练应由最大力量的50%开始，每几天逐渐增加训练的重度及难度。受训者在每天受训完毕后肌肉会有不同程度疲劳感觉，甚至痛楚会稍微加剧，这是预期有的反应，是正常的，休息一晚后应可完全恢复，这可以视为训练强度的极限。但疲劳或痛楚感觉持续超过一晚，表示前一天训练强度太大，第二天要作适当调整，以免过分训练，造成危险。

五、 注意事项

工作能力强化训练计划要平衡训练强度及因训练受伤的风险。如训练强度太低，便没有训练效果；强度太高会容易受伤。训练项目的重度和难度要经常调整，一般每几天就要考虑调整一下，确保训练效果。治疗师可考虑客观评定，如最大力量、最高心率及血压、及临床观察等指标来调整训练强度。亦要考虑受训者的反馈及感受，如主观困难度、主观辛苦度及是否愿意加快训练步伐等。工作能力强化训练强度比一般医疗康复训练为高，受训者存在一定的再受伤风险，除要小心作训练计划外，要有一套工作能力强化训练区域安全运作的规则，严格执行，亦要有足够的治疗师现场监督指导训练。

（梁国辉）

第三节 手工艺活动

我国的民间手工艺制作种类相当丰富，常用的有编织、织染、刺绣、剪纸、折纸、布艺、粘贴画、插花、雕刻等等，本节仅对剪纸、泥塑、插花制作进行介绍。

一、 剪纸

剪纸是指利用剪刀、刻刀将纸镂空一部分后形成图画、图案或文字的过程。剪纸按题材分为人物、动物、景物、植物、组字等种类；按颜色分单色、彩色、套色、衬色、拼色等类；从形式上分剪纸、刻纸、撕纸、烫纸及以上几种的组合。

（一）特点

剪纸对患者来说比较简单易学，上手容易，趣味性强，具有很强的直观性和可操作性，因工具材料简单、制作工序相对单一、作品丰富多彩、耗时少等特点，较受患者欢迎，易于在作业治疗中广泛开展，适合用于进行耐力训练、手稳定性训练、灵活性训练等。

（二）常用工具及材料

1. **常用工具** 剪纸工具非常简单，常用的有剪刀、刻板、刻刀、订书器、铅笔、橡皮、尺子、胶水、复写纸、彩色笔等。
2. **常用材料** 纸（单色纸、彩色纸、金箔纸、银箔纸、绒纸、皮革、电光纸等）。

（三）代表性活动

1. **剪纸的基本形状** 花样繁多的剪纸作品常有以下基本形状组合而成，包括各类长短不一的线如尺子线；大小不一的孔如圆眼孔、留豆眼；开合不一的月牙口；连接曲直不一的锯子齿形、莲花瓣形（图 4-3）。

2. **折叠剪纸基本技法**　将纸对折或多折叠起来，再剪出图案称折叠剪纸。一般折叠方法为：将正方形色纸对折、压平再进行折叠，折好用订书器订好，在折好的纸面上画好图稿并用剪刀剪出需要的图案，打开折叠部分后一件精美的剪纸作品就完成了，常用的折叠方法有对折折叠法，四瓣形折叠法、五瓣形折叠法、六瓣形折叠法。实际应用时往往需进行组合。

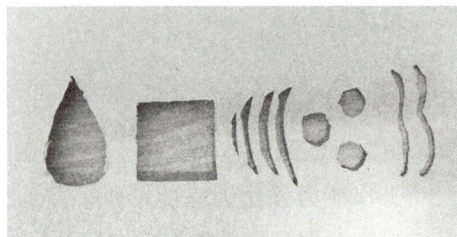

图 4-3　剪纸基本形状

（四）活动的调整

1. **工具的选择**　手抓握功能欠佳者可选用加粗手柄工具，手指伸展不良者使用带弹簧可自动弹开的剪刀；不能很好固定纸者可使用镇尺协助固定。
2. **材料的选择**　为增强肌力可选较硬和较厚的纸。
3. **姿势的调整**　可根据治疗目的选择坐位或立位进行训练。
4. **工序的调整**　为增强手的灵活性可选择折叠剪纸，手灵活性不佳者可选刻纸训练，为发泄不满情绪或选剪纸或撕纸，为训练耐心提高注意力最好选择刻纸。

（五）注意事项

1. 因所用剪刀或刻刀较为锋利，要注意避免损伤，尤其是手感觉障碍者。
2. 攻击行为者可只选用撕纸而不用剪刀或刻刀，以免伤及他人或自伤。
3. 刻纸前要先检查刻刀是否牢固，刻纸时刻刀要垂直向下以提高产品质量和防止刻刀断裂伤人。
4. 剪好的图案应分开，不要相互重叠以免粘连、损坏，最好放在专门的文件夹内或书内平放。

二、泥塑作业

泥塑包括捏土、陶艺，是作业治疗常用活动之一。传统制陶工艺对工具、场地要求较高，但用于作业治疗多为体验性质和小工艺品制作，简单教，易操作。

（一）特点

趣味性及操作性均较强，可充分发挥创造性，启发创作思考，作品丰富多彩，材料安全，保存持久，易于在 OT 开展。适合用于握力训练、捏力训练、耐力训练、手部关节活动度训练、协调性训练、灵活性训练、感觉训练、职业训练等。

（二）常用工具及材料

1. **常用工具**　雕刻工具、竹筷、不锈钢棒、直尺、美工刀、彩色笔、刮刀、面板、容器、烤箱等。
2. **常用材料**　软陶泥、金属环、金属丝、挂绳、饰件等。

（三）代表性活动

1. **揉土**　揉土的目的是把未加工的软陶材料揉制均匀，减少裂痕与气泡，方便制作，是软陶制作工程中的必要工序。

2. **造型** 造型是软陶制作过程中最为关键的步骤，初期可模仿样品进行制作，然后根据患者的兴趣创造丰富多彩的作品。简单的软陶制作主要有以下几种造型，包括球形、柱形、椭圆形、方形、鼓形、水滴形、弯柱形等，对这些造型进行组合可制作千变万化的作品。造型过程可以分解为搓、捏、按、压等动作。

3. **配色** 软陶的配色是一项关键技术。有些作品的成功往往取决于色彩的调配。虽然市售软陶泥有多种颜色，为创造出更加丰富或独特的色彩，需要利用红、黄、蓝三原色之间的关系进行调配，调配出的颜色加入其他的颜色还可以混合出更加丰富的色彩。

4. **烘烤** 软陶作品烘烤时间及温度为最关键要素，一般在100~140℃温度下烤制10~15分钟即可，具体的烤制温度和时间视软陶的材料、作品的体积、烤箱的类型及容积而定。软陶作品要有足够的烘烤时间，烘烤时间过短无法烘烤完全，导致表面易破裂变形。过低温度烘烤无法达到作品的理想硬度和弹性，容易破损；温度过高则易导致作品表面焦黑甚至融化变形。

（四）活动的调整

1. **材料的选择及调整** 选择不同质地的软陶进行训练以达到不同治疗效果，如较硬的软陶更利于进行肌力及耐力训练。对肌力不足者可选择较柔软的陶泥或在陶泥中加入适量凡士林使其变软。

2. **体位的调节** 根据需要可选择站立位、蹲位、坐位，以针对性训练站立平衡、下肢力量和ROM、坐位平衡和耐力。

3. **工序的调整** 可仅选用揉土、造型或烘烤中的一个或几个环节进行训练。

（五）注意事项

1. 应使用质量合格的陶泥。
2. 烘烤时感觉减退者注意防止烫伤。
3. 造型时避免工具或金属丝等碰伤、擦伤。
4. 手部有伤口或对陶泥材料过敏者需使用胶质手套或一次性手套。
5. 注意保持场地的清洁卫生。
6. 未用完的陶泥应装入塑料袋或保鲜袋，置于密闭容器中保存，防止干燥。

三、 插花

插花，亦可称为插花艺术，就是把花插在瓶、盘、盆等容器里。根据一定的构思来选材，遵循一定的创作法则，插成一个优美的形体（造型），借此表达一种主题，传递一种感情和情趣，使人看后赏心悦目，获得精神上的美感和愉快。较适合用于手部关节活动度训练、协调性训练、灵活度训练、耐力训练、握力训练、捏力训练。

（一）常用工具及材料

1. **常用工具** 插花器皿、花剪。
2. **常用材料** 黏性胶带、铁丝、花材。

（二）代表性活动

1. 修剪 首先要去掉花卉的残枝败叶，根据不同式样，进行长短剪裁，根据构图的需要进行弯曲处理（为了延长水养时间，适合水中剪取，水中剪取是为了防止空气进入花茎，以免影响花材的吸水性）。修剪根据花材不同，选用的剪法也不同，如木质部的花材，应采用十字剪枝法，花茎比较粗大的可选用平剪法，一般常用的剪法为斜剪茎法。

2. 花材的保鲜 将新鲜的花材插在隔夜的自来水中、或在切口处进行灼烧、浸烫、或药物处理。

3. 固定 一般在花器的瓶口处，按照瓶口直径长度，取两段较粗枝干，十字交叉于瓶口处进行固定。专业插花，还要彩花插、花泥、铝丝等工具进行固定。

4. 插序 一般容易先插花后插叶，这样容易在插叶的时候将花的高度降低。正确的插序应该是选材、选插衬景叶、插摆花（图4-4）。

（三）活动的调整

1. 材料的选择及调整 选择易于处理的花材；减少使用花材的种类。

2. 体位的调节 根据需要可选择站立位、蹲位、坐位，以针对性训练站立平衡、下肢力量。

3. 工序的调整 根据患者的情况，单独练修剪、固定、插序中的部分；在辅助用具帮助下进行活动。

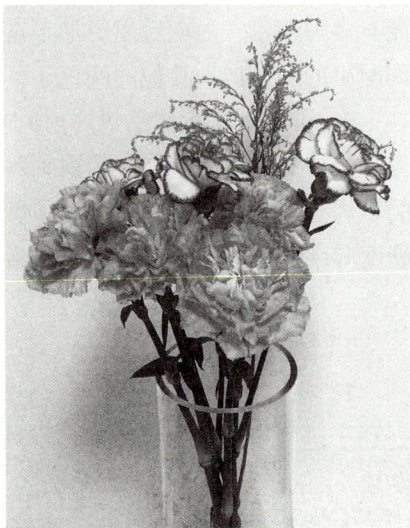

图4-4 插花

（四）注意事项

1. 花粉过敏者谨慎参加。
2. 手部有伤口者，操作过程中可佩戴胶质手套。
3. 修剪花材时防止割伤。
4. 保鲜处理时防止烫伤。
5. 造型时避免工具或金属丝等碰伤、擦伤或不小心将器皿打翻。
6. 注意保持场地的清洁卫生。
7. 插花过程中尽量避免成一条直线，注意高低错落；插花过程中下部应尽量密集，上部花材不宜过多，注意上疏下密。

（梁国辉）

第四节 艺术活动

一、 音乐戏曲艺术

音乐是一种有节奏、旋律或和声的人声或乐器音响等配合所构成的一种艺术。戏曲是一门融文学、音乐、舞蹈、美术等一体的综合艺术，舞台表现程式化，表演手段高度综合，包括唱、念、做、打等。经过长期的发展演变，逐步形成以"京剧、越剧、黄梅戏、评剧、豫剧"五大戏曲剧种为核心的中华戏曲百花苑。可在作业治疗中广泛开展，可进行言语功能训练、灵活性训练、协调性训练、平衡性训练。

（一）常用工具

1. **管弦乐（文场）** 曲笛、板胡、胡琴、坠子琴等。
2. **打击乐（武场）** 铜锣等。

（二）代表性活动

1. **音乐、戏曲欣赏** 只要有简单的视听器材就可以演奏，不同的戏曲具有不同的作用，如节奏明快的乐曲可使情绪消沉的患者精神兴奋，节奏缓慢乐曲可使烦躁的患者安静，并具有降低肌张力的作用。

2. **音乐、戏曲乐器演奏** 各种乐器都可称为训练工具，曲笛、板胡等可提高呼吸功能和改善收的协调性、敲打锣鼓等打击乐器可改善收的灵活性和上肢 ROM。

3. **音乐、戏曲表演** 音乐的再创作活动。通过乐器演奏，人声的歌唱，以及包括指挥在内的多种艺术手段。戏曲表演包括唱、做、打、念四个部分。唱是指唱腔；做是指特定的形体动作和舞蹈动作；打是指翻跌和武术方面技艺；念是指富有音乐性的念白。在表演过程既可以训练呼吸、平衡协调等功能，也可以增进人际间的交流。

（三）活动的调整

1. **活动本身调整** 根据训练目的和方式进行调整，如手灵活性稍差的患者选取打击乐而非管弦乐器；呼吸功能稍差的患者可先从稍短的曲目开始；协调功能较差的患者可从简单的动作开始。

2. **环境的调整** 在戏曲欣赏时，环境对治疗很重要，最好选取在相对独立和安静的环境下进行训练。

（四）注意事项

1. 所选取的乐曲一定要适合患者功能训练需要，否则可能带来与治疗目的相反的结果，如选用摇滚乐来训练会使情绪激动者更加兴奋。

2. 注意卫生，尤其是吹奏乐器，最好单独使用固定的乐器，如需公用则应进行消毒。

3. 治疗中注意观察患者的反应，集体治疗时注意控制相互间的不利影响。

二、书法绘画艺术

书法是以汉字为表现对象，以毛笔及各类硬笔为表现工具的一种线条造型艺术，现代书法包括硬笔书法、软笔书法和篆刻艺术三大类。绘画活动包括欣赏和自由创作两方面，绘画的六要素为线条、平面、体积、明暗、质感、色彩。较适合进行肩、肘关节活动度练习、耐力练习、调节情操等。

（一）常用工具及材料

文房四宝（笔、墨、纸、砚）为书法的主要工具和材料，笔包括毛笔和硬笔（钢笔、圆珠笔、铅笔、粉笔等）画笔（钢笔、铅笔、毛笔、水粉画笔、水彩画笔、中国画毛笔、木炭条等）、画纸、颜料、调色盒、画夹、直尺、小刀、橡皮胶纸、彩沙、胶水、笔具、木板、装饰等。

（二）代表性活动

1. 书法、描红

（1）写字姿势：写毛笔字一般有坐姿和站姿两种姿势，写小字时以坐姿为主，写大字时以站姿为主。写钢笔字常用坐姿，与毛笔字姿势基本相同。

（2）毛笔执笔方法：最佳执笔方法为五指执笔法，其方法可用五个字概括：按、压、钩、顶、抵。具体方法为：①按：用大拇指指腹斜而稍后仰的部位贴住笔杆内侧，由内向外用力；②压：用示指的第一节紧贴笔杆的外侧，由外向内用力；③钩：就是用中指第一节钩住笔杆的外侧，由外向内用力，加强示指的力量；④顶：用无名指指甲根部至第一节偏上部顶住笔杆右内侧，由右内向左外推，与钩的用力方向相对，用以加强大拇指的力量；⑤抵：用小指紧紧地抵住无名指，以增强无名指的力量（图4-5）。

（3）钢笔的执笔方法：一般采用三指执笔法，可用五个字概括：按、压、顶、抵、靠。具体要求是：右手执笔，大拇指、示指、中指分别从三个方向捏住离笔尖3cm左右的笔杆下端。示指稍前，大拇指稍后，中指在内侧抵住笔杆，无名指和小指依次自然放在中指的下方并向手心弯曲。笔杆上端斜靠示指的指节近骨处，笔杆和纸面呈50°左右。

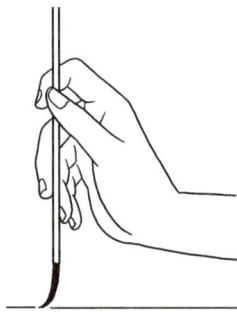

图4-5 毛笔执笔方法

（4）运腕方法：写毛笔字时，腕部随着运笔的上提下按、轻重徐疾而作相应摆动的方法，又叫腕法。执笔在指，运笔则靠腕，运腕中保持中锋、开展笔势、充分调动全身力量、灵活进行提按顿挫的作用。根据字体的大小主要包括平腕、枕腕、提腕、悬腕（图4-6）。

（5）运笔方法：即笔尖从落纸起书写各种点画起止运行的规律，每写一笔画，都包括起笔、行笔、收笔三步。基本要求是笔锋"欲左先右、欲右先左、欲上先下、欲下先上"。笔的运行要"收藏笔锋，逆入平出""横画竖下，竖画横下""有往必收，无垂不缩"，不能呆板地平来直去。

2. 素描、水粉画、水彩画、中国画

（1）素描：为一种单色画，通过线条和浓淡调子，或者只用单一色调来表现和创造形象，常用于培养和训练视觉思维和发展技能，是绘画的基础。

（2）水粉画、水彩画：以水为媒介调和含粉颜料的作画方法，而水彩画是以水为媒介调和水性颜料作画的一个独立画种。表现力极为丰富，其色泽鲜艳明亮、深厚、柔润。

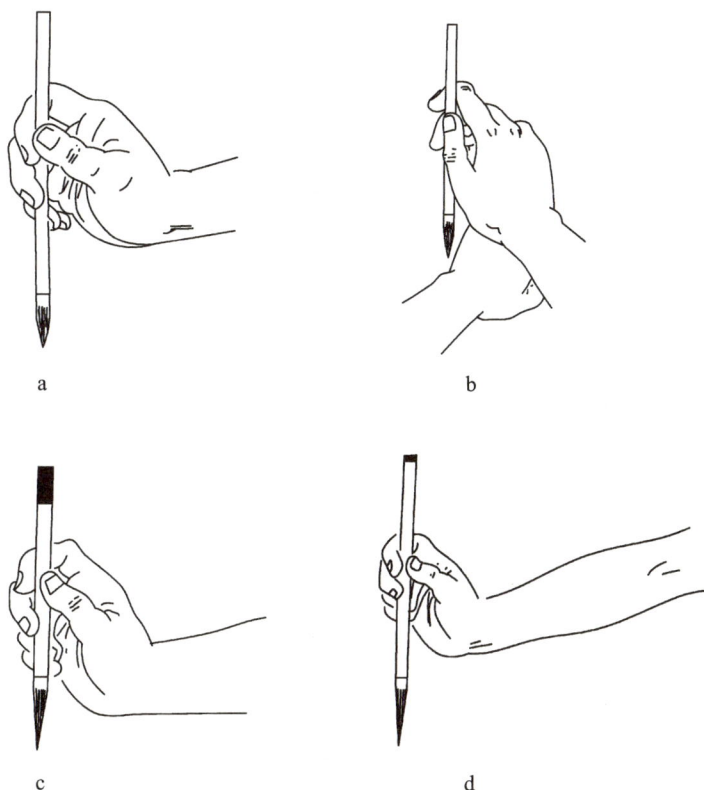

图 4-6　运腕方法
a.平腕；b.枕腕；c.提腕；d.悬腕方法

（3）中国画：按艺术方法分为工笔、写意和兼工带写三种形式。从艺术的分科来看，可分为人物、山水、花鸟三大画科。用笔讲求粗细、疾徐、顿挫、方圆等变化，以表现物体的质感。

3. 沙画　沙画即是用沙做的画，现常与光影技术结合，进行沙画表演。沙画按照形式可分为静态、动态和动画沙画三种。按照色彩分为黑白、单色、彩色等。运用沙画台进行沙画学习，可先练习手对沙的流量和力度控制，再练习基础的洒、抹、擦、点、按、划、漏、勾等基础手法，并有目的尝试绘制简单的图形。

（三）活动的调整

1. **工具的调整**　手功能不佳者可加粗画笔手持的部分，不能抓握者可使用自助具固定画笔于手上，或通过自助具用头、口或脚进行绘画；不能很好固定画纸的可使用镇尺或画夹固定。

2. **姿势和位置的调整**　根据需要可在坐位、站立位下进行训练，也可调整画纸的位置为平放、斜放、竖放而改变上肢的活动范围。

3. **活动本身的调整**　根据患者的情况选择不同的绘画方法进行训练，所选毛笔、钢笔、圆珠笔、铅笔、粉笔、水笔等笔的种类不同；初学者可选素描，有一定基础者可选水彩画，水粉画；上肢协调障碍者选用不需使用颜料和特殊工具的素描进行训练，而训练协调性或颜色识别能力则可选水彩画、水粉画进行训练。

（四）注意事项

1. 注意所采取的姿势和持笔姿势正确，避免长时间出现不良姿势。

2. 毛笔书法训练、或绘画使用颜料时注意保持纸和治疗场所的清洁。

3. 毛笔书法训练前后均应对毛笔进行清洗，以保证书法质量。

4. 使用安全无污染的材料和颜料进行创作。

三、 舞蹈肢体艺术

舞蹈是一种表演艺术，使用身体来完成各种优雅或高难度的动作，一般音乐，进行有节奏的艺术表演。舞蹈有技艺性、观赏性和趣味性强的特点。舞蹈种类多样，动作难度不一，所需要工具简单，易于在治疗室内开展。可进行平衡性训练、协调性训练。

（一）常用工具

电脑、音响、灯光设备；并根据选取的舞蹈，可配合相适应的工具如筷子、竹竿、锣鼓、等。

（二）代表性活动

1. **芭蕾舞** 泛指以人体动作、姿态表现戏曲内容推动情节发展，以及表现一定情绪、意境、心理状态和行为的舞蹈表现形式。包括浪漫芭蕾、古典芭蕾、非古典芭蕾和现代芭蕾。技术上的一个重要特征是女演员要穿特制的足尖鞋用脚趾尖端跳舞。

2. **广场舞** 广场是居民自发地以健身为目的在广场、院坝等开敞空间上进行的富有韵律的舞蹈，通常伴有高分贝，节奏感强的音乐伴奏。其融自娱性与表演性为一体，以集体舞为主要表演形式，以娱乐身心为主要目的。其具有集体性、随意性、自娱性和自发性。

3. **民族舞** 民族舞泛指产生并流传于民间、受民俗文化制约、即兴表演但风格相对稳定、以自娱为主要功能的舞蹈形式。由于受地域、宗教、文化、生理条件等因素影响，在表演技巧和风格上有着十分明显的差异。其艺术特点为自由活泼、情节生动、意旨合一，即兴发挥。常见的包括苗族芦笙舞、踢踏舞、孔雀舞等。

4. **蒙古舞** 中国内蒙古自治区以及吉林、黑龙江等省蒙古族聚居地区的民间舞蹈，包括典雅含蓄的盅碗舞、欢快、明朗的筷子舞、潇洒的安代舞。常用以节奏性强给人留下深刻印象。

（三）活动的调整

1. **活动的调整** 根据训练目的和方式，选取相应的舞蹈，如训练协调可使用节奏感较强的舞蹈；训练患者的心肺功能可适当延长舞蹈的时长。

2. **活动工具的调整** 如结合工具表演时，根据其能力如可先从筷子舞、竹竿舞开始。

3. **环境的调整** 根据舞蹈表演的规模和类型，选取舒适和一定大小的环境；并根据情节表演可进行灯光调整等。

（四）注意事项

1. 根据患者的能力选取相应活动，并在活动进行中确保患者安全。

2. 在练习或表演过程中，注意患者的情绪变化，进行沟通并避免沟通不畅导致小组矛盾。

（刘　刚）

第五节 园艺活动

园艺活动包括种植花草、园艺设计、游园活动等。针对有身体、精神、心理等方面有改善需求的人们，通过植物的种植、修剪等有目的的设计园艺治疗活动，达到最终改善生活质量的一种治疗方法称为园艺疗法。它的特点不在于强调植物栽种的成活以及环境的美化，更强调通过植物的颜色、味道、气味、触感等刺激人体不同的感受器，并通过有针对性设计的园艺活动，改善肢体功能、提高认知能力、训练手眼协调、感受成长、体验收获、建立信心、缓解压力、消除抑郁、最终达到身心同时康健的效果。

一、 植物栽种

植物栽种是园艺活动中的最核心的部分，是指通过不同的功能需求，有选择的种植合适的园艺植物所进行的活动。一般来说，园艺活动的植物包括造景植物和治疗操作植物两大类型。高大的乔木一般作为花园的造景植物使用，例如常绿乔木多用来遮阴挡风，落叶乔木营造植物的四季变化；灌木、草本或果蔬可为患者提供高度适宜的景观，提供直接的互动接触，是园艺活动主要的操作植物种类。

（一）常用的工具及材料

1. **常用工具** 花盆、铁锹、耙子、花剪、花铲、水桶、喷壶、喷雾器、浸种容器、手套、塑料薄膜等如图4-7。

2. **常用材料** 营养土、水、园艺植物、花草种子、肥料、农药等。

（二）植物的选择原则

1. 尽量选择适合当地气候的植物。
2. 选择具有文化象征性且无害的植物。
3. 选择可以刺激五感神经的植物。
4. 考虑可食性、互动性的植物、水生植物、诱鸟植物等。

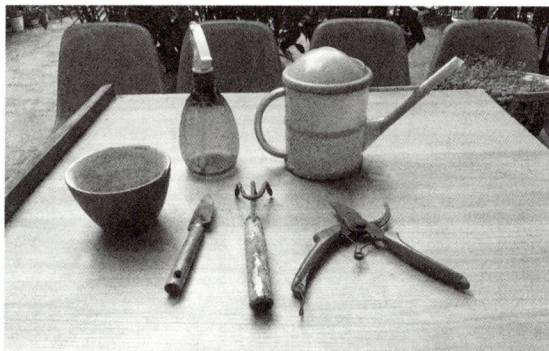

图4-7 植物栽种常用工具

（三）植物的栽种方式

植物的栽种方式有土培、介质栽培、水培、附生栽培等。土培主要用园土、泥炭土、腐叶土、砂等混合成舒松、肥沃的盆土。介质栽培的材料有陶砾、锯末、花生壳、泥炭、砂等。适宜的植物有鸭脚木、龟背竹等。水培主指用水栽培的植物如：水仙、富贵竹等。附生栽培是利用朽木、岩石（主指假山石）等作支撑物栽培的植物如：蕨类植物、兰科植物等。附生栽培植物日常管理中注意喷水保湿即可。常用的栽培方法主要是水培和土培，种植喜阴、易生长的植物。

（四）代表性的活动

1. **花草的播种育苗**　包括营养土的配制（或者相应培养介质的配制）、苗床的准备、净种、种子消毒、播种、覆土、保湿、移苗、定植等过程。

2. **桌面盆栽**　简单的容器（一只小茶壶或一只陶瓷碗均可）、装好配制的营养土或相应的培养介质、移苗、定植、保湿等。

3. **植物修剪**

（1）摘心：此法在室内观叶花卉的植株调整中应用比较普及，促进枝条生长得充实，花和果实更大，观赏效果更好。

（2）疏剪：室内的观叶植物，应经常将植株上的枯黄叶片、枝条及时摘除和剪掉，以保持清洁和减轻病虫危害如图。

（3）修根：根系太长太密的应予修剪，可根据以下情况来考虑，树木新根发育不良，根系未密布底部，则翻盆应换稍大的盆，疏剪密集的根系，去掉老根，保留少数新根进行翻盆如图4-8。

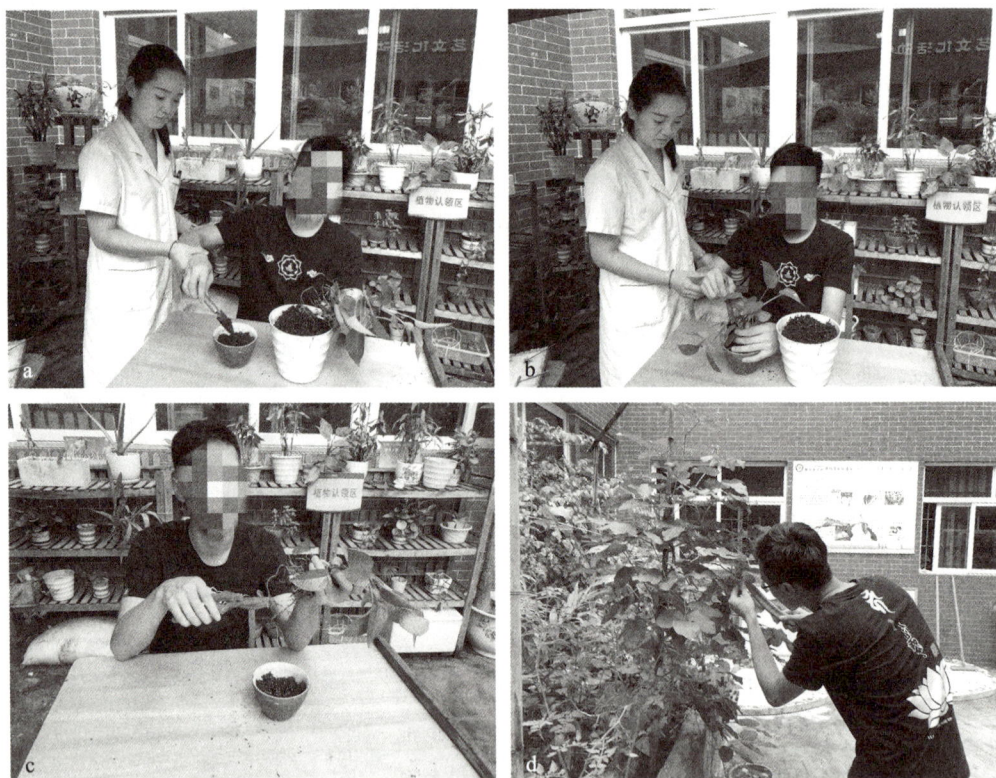

图 4-8　植物栽种
a. 覆土；b. 定植；c. 修根；d. 采摘果实

（五）注意事项

1. 园艺的场地地面要求平整，将台阶改造为斜坡，方便轮椅通行。斜坡长度较长的应该安装扶手，方便上下行走，防止跌倒。

2. 定期做好驱蚊驱虫。

3. 合理把握参加园艺活动者的适应证，有伤人行为或对某些植物过敏者慎选此活动。

4. 把握好植物习性，合理浇水及日照。

二、 园艺环境改造

园艺环境改造是指将"景观"作为辅助治疗手段，通过在有限的空间内，进行合理的园艺布局，人为的创造洁净优美、幽雅舒适的工作及生活环境，使治疗对象缓解繁重的精神压力，得到更好的康复。

（一）常用的工具及材料

不同的花草植物。

（二）园艺环境改造的整体依据

1. **契合自然规则**　需摸清园艺场所的环境因子，包含小气候、土壤、地貌、植被状况等；其次，必须了解计划栽培的植物的生态习性；依据不一样的环境，挑选适合的园艺植物进行合理的栽培。

2. **思考治疗对象的需求和喜好**

（1）在保证园艺植物正常成长的前提下，要考虑治疗对象的年龄、兴趣喜好、审美观点、活动能力和功用需求等。

（2）植物选择上可考虑植物功效，如卧床昏迷者可选择带特殊芳香气味且有药用作用的小盆栽。

3. **思考成本问题**　需依据具体成本挑选经济适用的植物，做到合理搭配。比如路边的小野花、花池中的小苗都可以进行充分利用。

（三）园艺改造环境的步骤

1. 确定美化布局的场所　如图 4-9a（病房中的园艺）。

2. 了解环境特点及功能用途。

3. 征求治疗对象及专业人士的意见。

4. 初步设计并修改后定出方案　根据需要设置无障碍设施如图 4-9b。

5. 方案实施。

6. 效果反馈。

（四）代表性的活动

1. **阿尔茨海默病的园艺花园**　阿尔茨海默病的园艺环境改造策略首先应考虑五感体验丰富的植物配置，为患者提供丰富的感官刺激；布置一些能够唤起患者早期记忆的景观要素；花园的空间关系应该一目了然，减少因认知能力不足带来的空间辨识困难；将各项治疗项目沿一条指向明确的环形步道布局，可使患者毫无困难地到达自己喜欢的活动地点。

2. **长期卧床者园艺环境改造**　由于失去自主活动能力，卧床时间较多，生理机能逐步衰退，花园设计尽可能提供各种机会促进其接触自然。可在房间附设一个南向的阳台，可以足不出户观赏外面的风景，晒晒太阳。室内也应该布置各种可供观看、触摸、气味芬芳的植物，使其感受到来自大自然

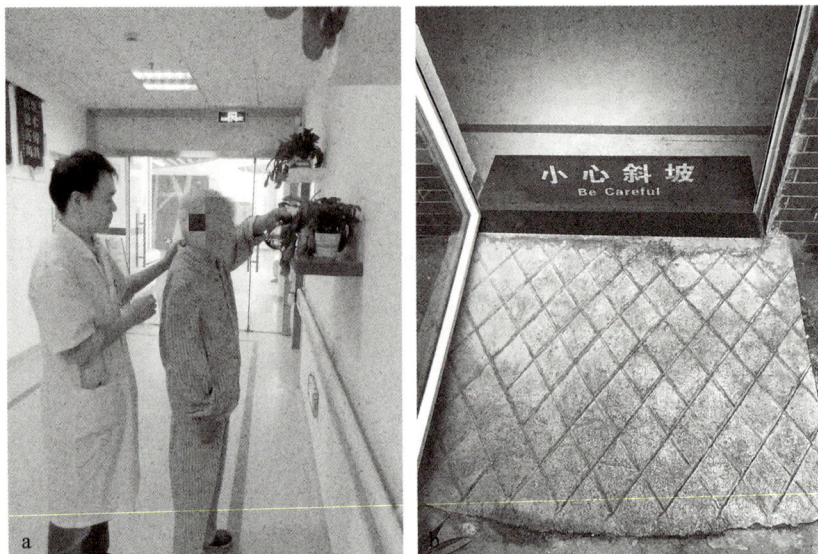

图 4-9 园艺改造环境
a.病房中的园艺；b.设置无障碍设施

的勃勃生机。

（五）注意事项

1. 合理选择花草，如香味较浓的花易引起咳嗽，不利于卧床患者；颜色太浓艳的花会刺激患者的神经，激发烦躁情绪；注意有无对花粉过敏或患支气管哮喘等疾病。
2. 应定期做好消毒灭蚊工作。
3. 路面设计应考虑治疗对象的具体情况，做好安全防护。
4. 光线亮度应该根据不同季节进行调整，保障舒适安全的照度。

三、枯山水园艺

枯山水是一种缩微式园艺景观，用石块象征山峦，用白沙象征湖海，用线条表示水纹，犹如一幅立体的山水画卷。枯山水园艺是指治疗对象通过采用象征大自然不同景象的沙、石等的摆放设计来描绘特有的环境气氛的治疗方法。可以训练患者的认知、想象、记忆、肢体控制、力量、心肺耐力、情绪控制等，是一种全新的园艺康复治疗手段，训练过程如图4-10。

（一）常用的工具及材料

1. **常用工具** 沙扒、手套等。
2. **常用材料** 石块、白沙等。

（二）枯山水园艺的特点

1. **空间要求简单** 枯山水园艺作为一种缩微式园艺景观，其大小范围可根据具体的空间环境进行布置，最小的可以如盘子一般大小，可放于桌面，供床边训练使用，因而可以满足不同的

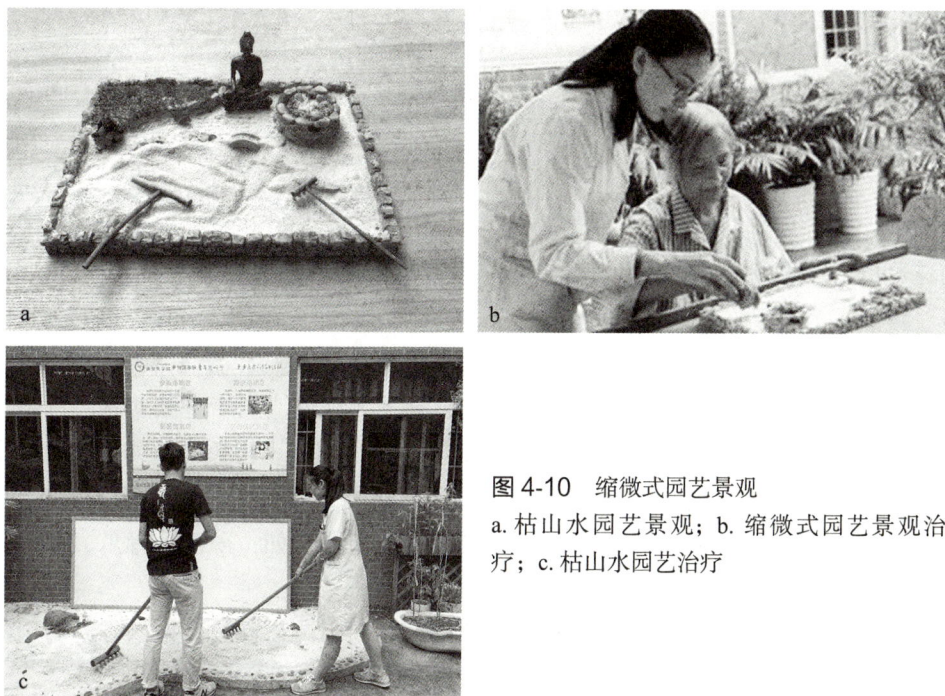

图 4-10　缩微式园艺景观
a. 枯山水园艺景观；b. 缩微式园艺景观治疗；c. 枯山水园艺治疗

治疗需求。

2. **训练要求简易**　枯山水园艺采用象征手法，可充分发挥治疗对象的想象力，其设计方案也无固定要求，可根据自身能力及想法完成。

3. **多重疗效**　一次的枯山水制作融汇了康复治疗的多个方面，包括认知、运动、心理，同时也可以训练言语表达能力等。

（三）代表性的活动

1. **山的制作**　患者根据治疗师给予的提示或者自由的发挥，将大小不一的石块放置于合适的位置，形成山峦景观。

2. **水的制作**　患者手握沙扒推平和堆叠沙子，在平坦的白沙上作波纹回路的细细描绘，形成湖海景观。

3. **感官想象及语言表达训练**　让患者观赏已经制作好的枯山水，再由其口头表述看后的感受。可以组织多人参加，彼此交流心得，从而训练患者的认知功能及语言表达能力，增强人际交往能力。

（四）注意事项

1. 对于平衡功能障碍者，训练时应做好防跌倒预防。
2. 合理把握参加园艺活动者的适应证，有伤人行为者不适合参与。
3. 床边训练时，应固定好沙盘，防止倾倒。
4. 训练过程避免揉眼等动作，以防止白沙进入眼睛等。

四、 感官花园设计

感官花园设计是指根据视觉、味觉、嗅觉、听觉和触觉等不同的感受器，设计不同的园艺功能分区布局的花园设计方法。

（一）常用的工具及材料

不同的花草植物、假山、凉亭、水、椅子等。

（二）感官花园的分区布局

1. 视感区　不同颜色的植物可以给人的不同的感觉，如红色使人产生激动感，黄色产生明快感等。可以根据叶色变化的特点分为春色叶植物，如红枫、五角枫等；常色叶植物，如紫叶李、金叶女贞等；斑色叶植物，如洒金珊瑚、花叶假连翘等；秋色叶植物，如银杏、白蜡等。

2. 味感区　园艺活动区可选择性的种植部分可食用的植物，如：薄荷、青瓜、辣椒、草莓、番茄、菊花等。

3. 嗅感区　在康复花园中可种植带有芳香类的植物，利用植物释放出来的带有药用的芳香物质而起到预防与治疗作用等。

4. 听感区　运用大自然的景观元素，如水、鱼、蚕、鸟、阳光等营造一个和谐动态的虫鸣鸟叫区，使患者仿佛身处大自然的怀抱中。

5. 触感区　治疗对象可以按照各自的体力范围，亲身参与到园艺活动中，如在花园中亲自从事播种、修剪、施肥、除虫等。

感官花园设计代表作见图4-11。

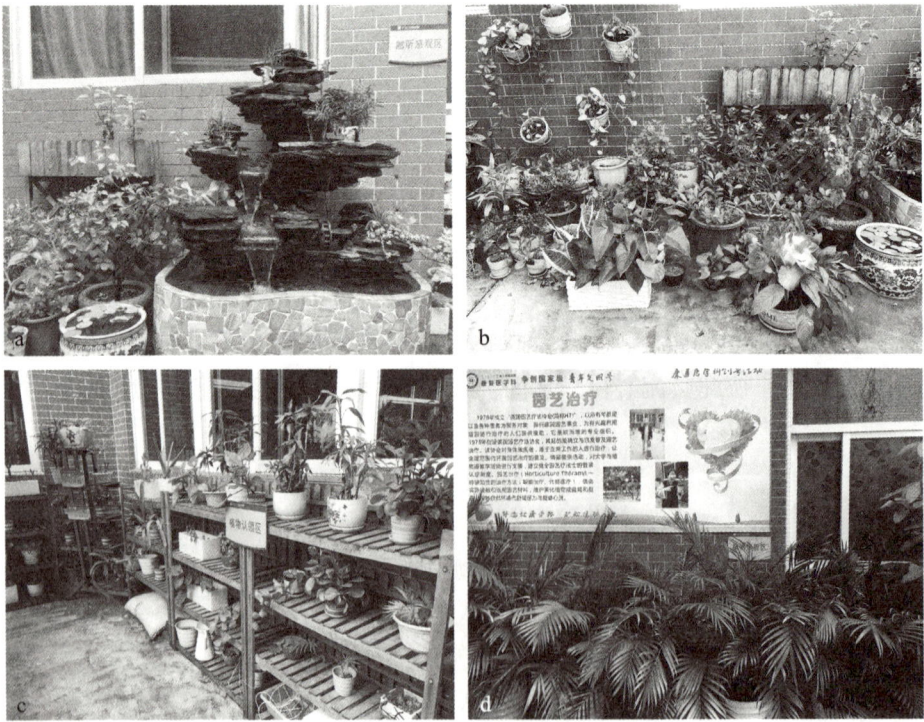

图 4-11　感官花园设计

a.触听感官区；b.视觉刺激区；c.植物认领区；d.植物修剪区

（三）感官花园的治疗作用

1. **感知系统**　通过视觉、味觉、嗅觉、听觉和触觉等感官体验，可以刺激患者的感官机能，防止因疾病或者年龄老化导致的感知机能衰退。

2. **认知系统**　通过观察植物花开花落、盛衰枯荣，可以感知大自然四季轮回；观察树叶的姿态，可以感知风的速度、雨的轻重等。

3. **体能系统**　适当的体能训练有益于患者康复，通过搬运花草、采摘果实、浇花、除草等有目的的园艺活动，增加体能锻炼机会。

4. **情绪管理**　大自然生机勃勃的感官刺激能够激发患者沉睡的生命体验，对患者的情绪健康有积极影响。

（四）注意事项

1. 保证园艺活动区无安全隐患，设置座凳和遮阳伞等休憩空间。
2. 注意植物的选择，避免使用有害的植物进行训练。
3. 植物吸引蝴蝶、蜜蜂等的功能要注意维护，以保持花园生机勃勃的生命意象。

（刘　刚）

第六节　体育活动

体育活动主要包括健身类、竞技类和娱乐类体育。用体育活动进行治疗的方法称体育运动疗法，又称适应性体育或康复体育。常用于康复训练的体育活动有太极、八段锦、五禽戏、篮球、足球、排球、乒乓球、台球、骑马、射击、飞镖、游泳、体育舞蹈等。

一、传统体育项目

传统体育项目是以肢体活动为主，并与意识，呼吸，自我按摩密切结合，以保养身心，防治疾病和改善功能为目的的康复方法。常用的传统体育项目有太极拳、八段锦、十二段锦、易筋经、五禽戏、六字诀等。传统体育项目有增强肌力和身体耐力、改善平衡协调、提高信心与调节情绪，促进心理平衡的作用。

（一）常用工具及材料

无需特殊的工具及材料，只需要合适的场地就可以开展，如公园、操场、宽阔的室内等。

（二）代表性活动

1. **太极拳**　属于传统体育项目中"拳术"中的一种，是极具强身健体价值和引导养生的功法。新中国成立后，为进一步推广太极拳，原国家体育委员会将其简化为易学、易练、易记的"二十四式简化太极拳"，具有动作柔、缓慢均匀、圆活自然、连贯协调的特点，要求手脚头眼配合。应用于康复训练中不仅可以改善肢体功能，也可改善患者的心理状态。

2. **八段锦** 起始于宋朝，民间流传十分广泛，并且被不断地修改，创新，现广为流传的为由国家体育总局健身气功管理中心整编的"健身气功八段锦（图4-12），共分为8节，具有动作简单，易学易练的特点，可用于增强全身肌力和肌肉耐力、改善平衡协调能力、提高灵活性和稳定性，放松紧张肌肉等。

3. **五禽戏** 是以肢体运动为主，模仿五种禽兽——虎、鹿、熊、猿、鸟的动作编创，配合呼吸吐纳与意念活动的引导类功法。在训练时，不仅要模仿五种动物的形态，同时也要表现出动物的不同特性，如熊的浑憨、虎的凶猛、鹿的灵巧、猿的恬静和鸟的柔和，同时要配合不同的意念活动和呼吸方法。

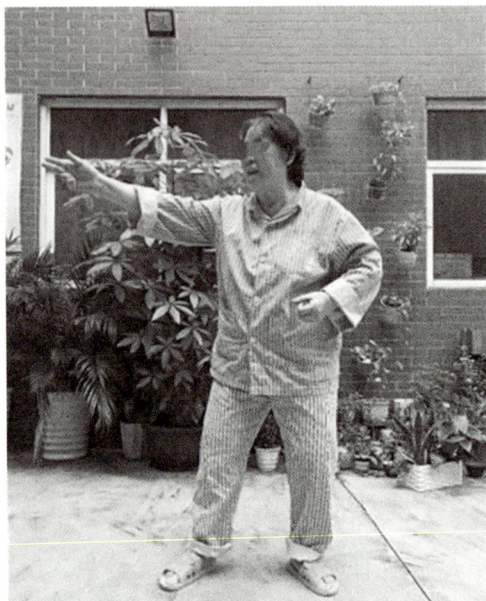

图4-12　八段锦

（三）活动的调整

1. **体位的调整** 可根据患者情况选择站立位或坐位。

2. **活动本身的调整** 根据患者功能水平取其中全部或部分动作进行训练，如为训练平衡功能，可选择"二十四式简化太极拳"中"左右搂膝拗步""左右倒卷肱"和"云手"等极具对角螺旋性质的动作对患者进行训练。

3. **形式的调整** 以小组的方式进行，有利于提高积极性以及趣味性；以个人的方式进行，有利于提高患者注意力，同时更好的纠正患者的动作。

（四）注意事项

1. 尽量选择空旷的环境进行训练，可配合轻柔的音乐。
2. 训练过程中保证安全。
3. 根据患者功能水平以及训练目标选择合适的动作，必要时给予患者适当提醒，纠正姿势。

二、球类活动

球类活动是深受广大群众喜爱的体育项目，具有趣味性强、易学易练、运动量适中，适合伤残人士运动的特点，比较适合用于增强肌力、扩大关节活动度、改善心肺功能、提高手眼协调能力、改善平衡能力，亦可缓解消极情绪、增加自信心、提升自我价值、培养集体观念等。目前开展较多的有篮球、乒乓球、足球等，下以篮球为例进行介绍。

（一）常用工具及材料

所需工具简单，场地要求不高，只要有篮球、篮球架或特制篮筐即可。

（二）代表性活动

1. **传球** 是进行平衡能力、手眼协调能力和关节活动度训练的最常用的方法之一，包括胸前传球（图4-13）、上手传球、侧身勾手传球、反弹传球、单手传球等。

2. **投篮** 是进行肌力训练、肌肉耐力训练、灵活性训练较为常用的方法，训练可采用原地投

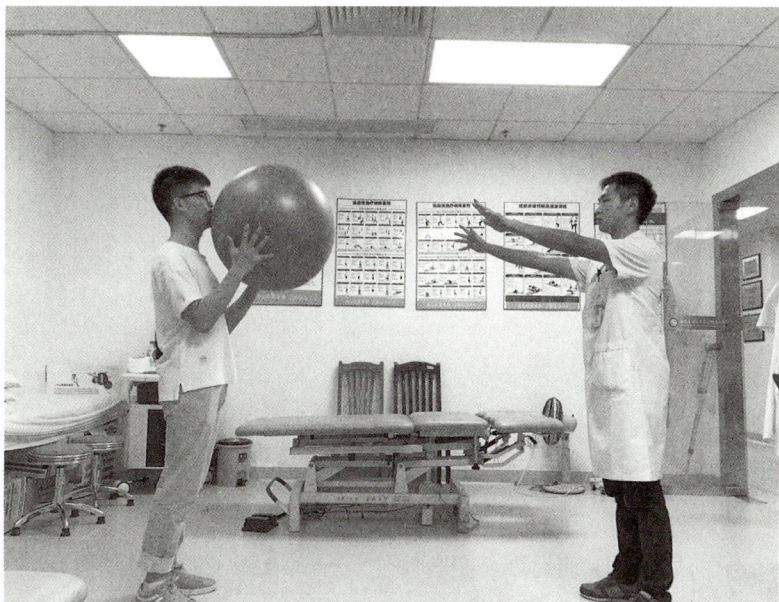

图 4-13　胸前传球

篮、行进间投篮、跳起投篮、坐位下投篮、轮椅上投篮、自由投篮等方式。

3. **轮椅篮球轮**　轮椅篮球是残疾人体育中最具观赏性的运动之一，轮椅篮球的选手是由下肢截瘫、脊柱损伤或小儿麻痹症运动员组成。1960 年第一届古罗马残奥会上轮椅篮球已被列为正式比赛项目。除了特殊规则外，轮椅篮球与一般篮球从场地到规则基本相同。轮椅篮球没有两次运球违例，但场上队员持球移动时，推动轮椅 1 到 2 次后就必须拍球一次或多次，或传球、投篮。比赛时，运动员的脚不能触及地面，臀部亦不能离开轮椅。

（三）活动的调整

1. **体位的调整**　根据患者功能情况选择站位、Bobath 球上坐位、轮椅上坐位、坐位、跪位等更具有针对性的体位。

2. **工具的调整**　可调整球的大小以及重量，如为训练灵活性，可选择体积相对较小的球进行训练；患者功能水平较差时，可选用较轻的球进行训练；可调整球的粗糙程度，如对感觉障碍或肌力较差的患者可以选用有凸起的摩擦力比较大的球；可调整篮筐的高度，为适应患者的能力可适当降低篮筐高度。

3. **活动本身的调整**　可调整活动的规则，如为训练关节活动度，可于接球后举球过头并进行传球，为训练手眼协调能力以及平衡能力，可于接球后抛接球一次后进行传球等；可调整传球速度与角度，根据患者肢体功能和平衡协调功能选择合适的传球速度与角度；可调整患者负重，为增加肌力以及肌肉耐力可于手臂上绑沙袋进行训练。

4. **形式的调整**　可以以团体或个人的方式进行训练。

（四）注意事项

1. 进行训练时，注意安全，防止受伤。

2. 训练或比赛时不可携带多余的物品，如手机、钥匙等，以免造成伤害。

3. 注意休息，适度训练，切勿过度劳累。

4. 根据患者功能情况以及兴趣爱好选择合适的运动方式。

三、马术

马术治疗是一种患者骑在马背上，通过感受马的节律性活动，完成一系列具有针对性的动作，以达到治疗目的的一种治疗方式，具有安全系数高、疗效好，运动量适中的特点，对改善姿势控制、促进平衡协调能力、增强肌力、肌肉耐力、关节活动度、提高自信心有很好的帮助。现以临床中应用较为广泛的骑马机为例进行介绍。

（一）常用工具及材料

无须特定场地，只要有骑马机即可。

（二）代表性活动

"8"字运动　基于前后移动 - 前后屈 - 左右倾（x-Pitch-Roll）的三维组合运动模式，是最接近于马漫步时的运动模式。"8"字活动的运动轨迹与正常人行走时骨盆的运动轨迹相吻合，可以打破患者骨盆错误的运动模式，诱导骨盆运动轨迹趋于正常化，而且马背所产生的连贯性、节律性、对称性的感觉输入，可以带动患者的骨盆以及躯干活动、诱发姿势反射的形成，可用来进行平衡协调、步态、姿势控制等方面的训练。

（三）活动的调整

1. **骑马机调整**　按照患者的功能水平以及训练目的调整骑马机参数，如调节骑马机倾斜程度、运动速度、运动模式、马镫以及缰绳长度等。

2. **活动本身的调整**　针对功能水平比较差的患者可进行静态训练，坐于骑马机上，按照一定的力线保持静态平衡，或者在此基础上增加上肢以及躯干训练；针对功能水平较好的患者可进行动态训练，并且在平衡保持良好的情况下增加上肢运动，如上肢体操、抛接球运动等；针对有认知障碍的患者，可以合并进行认知功能训练；针对本体感觉较差的患者可闭眼进行训练等。

（四）注意事项

1. 训练过程中注意安全，防止摔伤。
2. 注意控制治疗时间，不宜过度劳累。

四、射箭和飞镖

射箭和飞镖是集趣味性和竞技性于一体的风靡全球的室内体育运动，深受广大群众的欢迎。由于其技术操作简单，不需要专门的场地和设施，且运动量适宜、不受年龄、性别的限制，经济实惠，是作业治疗最为常用的项目；较适合用于增加肘部及手部关节活动度以及肌力、提高手眼协调能力、改善平衡功能，亦可用于缓解情绪、改善注意力、增进友谊等。

（一）常用工具及材料

器材比较简单，射箭需要弓箭和靶子，飞镖需要镖和镖盘。

（二）代表性活动

1. 射箭 射击前，双脚站立于起射线上，两脚分开与肩同宽，身体保持不动，搭箭，左手虎口推弓，右手示指、中指、无名指扣弦；射击时，躯干保持不动，左肩下沉，推弓，右肩拉弓，右手虎口靠近下颌关节，眼、准星和瞄点连成一线之后，右手手指顺势迅速张开，箭即射出；射击后，用力和姿势保持不变，目送箭至靶心，缓慢落弓。

2. 飞镖 投掷动作前，眼睛、镖、目标点连成一线，身体保持不动；投掷动作前期，身体以及肩肘部位置保持不动，前臂后移，后移程度依个人而定，一般来说越远越好，但不要移得太快；投掷动作后期，前臂前挥加速，肘部顺势上扬，不要太快也不要太用力，尽量自然圆滑地运动，沿一定抛物线方向，亦可通过甩腕动作来增加速度，但要遵循原曲线方向，直到飞镖自然脱手；投掷出去后，手应继续瞄准原方向而不是立刻下垂手臂。

（三）活动的调整

1. 体位调整 可选择站立位，坐位和轮椅坐位进行训练。

2. 工具的选择 为保证安全和避免损坏治疗场所，在射箭时可采用吸盘式弓箭进行训练，投掷飞镖时可采用吸盘式飞镖、粘贴式飞镖或者吸盘式羽毛球进行训练。

（四）注意事项

1. 注意安全，有攻击行为者不适于参加本活动。
2. 使用适当的防护措施，避免飞镖损伤周围墙壁或地面。

（刘　刚）

第七节　娱乐活动

娱乐活动是作业治疗最为常用的活动之一，因极具趣味性而深受患者欢迎。治疗性娱乐活动种类繁多，包括棋类活动、牌类活动、迷宫、套圈、体感游戏、虚拟现实游戏等。

一、棋牌类活动

棋牌类游戏是深受中国人喜爱的游戏，也是作业治疗常用的治疗性游戏。棋类游戏包括象棋、围棋、跳棋、陆战棋、飞行棋、大富翁棋等；牌类游戏包括扑克牌、麻将牌等。可用于改善手的灵活性、扩大关节活动范围、提高肌力和耐力、缓解疼痛、促进感觉恢复，亦可用于提高注意力、记忆力、思维能力、视扫描能力等。

（一）常用工具及材料

棋类：棋（象棋、围棋、跳棋、陆战棋、飞行棋、大富翁棋）、棋盘。
牌类：扑克牌、麻将、桌子、麻将台。

（二）代表性活动

1. **象棋**　规则为广大群众所熟知，常用来改善思维能力和视觉扫描能力或转移注意力，甚至仅仅是娱乐以放松心情，缓解紧张状态。

2. **跳棋**　常用来改善手的灵活性和思维的敏捷性，同时可进行注意力和耐力的训练。

3. **扑克**　根据地区文化的不同，玩法也不尽相同，如为进行计算训练可选用"二十四点""十点半"等，进行记忆和思维训练可选择"拱猪""拖拉机""斗地主"等。

4. **麻将**　是中国传统的民间游戏，也是作业治疗常用的治疗方法之一。可用于改善手的灵活性，促进感觉恢复，提高认知功能，改善心理状态。

（三）活动的调整

1. **体位的调整**　如本章第一节所述，可在站立位、坐位、甚至蹲位下进行训练。

2. **工具的调整**　可改变棋盘和棋子的材料和大小，如为训练下肢可用脚使用改装的棋子进行训练（图4-14a）。为增强手部肌力，可在棋盘和棋子上加上魔术贴以增加阻力，见图4-14b。还可使用筷子夹住跳棋进行训练以提高手的灵活性和ADL能力。手功能不佳或截肢者可使用持牌器代替抓握；失明者可在棋牌上打上盲文；可改变麻将的重量和粗糙程度以改变活动难度。

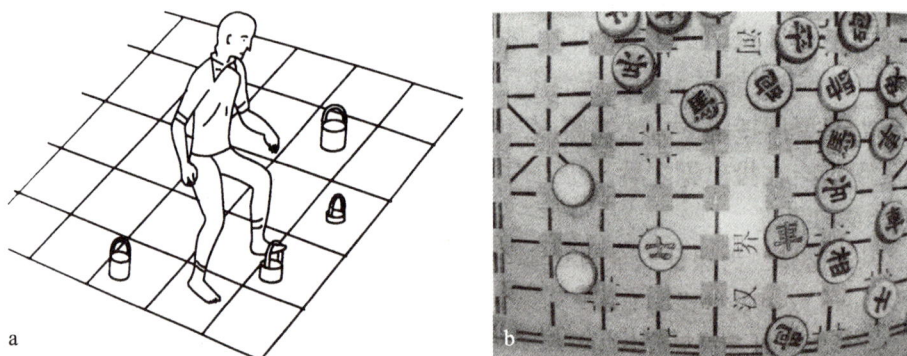

图4-14　改装的棋子训练手脚下棋
a. 改装的下肢棋子；b. 贴魔术贴的棋子

3. **活动本身的调整**　根据患者的功能水平和训练目的选择不同难度的游戏进行训练，也可增加一些额外要求，比如说出前面所打出的主要牌等。

（四）注意事项

1. 注意时间的控制，避免时间过久影响休息和正常生活习惯或其他治疗项目。

2. 轮椅坐位患者注意每30~45分钟减压一次。

3. 注意控制情绪，防止过于激动。

4. 注意基本礼节，尊重对手。

5. 避免大声喧哗，以免影响别人正常休息。

6. 杜绝赌博。

二、 体感游戏

体感游戏是指通过肢体动作变化进行操作的电子游戏。它突破了以往手柄按键输入的操作方式，而是由肢体操作，增加了游戏的趣味性和互动性，适合在作业治疗中推广应用。目前广泛应用的有Wii、Kinect、Xavix 等。体感游戏适合用于改善平衡功能、扩大关节活动范围、增强灵活性和协调性、提高肌力和耐力、改善记忆、注意和思维能力等。

（一）常用工具及材料

体感游戏机、显示屏（最好大屏幕）或电脑、游戏盘、配套游戏工具。

（二）代表性活动

1. Wii 日本任天堂公司生产的游戏，主要应用标准控制器来进行定位和动作感应，达成所谓的"体感操作"，从而完成游戏的操作，进行球类、钓鱼、开车等游戏活动。控制器相当于遥控器，可以用作球棒、球拍、指挥棒、钓鱼竿、方向盘、剑、枪等工具，使用者可以挥动、甩动、砍劈、射击等各种方式来使用，达到良好的效果。

2. Kinect 是美国微软公司开发的游戏产品，应用深度摄像头，识别并锁定人体关节的方向和速度，将肢体动作在游戏角色中表现出来，它的出现使人们彻底摆脱了以往必须由手柄或控制器进行控制的形式，直接由肢体控制，通过拍、跳、蹲、跑、挥等动作来完成游戏。

3. Xavix 日本新世代公司研发的家庭健身游戏，通过接近真实的活动工具控制，可进行网球，拳击，高尔夫球、钓鱼、跳舞、棒球等游戏。

（三）活动的调整

1. **体位的调整** 可在站立位、持助行架站立位，坐位，轮椅上坐位进行游戏。
2. **工具的选择** 可根据患者的功能情况选择合适的工具，如训练下肢负重训练能力，平衡能力可选择 Xavix 的踏步器进行助跑或舞蹈游戏训练；而为训练上肢的肌力、耐力可选择拳击手套进行；训练手的灵活性可选择抓握手套进行抓蝴蝶游戏。
3. **游戏的选择** 根据患者兴趣以及功能情况有针对性地选择不同的游戏。

（四）注意事项

1. 平衡功能不佳的患者需要治疗师或者家属在旁边保护。
2. 控制运动时间和强度，避免过度劳累。
3. 注意游戏工具或手柄的控制，最好戴上保护带以免手柄脱落伤及他人或物品。

三、 虚拟现实

虚拟现实是指利用综合技术形成逼真的三维视、听、触一体化的虚拟环境，用户借助必要的设备以自然的方式与虚拟世界中的物体交互，相互影响，从而产生身临其境般的感受和体验。虚拟现实具有真实性、反馈性、趣味性、安全性等特点，在改善患者肢体运动功能、平衡功能、步行功能、认知功能、日常生活活动能力等方面有较好的效果。

（一）常用工具及材料

VR 眼镜或头盔、耳机、配套工具如操纵杆、手柄、手套等。

（二）代表性活动

1. **滑雪**　在虚拟的雪山上，要求患者控制虚拟人物从小山坡滑下，并且躲避两旁的岩石、树木等虚拟障碍物，在平衡协调能力、姿势控制等方面有很好的训练作用。

2. **射击**　在虚拟场景中完成射击任务，需要患者手持手柄，通过肩肘腕关节的相互配合，完成取箭、搭箭、射箭等一系列活动，在上肢肌力、肌肉耐力、协调运动、灵活性等方面有很好的训练作用。

3. **烹饪**　模拟真实的生活场景，跟随指示完成烹饪的任务，在认知训练和 ADL 能力的训练等方面有很好的效果，可以帮助患者更好的回归家庭。

（三）活动的调整

1. **体位的选择**　可在站位、坐位、轮椅坐位等体位进行训练。

2. **工具的选择**　可根据患者功能水平选择合适的配套工具，如患者上肢近端活动较好，远端活动较差，可以选择操纵杆进行游戏。

3. **游戏本身的选择**　如为训练患者上肢功能，可选择弹奏钢琴、捕捉蜂鸟等游戏；为训练患者平衡协调能力，可选择滑雪、抛接球、骑行类游戏；为训练帕金森患者的步行能力，可选择有视觉导向线索的场景，如黑白方格指示的场景（图 4-15）；为训练患者的 ADL 能力，可模拟真实的生活环境，如在虚拟环境中进行购物、打扫、烹饪等活动。

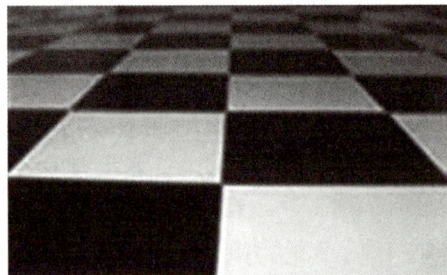

图 4-15　黑白方格指示的场景

（四）注意事项

1. 应用 VR 设备进行训练时时注意保护，防止意外的发生。

2. 注意控制运动量以及运动时间。

3. 针对不同功能情况的患者选择合适的游戏，并保持正确的姿势。

4. 分清现实和虚拟的关系，防止沉迷游戏。

5. 避免患者过度激动。

（刘　刚）

第五章
感觉统合治疗

感觉统合治疗（sensory integration therapy，SIT）是一种改善大脑感觉加工能力的治疗方法。治疗人员基于感觉统合理论，为感觉统合失调儿童组织有意义的治疗活动，使其在获得所需要的感觉信息后作出适当的反应。

第一节 概 述

一、概念

感觉统合（sensory integration，SI）是一个信息加工过程，是指大脑将从各种感觉器官传来的信息进行多次组织分析、综合处理，作出适当的反应，使机体和谐有效地生活、学习。即组织来自身体及环境的感觉的过程，使得身体能在环境中有效率的运用。感觉统合是儿童发育的重要基础。感觉统合发育的关键期在 7 岁以前。

感觉统合障碍（sensory integration dysfunction，SID）是指大脑不能有效组织处理个体所接收到的感觉讯息，导致机体无法产生适应性行为，最终影响身心健康，出现一系列行为和功能障碍。所有感觉系统都可以发生感觉统合障碍。主要表现方式包括三种：感觉调节障碍、感觉辨别障碍与运用能力障碍。

二、感觉统合层次

（一）感觉调节

感觉调节（sensory modulation）是指大脑根据身体和环境的需要对所接收的感觉信息进行正确调节和组织，从而能以分级的、恰当的行为方式作出适当的反应，即大脑将警觉状态调整在理想的水平以应对日常生活的挑战。

（二）感觉辨别

感觉辨别（sensory discrimination）是指大脑利用前馈和反馈信息对所接收的感觉刺激的质和量进行分辨，以改变和调整运动计划，正确地对外作出反应。正常的感觉辨别功能是身体构图（body schema）充分发展的基础。触觉、本体觉、前庭觉系统的准确辨别在姿势控制、双侧协调性和顺序性动作的发展中具有重要意义。

（三）感觉基础性运动

感觉基础性运动（sensory-based praxis）包括姿势控制和动作计划，是指大脑对环境作出反应前所进行的一系列行动计划、安排以及动作执行过程。动作运用需要三个步骤：动作概念的形成（知道要做什么），动作计划（知道如何去做），执行动作（将动作指令传达到身体相关部位，完成动作）。

三、感觉统合障碍

（一）病因

1. 生物学因素　发育中的大脑容易受多方面生物学因素的影响而导致不同程度的脑功能障碍，包括源于遗传、胎儿、孕妇、环境的因素，发生产前、产时、产后不同阶段。如，孕妇罹患妊娠高血压、TORCH 感染、高龄妊娠、有吸烟嗜酒等不良生活习惯、情绪低落抑郁、长期生活在污染的环境中等；胎儿存在胎位不正、前置胎盘、宫内感染、胎盘老化、脐带绕颈、生长发育迟滞等；产程中发生窒息、早产、脐带脱垂、产钳助产不当、剖宫产等；出生后发生各种疾病，如核黄疸、各种原因的脑损伤、营养不良等；遗传因素，如唐氏综合征、X 脆性综合征、各种遗传代谢病、小头畸形等。

2. 社会心理因素　独生子女被溺爱，过度保护，抱得过多，缺少运动、爬行，缺少同伴玩耍，缺乏主动探索环境的机会。特殊家庭的子女被忽视、甚至被虐待，与社会严重隔离、缺乏教育、缺乏良性环境刺激机会。

（二）分型与表现

1. 感觉调节障碍（sensory modulation dysfunction，SMD）　是因机体不能对所接收的感觉信息进行正确的调节组织，因而表现出害怕、焦虑、负面固执行为、自我刺激、自伤等不恰当的行为反应。所有感觉系统都可以发生调节障碍。调节障碍的类型有两种：

（1）感觉反应过高（sensory over responsivity，SOR）：即感觉防御，是指机体对同一感觉刺激反应明显较一般人快速、强烈或持久，逃避刺激。前庭觉反应过高的两种表现形式：重力不安全感和对动作的厌恶反应。

1）重力不安全感（gravitational insecurity）：主要表现是害怕移动、害怕偏离直立姿势或双脚离地；

2）对动作的厌恶反应（aversive responses to movement）：一般发生在没有伤害性的动作时，以自主神经系统的反应为特点。

与重力不安全感类似，对动作的厌恶反应与前庭信息处理能力不佳有关，但不是内耳迷路系统问题所致。

（2）感觉反应低下（sensory under responsivity，SUR）：即感觉迟钝，是指机体对同一感觉刺激的反应明显较一般人低下和缓慢，需要更大强度和更长时间的刺激才能发生行为反应。感觉寻求（sensory seeking，SS）是指机体因不能满足感觉需求而不断地寻求更强或更长时间的感觉经验，表现为动个不停、爬高爬低、故意跌倒等。

2. 感觉辨别障碍（sensory discrimination disorder，SDD）　每个感觉系统都有可能发生辨

别障碍，其中触觉辨别不足（deficits in tactile discrimination）被认为是触觉处理的外在表现形式，个体在辨认触摸物体的特征上有困难。

3. **以感觉为基础的运动功能障碍**（sensory-based motor disoder，SBMD）　被认为是视觉、前庭觉与本体觉处理存在障碍的外在表现，可反映在伸肌肌张力、俯卧时躯干伸展、近端肢体稳定以及平衡功能等方面。

（1）双侧统合障碍（postural disorder，BIS）：存在两侧整合与顺序问题的者对于控制他们身体两侧运动协调与顺序性有困难。

（2）动作计划障碍（dyspraxia）：存在动作计划障碍者对于回馈较简单及难度较大的动作任务皆有困难，不仅粗大运动困难，精细运动也有困难。

四、治疗理论

感觉统合是一套研究大脑感觉加工功能与人类行为之间关系的理论，以及在此理论指导下的实践过程，由美国南加州大学的 Alice 博士于 20 世纪 70 年代首次提出，不仅可用于儿童也可用于成人。目前，该理论体系仍在演变发展中，一些业界资深人士正在大力倡导使用感觉处理障碍（sensory processing disorders，SPD）取代感觉统合失调，申请写入《美国精神障碍诊断与统计手册》（第 5 版）（*The diagnostic and statistical manual of mental disorders*，*DSM-V*）（fifth edition）中。

（一）理论假设

1. 大脑正确高效地接收和加工处理从感觉器官所传入的信息，并依此计划和组织自身行为，个休才能产生学习。

2. 大脑接收和加工处理感觉信息能力有缺陷，个体不能有效计划和组织自身行为，不能对外作出合适的反应，因而表现出一系列日常生活、行为、工作学习等方面的问题。

3. 大脑从个体有意义的活动中获得丰富感觉信息并进行正确加工处理，产生适当的反应，借此提高感觉处理能力，促进个体学习和行为的发展。

4. 人皆有透过参与感觉动作活动前发展感觉统合的内在驱动力。内驱力可以从孩子在活动中的表现的兴趣、自信和努力中看出来。介入治疗使得孩子具有更强烈的内在驱动力去寻找自我实现或提升成长的活动，进而提升感觉统合能力。

（二）理论依据

1. **中枢神经系统具有可塑性**　大脑的结构和功能具有终生的可塑性，可塑性并非一定要有中枢神经系统结构上的变化。年龄越小可塑性越大，尤其是 7 岁以前。

2. **发育的连续性**　儿童成长过程中所发展的每一阶段的行为表现，都为下一阶段更高级的行为发育提供了基础，行为功能从低级向高级发展，感觉统合功能不断得以发育成熟。

3. **大脑既分工又整体地发挥功能**　大脑高低级皮层之间呈互动发展，大脑低层次部分是高层次部分的发育基础，高层次的统合功能有赖于低层次的结构和感觉动作经验。大脑皮质的功能有赖于脑干提供充分的信息。

4. **适应性反应**（adaptive response）　每个人与生俱来就具有目标导向的行为，能在接触外部环境后作出恰当的反应，从而学到新的经验。这种成功应对环境挑战的反应，即为适应性反应。适应性反应具有以下特点：反应的恰当性；个体主动参与下的自然反应；反应带来成功感；成功感对个体带来的正面影响可以促进儿童的全面发育。适应性反应有等级之分，最低级的反应是指个体被动地接受刺激，最高级的反应是指个体可以成功地应对各种环境的挑战。

5. 内驱力　人类有内驱力参与有意义的感知运动，寻求有益的感觉输入，以发展和促进自我指导和自我实现的能力。

（三）感觉系统

感觉统合包括触觉、本体觉、前庭觉、视觉、听觉、嗅觉、味觉等各种感觉的统合，其中，触觉、本体觉、前庭觉三大感觉系统是生存所需要的最基本且最重要的三大主干感觉系统。

1. **触觉系统**　触觉感受器位于皮肤内。

（1）基本功能：触觉系统是人类最基本、作用最广泛的感觉系统。触觉的两大基本功能是防御性反应和辨别性反应。防御性反应能保护自身免受伤害，本能地逃避刺激。辨别性反应有助于判断肢体位置及外部环境中物体的各种物理性质等，对动作运用能力的发展起重要作用。

（2）触觉活动效果：快速点状轻触皮肤可以提高人体警觉性，大面积缓慢深度用力刺激皮肤可以镇静安神，调节情绪。

（3）触觉失调：包括触觉反应过高（触觉防御）、过低（触觉迟钝）、触觉辨别障碍、动作运用障碍。

2. **本体觉系统**　本体感受器位于肌肉、肌腱和关节内。

（1）基本功能：本体觉系统能感知身体的位置、动作和力量，觉察身体（body awareness），感知和辨别肌肉伸展或收缩时的张力，调节四肢活动的力度，控制关节位置、关节活动的方向和速度。另外，本体觉系统具有记忆功能，能增加运动反馈信息，以及调节大脑兴奋状态，平静情绪，增加安全感。

（2）本体觉活动效果：缓慢、有节奏地挤压关节可以安抚情绪；轻快、变奏的关节活动可以提高警觉性；抗阻力活动以及爬、跳、跨、绕、钻等越过障碍物活动所产生的本体觉信息比被动活动的效果大得多，有利于调节儿童在觉醒状态、发展动作计划能力、姿势控制和平衡能力。

（3）本体觉失调：包括本体觉反应低下、本体觉寻求、本体觉辨别障碍、本体觉防御（如扶站负重时哭闹）、重力不安全感（前庭 - 本体觉失调）、动作运用障碍。

3. **前庭觉系统**　前庭感觉器位于内耳，包括三对互成直角的半规管以及与之相通的球囊和椭圆囊（耳石），感受头部任何位置变化。

（1）基本功能：前庭觉系统提供头的方位信息，在潜意识中探测头部、身体与地心引力之间的关系，并在脑干部位统合各系统的感觉信息，发挥多种神经系统功能，如调节身体及眼球的活动，维持肌张力、姿势和平衡反应，分辨运动的方向和速度，建立重力安全感，稳定情绪，参与视觉空间加工处理、听觉 - 语言加工处理等活动。

（2）前庭活动效果：任何牵涉到头部的活动都能产生前庭觉信息。快速、大幅度、短暂活动，前庭刺激强烈，具有兴奋作用。慢速、小幅度、持续性活动，前庭刺激温和，具有镇静作用。

（3）前庭觉失调：包括前庭反应过高（前庭防御即重力不安全感、对运动厌恶反应）、过低（前庭迟钝）；前庭分辨障碍；动作运用障碍。前庭觉功能失调可以影响多种感觉系统，如声音定向（听觉系统），左右大脑功能的分化和发展（本体觉系统）、视空感（视觉系统）等。

4. **视觉系统**　视觉感受器位于视网膜。

（1）基本功能：眼球基本运动技能（注意、注视、扫视、跟随、前庭 - 眼反射、调节与辐辏）、视觉动作整合（手眼协调、手部精细动作）、视觉分析技巧（图形分析、记忆、专注力等）、视觉空间能力、帮助建立人际关系和沟通（如目光接触、情感表达等）。

（2）视觉刺激效果：红色、橙色、黄色令人亢奋；绿色、蓝色、紫罗兰色、粉红色令人放松；鲜艳、发光、移动、突然出现、陌生的物体，比暗色、静止物体容易吸引人的注意。

（3）视觉障碍：包括视觉防御、视觉迟钝、视觉寻求、眼球运动基本技能障碍、视觉分辨障碍、大脑对视觉信息的解读障碍。

5. 听觉系统　听觉感觉器是位于内耳的耳蜗。

（1）基本功能：包括声音分辨、记忆、对声音和语言的理解、空间定向、判断声源距离感等功能。

（2）听觉刺激效果：节奏缓慢、旋律柔和、悠扬动听的音乐使人镇静；节奏鲜明的音乐使人振奋；突然的出现的声音易吸引人的注意；重复、持续、熟悉的声音容易被人忽视。

（3）听觉障碍：听觉反应过高、听觉反应低下、听觉寻求、听觉辨别障碍、听觉滤过能力障碍、听觉记忆能力障碍。

（四）感觉统合与儿童发育

感觉统合是一种与生俱来的神经功能，是儿童发育的重要基础。在感觉统合从低级到高级、从原始到成熟的逐步发展和演变的自然过程中，儿童各方面的功能也随之同步发展。根据感觉统合与儿童发育过程，大脑学习的发展历程可以分为四个阶段：

第一阶段：感觉通路的建立。个体具有正确接收（registration）、筛选（screen）、调整（adjust）及封闭（shut down）感觉刺激的功能。

第二阶段：感觉动作的发展。触觉、本体觉、前庭觉的整合，促进了身体形象感觉、双侧协调、动作计划和动作执行、肌张力、对地心引力的安全感、母子情感依恋、眼动控制、姿势控制、平衡等感觉动作的发展。感觉动作是个体对外界刺激做出适应性反应的不可缺少的要素，是儿童发育的基石。

第三阶段：知觉动作技能的发展。三大主干感觉加上视觉或听觉信息的整合，对所见、所闻的事物赋予了意义，并将所获得的经验信息储存、累积于大脑，促进视感知、空间概念、手眼协调、有目的的精细活动、身体协调活动，以及听说、模仿等知觉技能的发展。

第四阶段：认知学习的产生。所有感觉系统的信息整合形成了脑的整体功能，产生了认知学习。视觉与听觉之间相互赋予意义，促进抽象思维和认知能力的发展。专注力和组织能力使个体可以接受入学教育。自尊、自制、自信的性格有利于个体建立良好的人际关系。身体双侧分离和左右大脑半球功能的专责化，使大脑发挥最大功能。

（五）感觉统合的循环过程

感觉统合是一个从感觉输入到行为输出、反复循环的信息加工过程。大脑在同一时间内接收来自身体及环境的多种感觉信息后（感觉输入），首先在脑干等部位进行信息筛选、调整及封闭等处理（感觉调节），继之丘脑等边缘系统结构对所输入的感觉信息进行辨别（感觉分辨），大脑皮层进行行动的计划和安排、形成动作指令（动作运用），最后输出行为完成指令（适应性反应）。大脑将接收的新信息与储存于记忆中的以往经验信息进行比较，而行为输出中所产生的信息又会反馈给大脑，因此，大脑能正确地指挥身体做出合适的反应。感觉输入是大脑活动的原动力，行为输出是大脑接受感觉刺激作用的结果。

五、 治疗设施

（一）训练场地

治疗师为儿童实施感觉统合治疗通常需要一个安全、舒适、宽敞、明亮、通风、色彩丰富、充满童趣、合理布局的治疗室，地面铺软垫，墙面软包保护，墙体、天花板上安装一些支架以方便悬挂一些治疗设施。设施设备的安装、维护要由专业人员负责，承重结构稳定牢固，使用前要进行负重测试。

（二）治疗器材

治疗器材是感觉统合治疗的载体，治疗师必须借助一些治疗器材为儿童设计和实施治疗性活动。感统治疗器材种类繁多，琳琅满目，不同的器材可以发挥不同的作用，同一种器材在不同情境、不同组合下使用，又可以起到不同的效果。另外，生活中有许多唾手可得的用品用具，如各种质地的布料、橡皮泥、面团、沙子、石子、毽子、跳绳、橡皮筋、松紧带、旧轮胎、呼啦圈等等，都可以用于感觉统合治疗。常用治疗器材：悬吊式器材、滑行类器材、滚动类器材、弹跳类器具、触觉功能训练器材、重力类器材、行走类器材、视觉类器材、听觉类器材。

六、 注意事项

1. **强化安全意识，确保治疗安全** 定期检查设备设施，谨防外伤，严禁活动中喂食或过饱后训练，做好卫生工作，确保儿童、治疗师及所有到场人员的人身安全。

2. **加强团队合作** 与医生、护士、物理治疗师、语言治疗师、教师、家长等在内的团队合作，请相关人员诊治癫痫、吞咽障碍、视觉障碍、听觉障碍等临床问题。

3. **制定切合实际的治疗目标** 充分考虑儿童自身发育水平、感觉统合失调程度和类型、中枢神经系统损伤的严重程度、身体状况、发展潜力、家庭承受能力等因素，与家长沟通，了解儿童或家长的愿望，共同制定切实可行的治疗目标。

4. **遵守治疗原则** 感觉统合治疗既不是一般性游戏，也不是单纯的感觉刺激和公式化或机械式的滑滑梯、荡秋千。感觉统合治疗目标不是获得某项特殊技能，而是帮助儿童发展该技能所需的基本功。治疗师必须遵守治疗原则，实现感觉统合治疗目标。

5. **避免医疗机构治疗与家庭和社会活动脱节** 以改善儿童的社会参与能力、使儿童以"最佳功能状态"回归社会为治疗目标，要培训家长，敦促家长，将治疗融入家庭日常生活活动、社会生产活动、游戏休闲活动中，避免治疗与家庭和社会活动脱节。

（刘晓丹）

第二节 感觉统合评定

感觉统合障碍常表现为一系列行为障碍，但有行为障碍表现不一定就有感觉统合障碍。感觉统合评定必须与神经运动功能评定、智力测验、气质问卷、既往诊断等结果相结合，从异常行为表现、器具评定以及量表评定多个方面进行全面评定，综合分析。

一、 常见异常行为表现

通过与父母等儿童照顾者面谈或专业人员亲自进行观察，了解儿童在日常生活、游戏以及学习等活动中的行为表现并进行记录，由医生、治疗师等专业人员进行分析，必要时可重新进行观察，初步判断是否存在问题、优势、兴趣以及家长的关注点。

（一）日常生活活动中的表现

1. **更衣方面** 穿脱衣服、扣纽扣、戴手套、坐位脱穿鞋、系鞋带、站立或坐位下脱穿裤子等动作过慢或笨拙；拒绝接触某些衣服，不肯穿袜，拒绝穿衣，或坚持穿长袖长裤以免暴露皮肤等。

2. **进食方面** 喂养困难，添加辅食困难，拒绝含橡胶乳头甚至母亲乳头，易诱发恶心、呕吐；掉饭粒，筷子用得不好，将水倒入杯中困难、整理餐盒或餐具困难等；严重偏食、挑食，不愿吃某种质地的食物等；经常口含食物不吞，喜欢刺激性强的食物。

3. **个人卫生问题** 不喜欢或躲避洗头、洗脸、擦鼻等；拒绝触碰面部，特别是口腔内，如；剪指甲时会焦虑不安；洗手、上厕所等动作过慢。

4. **移动方面** 抗拒乘电梯，上下车、移动坐位、上下斜坡及楼梯等动作非常缓慢；上下楼梯困难，或行走时用足击打台阶；方向感差，容易迷路、走失；闭上眼睛容易摔倒。

5. **其他** 过度依赖家长，不喜欢陌生环境，过分怕黑，喜欢被搂抱或躲避被搂抱，常惹事，常打翻杯、碗等，易从凳上跌落等。

（二）游戏时的表现

1. 协调活动能力差，动作僵硬，不能完成抛接球、跳绳、跳格子、拍球、跑动中踢球等动作快速连续的活动；在和同伴游戏时，可出现撞击、跌倒、绊倒。

2. 易激惹，与同伴玩耍时常会出现情绪问题（如焦虑、紧张等）。

3. 不喜欢翻跟斗等头部倒置的游戏，或身体互相碰撞的游戏；避免玩各种移动的游乐设施，如秋千、旋转木马等。

4. 不喜欢或拒绝参加团体游戏或比赛活动。

（三）学习困难

1. 视物易疲劳，抱怨字体模糊或有重影；厌恶阅读，经常跳读漏读，做算术特别困难等。

2. 书写时，身体动作幅度大，力度控制不良，落笔忽重忽轻，易折断铅笔，字迹浓淡不均，字体大小不等，不能整齐地将字写在格子内，偏旁部首易颠倒，字迹混乱。抄写时常漏字或漏行。

3. 入学后完成作业困难。

二、 功能评定

（一）器具评定

器具评定是常用的评定方法之一，运用感觉统合训练器具评定必须由医生、治疗师或在其指导下进行。可用于评定的器具主要包括小滑板、大笼球等，利用所选用的器具，设定有针对性的活动，从儿童不经意做出的最初反应，发现所存在的感觉统合障碍。

1. **小滑板** 儿童对小滑板滑行方向的控制、操作滑板时手的灵活性等都有助于判断是否存在前庭双侧统合及运用能力问题。

2. **大笼球** 是评定儿童前庭平衡能力和重力安全感的重要器具。

（1）俯卧大笼球：如果儿童的头不能抬起，双手紧紧扶住大笼球或不知所措，全身紧张僵硬，则提示身体和地心引力协调不良（图5-1）。

（2）仰卧大笼球：如果儿童的头部不能稳定在正中位置，左倾或右倾，身体向同一方向滑落，则提示儿童的前庭平衡能力发展不足。

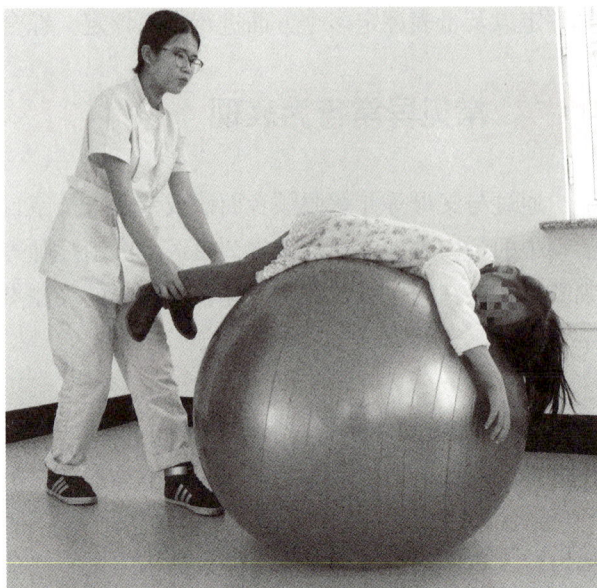

图 5-1　俯卧大笼球评定

3. **袋鼠跳** 身体平衡能力差、手脚协调不良的儿童，往往出现身体向前倾、双脚跟不上，而致摔倒的情况。

4. **旋转浴盆** 可以用来评定儿童的平衡能力及运动计划能力的成熟程度。

（二）标准化量表评定

1. **儿童感觉统合能力发展评定量表** 是目前国内常用的标准化评定量表，适用年龄3~12岁。通过量表评定，可以准确判定儿童有无感觉统合障碍及障碍的程度和类型，并根据评定结果制定感觉统合治疗方案。

（1）内容：量表由58个问题组成，分为前庭失衡、触觉功能不良、本体感失调、学习能力发展不足、大年龄儿童的问题5项。

1）前庭失衡：主要涉及大运动能力和前庭平衡能力评定，包括"手脚笨拙"等14个问题。

2）触觉功能不良：主要对情绪的稳定性及过分防御行为进行评定，包括"害羞、不安、喜欢孤独，不爱和别人玩"等21个问题。

3）本体感失调：主要涉及本体感觉及平衡协调能力，包括"穿脱衣服、系鞋带动作缓慢"等12个问题。

4）学习能力发展不足：主要涉及由于感觉统合不良所造成的学习能力不足，包括"阅读常跳字或跳行、抄写常漏字或漏行，写字比划常颠倒"等8个问题。用于6岁以上儿童。

5）大年龄儿童的问题：主要对儿童使用工具及做家务情况进行评定，用于10岁以上的儿童，包括3个问题。

（2）评分及判定标准：由父母填写量表，按"从不、很少、有时候、常常、总是如此"5级评分，"从不"为最高分，"总是如此"为最低分。得到各项的原始分后，根据儿童的年龄查表，得出标准T分。

低于40分说明存在感觉统合障碍。轻度感觉统合障碍：30~40分，中度感觉统合障碍：20~30分，重度感觉统合障碍：低于20分。

2. **婴幼儿感觉功能测试量表** 婴幼儿感觉功能测试量表（the test of sensory function in infants，

TSFI），适用于 4~18 个月婴幼儿。1989 年出版，设计者为 DeGangi 教授。有较好的信度和效度，但个别项目与评定者的经验关系较大。

3. **感觉问卷** 感觉问卷（sensory profile，SP），适用于从出生到青少年、成年。2002 年出版，设计者为 Dunn。不同年龄段有不同的量表，用于评定感觉调节功能。

4. **感觉统合和运用测试** 感觉统合和运用测试（sensory integration and praxis tests，SIPT），适用于 4~8 岁伴随有轻度至中度学习障碍或动作障碍的儿童。1989 年出版，设计者为 Ayres 博士。完整的量表一般耗时 1.5~2 小时，是最广泛且具统计学意义的评定工具。

注意：由家长填写的量表，结果可能与儿童的实际情况有出入，需对儿童进行进一步观察，并结合其他测试结果做出客观的评定。

（姜志梅）

第三节　感觉统合治疗技术

一、治疗原则

1. **以儿童为中心的原则** 治疗师必须清楚活动目标，重点是提供适当的感觉刺激并控制感觉输入的量，给儿童做出适当反应的时间和机会，及时表扬；要依儿童的反应调整活动，尊重儿童，而并非指导儿童如何做出反应；协助儿童建立自然的情绪以及自信心，用耐心培养儿童的兴趣。

2. **针对性原则** 治疗师通过详细的评定确切掌握儿童的感觉统合问题、各方面发育水平、日常生活能力和学习能力，根据儿童的问题和能力有的放矢地组织治疗性活动；感觉统合治疗器材要能提供多样的刺激，能组合出不同的活动或在一个活动中提供多种刺激。

3. **成功、快乐的原则** 活动内容、时间、频度以及难度必须适合儿童的能力水平，让其觉得"有点难又不太难"；活动必须能激发儿童的兴趣，促使儿童自己主动尝试各种活动，让儿童成功地作出适应性反应，享受成功带来的快乐，促进儿童发育。

4. **全面性治疗原则** 动态与静态、粗大运动与精细运动互相搭配，既保存适当体力，又能接受全面的刺激，使儿童的大脑能组织与统合感觉刺激信息，从而做出适应环境的反应。

二、治疗流程

（一）分析感觉统合问题

逐项描述儿童所存在的感觉统合问题，确定感觉统合障碍的类型，理顺感觉统合障碍与行为表现之间的关系。

（二）制订治疗计划

治疗计划的制定是感觉统合治疗实施的核心部分，直接关系到治疗效果。需根据评定结果制定治疗计划；根据治疗情况，动态调整治疗计划。

1. 制定原则

（1）个性化原则：从现实角度出发，根据每个儿童的功能水平、存在问题制定有针对性的治疗计划。高估与低估儿童的功能水平，都将影响治疗的效果。

（2）循序渐进原则：从小运动量、比较容易引起儿童兴趣的项目开始，逐渐增大运动量，提高动作难度。

（3）由量变到质变原则：要保证每次治疗的时间、治疗频率及治疗周期，并按要求完成每次的治疗项目。

2. 确定治疗策略　解决哪个感觉统合层面的问题（包括感觉调节层面，感觉辨别层面和动作运用层面）、运用哪些感觉刺激、设计哪些治疗性活动等，必须在实施治疗前做出决策。

3. 治疗计划内容包括治疗目标、治疗方案。

（1）确定治疗目标：如减轻感觉防御，减少自我刺激，改善姿势控制和身体认知等，最终改善自理、学习、游戏等方面的能力。

（2）制定治疗方案：根据治疗目标确定具体的治疗方案，包括治疗目的、活动内容、治疗时间、治疗频度、注意事项等内容。

（三）感觉统合治疗的实施

1. 严格按照治疗计划实施治疗。

2. 配合儿童心理辅导。

3. 进行家长咨询与指导，取得家长配合。

（四）治疗效果评定

一般在治疗 3 个月后，需进行再次评定，以了解治疗效果，提出下一步的治疗意见，及时调整治疗方案。

三、　感觉统合治疗器具

感觉统合治疗的各种器具均经过特别设计，对儿童有很大的吸引力。感觉统合治疗的有效实施必须依靠这些器具的辅助，其核心是通过使用滑板、滑梯、彩虹筒、蹦蹦床等器具整合前庭觉、本体感觉、触觉、视觉等刺激，控制感觉信息的输入，提高感觉统合能力（表 5-1）。

表 5-1　常用感觉统合治疗器材的作用与使用方法

名称	作用	感觉输入	使用方法
滑行类器材 滑板 滑梯	强化前庭系统功能； 促进双侧统合,促进身体保护性伸展反应成熟； 强化身体形象,有利于注意力集中	前庭觉 本体感觉 触觉 视觉	以卧、坐等姿势在滑板上进行种类活动,如:静态飞机式、青蛙蹬、乌龟爬行(仰卧)、滑板投球、俯卧旋转、单(双)人牵引滑行、滑板过河、滑板水平推球等;俯卧(坐姿)滑滑梯。熟练后可配合推球、取(扔)物活动等
悬吊类器材 圆筒吊缆 横抱筒吊缆 方板秋千 南瓜秋千 游泳圈吊缆 网缆	提高前庭系统功能； 纠正触觉防御； 提高手眼协调和注意力； 矫正重力平衡感,强化身体形象,促进身体协调； 改善运动计划、平衡反应、视觉运动协调	前庭觉 本体感觉 触觉 视觉	以各种不同的姿势如俯卧、坐、站等在器材上摇晃,并可结合手眼协调活动

续表

名称	作用	感觉输入	使用方法
触觉类器材 触觉板 触觉球	提供丰富的触觉和嗅觉刺激,减轻触觉防御,提高触觉分辨能力,稳定情绪	触觉 嗅觉	赤足在触觉板上行走; 触摸及感受触觉球; 熟练后可配合取物、扔物、取物-扔物活动,或与其他器具联合使用
平衡类器材 平衡台 独脚椅 旋转浴盆 晃动平衡木	提高前庭感觉机能,控制重力感,发展平衡能力;强化身体形象; 提高视觉空间、眼动控制及视觉运动协调能力; 建立身体协调及双侧统合; 增强腰腹肌及下肢肌力	前庭觉 本体感觉 触觉 视觉	静坐或跪立于摇晃平衡台上、双人扶持摇晃平衡台、站立摇晃平衡台、仰卧或俯卧摇晃平衡台、匍匐摇晃平衡台、被动站立摇晃平衡台、平衡台上蹲起; 坐独脚椅、独脚椅踢腿运动; 坐、蹲、站、俯卧旋转浴盆
滚动类器材 彩虹筒	提高姿势控制及平衡能力; 强化运动计划能力; 促进身体协调,强化身体形象概念	前庭感觉 触觉 本体感觉	俯卧彩虹筒、筒内滚动
弹跳类器材 蹦床 羊角球 袋鼠跳	抑制感觉防御; 矫治重力不安全感和运动计划不足; 发展下肢力量及上下肢协调; 锻炼跳跃能力、强化姿势控制和身体双侧统合; 有助于情绪稳定	前庭觉 本体感觉	在蹦床上双脚并拢跳,跳起时小腿后屈,足跟踢至臀部;双手抱球跳跃、与治疗师抛接球、投球入篮、击打目标等; 坐在羊角球上,双手紧握手把,身体自然屈曲,双脚蹬地,向前跳; 站在袋中,双手提起袋边,双脚同时向前跳
重力类器材 重力背心 弹力背心 重力被	强化本体觉及触觉; 稳定情绪; 提高注意力	本体觉 触觉	每次20分钟左右,间隔2个小时可重复使用
球类器材 大笼球 皮球	增强身体与地心引力之间的协调; 提高运动计划能力; 提高注视能力、手眼协调能力,强化身体形象; 提高对移动物体控制和运用的能力	前庭觉 本体感觉 触觉	俯(仰)卧大笼球 坐上大笼球 大笼球压滚 俯卧大笼球抓物 趴地推球 对墙壁打球

四、治疗性活动的应用

感觉统合治疗常用的活动非常多,而任何一个活动都同时提供了多种感觉刺激。感觉统合治疗活动设计应注意以下几点:①表面、局部活动与延伸、拓展活动相结合;②动态活动与静态活动相结合;③专业机构中进行与现实生活中进行相结合。

1. 球池活动

(1)主要作用:改善触觉防御或迟钝、提高本体感觉辨别能力、促进注意力的提高。

(2)器具:海洋球。

(3)指导重点:使用方法同前(图5-2),需注意儿童对各种感觉的喜爱、固执和排斥情况。

(4)时间:每次约30分钟,每周2~3次。

2. 大笼球压滚活动

（1）主要作用：促进身体触觉的辨别能力和触觉调节能力发展。

（2）器具：大笼球。

（3）指导重点：使用方法同前。对于触觉敏感较强的儿童，可从压背部开始。也可在儿童身上加毛巾，大笼球只装一半气体，使其体会重力感的变化。也可用花生球、触觉球代替大笼球进行此项活动。

（4）时间：每次 20~30 分钟，每周 2~4 次。

3. 俯卧、仰卧或坐上大笼球

（1）主要作用：增加前庭觉辨别能力、丰富本体觉输入、提高平衡反应能力以及纠正前庭觉调节不良。

（2）器具：大笼球。

（3）指导重点：使用方法同前（图 5-3）。不要过快，让儿童自己努力保持平衡；提醒儿童留意全身关节和肌肉的感觉，协助其控制平衡。先做好俯卧活动使其熟悉大笼球的重力感后再进行仰卧活动。

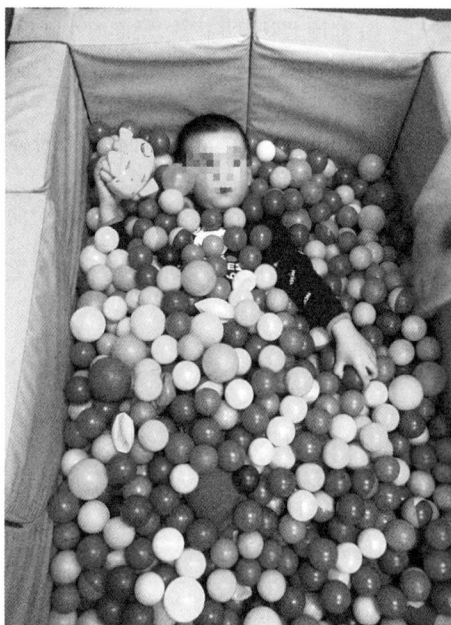

图 5-2 球池活动

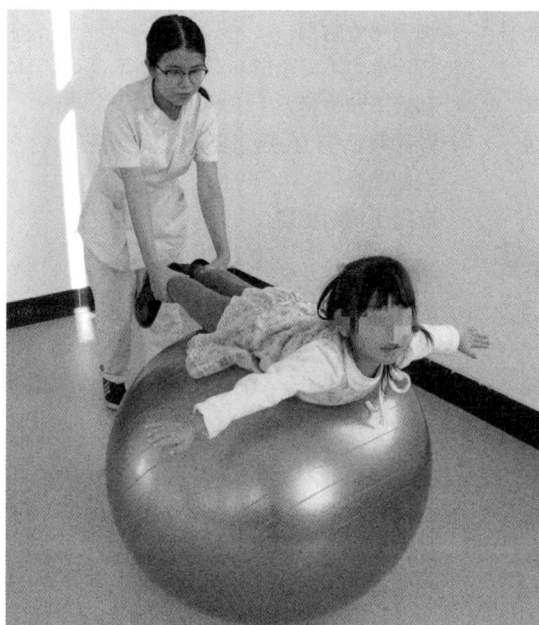

图 5-3 俯卧大笼球训练

（4）时间：俯卧、仰卧大笼球活动每次约 20 分钟，每周 3~4 次。坐上大笼球从摇晃 20 次开始，慢慢加至摇晃 50 次，每周 2~3 次。

4. 俯卧大笼球抓物

（1）主要作用：强化手眼协调、运动计划、有助于提高语言及自我控制能力。

（2）器具：大笼球、便于抓放的小玩具（积木、洋娃娃、球类等）。

（3）指导重点：协助儿童俯卧于大笼球上，保持身体平衡；将目标物置于儿童向前滚动时用手可以拿到的位置；协助儿童前后滚动，用快慢、距离判断，使儿童触摸到目标物。

（4）时间：每次约 20~30 分钟，每周 3~4 次。

5. 倾斜垫上滚动

（1）主要作用：提高前庭觉处理能力，增加本体感觉辨别以及双侧统合能力。

（2）器具：软体积木、软垫、枕头或填充的玩具。

（3）指导重点：将软体积木或软垫铺成约 20 度角斜面；让儿童沿斜面自己滚下。提醒其滚下时手、脚与头的配合；注意观察滚下时的姿势以及身体各部位协调情况。

延伸活动：滚下时也可抱着枕头或填充玩具，体会头、手、脚同时收缩时的感觉。

（4）时间：每次约 20 分钟，每周 3~4 次。

6. 彩虹筒加蹦蹦床

（1）主要作用：增加前庭重力感刺激以及增加触觉和本体觉刺激。

（2）器具：彩虹筒、蹦蹦床。

（3）指导重点：将彩虹筒放在蹦蹦床上，让儿童正爬或倒爬进入筒中，保护头部，治疗师跳动蹦蹦床。也可在彩虹筒内摇动。

（4）时间：每次约 20 分钟，每周 2 次。

7. 跪坐或静坐摇晃平衡台

（1）主要作用：增加本体感觉辨别和前庭觉辨别能力。

（2）器具：平衡台。

（3）指导重点：使用方法同前。观察儿童双手的姿势、头部倾斜的情形，以了解其在倾斜时如何处理不安感。

延伸活动：可睁眼练习 10 分钟，再闭眼练习 10 分钟，以体会两种平衡感的不同。

（4）时间：每次约 10~15 分钟，每周 3~4 次。

8. 双人扶持摇晃平衡台

（1）主要作用：提高双侧统合能力以及平衡反应能力。

（2）器具：平衡台或太极平衡板。

（3）指导重点：使用方法同前。观察儿童活动时的适应反应。摇晃时可先由治疗师带动儿童，再由两人以同一速度、彼此配合摇动。

（4）时间：从左右摇晃 20~30 次开始，再慢慢增加到 50~60 次，熟练后可达 120 次，每周进行 3~4 次。

9. 晃动平衡台投球

（1）主要作用：提高本体感觉辨别能力、手眼协调能力、前庭双侧统合能力以及动作计划能力。

（2）器具：平衡台或太极平衡板、球、纸箱或竹篮。

（3）指导重点：将纸箱或竹篮置于儿童前方 2 米（或延伸至 3~5 米）处，让儿童站在平衡台上晃动，同时手拿球，瞄准纸箱扔入，计数。

延伸活动：治疗师站在距离 2~3 米外，将球扔给晃动中的儿童，让其接住球并投出。

（4）时间：每次持续进行 20 分钟，每周 2~3 次。

10. 旋转浴盆加投球

（1）主要作用：提高视动整合能力，改善前庭觉的调节障碍以及提高动作计划能力。

（2）器具：旋转浴盆、盒子或篮子、球。

（3）指导重点：让儿童坐在旋转浴盆中，治疗师协助旋转中将手中的球投向固定的盒子（篮子）内。活动中，可变换旋转的速度及投球目标的位置。旋转速度不宜过快。注意儿童在追寻注视目标时有无过多的眼球运动。

延伸活动：可同时在周围放置多个盒子，观察其依指令将球投入不同盒子的效率和准确率。

（4）时间：每次约进行 30 分钟，每周进行 2~3 次。

11. 独脚椅踢腿运动

（1）主要作用：增加前庭觉、本体感觉的运用，维持平衡，提高动作计划能力以及注意力。

（2）器具：独脚椅、球（大小各一）、大积木、木门、纸箱（篮子）。

（3）指导重点：使用方法同前。也可将球放在脚前，用单脚踢球至墙壁弹回来。在儿童前1~3米处，用大积木搭成一个小洞或放置纸箱（篮子、木门），让儿童用单脚踢球入门或用单手（小球）、双手（大球）投球入门。

延伸活动：治疗师在旁边拿一大彩球连续扔高接住，让儿童随着球移动而移动视线。

（4）时间：每次进行20~30分钟，每周进行2~3次。

12. 悬吊类器材活动

（1）主要作用：俯卧网缆可改善身体协调不良并帮助触觉调节；网缆站立可改善触觉防御或迟钝以及提高前庭觉刺激。

（2）器具：网缆、方板秋千、小玩具、球、积木。

（3）指导重点：使用方法同前（图5-4）。吊缆下可放蹦蹦床或软垫以保证安全。可配合音乐或唱数以增加趣味性。悬吊器材的具体选择，需结合儿童意愿以及障碍程度。

（4）时间：每次进行20~30分钟，每周进行2~3次。

13. 圆筒吊缆

（1）主要作用：提高视动整合能力，促进前庭觉、本体感觉辨别能力以及动作计划能力。

（2）器具：圆筒吊缆。

（3）指导重点：使用方法同前（图5-5）。可以让儿童在活动时与治疗师相互注视，训练眼球控制能力或相互投接球，强化身体操作。

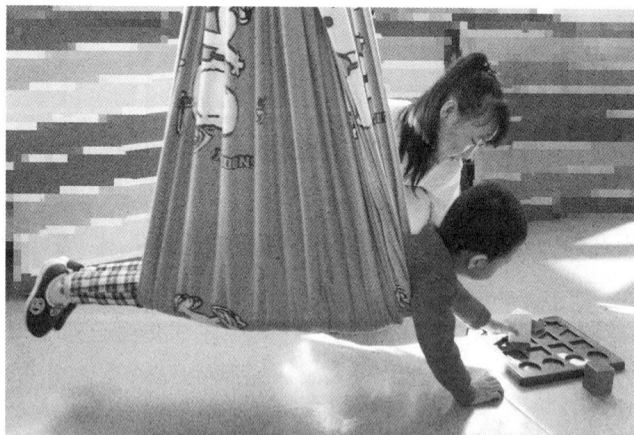

图5-4　网缆

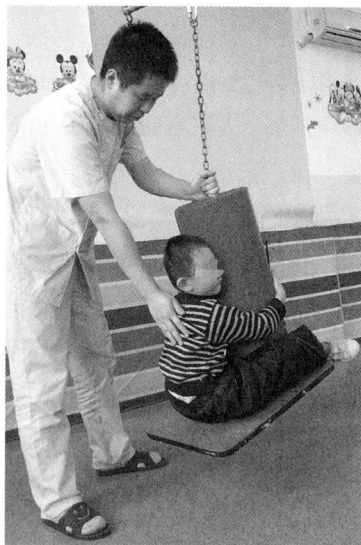

图5-5　圆筒吊缆

（4）时间：每次约持续30分钟，每周进行2~3次。

14. 横抱筒吊缆加手眼协调活动

（1）主要作用：提高视动整合能力，促进前庭觉、本体感觉辨别能力以及动作计划能力。

（2）器具：横抱筒吊缆、套圈。

（3）指导重点：活动中进行套圈，可一次给10个圈，观察其投掷的方向与准确度。

（4）时间：每次进行 20~30 分钟，每周 2~3 次。

也可在横抱筒吊缆、横抱筒吊缆取物、横抱筒吊缆击打目标、横抱筒吊缆上做姿势变化等活动。

15. 蹦床

（1）主要作用：丰富本体感觉输入，加强足底触觉刺激，提高前庭辨别能力。

（2）器具：蹦床。

（3）指导重点：使用方法同前。熟练后可做 90°回转和 180°回转。可配合音乐做动作，也可鼓励儿童弹向空中时唱歌。

（4）时间：每次进行 20~30 分钟（跳 80~100 次），每周进行 2~3 次。

16. 蹦床加手眼协调活动

（1）主要作用：改善前庭觉的迟钝状态、提高注意力以及动作计划能力。

（2）器具：蹦床 2 个、跳绳、网。

（3）指导重点：治疗师与儿童各站在一个蹦床上，边跳边进行抛接球（图 5-6）；让儿童在蹦床上跳跃时加上跳绳活动，跳绳的次数可不断增加；可在蹦床上空吊一个网，让儿童在跳起时投球入网，记录入网的球数。

延伸活动：在空中多放置几个网，让儿童在跳起时将球投入指定的网。也可让两个儿童同时进行，提高趣味性。

（4）时间：每次约持续进行 30 分钟，每周进行 2~3 次。

17. 袋鼠跳

（1）主要作用：提高前庭双侧统合能力、本体感觉辨别能力以及前庭觉处理能力。

（2）器具：跳袋。

（3）指导重点：使用方法同前。也可让儿童闭上眼睛感受对其身体的控制感（图 5-7）。

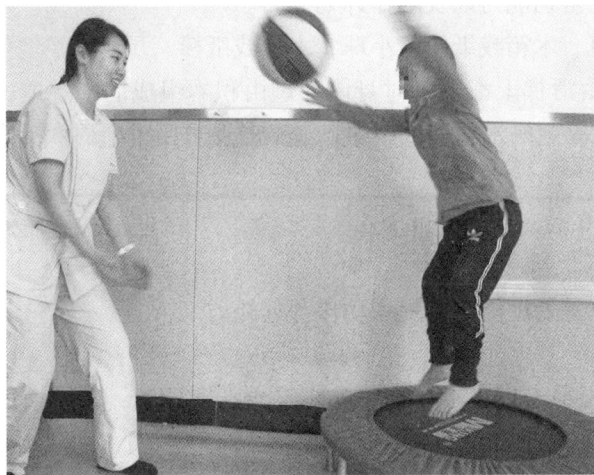

图 5-6　蹦床抛接球

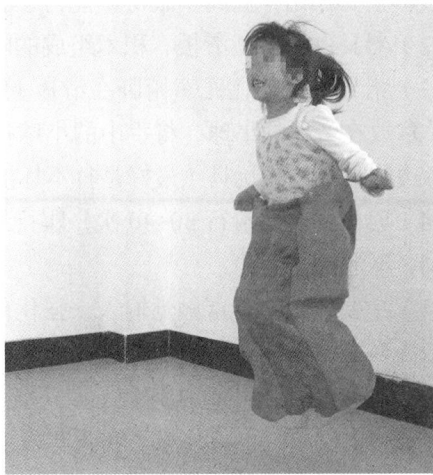

图 5-7　袋鼠跳

（4）时间：每次持续跳跃 20~30 次，每周进行 2~3 次。

18. 滑板

（1）主要作用：感受重力变化，强化触觉输入，提高前庭觉辨别能力，促进视动整合以及前庭觉调节能力发展。

（2）器具：滑板、绳子、呼啦圈。

（3）指导重点：按前述静态飞机式、乌龟爬行、单人牵引滑行、双人牵引滑行方法进行（图5-8）。

（4）时间：每次约持续进行30分钟，每周进行3~4次。

19. 滑梯

（1）主要作用：增加本体感觉输入，促进前庭觉处理能力以及双侧统合能力发展。

（2）器具：滑梯、滑板、呼啦圈或木棒、长绳索。

（3）指导重点：可按前述俯卧滑滑梯方法进行（图5-9）；也可让儿童俯卧在小滑板上，由治疗师以呼啦圈或木棒从下向上将其拉上滑梯；还可让儿童与治疗师共坐小滑板，从上向下滑下来。

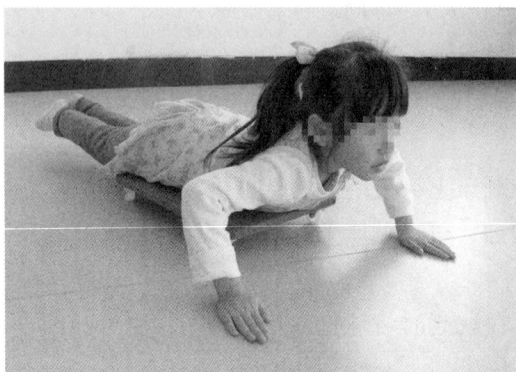

图 5-8　乌龟爬行

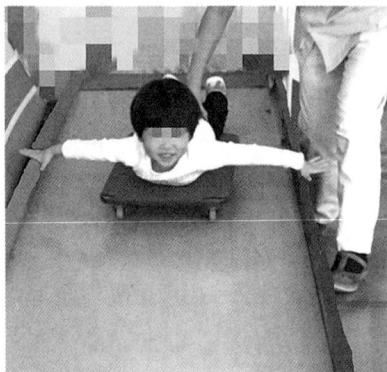

图 5-9　俯卧滑滑梯

延伸活动：采用倒滑的方式，头上足下向下滑；或用一根长绳索，治疗是站在滑梯上，完全由儿童靠自己的力量爬行上来。

（4）时间：每次约滑行20~30次，爬行10次，每周进行3~4次。

20. 滑梯加手眼协调活动

（1）主要作用：提高手眼协调能力、感觉辨别能力以及动作计划能力。

（2）器具：滑梯、滑板、积木组成的隧道、木箱或纸箱、小球、木棒或纸棒、玩具。

（3）指导重点：让儿童俯卧在滑板上，由滑梯上滑下来时身体穿过由积木组成的小隧道；滑下时伸手拿放在旁边的小球，将手中的小球投入固定的木箱或纸箱中；滑下时还可用手中的木棒或纸棒击打旁边的目标物或玩具（最好是打不坏的）。

（4）时间：每次滑行30~40次，爬行约10次，每周进行3~4次。

21. 球池综合活动

（1）主要作用：丰富触觉输入，强化前庭觉处理能力，提高动作计划能力。

（2）器具：海洋球、吊缆、皮球、软垫。

（3）指导重点：儿童从高台上跳下，先用手击打吊在半空中的皮球再跃入球池；从吊缆上跳到球池中；爬上软垫，再拉住悬吊在天花板上的绳索，跃入球池中。

（4）时间：每次约持续进行20~30分钟，每周进行2次。

22. 仰首投球

（1）主要作用：强化前庭觉辨别能力，提高手眼协调以及增加眼球移动控制能力。

（2）器具：球。

（3）指导重点：在儿童面前1~3米处放置一个竹篮或纸箱，让其趴在地上，抬高头颈，眼睛向前看，用双手将球投入竹篮或纸箱中。

（4）时间：每次连续投接球40~50次，每周进行2~3次。

（姜志梅）

第四节　感觉统合辅助治疗

一、感觉餐单

感觉餐单（sensory diet）是一种治疗策略，是作业治疗师在替儿童做感觉统合疗程时的重要部分，是指按照个别儿童的感觉需要而设计的多重感官活动，就像是均衡的菜单一样，能为神经系统提供适当的营养素，帮助儿童维持稳定的情绪及对环境做出适当的反应，感觉餐单的感觉大多针对三大感觉系统：触觉、前庭觉与本体觉。

1. 治疗机理和目的　儿童必须经历丰富的感觉经验，才能得到发育。对大脑发育而言，感觉信息如同其营养，影响着功能、结构、神经递质的变化。治疗人员针对感觉统合障碍儿童的问题设计的"感觉餐单"，可以指导儿童进行有目的、有计划地活动，将治疗贯穿在全天当中，使得其觉醒状态尽可能地维持在理想水平，提高感觉调节能力，提高姿势控制、动作协调性、动作运用能力，发展游戏、生活自理、社交、工作生产能力等多方面技能，减少自我刺激和自伤、自残行为。

2. 适应证　所有感觉统合障碍儿童。

3. 方法　感觉餐单的制作需要考虑到多种要素，包括时间、空间、活动的可调整性、儿童的兴趣、治疗团队的接受能力。如每项活动的持续时间、活动与活动之间的时间间隔，治疗环境的安排，训练器材的配备和安装、活动流程的调整、活动与活动之间的合理搭配等。建议的感觉餐活动：

（1）触觉活动：可促进手部与手指的知觉能力、精细动作和注意力，如①触觉识别：手柄放到不同的物品中摸摸看，物品可以是沙子、不同的豆子、麦片等等；②寻宝：将小东西藏在黏土中，用手指将其找出来。

（2）本体感觉活动：接/投球、豆袋、布偶；拔河游戏等等。

（3）精细动作活动：使用镊子；双手操作玩具如乐高、串珠；夹衣夹、拼图等。

（4）粗大动作活动：秋千活动，利用安全的秋千、毯子、吊床提供前庭刺激；跳格子、接球；学动物走路：青蛙跳，螃蟹走路、熊走路等等。

二、Wilbarger 治疗法

感觉防御包含对来自于任何感觉形式的感觉的畏避反应。治疗感觉防御的 Wilbarger 方法基于相信在短期时间内经常重复特定感觉经验会有效地减少感觉防御的症状。方法包含综合的、密集的以及个别化的方案。

1. 治疗机理和目的　深度压觉、本体感觉如肌肉阻力、关节牵引、挤压以及前庭觉的输入会影响环境感觉输入的适应与调节。这些形态的感觉经验被认为对降低感觉防御反应有效是因为中枢神经系统的输入的总体整合结果。

2. 适应证　年龄在 2 个月以上（早产儿为纠正年龄）、生命体征平稳的感觉防御者。所有个案应该考虑医疗史、心理状况。

3. 方法

（1）工具：选用柔软的高质量手术刷。

（2）治疗部位：手臂、手掌、背部、腿部、足底以及躯干和四肢关节。

（3）操作顺序：先擦刷皮肤，再挤压关节；先从感觉防御相对较轻的部位开始，通常从下肢开始，从手、足开始，最后处理症状最严重的部位。

（4）擦刷方法：治疗师手拿手术刷，直接刷在儿童皮肤上，用力将刷毛压下去，先顺着汗毛生长方向，慢慢地、连续地、均匀用力地移动刷子，每个部位只刷一次，不断更换擦刷部位。

（5）关节挤压方法：每个部位擦刷后立即进行稳稳地、重重地、有节奏地挤压关节 8~10 次，包括指间小关节，也可以鼓励儿童跳跃、俯卧撑，挤压四肢大关节和脊柱关节。

（6）治疗频率：每 90 分钟至 2 小时治疗一次，但频率和时间安排取决于日常活动安排及个案独特的需求。

4. 注意事项

（1）操作者必须经过职业培训，正确掌握治疗方法。

（2）避免在皮肤破损处擦刷，避免在同一部位重复刷，尽量避免刷子抬离皮肤，注意皮肤反应，禁止擦伤皮肤。

（3）不可在胸部、腹部、会阴部、腹股沟、臀部、头部、脸部擦刷，以免引起神经系统不良反应和儿童抵触情绪。

（4）本方法不作单独使用。

三、水域活动

水域活动（water-based intervention）是指以水为介质组织的治疗性活动。水是一种具有强大动力的治疗性介质，儿童在水中进行全然不同的活动和学习，一边娱乐一边治疗，获得了全面丰富的感觉经验，并促进心肺功能、肌力、体能、姿势控制、人际关系、情绪、日常生活能力的全面发展。

1. **治疗机理和目的** 水域活动具有类似于感觉统合治疗的效果。水能为儿童提供多种感觉信息。水的流动性以及水流方向的不断变化，可以使皮肤触觉感受器始终处理敏感化状态，不断向中枢传送触觉信息。儿童在重力和水浮力的共同作用下，可以进行水平、垂直、倾斜等任意平面、任意姿势的运动，产生丰富的前庭觉信息，尤其是前庭觉加工缺陷的儿童，因为去除了姿势平衡中的视觉因素，会更有助于提高前庭觉加工能力。水中运动中对水黏滞性、流动性、压力的抗阻力运动以及水对皮肤触觉感受器的挤压，可以产生与陆地活动截然不同的本体觉。在水中组织球类活动、小组游戏，有利于发展儿童组织计划、专注力、认知学习、沟通和社交能力。

2. **适应证** 水域活动适用于所有人，特别是各类残疾人士，包括脑瘫、认知学习行为障碍、社交沟通障碍、情绪障碍等。

3. **方法** 学习游泳，如借助 Halliwick 方法等分步指导儿童学习游泳；组织一对一或小组活动，如让儿童在水中行走、踩水、划水、上下跳、转圈、漂浮、潜水、抢水球、打水枪等各类游戏，在享受水中活动的快乐中改善感觉调节和动作运用能力，学习游戏规则，促进动作、语言、认知、情绪、社交技能的全面发展。以水为主的介入的好处，在水中可以改善许多要素的。这些包括呼吸和吸气的控制、稳定与移动、规律性与协调、体适能、日常活动、自尊以及社会与情绪的发展。在水里警觉也会增强，因此个案会变得更觉察他们的身体及周遭的状况。有感觉防御的个案也会正向地反应水中提供的这些种类触觉刺激，并且也会发展自我照顾、工具性日常生活活动及休闲与兴趣。

四、 眼动控制

在感觉统合理论中，视觉系统并非为主干感觉系统，使得一些眼球运动缺陷问题及其评定和干预未得到足够的重视。直至近十余年来，作业治疗师才将视觉治疗中的眼动控制（oculomotor control）结合在感觉统合的评定和治疗中。

1. **治疗原理和目的** 视觉快速、连续地从环境中获取信息与眼球基本运动技能密切相关，即需要有视觉注意、固视、扫视、追视、旋转运动、辐辏、辐散等技能，需要在中枢神经系统正确支配下视觉系统与前庭系统、本体觉系统密切配合。前庭觉 - 眼球 - 颈之间相互联系互为影响的三角关系，使个体在凝视静态目标时，能做到稳定头颈、双眼固视在目标物；而个体在追视移动目标时，双眼随头颈平稳地移动平滑地跟踪目标物。前庭系统向视觉系统提供空间定位和空间定向信息，产生"空间视知觉"。前庭觉、本体觉与视觉系统的整合，协调头、眼和身体的运动。在前庭 - 视球 - 颈部本体觉的三角关系中，任何一方功能受损都会影响到三角关系的稳定性。增加前庭觉、本体觉输入，提高前庭觉、本体觉和视觉的整合能力，可以诱发改善眼动控制的发展。

2. **适应证** 发育迟缓、学习障碍、注意缺陷、各种脑损伤儿童存在眼球基本运动技能缺陷和视感知障碍者。

3. **操作方法**

（1）注视和追视训练：让儿童在悬挂器材上（或铁锅等可转动器具），取坐、卧、侧卧不同姿势，通过顺时针或逆时针旋转活动激活前庭觉，旋转结束后引导儿童水平、垂直、前后和对角线注视、跟踪一个玩具，然后交替看两个一前一后放置在其正前方的小玩具，一个距离眼30cm，另一个约50~90cm左右。

（2）立体觉和动态视力训练：在全身性大幅度活动中引导儿童持续注视目标物，如让儿童坐或卧在秋千或滑板上，在大幅度地摇晃秋千或滑滑梯过程中，引导儿童持续注视目标物。

（3）手眼协调能力训练：在蹦床中与作业治疗抛接球、跨越障碍物拿取目标物、在黑板上练习画横"8"和竖"8"以及各种形状线条等，训练手眼协调活动。

4. **注意事项** ①前庭刺激活动的旋转速度和剂量必须视儿童反应而定，不可过度刺激；②注视训练中所用的两个玩具应有明显不同，且都不宜太大；③注视训练容易发生视觉疲劳，需及时发现，遮眼休息。

五、 口部感觉运动治疗

儿童口腔感觉运动功能缺陷相当多见，口腔感觉运动训练有利于改善口腔感觉、提高运动功能。治疗人员利用一些口腔工具，通过游戏方式系统性、层次性地处理口部感觉，提高口部肌肉的运用功能，改善进食、言语、口腔行为功能。

1. **治疗原理和目的** 口腔是身体的一个非常重要和隐私的部位。口腔的神经支配相当丰富，口腔可以发生各种感觉调节障碍、运动障碍和心理行为问题。口腔感觉包括了触觉、本体觉、嗅觉、味觉，每种感觉都可以发生反应低下、反应过高、或感觉寻求。口腔肌肉运动障碍包括口腔各器官的活动稳定性、活动度、分离运动、分级调控、吸吮 / 吞咽 / 呼吸失协调等方面的问题。口腔的感觉和运动障碍又会并发或继发一系列与口部相关的心理行为问题。口部感觉运动治疗有助于增强大脑对口腔结构的意识，促进口腔感知正常化，并进一步提高全身感觉统合功能；提高口腔器官高级精确活动功能，包括分离活动、分级调控能力、线性关系、呼吸与发音器官的协调准确性；发展正确的进食态度和行为，最大限度地参加与进食相关的社会活动，享受更多进食快感。

2. **适应证** 所有存在进食技能发育不全、吞咽障碍、语言发育迟缓、构音障碍、流涎、唇腭裂、口腔感觉调节障碍、口腔感觉性运动障碍、口吃、流畅障碍、声线问题的儿童。

3. **方法** 包括体位和姿势管理、感觉处理、口腔活动训练。端正坐姿是最理想的治疗体位和姿势，有利于儿童正确接收前庭觉和本体觉反馈，使口部能适应消化、呼吸、神经系统的功能状况，并为儿童提供了与治疗人员之间沟通和学习的机会。感觉处理包括通过全身性活动调整儿童的觉醒状态，以及口部局部感觉分级处理。口部局部感觉处理需要使用海绵棒、各类振动棒、小喷壶、各类食物、或戴上手套的手指等为工具，以合适的力度按摩口腔各个部位，提高口部感觉调节能力和觉察功能、辨别功能等。口腔活动训练需要使用各类牙胶、吹气笛、不同型号的吸管、各种食物等等，通过有目的地进食和游戏，让儿童快乐地活动口腔器官和发声器官，从而提高下颌稳定性和分级活动功能，圆唇、展唇、合唇等唇颊控制能力，舌的活动度，软腭功能，以及发声器官的协调性活动。

六、 自然环境治疗

感觉统合治疗的最终目标是提高儿童的社会参与能力。自然环境治疗，是儿童将治疗室所学的能力应用于日常生活、劳动学习、游戏休闲中的桥梁，可以使儿童取得更大更快的进步，更好地融入社会。

1. **治疗机理和目的** 自然环境为儿童所提供的丰富多样的感觉信息，让儿童接近自然，与周围世界接触，土地、庄稼、动物、植物以及真实生活中劳动学习任务，能增加儿童对周围事物的兴趣和注意，调动儿童的主观能动性（内驱力），学习新技能，丰富词汇量，提高泛化能力，更好地认识自我和处理人与人之间的关系，建立自信心。

2. **适应证** 有冲动、自残、自伤等行为障碍的儿童，有语言发育迟缓、沟通障碍、缺乏社交技能的儿童（如孤独症谱系障碍），以及各类发育迟缓、学习障碍的儿童，在经过一段时间感觉统合治疗后，大脑感觉调节、感觉处理能力有了较明显提高后，可以走进大自然接受训练。

3. **方法** 根据环境条件和儿童的兴趣，为儿童精心组织、合理设计活动。活动可以在社区、公园、农场等各种环境中进行。如让触觉防御的儿童与伙伴一起参与农场活动，抬运大冬瓜活动可以提供了丰富的手部触觉、全身本体觉信息，提供了学习与伙伴合作、建立伙伴关系的机会。让社交障碍的孤独症谱系障碍儿童照料农场动物，通过与动物的交往过渡到与人交往。学习障碍的儿童，在喂鸡、除草、摘水果等劳动中，可以运用农场中可以感触到的实物学习数学计算。重力不安全感的儿童，在儿童社区、公园与正常儿童一起攀爬、蹦跳、荡秋千、骑旋转木马、骑自行车、滑滑板、放风筝等等，都有利于提高前庭调节功能、手眼协调能力、动作计划能力和动作运用能力，学会适应。

七、 综合干预技术

感觉统合障碍包含感觉运动、语言认知、社会心理等多方面的功能障碍，影响儿童的作业表现。在感觉统合治疗过程中，治疗人员往往需要综合运用多种康复理论和技术，如人体发育学、感觉运动、学习理论等多种理论和技术等。

（一）神经发育疗法

感觉统合治疗和神经发育疗法之间有很多相近之处，两者有共同的神经学基础，都强调了感觉与动作之间的关系，采用运动控制、运动学习理论解释运动障碍。同时，感觉统合治疗和神经发育疗法之间又存在明显不同之处（表5-2）。两者为儿童发育障碍提供完整、互补的解释。因此，在为脑瘫儿童提供感觉统合治疗过程中，治疗人员往往会综合运用神经发育疗法以引导儿童以更好的运动模式作出适应性反应。如一个前庭反应低下、躯干旋转不充分、骨盆和下肢无分离活动的痉挛型脑瘫儿童，治疗人员帮助儿童在大笼球上头低脚高位向两侧翻身，既提供了丰富的前庭觉、本体觉、触觉、视觉等信息，又能抑制躯干和肢体的肌张力，改善旋转躯干、双下肢和骨盆分离功能，两种技术的结合可以同步改善感觉调节和翻身运动能力。

表 5-2　感觉统合与神经发育疗法的区别

	感觉统合（SI）	神经发育疗法（NDT）
理论创建目的	解释感觉统合功能障碍的感觉处理过程及干预	解释脑瘫患儿动作障碍的模式及治疗
评定方法	理论本身的标准化评定 SIPT，以及其他量表 SP、TSFI 等及临床观察	强调对功能障碍的临床观察分析，及标准化评定如婴幼儿动作评定等
治疗目标	增加感觉处理能力以提高动作运用、学习、社交及情绪控制等功能	促进正常运动的发展，抑制异常运动模式，增强和促进功能性动作的发展
治疗核心	使感觉加工过程正常化，以产生适应性反应	控制关键点，促进姿势控制和动作的发展
孩子与治疗师角色	孩子更为主动参与活动，治疗师通过改变环境为孩子提供直接反应的机会	治疗师控制治疗的计划与执行，用双手直接引导孩子身体
环境及辅助工具	空间要求大，使用工具多，有悬吊设备、滑板、滚筒及不同质地的设备	不必有大空间大设备，充分运用治疗师身体，及一些基本设备如滚筒、楔形垫、大笼球等

（二）感觉刺激

感觉刺激是一种治疗技术，很容易与感觉统合治疗相混淆。感觉刺激通常用于感觉调节障碍儿童中，被动输入感觉信息，不强调行为输出，比如，让儿童坐在秋千上接受被动摇晃 10 分钟，无视其有无刺激的需求和愿望，以及是否对刺激做出主动反应。而在感觉统合治疗中，只有最低层次的适应性反应为被动地感觉刺激，即便如此，治疗师也会非常谨慎和重视儿童对刺激的反应。被动的感觉刺激不是感觉统合治疗，在感觉统合治疗中结合感觉刺激，有助于丰富感觉信息输入，提高训练效果。如肌张力低下儿童直跪于方板秋千上投掷沙包，治疗师会经常轻快地拍打、敲击其身体，保持躯干、骨盆的稳定性；或用刷子或毛巾等擦刷手部鼓励手的主动运用，将感觉统合治疗与感觉刺激有机地结合在一起。

（刘晓丹）

第六章
手及上肢功能康复

第一节 概 述

一、手与上肢的整体性地位

人与生俱来都拥有双手去进行劳动和生产，手与人的生活作业息息相关。从进化的角度来看，人类的直立行走解放了双手，人们使用双手进行生产创造。因此手与上肢是人体最重要的器官之一。

上肢作为手的依托，承担着手的各种运转和使用。上肢和手作为一个直接的整体，存在密不可分的关系。以生活中常见的作业分析，如伸手抓杯子喝水这一简单动作来说，在手抓握之前，需要经过肩关节，肘关节和腕关节等各个关节的灵活性及选择性控制，才能保证手到达的位置以及在这个位置上保持的时间。

手与上肢涉及了人的精细操作能力，如抓握，侧捏，释放，对指等等。从中枢神经支配的角度考虑，手与上肢占了大脑中枢近三分之一的皮层神经调控，可见其重要性和复杂性。除了常见的日常生活活动外，手与上肢还是人类进行情感交流和言语表达的有利工具，是人类进行生活作业的重要器官。总而言之，手与上肢在人们的生活中扮演着无可替代的重要角色。

二、手与上肢的功能性活动以及常见功能障碍

（一）手与上肢的功能性活动

常见手与上肢的功能性活动，如伸手抓握，投掷，拎重物，捡弹珠等等。手与上肢的功能性活动是人们进行日常生活活动的重要体现，同时也是自我防御功能的体现。当突然摔倒在地的时候，人们都会有同样一个反应，即伸出手去撑地防止脸着地摔伤。手与上肢应该是一个整体性的过程，手功能依托于上肢的稳定性功能，而上肢更多的功能需要依靠手的精细动作体现。此外躯干以及下肢的协调稳定也是手功能的前提。因此手功能不只是我们所理解的手部的一些活动，而是一个整体性的概念。手功能包含其局部的感觉、运动功能，还包含以上肢功能为依托，在躯干和下肢的整体协调和平衡下进行的一系列功能性活动。

（二）手与上肢常见的功能障碍

1. 骨骼肌肉系统疾病 造成手与上肢功能障碍的原因来源有很多，常见骨骼肌肉系统疾病，如骨折或脱臼、肌肉或肌腱损伤或发炎、关节及韧带扭伤、关节炎、截肢等。

2. **神经方面**　又分为外周神经损伤和中枢神经系统疾病。外周神经损伤比如桡神经损伤导致的垂腕等，正中神经受压迫引致的腕隧道症候群，新生儿产后臂丛神经损伤等。中枢神经系统常见如脑卒中，脑外伤、帕金森病，脊髓损伤等神经系统受损引起的手臂活动不利。

3. **其他**　各种乳腺癌后上肢淋巴水肿，烧伤也是引起手臂功能障碍的常见原因。

过去人们关注手与上肢功能障碍，通常只留意到由于外伤，骨折等引起的手功能障碍，而忽略了由于脑损伤所带来的手部问题。以脑卒中为例，脑卒中后约有55%~75%的患者会遗留肢体功能障碍，而手功能障碍占到其中的八成以上，这其中只有30%的患者能实现手功能的完全恢复。手功能康复特别是脑损伤后的手功能康复已经成为世界性的难题。

三、手与上肢功能康复原则

（一）肌肉骨骼疾病方面

手与上肢肌肉骨骼损伤的康复原则及注意事项如下：

1. **体位摆放**　一般常被提到有手的功能性位置（functional position）、手的安全固定位置（position of safe immobilization，POSI）及手的休息位置（resting position）。

2. **水肿控制**　给予适当压力（如弹性束套）、回溯性按摩（retrograde massage）、冰敷（ice compress）、电刺激（galvanic stimulation）。或将受伤肢体抬高至心脏高度以上，并搭配上述的治疗方式对于水肿的控制是有帮助的。

3. **减轻疼痛**　在疼痛控制方面，作业治疗师的角色是根据复原阶段和治疗团队的指示而定。当疼痛急性期稳定后，作业治疗师着重在为个案设计专属的教育计划，帮助个案在生理、心理上做出生活方式的改变，以达到并减轻疼痛并维持最佳的功能。

4. **固定**　可使用吊带、石膏、矫形器（orthosis）、支架（brace）来保护支持受伤肢体。在必要的固定期间，先要保持未受影响手指的动作活动度，不要变僵硬。过长的固定不动期，和水肿、疼痛有很大的因果关系。

5. **运动**　针对不同时期，运动均有不同的指向作用。早期的运动能避免制动所产生的副作用，如：关节僵硬、废用产生的萎缩、肌肉无力。中后期主要以恢复患者的功能性为主。

6. **日常生活活动**　当个案的医疗状况开始稳定后，职能治疗师透过做活动分析来确定在每一个进步时期个案如何安全地使用受伤的肢体来执行日常生活活动。但若个案的状况是属于慢性疾病，那么治疗师要建议一些替代方法（alternative methods）、设备调整（adaptive equipment）或环境改良（environmental modification），使个案可以安全地执行职能活动。

（二）神经系统疾病方面

目前关于神经系统损伤的康复原则，国内外学界并没有统一的定论，有学者指出基于脑卒中在世界范围内的普遍性，在适当情况下，可以参照脑卒中康复干预的原则，指导其他神经系统疾病的康复进程。关于神经系统损伤的康复原则和注意事项，总结起来主要有以下几项：

1. **以国际功能、残疾和健康分类（ICF）为导向**　神经疾病的患者在活动和锻炼的过程中，目标的设立应建立在三个层面，即提高患者的躯干功能，增加患者的独立性，鼓励患者进行社会参与性活动。

2. **团队合作，整体康复**　神经康复应该是一个系统性的完整过程。在整体康复的理念下应强调团队的合作。在神经康复团队里头，应有康复医生，患者，家属，康复治疗师，康复护士以及社会工作者等成员，围绕患者的功能障碍，设计合理的目标和完整的康复治疗流程。

3. **基于循证实践的康复理念** 在给患者进行康复治疗时，以基于循证医学的理念。在循证的理念下进行康复治疗，使患者在最短的时间内获得最佳的治疗效果，提高治疗效率，节约医疗成本。

4. **以治疗结果为出发点** 在康复治疗流程，患者的治疗结果是一项至关重要的客观指标。基于治疗结果判断相关康复项目是否有效。了解治疗效果，找出患者的存在的问题，重新调整方案，并制订进一步的治疗方案，重新预测患者的治疗结果。

5. **注意事项** 在训练过程中要注意患者的疲劳程度，避免过度疲劳；治疗时体位应适当，要避免瘫痪部位受压及摩擦，预防压疮发生；治疗时注意监控患者的生命体征，确保生命体征平稳；强调患者的主观能动性，以功能活动为导向。

除了以上原则和注意事项外，应把握神经康复过程中，不同康复时期下应进行的康复治疗的疗程，关注动作学习的治疗环境，以及应该分析与神经损伤相关的动作行为和感觉功能的成分分析，并始终将患者的安全放在第一位。

（贾 杰 张瑞昆）

第二节 手与上肢功能障碍评定

一、感觉功能评定

手和上肢除了可以完成各种动作，更是重要的感觉器官，可以为人体提供周围环境的温度、质地、形状等诸多信息。

1. **目的** 感觉功能评定的目的是了解感觉障碍存在与否、缺失的程度和恢复的情况，感觉检查的结果可为康复方案的制定和调整提供重要的参考。在作业治疗中，需要根据手和上肢的感觉功能情况来选择相应的作业活动。

2. **内容** 手和上肢的感觉功能评定包括浅感觉检查、深感觉检查和复合感觉检查。浅感觉包括触觉、痛觉、温度觉和压觉，深感觉包括运动觉、位置觉和振动觉，复合感觉则包括皮肤定位觉、两点辨别觉、实体觉、图形觉等。各类感觉的具体评定方法可参考《康复评定学》中相关的章节。

3. **量化感觉评定** 随着各类定量感觉评定工具的应用，可以对手和上肢的感觉功能进行更客观、可信的评定。常规的感觉检查通常受评定者的主观影响较大。

（1）Semmes-Weinstein 单丝感觉检查器：该检查采用 5 种型号的尼龙单丝，单丝一端游离，另一端装在手持塑料圆棒的一端上，丝与棒成直角，能够比较量化地评定触觉功能。检查者需要寻找患者手和上肢各区域所能感知的最细单丝，从而精确画出皮肤敏感性丧失的部位和区域范围（图 6-1）。

（2）Weber 两点辨别觉试验：Weber 两点辨别觉试验也是广泛使用的感觉检查试验之一，检查使用 Disk-Criminator 或是 Boley 量规，通过无规律地用一点或两点触丝轻触患者来检查手和上肢各区域所能辨别的最小距离，从而测试不同区域的神经末梢数量（图 6-2）。

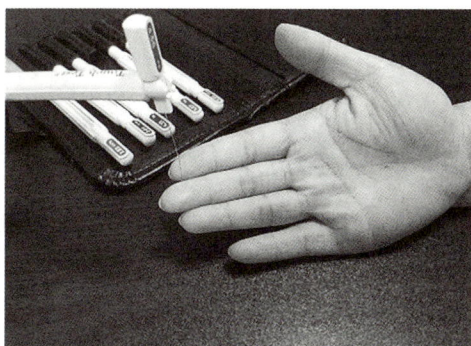

图 6-1　Semmes-Weinstein 单丝触觉功能检查

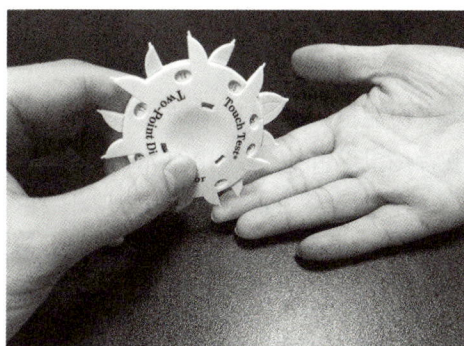

图 6-2　Weber 两点辨别觉试验

（3）神经传导速度测定：电生理检查如神经传导速度测定也可以用于感觉功能评定，但其主要反映的是较大的神经纤维的病变，对于轻度的感觉障碍和小神经纤维的病变往往难以检测和诊断。

二、运动功能评定

（一）肌肉力量评定

1. **肌力**　手臂及手的肌力测量，可以用徒手肌力检查法和等速肌力测量法。

2. **握力和捏力**　评定手部运动功能，手握力及指捏力是重要的指标。一般使用握力测量器来测量握力，使用捏力测量器来测量指捏力。手握力和指捏力在不同年龄层相差极大，且均随年龄之增加而增加。左手握力及捏力平均值大约是右手的 90%~100%。女生握力的平均值约是男生的 81%。

（二）关节活动度评定

手部关节活动度的测量用关节量角器，对于单个关节的问题，采用此方法可以较客观和更加量化地评定关节活动度。对于多个关节的问题，为了测量的方便可采用总主动活动度（total active motion，TAM）进行评定。

总活动度 =（远指、近指及掌指关节屈曲活动度之和）–（远指、近指和掌指关节伸直时的欠伸度之和）。

正常为 270°；优：> 健侧的 90%；良：> 健侧的 75%；可：> 健侧的 50%；差：< 健侧的 50%（表 6-1）。

表 6-1　总主动活动度

总主动活动度（TAM）	
分级	与正常侧 270° 的百分比
优	> 健侧的 90%
良	> 健侧的 75%
可	> 健侧的 50%
差	< 健侧的 50%

骨折或关节损伤急性期应避免关节被动活动度测量，肌腱愈合早期也应避免进行使肌腱张力增大的主动和被动关节活动度测量。测量时应注意患者的体位。

（三）手操作功能评定

手的操作功能包括粗大和精细的运动，可以在标准环境下观察患者用电脑和书写、扣纽扣、系鞋带、用钥匙开门等动作，并在上述活动观察钩状抓握、圆柱状抓握、球状抓握和指腹捏、指尖捏、侧捏、三指捏等动作。临床中也可采用一些量表进行评定，常用的有 Jebsen 手功能评定（Jebsen hand function test）、普渡钉板测验（Purdue pegboard test）、明尼苏达操作速度测验（Minnesota rate of manipulation test，MRMT）、Bennett 手工具试验（Bennett hand tool test），9 孔插板试验和 Carroll 手功能评定等。

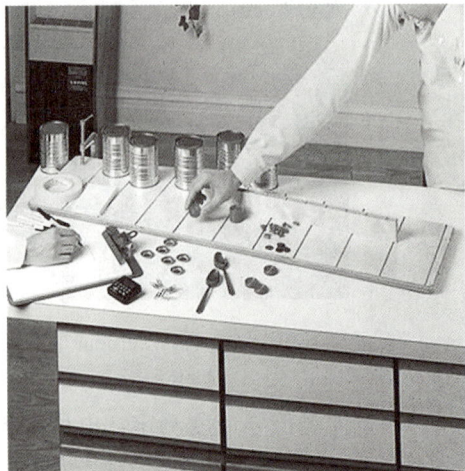

图 6-3　Jebsen 手功能评定

1. Jebsen 手功能评定　由 7 个分试验组成（图 6-3），具体内容见表 6-2。

表 6-2　Jebsen 手功能评定

Ⅰ. 写字：给患者一支圆珠笔，4 张 20cm×28cm 左右的白纸夹在书写板上，桌子左方书架上放有数张 13cm×20cm 的写有句子但反过来的卡片。告诉患者每翻开一张卡片，他就要尽快抄完其上的句子。记下每抄完一张卡片所需的时间
Ⅱ. 翻卡片：在距离桌缘 12~13cm 处的左方一字排开 5 张 13cm×18cm 的卡片，每片相距 5cm（左手翻时放右方），让患者听到口令后，尽快地从最后一张翻转，计算翻完 5 张所需的时间
Ⅲ. 拾起小物品放入容器内：在桌子中部离桌边缘 12~13cm 处放一空罐头筒（直径 8.5cm±，高 11.5cm±），在筒的左方每隔 5cm 依次排列上两个一分硬币，两个直径 2.5cm 仰着放的瓶盖，两个回形针。让患者听到命令后，尽快逐一地将上述物品放入筒内，计算放完所需的时间
Ⅳ. 模仿进食：在实验板的立板上的左方每隔 5cm 靠立一个长 1.6cm 左右的落花生，一共 5 个，桌子中央放一直径 8.5cm±，高 11.5cm± 空罐头筒，给患者一不锈钢条尺，让他一听到口令尽快用条尺一一将上述物品掏起放入筒内，计算放完所需的时间
Ⅴ. 堆放棋子：在桌子上放四个直径 3cm，厚 1cm 的木棋子，两个在左、两个在右，让患者听到口令后尽快将棋子在中线处堆成一堆，计算时间
Ⅵ. 移动大而轻的物体：在桌面上放 5 个直径 8cm±、高 10cm± 的空罐头筒，开口朝下，彼此相距 5cm，离桌边缘一上肢远处放上实验板。让患者听到口令后迅速地将筒一一放在实验板的水平板上，计算时间
Ⅶ. 移动大而重的物品：安排同Ⅵ，但罐头筒口超上放，并每罐放入 450g 的物品，再让患者操作

注：写字项中所用的句子：Ⅰ. 老人似乎疲倦了；Ⅱ. 老张看见一辆红卡车驶过来；Ⅲ. 鲸鱼生活在蓝的海洋中；Ⅳ. 鱼跳出水面吸取空气

测出结果后，根据患者的年龄、性别、利手和非利手参考值，判断是否正常。

2. Purdue 钉板测验　该试验主要用于评定手部精细动作的操作能力。检查用品包括一块木板，上有两列小孔，每列 25 孔；配有 50 个小铁棍，40 个垫圈和 120 个项圈。采取坐位测试，在测试的过程中要求被测者用双手将不同的零件组合成一个完整的组件，并按照顺序和位置的要求插入板上的孔中，见图 6-4。以在规定的时间内完成的完整的组件个数计算结果。具体方法参见《康复功能评定学》相关章节。

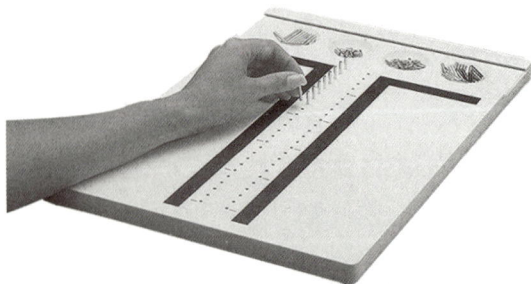

图 6-4　Purdue 钉板测验工具

3. 明尼苏达操作速度测验（MRMT） 此测试主要评定手部及上肢粗大活动的协调与灵活性。测试内容由 5 个部分组成，包括上肢和手前伸放置对象、翻转对象、拿起对象、单手翻转和放置对象、双手翻转和放置对象。测试结果以操作速度和放置对象的准确性表示（图 6-5）。

4. 9 孔插板试验 主要用于简单、快速筛查。一块 13cm×13cm 的木板上有 9 个孔，孔的深度为 1.3cm，孔和孔之间的距离为 3.2cm，每孔的直径为 0.71cm，插棒为 9 根长 3.2cm，直径 0.64cm 的木棒。评定时，患者取坐位，将插板置于身体前方桌，9 根木棒放于测试手一侧的浅皿中。嘱患者一次一根地将木棒插入 9 个孔中，然后再一次一根地将 9 根木棒拔出放回浅皿中。先测定健侧手再测定患侧手。评定的标准是完成该项活动的总时间（图 6-6）。

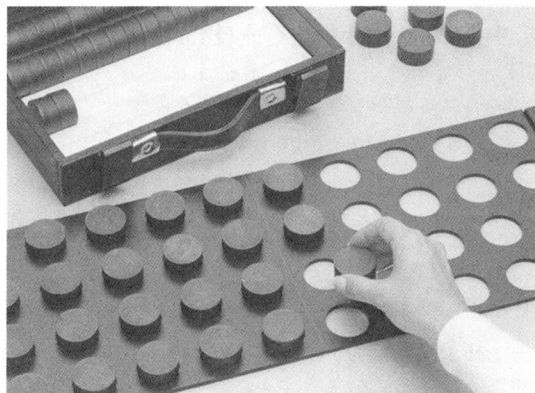

图 6-5 明尼苏达动作协调性试验

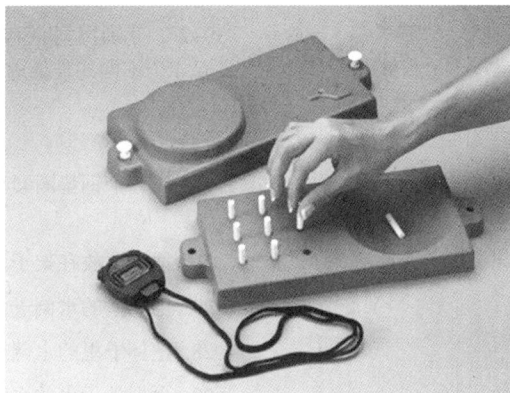

图 6-6 九孔插板试验

5. Carroll 手功能评定 又称上肢功能试验（upper extremity function test，UEFT），是由美国巴尔的摩大学康复医学部 D.carroll 博士研究制订的，他将与日常生活活动有关的上肢动作分成 6 大类，共 33 项（图 6-7）具体内容见表 6-3。

基本功能	项 次	物品及抓握方法	物品规格（公分）	重量(克)或容量(毫升)
抓握	1～4	抓起4块不同大小的正方形木块	10x10x10 7.5x7.5x7.5 5x5x5 2.5x2.5x2.5	576 243 72 9
握	5～6	握住2个不同大小的圆柱体铁管	直径4, 长15 直径2.2, 长10	500 125
侧捏	7	用拇指和食指侧捏起石板条	11x2.5x1	61
捏	8	捏起木球	直径7.5	100
	9～24	分别用拇指和食指、中指、无名指、小指捏起4个不同的玻璃球或钢球	直径1.6± 直径1.1 直径0.6 直径0.4	6.3 6.6 1 0.34
放置	25	把一个钢垫圈套在钉子上	外径3.5,径1.5,厚0.25	14.5
	26	把熨斗放在架子上		2730
旋前和旋后	27	把壶里的水倒进一个杯子里		2.84L
	28	把杯子里的水倒进另一个杯子里(旋前)		273ml
	29	再把杯子里的水倒进前一个杯子里(旋后)		273ml
	30～32	把手依次放在脑勺、头顶、嘴上		
	33	写上自己的名字		

图 6-7 Carroll 上肢功能测试

表 6-3 Carroll 上肢功能试验

目的		方法	规格 cm	质量 /g
检查抓握功能	I 抓握	1~4. 抓起 4 块不同大小的正方形木块	10×10×10	576
			7.5×7.5×7.5	243
			5×5×5	72
			2.5×2.5×2.5	9
	II 握	5~6. 握住 2 个不同大小的圆柱体铁管	直径 4, 长 15	500
			直径 2.2, 长 10	125
	III 侧捏	7. 用拇指和示指侧捏起石板条	11×2.5×1	61
	IV 捏	8. 捏起木球	直径 7.5	100
		9~24. 分别用拇指和示指、中指、无名指、小指捏起 4 个不同的玻璃球或钢球	直径 1.6 ±	6.3
			直径 1.1 ±	6.6
			直径 0.6 ±	1
			直径 0.4 ±	0.34
检查上肢功能及协调性	V 放置	25. 把一个钢垫圈套在钉子上	外径 3.5, 内径 1.5, 厚 0.25 ±	14.5
		26. 把熨斗放在架子上		2730
	VI 旋前和旋后	27. 把壶里的水倒进一个杯子里		2.84L
		28. 把杯子里的水倒进另一个杯子里(旋前)		273ml ±
		29. 再把杯子里的水倒进前一个杯子里(旋后)		273ml ±
		30~32. 手柄依次放在脑勺、头顶、嘴上		
		33. 写上自己的名字		

评定标准:

0 分: 手部活动不能完成, 包括将物品推出其原来位置、推出板外、推到桌上, 或虽拿起笔, 但写不出可以辨认的字;

2 分: 只能完成一部分活动, 能拿起物品, 但放不到指定位置上或 27、28 项中能拿起水壶和杯子, 但不能倒水等为 1 分; 能完成活动, 但动作较慢或笨拙;

3 分: 能正常完成活动。

各项的分数相加之和为总分, 利手满分为 99 分, 非利手满分为 96 分。

总分 0~25 为功能微弱、26~50 为很差、51~75 为差、76~89 为功能不完全、90 以上为功能完全。

(张瑞昆　贾　杰)

第三节　常用康复治疗方法

一、外周干预方法

(一)体位摆放及矫正

1. 目的　手损伤后常将患肢抬高, 有利于降低血管的压力, 有助于淋巴液、渗出液的吸收回流, 减轻水肿及疼痛。

2. **原则**　手摆位的原则为：手腕伸直 20°~30°，掌指关节屈曲 70°~90°，指间关节完全伸直，拇指的掌指关节和指关节伸直及掌面外展之手的安全固定位置，而这些原则都可用穿戴手部矫形器来达成。

3. **矫正**　若伤口部位仅在掌侧，则会造成掌指、指关节以及大拇指虎口（web space）的屈曲挛缩。这时手指部分可以摆放于伸直以及拇指外展的位置。

（二）治疗性运动

相关治疗性运动包括被动活动、向心性按摩、软组织牵伸以及主动运动、肌力、协调性训练。此外如何运用各种不同的活动设计，来顺应不同类型的手功能障碍之训练，也是个很重要的课题。

1. **主动运动**　手损伤后即使是很小的肌肉主动收缩也有助于手和上肢的淋巴回流。应让能够活动的关节尽早开始主动运动，有效控制水肿、预防软组织粘连、增强肌力、改善关节活动度和手的协调、灵活性。

在开始主动运动之前，应向康复医师和外科医师了解相关的手损伤、肌腱修复、神经修复以及骨折固定情况和治疗的注意事项。遇有下列情况不宜早期开始主动运动：严重创伤后的 3~4 天；关节急性炎症；不稳定骨折；手术后需延迟的抗阻运动。

2. **肌腱滑动运动（tendon gliding exercise）**　手指先伸直然后做出勾拳（hook-fist）、握拳（full-fist）和直拳（straight-fist）等动作（图 6-8）可以达到肌腱充分的滑动，适合肌腱结合后四周的运动。

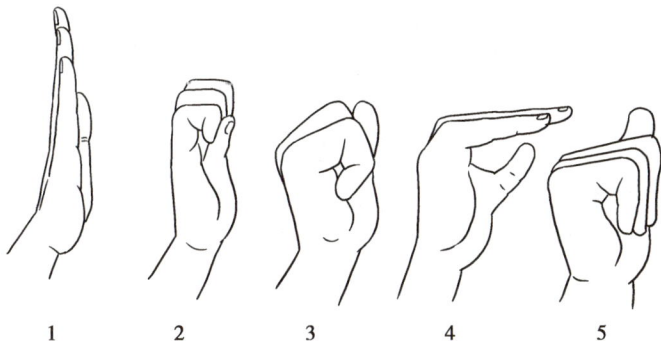

图 6-8　肌腱滑动运动

3. **增强肌力练习**　在治疗过程中，应逐渐增加肌力和耐力训练。在开始进行肌力训练时，必须让患者按照接近全范围关节活动度和尽可能无痛的原则进行。从非抗阻力主动运动到轻微抗阻力主动运动，再到中度和重度抗阻力主动运动的循序渐进原则设计合理的治疗方案。

抗阻力活动可以由作业治疗师或者患者通过徒手施加阻力进行（多在早期抗阻练习中应用），也可以选用橡皮泥、变形球、弹力治疗带、橡皮筋网、弹簧夹、钉钉作业以及手训练器具进行（如重力滑车系统、计算机辅助训练器具等）。在训练时注意保护关节、避免过度训练。同时，鼓励患者在日常生活中多用患手。

4. **改善协调性练习**　协调（coordination）是指控制正确和稳定运动的能力。协调运动包括粗大运动（如肩、肘、腕关节活动）和精细运动（如掌指和指间关节活动）。反复、准确的练习是协调训练的关键。治疗师可以设计打绳结、拧螺丝、拾豆子、拾硬币、用镊子或筷子夹捏小物件、翻书、点钞等游戏活动，训练手的灵活性和协调性。随着手的灵活和协调性提高，逐渐增加训练速度和准确性，在相对短的时间内完成诸如木工、金工或编织等活动。

（三）矫形器之应用

应用矫形器进行治疗的基本要求是对解剖学和力学原理、各种手部疾患和损伤的病理生理、可能出现的功能障碍等的深入研究，对手部相关治疗方法的深入了解。手部结构复杂，功能精细，手部创伤的临床表现复杂，个体差异较大，病情变化快，为患者设计和制作合适的上肢矫形器是作业治疗师必备的基本功，也是其不可推卸的职责。

1. **静态矫形器（static orthoses）** （图6-9）是不可动的矫形器主体，将需要固定的肢体或关节给予摆放及支撑，并可利用绑带将之固定，让该部位的肢体关节达到制动效果。

静态矫形器的目的除了限制动作以达到该部位的休息或保护作用外，也可避免及预防软组织的挛缩及关节变形。例如烧伤患者，为了预防伤口愈合时疤痕挛缩，就会利用矫形器将肢体关节摆在抗挛缩的姿势。对于一些扭伤，累积性创伤，肌腱炎或外伤造成急性创伤如有骨折，肌腱韧带，神经，血管，皮肤等的修复重建时，或截肢重接（replantation）后，常利用静态矫形器来提供短暂固定，让伤害或手术处组织能充分地修复。

2. **动态矫形器（dynamic orthoses）** （图6-10）是可动性的设计，它包含一个静态的基座，让可动或有弹性的结构可以稳固地结合在上面，例如利用橡皮筋，钓鱼线、弹簧或钢丝等可拉弹的特性，来提供肢端拉力以产生被动的活动。

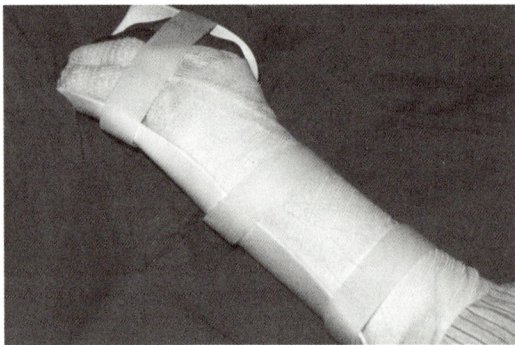

图6-9　静态矫形器

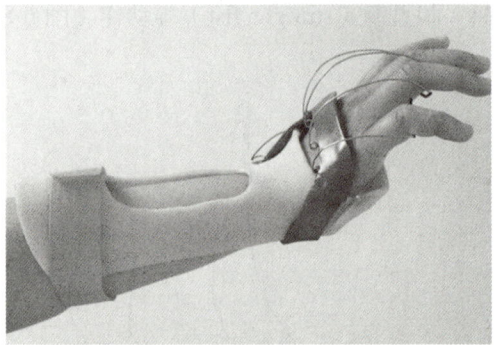

图6-10　动态矫形器

动态矫形器主要是设计用来增加被动或辅助主动动作，提供代替失去的动作、控制动作、增加阻力、调整正确排列及矫正变形。例如桡神经受损后造成的腕部及掌指关节无法伸直张开情形，可以利用背侧动态矫形器，将患者手腕及掌指伸直，让患者能顺利将手张开以拿放物品。针对手指屈指肌腱接合重建后，可以透过掌侧动态设计矫形器，提供早期被动屈曲 - 主动伸直之动作控制式运动，以保护肌腱愈合及增加肌腱滑动原则下，来预防肌腱之粘连。对于掌指关节僵硬者，可以利用竖腕矫形器掌侧结合动态橡皮筋，来牵拉掌指关节往屈曲方向，以增加其关节活动度。

（四）感觉重塑训练

神经损伤后部分再生的神经束在与原有的神经束对接时可能发生错位，使得感觉中枢对于一个以往所熟悉的相同传入信号刺激产生了与受伤前不同类型或程度的解译。感觉重塑训练的目的就是促使大脑重新理解这部分改变了的信号，促使感觉恢复正常。训练方法包括感觉再教育和脱敏治疗。

1. **感觉再教育**　感觉再教育（reeducation of sensory）是发展中枢感知能力和重塑感觉准确性的一种技术，可以降低感觉阈值，提高患者对物体的感知能力。这种训练是大脑对感觉的再学习、再认识过程。或当移动性触觉和持续触觉在手指被感知时，即可开始触觉辨别训练。旨在促进实体觉的恢复，锻炼涉及一系列的触觉辨别任务。训练包括：

（1）形状辨别：应循序渐进地训练患者恢复精细感觉。从辨别形状明显不同的大物体开始，逐渐过渡到形状只有细微差别的小物体；从熟悉的普通物品开始，先看着抓握物品，然后闭眼，将注意力集中在感知上，再睁眼看物品，以加强感知。也可嘱患者闭眼，将一个物品放在患手，要求患者去感觉，并描述形状。如果给出不正确的反应，允许患者看睁眼看着物品进行体验，整合触觉和视觉信息。然后用健侧手去比较感觉体验，用不同形状的物品继续训练。

（2）质地辨别：形状辨别掌握后，可要求患者区别质地不同的物品，如毛巾、纸张、橡皮、塑料、皮革、砂纸等。

（3）日常用品辨别：训练患者闭眼识别形状和质地不同的日常用品，如果反应错误允许患者睁眼看物体，用健手比较感觉。也可用双手活动进行训练。如陶土，捏橡皮泥，编织等，鼓励患者在双侧活动中应用患手，与健手比较工具和材料的感觉。

2. 脱敏技术（desensitization approach） 又称感觉抑制法，是降低感觉敏感程度的一种技术，主要是通过反复、系统的训练，提高患者感觉阈值，从而达到降低异常感觉敏感程度的目的。一般常用不同的材质（棉布、毛巾、毛刷、豆子、米粒、小玻璃球、沙子等。）在敏感区摩擦，再逐渐增加刺激量。当患者逐渐脱敏后，可用不同的接触措施进行刺激。采用的方法包括按摩、震动、渐进压力、叩击、交替冷热流体浸入等刺激敏感区，刺激量逐渐加大，使之产生适应性和耐受力。

（五）任务导向训练

1. 方法 任务导向训练以动作控制理论为基础，但须结合环境与动态系统理论，因此在执行一个动作之前，需经由个人、任务、环境三方面互动之后才能呈现。任务导向训练运用于上肢功能康复的报告，包括有抓握及释放各种不同的物体、伸臂取物、合并电刺激加强患侧手臂执行各种不同的功能性任务。例如：擦桌子、打开药罐子等功能性动作。此外还有交互式运动训练、躯干局限合并上肢训练、双侧及单侧上肢训练以及局限诱发疗法等等，这些疗法皆使用功能性活动作为治疗性任务，也都是任务导向训练的具体实践。

2. 评定 上肢动作功能评定较常使用握力（grip power）、普渡钉板测验（Purdue pegboard test）、傅格-梅尔量表（Fugl-Meyer assessment，FMA）、上肢动作研究测试（action research arm test，ARAT）。操作表现多以运动学（kinematics）相关方式来评定。

活动方面评定主要针对日常生活活动，常用的有加拿大作业表现测量表（canadian occupational performance measure，COPM）、功能独立性评定（functional independence measures，FIM）、巴氏量表（barthel index，BI）、以及动作活动日志（motor activity log，MAL）。此外，也有使用功能性磁共振成像（functional magentic resonance imaging，fMRI）、正电子断层造影（positron emission tomography，PET）等方式来分析脑部的活动。

（六）限制 - 诱导运动疗法

限制 - 诱导运动疗法也称改良的强制性作用（modified constraint-induced movement therapy mCIMT）是通过强制装置一定程度上限制健侧上肢的使用，强迫患者在日常生活中使用患侧上肢和患手，并短期集中强化，重复训练患侧上肢，同时注重把训练内容转移到日常生活中去加以应用。实践表明可明显增加患肢的灵巧度，改善患者的 ADL 能力，从而提高脑损伤后患者的运动功能和 ADL 能力。

该疗法在临床应用已有 20 多年的历史，大量的临床试验证实了它的有效性。针对脑卒中患者急性期、亚急性期及慢性期对于 mCIMT 的治疗成效，发现急性期的患者在治疗成效及效果的持续追踪上都尚有争议，而亚急性期的患者在治疗效果及治疗效果的维持上，多数的研究皆显示具显著效果。而针对慢性期患者治疗效果的相关研究数量与受试者的数量明显多于急性期及亚急性期，结果显示接受 mCIMT 的慢性期脑卒中患者在治疗效果及后续成效的维持上多数具有显著成效，尤其在患侧运动表现、动作功能、动作控制、日常生活技能与生活质量上皆有显著改善。

二、 中枢干预方法

（一）基于运动想象 - 反馈的训练策略

运动想象疗法（motor imagery training，MIT）作为一种新的康复治疗技术近年来被逐渐应用于临床。近年来该技术被越来越广泛地运用在脑卒中患者的运动康复中，尤其是手和上肢的康复。运动想象训练包含了许多方面的内容，作为中枢干预的重要组成部分，它把认知和运动联系在一起。运动想象训练不需要特殊场地、特殊昂贵的设备，投入的成本少；不依赖于患者的残存运动功能；操作较简单，入选标准也低；可应用于脑卒中康复的各个阶段；最重要的是其能够充分地发挥脑卒中患者在治疗过程中的主观能动性。

1. **基本概念** 运动想象（motor imagery/mental practice）的定义是：运动活动在内心反复地模拟、排练，而不伴有明显的肢体运动。例如在暗示语的指导下，在头脑中反复地想象、模拟、排练手指的屈伸运动，从而促进该关节运动功能的恢复和运动技能的学习。

2. **作用机制** 目前比较公认的运动想象作用机制是心理 - 神经 - 肌肉理论（psycho-neuro-muscular theory，PM 理论）。该理论认为中枢神经系统已经储存了运动计划或者流程图（schema），且对于特定的运动任务目标而言，实际活动和运动想象的流程图是相同的。脑卒中患者虽然中枢受到一定程度地损伤、运动输出受阻，但是其大脑中关于运动想象的流程图可能部分或者完整地保留了下来。因此，我们让患者接受特定的运动想象任务时会激发与实际运动所产生的相似的神经肌肉冲动，从而增加感觉信息的输入，促进潜伏通路和休眠突触的活化，加速缺血半暗带的再灌注及脑血流的改善，降低神经功能的损害程度。

3. **评定** 在进行运动想象训练之前，一般需要对患者的运动想象能力进行评定，其中一种方法是采用问卷评定。例如运动觉 - 视觉想象问卷（the kinesthetic and visual imagery questionnaire，KVIQ）可以评价受试者运动想象的清晰度和难易程度。另一种评定运动想象能力的方法是心理旋转试验（mental rotation），该测试要求患者对旋转到不同空间角度的双手的视觉刺激图片进行心理旋转，接着判断图 6-11 内的手是左手还是右手。有研究表明如果患者的识别正确率在 75% 以下，就被

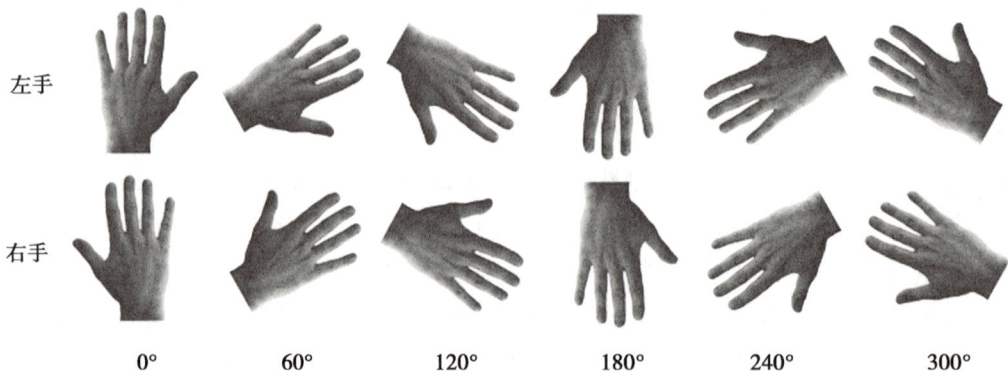

图 6-11 心理旋转试验

认为是运动想象能力不足而不适合接受运动想象疗法。

4. 实施方法 运动想象疗法的训练程序通常分成六个步骤：说明步骤、预习、运动想象、重复、问题的解决和实际应用。整个运动想象作业训练通常包括三个部分：第一部分，患者想象自己在一个舒适的环境当中，例如温暖的沙滩上；第二部分，患者在语音或者图片的提示下，想象各类作业活动，例如拿起水杯喝水、用铅笔在纸上写数字、翻卡片、对指等；第三部分，患者重新把注意力集中于自己的身体和周围环境，睁开眼睛，全身放松。

5. 注意事项 运动想象疗法必须和常规的作业治疗内容结合起来才能发挥良好的效果，在选择想象任务的时候往往需要针对性地从康复训练和日常生活中挑选出合适的作业活动。

（二）镜像视觉反馈疗法

镜像视觉反馈疗法指利用平面镜或类似镜像成像原理设备将健手的影像反射到患侧，使受试者产生错觉，为其患侧手能够正常的运动，以促进功能恢复。

1. 作用机制 1995 年，Ramachandran 等学者首次提出利用平面镜为截肢幻肢痛患者进行镜像视觉反馈以疼痛缓解。镜像视觉反馈疗法通过视错觉"欺骗"大脑，纠正感觉输入与运动输出的不匹配，修正大脑运动图，以减轻疼痛。此外，通过引起大脑视觉、认知以及感觉运动皮层的广泛激活，促进大脑脑区或皮层之间网络连接；强化对患侧肢体的感知，减轻习得性废用以及镜像神经元系统的辅助也都被认为可能是镜像视觉反馈疗法的作用机制。

2. 应用原则 镜像视觉反馈疗法在单侧疼痛、神经损伤后的运动功能恢复以及认知功能恢复中都有广泛的应用。

（1）规范治疗流程：规范的治疗流程有利于发挥疗法最大的作用价值，其流程包括：宣教；治疗前的评定；肢体及（或）躯干的放松；根据评定结果设置训练方案；联合外周干预方案。

（2）中枢 - 外周联合干预：镜像视觉反馈疗法作为中枢干预手段之一，通过对中枢兴奋性调控进行功能恢复训练。通过联合外周干预将有助于强化中枢兴奋性改变。

（3）应用拓展：为强化镜像视觉反馈及视错觉效果，可以结合任务导向性训练、感觉刺激以及生物反馈等技术或理念。

3. 应用现状

（1）疼痛：镜像视觉反馈疗法在疼痛抑制上具有显著的疗效，包括截肢后幻肢痛，复杂性局部性疼痛综合征等单侧肢体疼痛。此外，通过透镜结合平面镜产生改变肢体大小的镜像视觉反馈能够在一定程度上增强或降低疼痛感。

（2）运动功能障碍：镜像视觉反馈疗法能显著改善中枢神经损伤后的上肢的运动功能表现，日常生活活动能力等。除了单独的利用平面镜提供镜像视觉反馈外，针对运动功能障碍恢复，镜像视觉反馈疗法也结合了神经肌肉电刺激、感觉刺激手套、作业治疗器具等，以及联合其他的中枢干预手段例如经颅直流电刺激等，形成完成的闭环刺激或强化感觉信息输入。

（3）其他功能障碍：镜像视觉反馈疗法同样对单侧忽略有显著的改善。此外，镜像视觉反馈结合透镜将缩小的肢体影像输入患侧，甚至能够缓解因运动诱发的肢体水肿。

镜像视觉反馈疗法在临床中应用已经超过 20 年。随着对镜像视觉反馈疗法的机制研究进一步深入，其应用原则及规范操作也更加完善。同样，近些年来镜像视觉反馈治疗结合摄像头、显示器以及虚拟现实等技术，通过提供多模态的感觉输入以及规范的操作流程的镜像视觉反馈治疗系统也逐渐出现，丰富镜像视觉反馈临床应用。

（三）脑计算机接口技术

脑机接口（brain-computer interface，BCI）指人体大脑（中枢神经系统）与计算机或外界设备（如外骨骼支架、功能性电刺激等）之间的一种连接，具有传输信息与反馈的作用。应用于康复医学领域的多为运动想象脑机接口，而其所采用的运动想象任务具有作业治疗的思想而被应用于作业治疗领域，如嘱咐患者进行想象"拿杯子喝水""够及目标物品"等，从而激活相关脑区，促进脑功能的重塑，恢复或提高患者功能。

1. 脑机接口分类与特点 一般来说脑机接口分为侵入性脑机接口和非侵入性脑机接口两种。

（1）侵入性脑机接口：借助外科手术将电极植入大脑皮层或深部，采集 EcoG/Spikes/LFPs 信号，实现对外部设备的控制，包括机械假肢等，实现辅具的主动性控制，中枢系统层面的高级控制。该类型脑机接口具有高分辨率的特点，相比非侵入性脑机接口在大脑信号提取方面具有精度上的优势，能够实现对外部机械外骨骼或功能性电刺激等的精确控制，从而实现患者的功能性活动，极大提高患者的日常生活活动能力；但由于其自身特点，归属于有创治疗，患者具有一定的感染、免疫排斥等风险，同时在长时间应用上可能还存在稳定性波动的劣势，在接受度与认可度上较非侵入性的低。

（2）非侵入性脑机接口：不需通过手术，而是借助 32/64/128/256 等导电极帽，接采集大脑皮层 EEG 信号，同样实现大脑信息的外部输出，控制机械外骨骼或功能性电刺激，让患者实现辅助性与康复性两大治疗效果。

2. 在手功能康复中的应用 目前脑机接口的关注点多以手运动功能实现为主，兼有部分关注下肢如踝关节背屈功能。针对上肢手功能训练设计的功能性动作，如采取作业治疗所关注的动作如握拳、腕背伸、持杯喝水等作为脑机接口的运动想象任务，将作业治疗的思想整合其中。脑机接口从患者的作业治疗思想层面进行康复，让患者带着作业治疗思维去执行运动想象，激活患者运动相关脑区，以患者熟悉的作业活动来进行训练，为其回归家庭、社区与社会奠定基础。

（贾 杰 张瑞昆）

第七章
认知与感知障碍康复

第一节 概 述

认知泛指个人接收及利用外界信息，从而适应外来环境要求的基本能力。认知康复则是通过有目的的活动、教导、辅助技巧及器材、及环境配合，协助脑卒中患者重获所需的认知能力。作业治疗在认知康复的角色在于减少或克服患者的认知障碍，协助他们重获日常生活及工作所需的技巧及能力，从而提高其生活质量。

认知功能依赖于大脑皮层。然而，大脑皮层的功能极其复杂多样，不同的部位损伤会产生不同的功能异常，多种功能异常又可能结合在一起，使得认知功能的评定变得极其繁杂。大脑左右半球功能上的不对称是人脑结构和认知的主要特征，这种现象也称为大脑优势。所以大脑左右半球在调节行为、感知及认知功能中有不同的作用。右脑着重情感、空间、创造概念；左脑着重分析，见表7-1。左脑半球病变可能出现沟通能力障碍，表现为说话、理解、阅读、书写和判断等功能的异常，并有右侧肢体瘫痪；右脑半球病变则表现为知觉及判断力的异常，并有左侧肢体瘫痪。表7-2总结了不同大脑动脉机能失调的位置及其相关表现。

表 7-1 大脑半球的特殊功能

右脑功能（左侧丧失）	左脑功能（右侧丧失）
1. 控制身体左侧运动	1. 控制身体右侧运动
2. 左侧视野的视觉	2. 右侧视野的视觉
3. 音乐	3. 表达性语言或符号运用、书写、阅读能力
4. 视觉空间观念	4. 接受性语言或理解能力
5. 综合创造	5. 数学能力
6. 感情	6. 分析、判断、逻辑和序列分析
	7. 抽象观念

目前，人们比较重视的认知功能主要包括意识水平、定向力、注意力、记忆、执行功能、语言能力等。感知觉能力，包括二维、三维结构能力、体像知觉、失用等。信息处理模式基于的假设包括：①由环境提供的信息经过一系列的处理系统（如注意、知觉、短期记忆）；②这些处理以系统的方式变换或更改信息。表7-3是大脑对信息处理的简单模型。

表 7-2　大脑动脉机能失调：位置和相关表现

动脉	位置	可能的相关表现	感知功能	较高级认知功能	视觉功能	心理行为
大脑中动脉（上端）	额叶和顶叶的外侧面	两个半球中的任一方机能失调				
		对侧偏瘫,特别是脸和上肢				
		对边半身感觉损失				
		视野缺损			×	
		意念性失用症	×			
		缺乏判断能力		×		
		病理性重复行为		×		
		领域从属性				
		削弱行为的组织能力		×		
		沮丧				×
		情绪不稳定				×
		失控				×
		神情漠然				×
		右半球机能失调				
		左边单侧身体忽略	×			
		左边单侧视觉忽略	×			
		躯体失认症	×			
		视觉空间关系失调	×			
		左边单侧意念性运动失用症	×			
		左半球机能失调				
		双边意念性运动失用症	×			
		表达失语症		×		
		挫折耐力低				×
大脑中动脉（下端）	右颞叶和枕叶的外侧面	两个半球中的任一方机能失调				
		视野缺陷			×	
		行为怪异				×
		右半球机能失调				
		视觉空间失调	×			
		左半球机能失调				
		理解失语症		×		
大脑前动脉	额叶和顶叶的内侧和上区	对侧偏瘫,特别是足踝				
		对边半身感觉损失,在脚最大				
		左边单侧意念性运动失用症	×			
		讲话或发声困难				
		行为怪异				×

续表

动脉	位置	可能的相关表现	感知功能	较高级认知功能	视觉功能	心理行为
颈内动脉	大脑中动脉和大脑前动脉的结合区域	大脑中动脉和大脑前动脉的所有机能失调				
颈内动脉的前分枝	豆状核,外侧膝状体,内囊,颞叶的中间部分	面,臂和腿的肢体运动失调				
		半身感觉损失				
		视野上四分之一偏盲			×	
大脑后动脉	右颞叶和枕叶的外侧面和后区,胼胝体干后面和进入中脑和丘脑的动脉	两个半球中的任一方机能失调				
		同侧半边偏盲			×	
		视觉失认症(视觉物体失认,颜色失认)	×			
		记忆障碍		×		
		偶然的对边半感觉麻木				
		右半球的机能失调				
		皮质眼盲			×	
		视觉空间失调	×			
		左右混淆	×			
		左半球的机能失调				
		手指失认症	×			
		难名失语症		×		
		失写症	×			
		失算症	×			
		失书症	×			
上基底动脉	脑桥	四肢运动失调				
		双边非对称运动失调				
		延髓麻痹(双边脸,颚,咽,颈或者舌头麻痹)				
		眼球外展肌肉麻痹			×	
		眼震	×			
		单侧或双侧眼睑低垂			×	
		脑神经异常				
		重影			×	
		头晕				
		枕头痛				
		昏迷				
基底动脉远程	中脑,丘脑和基底核	乳头状变异				
		异常的眼睛运动				
		注意力状态不全		×		
		昏迷				
		记忆损失		×		
		易激动				×
		幻觉				×

续表

动脉	位置	可能的相关表现	感知功能	较高级认知功能	视觉功能	心理行为
椎动脉	外侧骨髓和小脑	头晕				
		呕吐				
		眼震	×			
		同侧眼睛和脸痛			×	
		面部麻木				
		同侧肢体笨拙				
		同侧肢体肌张力下降				
		心跳过速				
		步态失调				

表 7-3　信息处理的简单模型

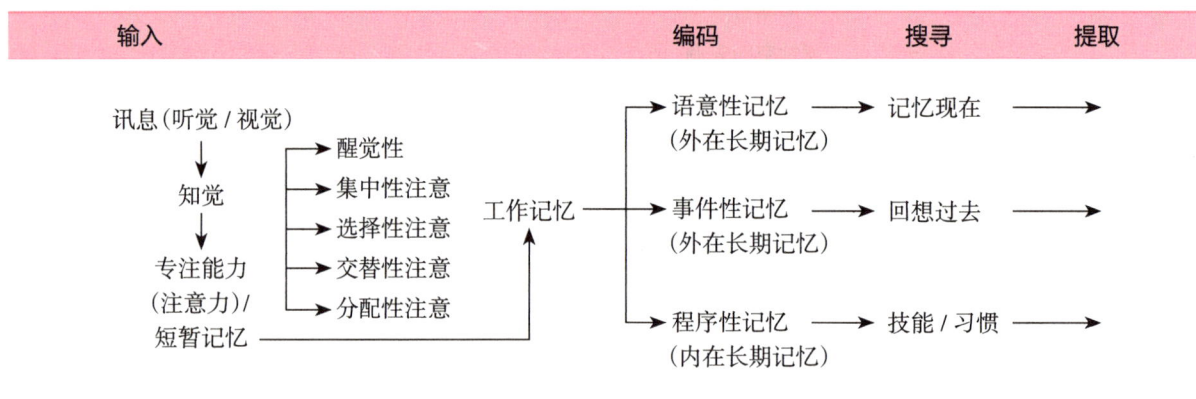

输入		编码	搜寻	提取

讯息（听觉/视觉）→ 知觉 → 专注能力（注意力）/短暂记忆 → 醒觉性、集中性注意、选择性注意、交替性注意、分配性注意 → 工作记忆

- 语意性记忆（外在长期记忆）→ 记忆现在 →
- 事件性记忆（外在长期记忆）→ 回想过去 →
- 程序性记忆（内在长期记忆）→ 技能/习惯 →

（方乃权）

第二节　基础认知功能障碍

基础认知功能包括定向力、注意力和记忆。临床上，基础认知功能障碍常见于老人痴呆、颅脑外伤及脑卒中等患者中。本节将分别介绍临床常见的定向力障碍、注意障碍和记忆障碍的评定及作业治疗等知识。

一、定向力障碍

定向力（orientation）是个体对时间、地点、人等的自我觉察能力。定向力障碍表现为对时间和地点等方面的信息混淆不清，比如患者可能不知道自己身在医院，睡午觉起来后以为是新的一天，将医生误以为是家人或朋友等。

（一）评定

评定定向力最常见的方法是询问有关时间、地点、人及人物关系的问题。关于时间的问题包括年、月、日、季节等，比如"今年是哪一年？""现在是什么季节？""现在几点钟？"等。关于地点方面的问题，比如"你住在哪个城市？""我们现在在哪个医院？""我们现在在几楼？"等。关于人及人物关系方面的问题包括询问是否认识自己，其和家属的关系等，比如"你叫什么名字？""你多大年纪？"等。标准化的定向力测验包括盖尔维斯顿定向力测验（Galveston Orientation and Amnesia Test，GOAT）和本顿时间定向力测验（Benton Temporal Orientation Test，BTOT）。此外，一些标准化的认知评定量表也包括了对定向力的检测，比如简易智能精神状态检查量表（MMSE）、蒙特利尔认知评定量表（MoCA）、神经行为认知测试（Neurobehavioral Cognitive Status Screening Examination，NCSE）等。当被检测者无法独立回答相关问题时，治疗师可以提供口头提示并给予引导，这样可以了解其定向力障碍的严重程度。

（二）作业治疗

1. **现实定向疗法** 现实定向疗法（reality orientation，RO）的核心是为患者反复呈现有关现实定向力的信息，包括时间、地点、人物等。首先，治疗师需要与患者建立并维持良好的关系并对其始终保持友谊的态度。其次，治疗师最好走进患者的日常生活环境中，在与患者的日常交往中不断提醒患者，你自己是谁，你现在在哪里等。同时，治疗师引导患者关注环境中正在发生的事情并强调其时间、地点、人物等。

2. **团体现实定向力疗法** 最理想的现实定向力集体治疗包括3~6个患者，配备1~2名治疗师。通过布置作业环境，在坏境中增添有关现实信息的提醒物，比如时钟、日历、地图、报纸、电视、图片等。现实定向板上记录有随时更新的地点、天气、节假日等信息，可以有效提高患者的定向力。此外，通过患者之间以及患者与治疗师之间的交流互动，定向信息得到不断重复，比如讨论去医院的路线，讨论即将到来的节日等。

3. **认知刺激疗法** 认知刺激疗法（cognitive stimulation therapy，CST）以小组团体形式展开，属于心理社会干预范畴，通常包括14次课程，每周2次，每次约45分钟，共持续7周。CST课程中也会使用现实定向板，板上注明小组名称、小组成员、时间、课程名称等定向信息。每次课程都以相同的热身活动开始以保证连续性及帮助定向，常见的热身活动有传球游戏，讨论时间和地点等定向问题。CST诞生于英国，在英国已经被作为一类非药物干预纳入英国国家临床优化研究所（NICE）发布的临床指南用以治疗痴呆症。除了在英国运用外，CST还逐渐被引入到其他国家，比如有报道发现日本版CST对轻中度痴呆患者有改善认知功能的作用。但是，CST在我国的认识程度和普及度都很有限，目前只有许红梅等报道显示CST能够改善痴呆患者的认知功能，且效果可以维持4周。

4. **个体认知刺激疗法** 考虑到资源有限、身体不便及个人喜好等因素，部分患者不能或不愿意接受团体形式的干预。经过对团体认知刺激疗法的改良，形成了基于家庭的个体认知刺激疗法。干预由患者家属或朋友实施。

5. **作业治疗方法的选择** 总体来说，以上作业疗法对改善定向力的效果已经比较明确，且有较好的成本效益。其中集体认知刺激疗法的效果最好，其操作简单且安全，对实施人员没有严格的资质要求，只要根据操作指南进行简单培训即可，对场地也没有限制，在医院、养老院、社区等都可以开展。

二、 注意障碍

注意是最重要且最基本的认知功能之一，也是其他认知功能（比如记忆和执行功能）的基础。

（一）注意障碍的分类及表现

1. 基本水平注意障碍 包括集中性注意（focused attention）和持续性注意（sustained attention）。

（1）集中性注意障碍：表现为患者对简单的感觉刺激有反应，比如能注意到电话铃声或有人叫自己的名字，但是不能提供感觉的细节，比如无法描述特殊的面部特征，不能描述言谈举止的细节等。

（2）持续性注意障碍：表现为患者进行一项活动时，注意持续时间短，容易分散和中断，表现为不能在公路上开车，无法看一部完整的电影，不能与人持续交谈等。

2. 高级水平注意障碍 包括选择性注意（selective attention）、交替性注意（alternating attention）和分别性注意（divided attention）。

（1）选择性注意障碍：指患者不能有目的地注意符合当前需要的特定刺激或信息，并排除不相干刺激或信息的干扰，比如患者不能在嘈杂环境中与他人交谈或看书，不能在地图上找到特定地点等。

（2）交替性注意障碍：指患者不能把注意从一件事转到另一件事上，比如患者在看书时接了个电话，挂掉电话后不能再立即回到看书。

（3）分别性注意障碍：指患者不能分别同时注意发生的两件事，比如不能边看电视边织毛衣，不能开车时听收音机等。

日常的大多数活动都需要以上五种注意的共同参与，只是每种注意的参与程度会依照活动的不同特性而有所不同。比如在安静环境中看书，更依赖持续性注意；在嘈杂环境中看书，则更需要集中性注意和选择性注意。

（二）评定

1. 功能行为观察

（1）视跟踪：让患者注视一个光源，比如手电筒，治疗师将光源向患者的左、右、上、下移动，评定患者随光源移动的能力。

（2）形状辨别：给患者一张印有不同形状的卡片，比如垂线、圆圈、正方形、大写字母 A，让患者在一张白纸上复制这些图形。

（3）听跟踪：让患者闭目听铃，治疗师将摇铃在患者左、右、前、后和头上方摇动，观察患者随之移动的能力并要求患者指出摇铃所在位置。

（4）声辨别：包括音辨别和词辨别。音辨别考查对单调声音的注意力，比如向患者播放一段录音，包含随机重复出现的电话铃声、钟表滴答声、门铃声和号角声等，要求患者每听到一次特定的声音就给出反应。词辨别考查对单词的注意力，比如向患者播放一段录音，内容是在嘈杂的背景中一段短文朗读，要求患者每听到一次指定的单词就给出反应。

（5）日常专注力测验：日常专注力测验（test of everyday attention，TEA）由 Robertson 等于 1994 年编制，检测集中性注意和选择性注意。TEA 将日常活动作为检测项目，比如通过不同的声音和指示灯，要求患者在无背景噪音和有背景噪音中分辨双相电梯的楼层。比如一边数数一边查阅电话簿，并在电话簿中找到指定的一组电话号码等。

2. 依赖视觉的标准化纸笔测验

（1）划消测验：划消测验（cancellation test）检测注意的持久性。在开始测试前，治疗师事先规定特定的目标物，然后给患者一张整齐排列的混有少量目标物的同类非目标物表，要求患者迅速、准确地找到目标物并用笔划去。材料可以是数字、英文字母、几何图形、符号等。划消测验可以分为限定工作量和限定时间两种方法，前者比较在完成相同工作量时的速度，后者比较在规定时间内完成的工作量。评定结果需要详细记录完成划消所需时间、划消个数、漏划个数、错划个数。

（2）符号-数字模式测验：与韦氏测验中的数字-符号分测验相似，但呈现的是印刷好的符号，要求被试在规定时间内将无意义的几何形状转化为书写或口述的数字，比如☆→5，△→2，●→1等。以操作速度和正确数进行评定。该测验对于评定成人和儿童的脑损伤极为灵敏。

（3）连线测验：连线测验（trail making test，TMT）检测注意和信息加工速度，因简单易行，故被广泛使用。它包括两种类型：A型，一张纸上印有25个小圆圈，圆圈内随机标有数字1~25，要求患者尽快地将数字按从小到大顺序用线连接25个圆圈，即1-2-3-4……24-25；B型，一张纸上印有25个小圆圈，其中13个圆圈内随机标有数字1~13，剩余12个圆圈内随机标有英文字母A~L，要求患者尽快地将1-A-2-B-3-C……12-L-13连接起来。A型和B型都以完成时间评分，时间越久，障碍越严重。一般认为A型主要反映右脑半球功能，是反映较为原始的知觉运动速率。B型则反映左半球功能，它除了包括知觉运动速率之外，还包含了概念和注意转换的效应。

3. 依赖听觉的标准化测验

（1）同步听觉系列加法测验：同步听觉系列加法测验（paced auditory serial addition test，PASAT）检测听觉持续性注意和分散性注意。测试时要求患者将随机呈现的数字做加法，即将后面一个数字加前面的 个数字，将答案用笔记录。比如，呈坝"2-8-6-1-9……"，正确的反应是"10-14-7-10……"。数字由录音机呈现，数字呈现的速度可以是每1.2秒、1.6秒、2.0秒、2.4秒呈现一个数字。值得注意的是，完成此测验也依赖好的工作记忆和算术能力。

（2）数字广度测试：数字广度测试（digit span test）为韦氏记忆力测验的子测验，也可以检测注意力。要求患者准确顺向或反向复述治疗师口述的数字字串。

4. 计算机辅助的标准化测验

（1）持续性操作测验：检测注意的维持能力、抑制能力和冲动性。按照感觉通道可以分为视觉持续性操作测验和听觉持续性操作测验。目前常用计算机辅助软件实现持续性操作测验，经典视觉范式是在一段时间内由计算机监视器快速地呈现一系列数字或字符，要求患者对预先指定的目标给出反应，测验结果包括反应时、漏报率（对目标刺激没有反应的次数）、虚报率（对非目标刺激进行反应）。维持注意缺陷常表现为较长的反应时和较高的漏报率，注意的抑制能力缺陷则表现为较高的虚报率。

（2）注意网络测验：Posner等提出注意网络理论，将注意分为警觉、定向和执行控制。警觉（alerting）指维持一个灵敏状态为接收信息传入做准备，定向（orienting）指从传入的大量信息中选择相关信息，执行控制（executive control）是解决反应中的冲突。ANT通过改变暗示刺激（干扰）的方式检测注意的警觉和定向功能，通过靶刺激出现时的状态（是否与暗示刺激冲突）检测注意的执行控制功能，结果用反应时判断。

5. 评定方法的选择 注意是包含多成分的认知功能，治疗师在评定患者的注意功能时应尽量涵盖所有的注意成分。临床上，治疗师常通过以上神经心理学测验评定注意的选择性、持续性、灵活性等成分，也可以通过其完成测验的信息加工速度侧面评价注意的效率。在选择某些测验时，要考虑患者的年龄、文化程度、职业、视觉等因素。比如对于一个文化程度很低的患者，根本不认识26个英文字母，字母划消测验就不适用。传统的纸笔测验简单易行，但是时间分辨率差，缺乏特异性。计算机辅助的注意力测验，计时准确，可以精确到毫秒。

（三）作业治疗

1. 信息处理训练

（1）兴趣法：发现并应用患者感兴趣的东西和熟悉的活动刺激注意，比如使用电脑游戏、专门编制的软件、虚拟现实技术的应用等。

（2）示范法：治疗师亲身示范想要患者做的活动，并给予语言提示，调动患者的视觉和听觉，加强注意。比如写书法，一边让患者看到流畅的动作，一边讲解流程和书写要领。

（3）奖赏法：通过给予奖赏来增加所希望的注意行为出现的频率和每次出现持续的时间，期待的注意反应出现后，立即给予奖励以达到强化目的。奖赏物可以是患者喜爱的物品，比如毛公仔、巧克力、小礼品等，其作用是激发患者的热情。

（4）电话交谈：电话交谈过程中，患者只能依赖声音刺激，这比面对面交谈需要更集中注意力。鼓励不同住的家人和亲友常打电话给患者，跟他们电话聊天，特别是患者感兴趣的话题。

2. 以技能为基础的训练

（1）猜测游戏：桌上摆放两只不透明杯子和一个乒乓球，治疗师在患者的注视下将两个杯子反扣在桌上，其中一只杯子反扣在球上，要求患者指出哪只杯子有球。治疗师双手移动交换杯子的位置，再让患者指出哪只杯子有球。

（2）删除作业：跟划消测验相似。治疗师事先规定特定的目标物，然后给患者一张整齐排列的混有少量目标物的同类非目标物表，要求患者迅速、准确地找到目标物并用笔划去。反复练习。

（3）时间感训练：给患者一个秒表，治疗师发出开始指令，患者立即开启秒表，要求患者注视秒表并在10秒内自行按停秒表。以后延长至1分钟。当误差小于3秒时改为不让患者看表，开启秒表后心算到10秒后自行停止。最后，给患者一定干扰，比如和患者交谈，重复上述训练。

（4）数字顺序训练：在背景噪音中，让患者按顺序说出或写出0~10之间的数字，完成后改为按奇数、偶数或逢5的规律说出或写出一系列数字。

3. 分类训练

（1）连续性注意障碍训练：包括删除作业、连线作业、数秒数、数字顺背倒背训练、倒背成语、击鼓传球游戏、抢板凳游戏等。

（2）选择性注意障碍训练：辨别物品图片或任务照片，比如在一组照片中快速找出中国男性。在一段背景嘈杂的录音中找出特定声音，如门铃声或鸟鸣声，并数出指定声音出现的次数。

（3）交替性注意障碍训练：删除奇偶数作业，比如在一组随机排列的数字中先删除奇数，再删除偶数。将一副扑克先按照颜色分类，再按照花色分类，再按照数字奇偶分类。

（4）分别性注意障碍训练：听写字母、汉字、或数字。患者拼图、下棋、或穿衣作业时，与患者交谈。

4. 电脑辅助训练　电脑游戏等软件通过丰富多彩的画面和声音刺激，能引起患者的兴趣并吸引其注意，根据注意障碍的不同类型，可以设计相应程序，让患者完成操作训练。国际上，Sturm教授等人于1993年创建了MS-DOS软件包AIXTENT，其可以训练注意的四个成分，包括警觉性（alertness）、警觉度（vigilance）、选择性注意及分散性注意。Schuhfried公司在基于微软视窗操作系统上的CogniPlus系统的基础上进一步开发了第二代AIXTENT，强调将注意理论与患者的日常生活需求相结合。比如警觉性训练的任务是患者模拟驾驶者骑一辆摩托车沿曲折道路行驶，驾驶者必须观察道路，当前面有障碍物时尽快按下反应键。国内专门针对注意障碍编写的康复训练软件尚少，一般市售的游戏软件、用于儿童益智早教的软件也可以用于注意障碍患者的康复训练。

5. 综合性训练　日常生活中的训练方法，帮助患者完成特定的挑战。比如一个接待员需要学习在工作环境中消除分散注意力的技能，保持警觉性直到活动完成为止。对于一个学生则需要训练上课期间如何改善记笔记的策略，滤掉课堂背景噪音的同时集中精力听老师讲课。由此可见，日常生活的注意力训练因人而异。

（四）注意事项

1. 每次训练前，在给予口令、建议、提供信息或改变活动时，需确定患者有在注意，在可能的情况下，要求患者复述治疗师刚才说的话。

2. 多应用功能性活动治疗，在丰富多彩的日常活动中，提高患者的注意力。

3. 训练过程中尽量避免干扰。治疗从安静的环境开始，逐渐过渡到接近生活的日常环境。

4. 循序渐进，当患者的注意改善时，逐渐增加治疗时间和任务难度。

5. 教会患者主动观察周围环境，识别引起精神不集中的潜在因素并排除该因素。

6. 强调按活动顺序完成每个步骤，并准确解释为什么这样做。

7. 与患者及家人一起制定目标，实施训练计划。鼓励家人、照顾者参与训练，让他们了解患者的情况及照顾技巧，鼓励他们在非治疗时间应用训练时学到的技巧督促患者。

8. 在注意训练的同时，兼顾其他认知障碍的康复。

三、记忆障碍

（一）记忆障碍分类与表现

根据信息储存时间的长短，记忆可以分为瞬时记忆，工作记忆和长时记忆。

1. 瞬时记忆　又称感觉记忆，是视听觉信息到达感觉器官的暂时存储，维持时间短于 250 毫秒。比如看电影，我们能将一系列静止的像素和音符知觉成移动的画面和连贯的谈话声音，都是归功于我们的感觉记忆。临床上，瞬时记忆障碍患者表现为感知觉障碍，详见本章第四节。

2. 工作记忆　是对信息进行暂时加工和储存的容量有限的记忆系统，存储时间约几秒钟，短于 1 分钟。根据 Baddeley 模型，工作记忆包括一个中央执行系统、语音回路、视觉空间模板及情境缓冲器（episodic buffer）。比如我们默念一串电话号码，然后立即拨号，这里依靠的就是工作记忆。工作记忆障碍表现为不能及时更新信息、不能思考及解决问题、思维缓慢、记不住指导语等，常见于脑外伤、脑卒中、帕金森、痴呆及多种精神疾病等。

3. 长时记忆　能储存数分钟至数年，甚至终身，长时记忆的容量很大，似乎是无限的。根据存储信息的类型，长时记忆可以分为语义记忆，情景记忆和程序记忆。根据储存信息的发生时间，长时记忆可以分为前瞻性记忆和回顾性记忆。

（1）语义记忆（semantic memory）：是有关字词、知识、概念、规则及公式等的记忆。比如我们记得香蕉的颜色是黄色、中国的首都是北京、英国在欧洲等，这些都是语义记忆的范畴。

（2）情景记忆（episodic memory）：是关于个人的特定时间的情景或事件及这些事件的时空联系的信息。比如我们记得自己二十岁生日的场景，记得自己大学毕业时拿到学位证书的那一刹等，这些属于情景记忆。语义记忆障碍和情景记忆障碍常见于阿尔茨海默病和痴呆。

（3）程序记忆（procedural memory）：是关于技能或日常的记忆。比如骑自行车、打毛衣、游泳及打字等。程序记忆障碍常见于亨廷顿舞蹈病、帕金森病、儿童读写障碍等，其他多数记忆障碍患者的程序记忆保持完好。

（4）前瞻性记忆（prospective memory）：是对将来计划或意图的记忆，比如明天早晨九点钟要开会，当看到某人时要向其传达一个口信，离家时要锁门等。前瞻性记忆障碍是最常见的记忆障碍，约占记忆障碍的50%~80%。

（5）回溯性记忆（retrospective memory）：是对过去的记忆，包含语义记忆和情景记忆。

以上各记忆系统之间是独立的，可以单独发生障碍，也可以同时发生障碍。

（二）评定

1. **韦氏记忆量表**　韦氏记忆量表（Wechsler Memory Scale，WMS）是评定各种记忆功能的神经心理学测验，完成整个测试约需要90分钟。该量表由七个分测验组成，即常识、定向力、精神控制能力、逻辑记忆、数字广度、视觉记忆、成对词联想学习。综合七个项目的得分，得出一个记忆商（MQ）。目前国内广泛应用的是1980年龚耀先等修订的韦氏记忆量表中国修订版，在原版基础上新增了3个分测验，包括记图、再认及触摸。

2. **临床记忆量表手册**　是1984年由中国科学院心理研究所许淑莲教授等编制，在我国广泛应用于临床及科研。其测验项目都是检测一段时间内（数分钟）的一次性记忆能力，主要包括回忆和再认两种记忆活动。量表分甲乙两套，每套均包括五项分测验：指向记忆、联想学习、图像自由回忆、无意义图形再认及人像特点联系回忆。前两项的实验材料为听觉刺激，指导语和刺激词均由录音机播放；中间两项的实验材料为图片刺激；最后一项为听觉与视觉结合的记忆，治疗师在呈现图片刺激的同时，说出图片的特点。将五项分测验所得的原始分换算成量表分，其和为总量表分，然后求得记忆商。

3. **Rivermead行为记忆测试**　侧重于评定日常记忆能力，由英国牛津Rivermead康复中心编制，RBMT-Ⅰ于1985年问世，2003年修订版RBMT-Ⅱ问世。完成整个测试约需要25分钟。RBMT的项目主要检测患者对具体行为的记忆能力，比如记姓名、记所藏物品、图片再认、故事即时回忆和延时回忆、路线即时回忆和延时回忆等。患者的测验表现可以帮助治疗师了解患者在日常生活中因记忆障碍带来的影响。研究表明RMBT结果可以预测记忆障碍患者的生活独立性和受雇就业能力。

4. **本顿视觉保持测验**　本顿视觉保持测验（Benton Visual Retention Test，BVRT）评定顺行性记忆。由10张绘有1~3个抽象图形的卡片组成，治疗师将每张图卡呈现10秒钟，然后要求患者凭记忆将图卡上的图形画出来。

5. **Corsi积木模板任务测试**　Corsi积木模板任务测试（Corsi Block-tapping Test）用来评定视觉空间工作记忆。治疗师随机点击不规则排列的积木，要求被测者记住点击顺序，然后重复一次。随着任务难度的增加，积木的数量增多。

6. **门和人测试**　门和人测试（doors and people test）用来评定长时记忆，识记内容包括门、人、形状及姓名。施测时间为35~45分钟，测试对象为18~80岁的成年人。

7. **其他**　除了上述标准化记忆测验外，一些标准化的认知评定量表也包括了对记忆的检测，比如MMSE、MoCA、Loewenstein认知功能评定表（老人版）、及神经行为认知状态测验等。

8. **评定方法的选择**　WMS和临床记忆量表手册的操作比较复杂，需经过专门培训的人员花费较长时间完成评定，临床上很多脑损伤患者难以配合完成全部的评定项目。RMBT专为日常记忆功能受损而设计，其评定的记忆场景与日常生活相似，评定正常生活所需的记忆功能，有助于帮助治疗师找到患者需要康复的记忆范畴。

（三）作业治疗

1. 环境适应 环境适应（environmental adaptations）适用于记忆系统失去了足够功能的患者。通过环境的重建，满足患者日常生活的需求。

（1）减少环境的变化：使环境尽量保持一致。比如避免换房间、每次只允许一个人和患者交流、固定治疗时间和地点、保持白天有光亮和夜晚黑暗安静等。

（2）避免过度的视觉刺激：减少能分散注意力的视觉刺激。

（3）家用电器的安全：为电水壶、电炊具、电灯等家用电器设计隔一段时间可自动关闭的装置以避免危险。安全存放电源、电线等。

（4）避免常用物品丢失：把眼镜架系上绳挂在脖子上，手机和钥匙别在腰上，可有效防止丢失。

（5）简化环境：在生活中养成习惯，将物品摆放井井有条，突出要记住的事物。将重要物品如笔记本、钱包、雨具等放在室内显眼固定的地方，比如进出家门必经之地，出门时可以提醒不致忘记，每次用完后立即将它们放回固定位置。

2. 外在记忆辅助工具 是利用身体外在的辅助物品或提示来帮助记忆障碍患者的方法，这对于器质性记忆障碍者可能是最有用的策略。适用于年轻、记忆障碍不太严重且其他认知障碍较少患者。常用的外在记忆辅助工具包括记事本和备忘录、时间表、地图、记忆提示工具（比如清单、标签、记号等）、电子记忆辅助工具（比如闹钟、手表、报警系统、电话、手机、平板电脑等）和神经传呼机（NeuroPage）等。

3. 内在记忆辅助工具

（1）无错性学习：无错性学习（errorless learning）旨在学习的不同阶段降低错误发生的频率，方法有将复杂的任务细分成若干个简单的小任务，当错误发生时立即给予纠正，鼓励患者不要用猜测的策略，给予线索提示，重复练习等。中山大学第三附属医院窦祖林教授把无错性学习与中国传统文化相结合，开发了一套针对记忆障碍的康复训练软件，称记忆障碍训练课程。该课程分4个部分，包含20节训练，每一节内容相对独立，从易到难，难度水平分为三级。整个课程又密切关联，从瞬时记忆、工作记忆、视听记忆、词语记忆等记忆训练逐步过渡到在日常生活中应用记忆能力。

（2）间隔提取法：间隔提取法（spaced retrieval）按照一定的时间序列反复提取或复述信息的一种记忆法。复述与复述之间有一段间隔，且间隔时间逐渐延长，比如立刻回忆，间隔5秒、10秒、30秒、3分钟等。间隔提取法可以促进学习与记忆，可以有效改善脑损伤及阿尔茨海默病等记忆障碍患者的记忆功能。

（3）PQRST记忆法：记忆障碍康复使用最广泛的重复策略，是记忆书面材料的一种完整理想的学习方法，即理解性记忆。P指预习要记住的信息内容或材料；Q指自我提问，比如这个段落的中心思想是什么？这个事件发生在哪一年？发生在什么地方？等；R指仔细阅读并回答问题；S指用自己的话陈述答案；T指用回答问题的方法来检验记忆。实践证明PQRST法优于死记硬背。

（4）助记术：助记术（mnemonics）有助于回忆已学过的知识和技术，它也是一个使人们更有效地组织、存储和提取信息的系统，常用来帮助患者识记人名和日期等。在实践中，常用以下方法：

1）图像法：把将要学习的字词或概念想象成图像。比如为了让患者记住一个购物清单，患者需要将清单上的每个物品转化为视觉图像储存在记忆中。

2）联想法：又称关联法，将待记忆的信息联系到相关的其他信息中或已存在和熟悉的记忆中，尤其适用于记住姓名。将一个人的形象、独特的面容特征和其名字结合起来更容易被记住。比如别人介绍一位新朋友，此人与你的一个老友同名，你一想到老友的音容笑貌，也就记住了新朋友的名字。

3）故事法：将待记忆的信息片段转化为一个连续的故事，通过语义加工，使这个故事中包括所要记住的内容。中国成语一般都有典故，在开发儿童学习与记忆时，就是采用故事法。

4）关键词法：我们在快速阅读一篇文章或浏览一本书时，常用关键词法来记忆其大意。

5）首字母缩略法：比如要记住"地方""大海""物理""博览"这组词，可以用"地大物博"这个词帮助记忆。比如要记住通讯界的四大公司，巨龙、大唐、中兴、华为，你只要记住"巨大中华"即可。

6）数字分段：常用于有效记忆数字，如门牌号或电话号码等。比如，要记住"87335100"这个电话号码，可以将其分解为"8733"和"5100"两组数字来记忆。

7）复述法：自我复述几遍需要记忆的信息，一方面理解了信息，另一方面通过重复加深了印象。

8）分散练习：研究表明每天1小时持续12天的学习记忆效果要明显好于每天2小时持续6天以及每天6小时持续2天的学习记忆效果。

4. 创新性方法

（1）计算机辅助记忆训练：该方法的干预原理主要是即时反馈、多感官视听刺激以及人机互动。现有研究表明计算机辅助记忆训练对改善脑外伤和痴呆患者的记忆障碍都有显著效果，尤其是工作记忆，表现在对物体和路径的延时保留。比如 Hofmann 等将计算机辅助记忆训练应用于阿尔茨海默病患者，将患者的生活环境和场景拍成一系列照片用做实验材料，比如小区等，以患者的日常活动为实验任务，比如购物、去医院看病等，然后让患者用触屏的形式完成任务，所以每套训练程序都是独特的、为患者量身定做的。随机对照研究结果显示该训练程序可以有效地提高患者的反应速度，更重要的是减少犯错误的概率，即提高了工作记忆。

（2）专家系统：专家系统（expert systems，ES）是人工智能的分支，已被广泛应用于多领域，包括医疗咨询。香港理工大学文伟光开发了一种记忆康复的专家系统（ES-MR）。治疗师在为脑外伤、脑卒中和痴呆患者提供干预治疗时，ES-MR 能通过一个网络平台给予专家意见以便做出更好的决策。

（3）虚拟现实训练：虚拟现实（virtual reality，VR）训练是通过电脑产生的一个多感知觉相互作用的类似现实环境的3D界面，让患者有"身临其境"的感觉。VR 丰富的环境刺激可以增加大脑多巴胺和胆碱能系统神经递质的激活，进而提高记忆功能。有研究表明虚拟现实训练结合计算机认知治疗可以显著提高脑卒中患者的视觉注意和短期的视空间记忆。

（4）远程康复训练：远程康复指应用计算机技术、互联网及多媒体信息技术，为患者提供康复服务。接受远程认知康复的患者可不受时间、场所限制，并可一天内多次进行强化训练，此为远程康复的优势。研究表明在训练内容相同的条件下，远程康复可以显著改善患者的记忆功能。

（四）注意事项

1. 助记术的价值是用来教记忆障碍患者记住新信息，治疗师和照顾者可以用此法鼓励患者学习。
2. 记忆障碍患者在采用视觉意象时，最好让他们看到纸上或卡片上的图画，而不是单纯靠想象。
3. 双重编码，即用两种方法结合起来比单用一种方法的学习效果更明显。
4. 学习材料应结合实际，是与患者日常活动密切相关的，干预前与患者沟通，了解他们想要学习记忆的材料。

5. 根据患者个人风格、需要和爱好等选择记忆方法，并非每个人都从同一种策略中受益。

6. 应强调将学习记忆的材料和策略泛化到日常生活中，患者要能懂得在一个新情境下应用已学的记忆策略。

（陶 倩）

第三节 执行功能障碍

高级认知功能主要指执行功能（executive function），具体包括计划、词语流畅性、工作记忆、反应抑制及转移。计划（planning）包括很多过程，比如决策、问题解决、判断、对自己和他人的行为做出评价等。词语流畅（verbalfluency）指能够回忆并说出或写出某一类别的词语。工作记忆（working memory）指暂时储存和加工信息的一个大脑系统。工作记忆常涉及一些复杂的认知任务，比如语言理解、学习、推理等。反应抑制（response inhibition）指在陌生或不明确的情境下拒绝习惯性、趋近性行为的能力，可以包括运动抑制、认知抑制、动机抑制、注意抑制、干扰控制等。定势转移（set shifting）指在不同任务或不同操作之间灵活转换的能力。执行功能与前扣带回（anteriorcingulatecortex）和背外侧前额叶（dorsalateral prefrontal cortex，DLPFC）密切相关。临床上，执行功能障碍常见于脑卒中、颅脑外伤、帕金森病、痴呆、阿尔茨海默病及物质成瘾等患者中。执行功能障碍表现在生活的方方面面，影响患者的日常活动、社会参与、工作表现、功能性预后及重返职场等。根据致病原因、脑受损位置、受损面积等的不同，执行功能障碍的类型和表现均有不同。

一、 评定

（一）整体评定

1. 执行功能行为评定量表（Behavior Rating Inventory of Executive Function，BRIEF）包括教师版和家长版（适用于 5~18 岁的学龄儿童和青少年）、自我报告版（适用于 11~18 岁的学龄儿童和青少年）、及成人版（≥18 岁成人），各包括 80 个左右条目，每个条目做三级评定，1 代表"从不"，2 代表"有时"，3 代表"经常"。总分越高，执行功能受损越严重。

2. 执行功能异常问卷（Dysexecutive Questionnaire，DEX）包含 20 个条目，分为五个分量表：抑制、意向性行为、思想与行为不一致、思想与行为障碍和社交行为调节，每个条目按照 1~5 点计分，由"从不"到"经常"评定执行功能受损程度，总分越高表示执行功能受损越严重。

3. 执行功能缺陷综合征的行为学评价测试（Behavioral Assessment of Dysexecutive Syndrome，BADS）由 Wilson 等在 1996 年综合比较了多种评定方法后发展起来的用于评定日常生活中的执行功能障碍的新方法，其结果可以反映执行功能障碍对患者日常生活的影响。BADS 包括 6 个子测验，即规则转换卡片测试、动作计划测试、找钥匙、时间判断、动物园分布图测试及六元素测试。施测时间约 40 分钟。

4. 额叶功能评定量表（Frontal Assessment Battery，FAB）包含 6 个亚测验，分别测查抽象能力、智力灵活性、动作程序性、对抗干扰力、注意抑制力、环境影响力等。

5. 执行功能操作测验（Executive Function Performance Test，EFPT）受试者需要完成四项基础性技能，包括简单烹饪、电话使用、药品管理、账单支付。评定的执行功能包括启动、执意、抑制。治疗师利用标准化指导系统，可以简明易懂的帮助受试者安全操作，然后评定受试者能做什么，以及完成一项任务需要多少帮助。

6. Delis-Kaplan 执行功能系统比较全面，它包括连线测验、言语流畅性、图案流畅性、Stroop 测验、卡片分类测验、20 问题测验、汉诺塔测验和谚语理解测验。

（二）计划功能评定

1. **河内塔测试（Tower of Hanoi test）** 评定计划功能的问题解决能力。该测试由一个特殊装置组成，包括 3 个相同大小的底座，n 个盘子从大到小、由下往上放置在其中一个底座，要求被测者遵守一定的规则，即每次只能移动一个盘子且移动过程中始终保持大盘在下、小盘在上，将 n 个盘子从起始座借助中间座移到目标座，见图 7-1。

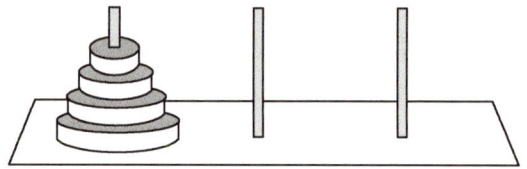

图 7-1　河内塔测试

2. **伦敦塔测试（Tower of London test）** 将河内塔任务中的盘子换成了彩球，要求被测者描述他们要怎样改变彩球的最初排列才能将它们按要求移到目标座上，见图 7-2。

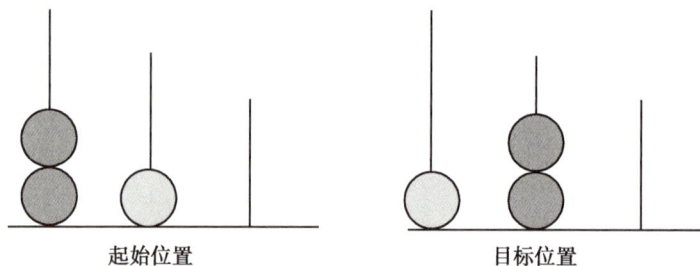

起始位置　　　　　　　目标位置

图 7-2　伦敦塔测试

3. **画钟测试** 要求患者在白纸上画出一个钟表的表盘，把数字放在正确的位置，并用表针标出相应的时间。

（三）词语流畅性评定

1. **语义流畅性测验** 要求患者在一定时间内，比如 1 分钟，尽可能多地说出某一范畴的词语，比如"动物""水果""蔬菜""交通工具"等。

2. **语音流畅性测验** 要求患者在一定时间内尽可能多地说出以某个发音开头的词语，比如"hao"可以是"好人""好事""好心""好主意"等。

（四）工作记忆评定

1. **瑞文推理测验** 是一种非文字的智力测验，主要测量推理能力，即个体做出理性判断的能力。共有 60 题，每题由一幅缺少一小部分的大图案和供选择的 6~8 个小图案组成，要求被测者判断哪一个小图案添入大图案中缺失的部分最合适，使整个图案形成一个合理完整的整体。

2. **迷宫测验** 被测者遮住眼睛，要求其尽快学会走迷宫并到达终点。

3. **其他** 见记忆障碍评定。

（五）反应抑制评定

1. **Stroop 测验**　评定执行功能的经典测验之一。治疗师向被测者呈现表示颜色的字（如"绿"字），而这个字是由其他无关颜色的墨水写的（如红色墨水），这时，要求被测者说出墨水的颜色。被测者往往受到字面意义的影响（例如"绿"）而不能正确说出书写该字的墨水的颜色（红色）。正确回答的次数越多，表明执行功能越强。

2. **Go/No-Go 测试**　"Go"指对指定的刺激进行按键反应，"No-Go"指对指定的另一种特定刺激不反应。当做"No-Go"任务时被测者做了按键反应，称为"虚报"（false alarm），虚报率越高，抑制能力越低。

3. **停止信号任务**　被测者在对某一视觉刺激，即 go 信号，做反应的过程中，如果听到一个声音刺激，即 stop 信号，就必须立刻停止反应。Go 与 stop 信号之间的时间间隔则是停止信号延迟时间（stop-signal delay，SSD），把 SSD 从 go 反应时中减去即是停止信号反应时（stop-signal reaction time，SSRD）。SSRD 越长，抑制能力越低。

4. **早期儿童行为问卷（Early Childhood Behavior Questionnaire，ECBQ）**　评定 18~36 个月儿童行为的主动抑制。ECBQ 包括 12 个条目，每个条目 5 级评分，从"从不"到"总是"，得分越高，控制性越高。

5. **儿童行为问卷（Childhood Behavior Questionnaire，CBQ）**　评定 3~6 岁儿童行为的主动抑制。CBQ 包括 13 个条目，每个条目 5 级评分，从"从不"到"总是"，得分越高，控制性越高。

（六）定势转移评定

1. **威斯康星卡片分类测验（Wisconsin Card Sorting Test，WCST）**　评定抽象分类、概念形成与转换等执行功能。实验材料包括 4 张刺激卡（如一个红三角形、两个绿五角星、三个黄十字形、四个蓝圆）和 128 张反应卡（是根据不同颜色、不同数量、不同形状随机组合而成），要求患者根据 4 张刺激卡的模式对反应卡分类，治疗师不告诉分类的原则，只说出每次测试是正确还是错误的。测试时间为 20~30 分钟。

2. **连线测试**　包括数字连线测试、颜色连线测试、形状连线测试等。

3. **局部 - 全局任务**　计算机屏幕中央呈现一系列大图形，这些图形由许多小图形组成，如果图形是蓝色，则判断大图形的形状，如果图形是黑色，则判断小图形的形状。

4. **其他**　包括加法 - 减法转换任务、数字 - 字母转换任务、数字转换任务等。

二、作业治疗

1. **目标管理训练**　目标管理训练（goal management training，GMT）是一种以任务为中心的自我管理策略训练，可以改善额叶损伤患者的执行功能。它把大的目标任务分解为多个层次的小任务，提高患者的注意力，总结达到目标的成功和失败经验，提高目标改变的意识。GMT 具体包括以下要点：自我指导策略（self-instruction strategies）、自我监控练习（self-monitoring exercises）、旨在提高计划能力及记忆的认知技术、专注力练习（mindfulness practice exercises）、故事及经验分享及家庭作业。

2. **辅助意图监控训练**　辅助意图监控训练（assisted intention monitoring，AIM）包括简化的 GMT 和随机的短信提示，旨在提高每日目标完成度。该试验中 AIM 的治疗过程如下：在患者家中或社区中进行两次简化 GMT，每次间隔不超过 5 天，每次持续 90~120 分钟。训练内容选自 Levine 及其同事曾报道的完整的 GMT 项目，以电脑上幻灯播放及练习本的形式进行。此外，患者每天在8点至18点之间会随机收到8个短信，短信提醒患者停下并思考设定目标。

3. 执行及解决问题的能力训练　包括以下：①手部动作转换训练，比如切蛋糕、分蛋糕、洗水果、切水果等；②物品分类训练，要求患者将动物图片放进绿色盒子，水果图片放进红色盒子；③数字排列训练，对随机排列的数字1~20进行连线；④手动迷宫游戏，通过双手控制游戏盘面的高低，使一颗钢珠沿盘面上所绘迷宫路线行走；⑤日常生活相关活动训练，比如穿衣、刷牙、洗脸等。

4. 镜像神经元疗法　将日常活动制作成视频，每个活动均有合理的虚拟环境，所有动作均为分解动作，视频从正前方和正侧方两个角度拍摄。要求患者仔细观察动作视频，尽可能记住视频中各活动任务的动作步骤，并让患者用运动想象去模仿完成视频中的动作任务。

5. 虚拟现实训练　指用电脑模拟产生一个三维空间的虚拟世界，通过提供视、听、触等多感官的模拟，患者仿佛进入真实的空间。Rand 等设计了虚拟超市训练，让患者在一个模拟的超市环境里按照要求采购商品，研究结果表明该训练能改善患者的执行功能。

6. 体感游戏训练　体感游戏训练的原理是通过摄像头锁定和追踪关节，建立使用者的数字化骨架模型，在患者活动时分析其肢体的运动方向和速度。体感游戏训练已被广泛应用于康复领域，尤其是用于改善执行功能。

7. 冥想练习　冥想是一种认知控制锻炼，它可以增强人对内部干扰进行自我调节的能力。冥想练习教导人们监控自己的思想和感受，但既不加以判断也不做出任何其他反应。有研究表明目标管理训练结合冥想练习能改善多种物质滥用者的执行功能和决策的任务表现。

（陶　倩）

第四节　感知障碍

知觉是人脑对直接作用于感觉器官的客观事物整体属性的综合反映。各种类型的刺激兴奋人体不同的感觉器，这些特定的感觉信号在感觉通路中经过复杂的加工处理后传到中枢神经，最终引起感知觉。知觉包括对各种感觉刺激的分析及对不同刺激的辨别能力。感知能力是指大脑将感觉信息综合为有含义的认识能力。左右大脑顶叶感知功能失调有明显的分别，也有相似的地方（表7-4）。多个研

表7-4　左右顶叶感知功能失调的分别

右脑功能（左侧丧失）	左脑功能（右侧丧失）
1. 结构性失用症	1. 结构性失用症
2. 穿衣失用症	2. 意念性失用症
3. 视觉失认症	3. 意念运动性失用症
4. 躯体失认症	4. 视觉失认症
5. 半体忽略	5. 手指失认症
6. 空间关系失调	6. 躯体失认症
7. 物体形状失调	7. 物件失认症
8. 主客体关系失调	8. 失算症
9. 深度感知失调	9. 失书症
10. 左 / 右混淆	10. 左 / 右混淆

究报告显示感知障碍对患者自我照顾能力及社区生活能力有很大的影响。感知障碍会影响基本的日常生活活动，例如穿衣服、梳洗、进食等自我照顾活动。感知能力障碍一般可分为三大类：视觉感知失调（visual perceptual disorders）、失认症（agnosia）和失用症（apraxia）。

一、视觉感知失调

（一）疾病、评定

视觉感知失调（visual perceptual disorders）包括一系列的症状，即为空间关系失调（spatial relations disorder）、物体形状失调（object recognition disorder）、主客体关系失调（figure/ground disorder）及深度感知失调（depth perception disorder）。常用评定法有视觉感知失调测试（VOSP）及 Rivermead 感知能力测试（RPAB）。

1. **空间关系失调** 空间关系失调（spatial relations disorder）指患者对前、后、上、下等概念难以理解。功能上，患者可能因判断距离出现困难而碰撞家具；找不到适当路线而迷路；穿衣失用。常用评定是：治疗师要求患者形容两块积木的位置关系，比如前、后、上、下等。

2. **物体识别失调** 物体识别失调（object recognition disorder）指患者对辨别形状、颜色、大小、对象出现困难，因而出现阅读或抄写困难。空间关系失调患者可透过辨别形状、颜色、大小、对象的训练及书写、阅读练习而加强辨别能力。

3. **主客体关系失调** 主客体关系失调（figure/ground disorder）指患者对前景及背景分辨出现困难，患者因而不能在颜色相近的前后背景中找出需要的东西，如在白色床单上找出白衬衣，或在贮藏抽屉中找出需要东西。常用评定是：治疗师要求患者在一幅含有三样对象的重叠图画中找出指定对象。

4. **深度感知失调** 深度感知失调（depth perception disorder）指患者对深度感知出现困难而影响走路及驾驶。常用评定是：治疗师坐在患者前方，一前一后拿起两支笔而要求患者说出哪一支笔比较接近患者。患者可透过视觉训练决定对象与身体距离而增强判断深度能力。

（二）治疗与训练

空间关系失调患者可透过计算机认知训练去辨别形状、颜色、大小、对象的训练及书写、阅读练习而加强辨别能力。主客体关系失调之患者可透过寻字游戏或在杂物柜中找寻指定对象而治疗。深度失调患者可透过计算机视觉训练决定对象与身体距离而增强判断深度能力。患者亦可透过上落楼梯训练加强患者对梯阶的高低感觉而增强判断深度能力。空间关系失调患者可透过砌图或依指示行走指定路线或阅读地图而治疗。现今的方法大多数采用计算机认知训练系统去辅助训练，流行的计算机认知训练系统有 Captain's Log、PSS、及 OTsoft 等。这个方法在大部分病患者都可以使用。技巧、练习的时间和次数对成效非常重要。虽然有些文献记载一般基本认知技巧训练，在实际训练时对日常功能康复中被评为没有明显的作用，但他们确实在训练病患者的专注力及视觉感知能力方面有实证的成效。另一方面，病患者也接受认知练习中协助病患者掌握视觉记忆（包括记忆位置、文字、及数字）的技巧。

二、失认症

（一）疾病与评定

失认症指患者不能认识经由某一感觉（如视觉、听觉和触觉）辨察的事物，如不认识放在眼前的茶杯，不知道听到的是汽车喇叭声，或不知道手中触摸的是钢笔。这种对感知对象的认识障碍并不是由于感觉、语言、智能和意识障碍所引起，也不是因为不熟悉这些物体所造成，而是由于脑部受损使患者对经由视觉、听觉和触觉等途径获得的信息丧失了正确的分析和识别能力，即感觉皮质整合功能发生了障碍。所以，患者尽管视觉、触觉和听觉均正常，但通过眼睛却不能辨认一个物体。失认症的发生主要与颞叶、顶叶和枕叶交界区皮质受损有关。失认症包括视觉失认症、触觉失认症和躯体失认症，还常常伴有各种忽略症（neglect）和体象障碍。

1. **单侧忽略（unilateral neglect）**　又称半侧视不注意，症状表现为患者对脑损害部位对侧的身体和空间内的物体不能辨认。病灶常在右顶叶、丘脑。常用评定法有：①Albert 试验，在纸上散布一些无规则的短线条，让患者用笔与线条正交地删去短线。②字母删除试验，在纸上排列 6 行字母，让患者删去其中的"C"和"E"，如漏删一侧的"C"和"E"则为阳性。

单侧忽略患者在日常生活中的忽略行为特征主要表现在以下几个方面：①坐姿不能独立保持稳定的，坐姿坐位时躯干向健侧倾斜，脸偏向健侧、眼睛（视线）只注视健侧，不能注意到患侧肢体放置位置不正确，与人交谈时不目视对方、忽略站在其患侧的人；②进食时忽略患侧的餐具以及餐具内患侧的食物；③修饰（剃须、梳头、洗脸、刷牙、洗澡时）忽略患侧部分，化妆和佩戴首饰时遗漏患侧；④更衣时穿衣困难，漏穿患侧的衣袖，找不到患侧的袖口，漏穿患侧的鞋、袜等；⑤如厕时忽略位于患侧的冲水手柄、纸篓；⑥轮椅转移时遗忘患侧肢体，忽略制动轮椅的患侧手闸，或忽略抬起或放下患侧的脚托，驾驶轮椅时撞到患侧的人或障碍物；⑦行走时忽略患侧的行人及建筑物，走过位于其患侧的目标或迷路；⑧阅读与书写时读横排的文字时漏读患侧的文字或漏写患侧偏旁；⑨在象棋、围棋等游戏活动中不使用患侧的棋子或不把棋子放在患侧的棋盘，也忽略对手来自患侧的攻击，在插花时只插健侧。

2. **躯体失认症**　躯体失认症（anosognosia）的患者否认瘫痪，不承认自己瘫痪的手和脚。患者常常误以为是他人身体一部分或不承认是自己肢体的一部分。病灶常在右侧顶叶，评定依靠临床表现。

3. **格斯特曼综合征（Gerstmann 综合征）**　仅在右侧丧失（左脑缺损）中出现。症状包括左右混淆、手指失认、失算、失书。病灶常在左侧顶叶后部和颞叶交界处。评定方法如下：①左右混淆：治疗师叫出左侧或右侧身体某一部分的名称，要求患者按要求举起相应的部分。或由治疗师指点患者的某一侧手，让患者回答这是他的左手还是右手。回答不正确者即为阳性。②手指失认症：评定前先让患者弄清各手指的名称，然后治疗师分别呼出左侧或右侧的示指、无名指的名字，让患者举起他相应的手指，或让他指出治疗师相应的手指。回答不正确者为阳性。③失写症：让患者写下治疗师口述的短句，不能写者为阳性。④失算症：患者无论心算还是笔算均会出现障碍。重症患者不能完成一位数字的加、减、乘，轻症患者不能做两位数字的加、减。失算症患者完成笔数往往比心算更觉困难，这是因为患者在掌握数字的空间位置关系上发生了障碍。

4. **视觉失认症**　指尽管病患者视觉正常，但不能认识物品，颜色和熟人的脸。病患者不能将视觉刺激与先前具有认识的视像相整合，因而不能对刺激产生意识。最常见的视失认是不能靠目光认识一个物体。治疗师应鼓励病患者同时结合视觉，触觉和言语的刺激去进行确认物品的练习。

5. **触觉失认症** 指尽管病患者的意识正常，但不能单靠接触而认出常见的物品，比如门钥匙或笔，或不能完成日常生活活动，比如扣扣子，拉拉链和洗衣服，而必须用眼看。评定可用一盘 6~10 个常见物品，比如门匙、硬币、纽扣、笔、球、剪刀或铃，给病患者进行解释或示范，接着遮住患者双眼，放一个物品在其手中，让其用另一只手去触摸感觉，接着将该物品轻轻放回盘中，让患者看着盘中的物品找出刚才的那一个。然后换其他的物品进行测试。

（二）作业治疗

单侧忽略及躯体失认症的作业治疗包括改善功能的作业活动和功能适应性训练。

1. **改善功能的作业活动** 根据单侧忽略的假设原因，脑神经科学上通常有两类处理单侧忽略的改善功能的作业活动，包括有参与方法或提示方法。

（1）参与方法：其主要针对空间系统受损，用眼镜将右半边眼睛遮蔽（ipsilateral half-field eye patching）（图 7-3）或用棱镜（prism），自主向偏身忽略一方身体躯干旋转训练（trunk rotation）（图 7-4）、偏瘫侧上肢局限诱发动作训练（constraint-induced therapy）等。

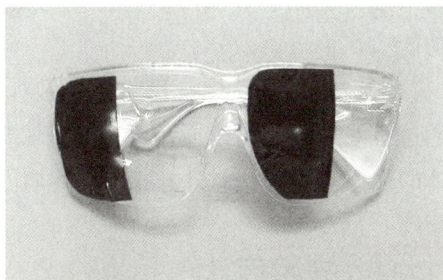

图 7-3 右半边眼睛遮蔽眼镜

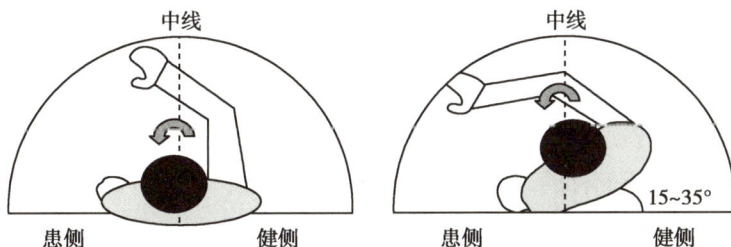

图 7-4 由健手带动上身在周边空间转动从身躯中线向偏瘫一侧转动 15°到 35°

（2）提示方法：其主要针对单侧缺乏注意力，视觉扫描训练（visual scanning）、偏侧感知提示（sensory cueing）（图 7-5）等。

2. **功能适应性训练** 包括功能代偿及生活环境调整。

（1）功能代偿：提醒进食时勿忘吃患侧的食物，穿衣、修饰时使用姿势镜。把忽略侧的轮椅手闸的手柄加长并作上标记、忽略侧足踏板涂上颜色或做标记等。

（2）生活环境调整：书本、餐桌上或楼道的患侧用红线做上标志；进餐时与周围人使用颜色不同的餐具。如向患侧注意困难，应把所需物品（如食物、衣服、电话等）放在能注意到的空间范围内。

对单侧忽略及躯体失认症重要的处理是不断让患者集中注意他所忽略的一侧。其方法是：治疗师站在患者忽略的一侧训练患者和他谈话；向他忽略侧提供触觉、扣打、按摩、冷等感觉刺激；将患者急需的物体故意放在患者的忽略侧，让患者用另一侧手越过中线去取；让患者向健侧翻身，鼓励他用病侧上肢或下肢向前探，若患者没有足够的运动功能去完成动作，可让他用健手帮助病手；在患者忽略侧内用颜色鲜艳

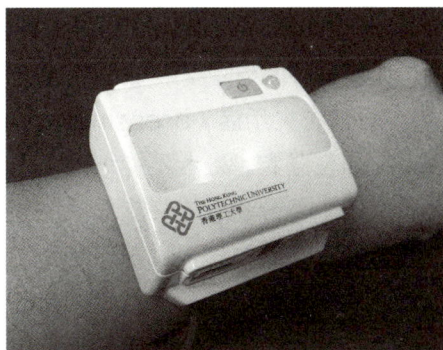

图 7-5 感知提示仪器

的物体或手电筒光提醒他对该侧的注意，但在患者生活环境中，在症状未克服之前，为了避免碰撞和损伤患者，易碰撞和易伤患者的物体仍暂放于患者健侧为宜；阅读时为避免漏读，可在忽略侧的极端放上颜色鲜艳的规尺，或让患者用手摸着书的边缘，从边缘处开始阅读。

3. Gerstmann 综合征训练

（1）左右失认：治疗时经常提供左右方向的暗示，以帮助患者辨认在他左或右方的物体；在进行训练时，相应地喊出左或右的方向；治疗师给予指导时，明确地呼出左或右侧名称；手指失认症：给患者手指以触觉刺激，同时呼出该手的名称，反复在不同手指上进行；失算症：给患者以能自动出现数目的作业，让他辨认和熟悉中的数字，如玩扑克牌、投骰子等可以训练患者的数目知觉，有利于治疗数目失读，让患者阅读短句、短文、给予暗示或提醒，让他理解句和文的意义等。失书症：辅助患者书写，并告知写出材料的意义，若健肢有可能书写，应着重训练健肢在这方面的功能。

（2）触觉失认症：目前，尚无对任何失认症进行再训练十分成功的方法。治疗师可帮助病患者通过练习来确应物体，必要时通过认知物体的尺寸，形状和特征，随后再用对物体的视像来明确对物体的认识。为防止意外，指导病患者及其家人对问题的认识是十分重要。

三、失用症

（一）疾病与评定

失用症是由于中枢神经损伤后，在运动、感觉和反射均无障碍的情况下，不能按命令完成原先学会过的动作的一种症状。这一情况并非因肌肉瘫痪、感觉缺失、共济失调或理解障碍所造成，而是由于大脑皮质受损，导致皮质所储存的运动程序的提取出现紊乱，从而对其所接受到的外周刺激不能调动相应的程序予以应答。失用症包括意念运动性失用、意念性失用、构造性失用，以及穿衣失用和步行失用等多种类型，并常伴有失语等脑损害的其他表现。失用症常见的症状包括：

1. 结构性失用症（constructional apraxia）　指患者在三维空间结构的感知和应答运动程序之间出现紊乱；患者虽然具有形状知觉，也有辨别觉和定位觉，但视觉与运动不能协调，因而难以按要求将物体或线条在空间构成一定的形状，如不能依样绘图或搭拼简单的图形、拼积木或搭火柴图形，甚至不能画出方块或圆圈。结构性失用多因一侧（非优势侧特别是右侧）顶叶、枕叶交界处受损所造成，偶尔也可因额叶受累而发生。

2. 穿衣失用症（dressing apraxia）　患者具有良好的运动控制和感觉，但不能按照正确的顺序和部位穿衣。患者不能正确穿衣脱衣，其原因并非不理解指令或肢体无力，而是由于弄不清楚衣服的各个部分和身体相应部位的关系，穿脱衣服时在动作顺序和方式上出现错误，从而影响日常生活自理。穿衣失用多见于顶叶受损的患者，右侧顶叶受损时更为常见，故常合并存在身体意识障碍，空间关系失认，和结构性失认有密切的关系，也是视觉空间失认症（visual spatial agnosia）的一种。但是穿衣对功能独立具有重要性，因而将其列为特殊的一类缺失。此种病患者穿衣时会顺序颠倒，内外反转穿或穿错部位。在穿衣时会表现的不知所措或不能自己完成穿衣，及扣错纽和拉错拉链。

3. 意念运动性失用症（ideomotor apraxia）　由意念中枢与运动中枢之间联系受损所引起，运动意念不能传达到运动中枢，因此患者不能执行运动的口头指令，也不能模仿他人的动作。但由于运动中枢对过去学会的动作仍有记忆，有时能下意识地、自动地进行常规的运动。如给他牙刷时他能自动地去刷牙，但告诉他去刷牙时，他却又不能。因此常表现为有意识的运动有困难，但下意识的运动却能完成。其病源常在缘上回运动区和运动前区及胼胝体。评定如下：①模仿运动：治疗师向患者示范一种运动，如举起一手、拍掌、伸出舌头，让患者模仿，不能完成为阳性。②按指令做动作：让患者执行治疗师的口头指令，不能完成为阳性。

4. 意念性失用症（ideational apraxia） 是由于意念中枢受损时，不能产生运动的意念，此时即使肌力、肌张力、感觉、协调能力正常也不能产生运动。其特点是对复习精细动作失去应有的正确观念，以致各种疾病动作的逻辑顺序紊乱，患者能完成一套动作中的一些分解动作，但不能将各个组成部分合乎逻辑地连贯结合为一套完整的动作。如让患者用火柴点烟，再把香烟放在嘴上，但患者可能用烟去擦火柴盒，把火柴放在嘴里当作香烟。患者在日常生活中常常作出用牙刷梳头、用筷子写字等动作。患者常给人一种漫不经心，听话极不注意的印象。但模仿动作一般无障碍。患者一般伴有智能障碍，生活自理性差。其病源部位常在左侧顶叶后部或缘上回及胼胝体。评定可以用活动逻辑试验：给患者茶叶、茶壶、暖水瓶（盛温水以免烫伤）和茶杯，让患者泡茶。如果患者活动的逻辑顺序混乱，则为阳性。也可把牙膏、牙刷放在桌上，让患者打开牙膏盖，拿起牙膏，将牙膏挤在牙刷上，然后去刷牙。如果患者动作顺序错乱为阳性。或将信纸、信封、邮票、糨糊放在桌上，让患者折好信纸，放入信封，封好信封口，贴上邮票。如果患者动作顺序错乱为阳性。

（二）作业治疗

1. 结构性失用症训练 治疗训练选出的作业要确保对患者有目的和有意义。治疗中要用增量提示或提醒，可让患者复制治疗师事先示范的平面图形或立体构图，起初给予较多暗示、提醒，有进步后再逐步减少暗示和提醒的数量，并增加图形或构图的复杂性。平面图形可有裁衣的纸样，或重新布置家庭用的家具陈设小样等；立体构图可有常用物品的排列、堆放和有次序的堆积等。在治疗时治疗师应可使用对日常生活难以完成的任务进行分开步骤练习，必要时尽可能多给予视觉和言语提示。

2. 运动失用症训练 要加强练习，大量给予暗示、提醒或用治疗师的手教患者进行。改善后再减少暗示、提醒等，并加入复杂的动作。穿衣失用症：治疗时治疗师可用暗示、提醒，甚至一步步地用言语指示，同时用手教患者进行，最好在上下衣和衣服的左右作上明显的记号或贴上特别的标签以引起注意。治疗师应将穿衣的动作分成多个步骤，在每个步骤中指寻病患者用相同的动作顺序穿衣。意念性失用症：治疗时可选择日常生活中一些由系列动作组成的完整动作来进行训练，如泡茶后喝茶；洗菜后切菜；摆放餐具后吃饭等。由于顺序常混乱，治疗师除将分解动作一个一个地训练以外，还要对下一个步骤给予提醒；或用手帮助患者进行下一个运动；直到有改善或基本正常为止。如患者的整个知觉技能已不可能改正时，可集中改善其中某个单项的技能。这时要通过组织得很好的学习程序，并要求患者进行大量的重复，学会一种单项的技能。意念运动性失用症：在此病症中，由于患者不能按治疗师命令进行有意识的运动，但过去学习过的无意识运动常能自发地发生，这是运动记忆基本完好的表现。治疗时要设法按要求触发其无意识的自发的运动，如要让患者刷牙，命令他刷牙是不能完成的；让他假装刷牙也不成；让他模仿治疗师刷牙也不一定能成，但将牙刷放在他手中，却能完成一系列的刷牙动作；如命令患者划火柴后吹灭它不成，假装或模仿也不成，但治疗师把火柴和火柴盒放在患者手中或许能做成；把点燃的火柴放在患者的面前，他常能自动吹灭。因此要常启发患者的无意识活动，以达到成功的目的。

（方乃权）

第五节 认知训练

一、 参照系统

作业治疗师会使用不同的参照系统和各种各样的方法去制定适合于每个患者行为和症状的治疗方案，这表明不断的再评定和环境改造的必要性，以及同一时间处理病患本身问题的需要。认知能力受损，可透过辅助方法（内在或外在）、计算机辅助训练、小组治疗去训练。一般认知训练模式分为三种（表 7-5），它们包括：基本能力训练（skills remediation）、认知功能技巧训练（functional strategy training）、及环境改良（environmental modification）。

表 7-5 认知训练概念图

参照系统	基本能力训练	认知功能技巧训练	环境改良
理念	大脑的可塑性	再学习能力	减少外在环境对认知能力的要求
	再学习能力	补偿方法	补偿方法
	功能转移		
方法	日常生活能力训练	内在的技巧训练	改良故有之工作及家居环境、设施
	基本认知能力训练包括认知活动刺激，计算机媒介辅助训练	训练使用外在辅助装置	简化工作程序

二、 基本能力训练

概述

基本认知能力训练包括基本认知及日常生活能力训练，例如利用作业治疗师体位或治疗环境配合的日常生活训练，利用日常生活对象及计算机媒介辅助训练视觉和听觉认知能力。

1. **目的** 是开发患者现有的基本认知能力加以训练，从而增强运用认知能力技巧。

2. **侧重点** 基本认知能力训练的治疗关键是着重对日常生活活动的转移能力。转移过程可分为：①短距离转移（near transfer），转移相似的活动；②近距离转移（immediate transfer），转移相同内容的活动及可重复操作；③远距离转移（far transfer），转移原理相似但内容不同的活动；④非常远距离转移（very far transfer），转移相似原理的日常生活活动。

3. **认知活动刺激** 认知活动刺激不是正规的认知训练，仅仅是通过一些动脑筋的活动以减低脑部退化的速度，这些认知活动需要不同程度的认知功能，例如玩纸牌、下棋、打麻雀、玩拼图游戏、玩智力游戏、玩拼字游戏、读报纸或书本并思考相关的内容、写信、计算、说话，及做演讲等。患者经常参与需要较多认知功能的活动有助增强其认知能力，而且尽量参与有意义的活动也是非常重要的。表 7-6 显示了基本认知能力在训练中的转移过程，转移的最终目标是患者能做相似认知原理的日常生活活动。

表 7-6 基本认知能力转移流程图

转移过程	短距离转移	近距离转移	远距离转移	非常远距离转移
转移内容	相似的活动	相同内容的活动及可重复操作	不同内容的活动但原理相似	相似原理的日常生活活动
活动目标	集中性专注力	转换性专注力	适应真实的环境	配合阅读理解能力
活动例子	辨别两种不同颜色的扣子	跟随不同条件辨别不同种类的扑克牌	在家中将不同的衣物分门别类	在办公室将不同内容的文件分门别类

4. 日常生活能力训练 一般感知障碍的康复程度参差不齐，部分感知功能会随时间自然改善。例如半侧忽略、左右混淆等。表 7-7 显示脑卒中感知功能障碍与受其影响的日常生活活动。一部分感知障碍则是永久性，由于不同的感知障碍会影响不同的功能，因此患者需要加强练习受影响的日常生活功能，去克服残损，例如穿衣服、梳洗等，从而增强学习能力（overlearning），学会运用重复性的步骤及程序性记忆或补偿策略（compensatory strategies）。作业治疗师可以透过自理能力技巧训练及适当的辅助装置，协助患者恢复日常生活功能，能独立地照顾自己。由此看来，日常生活训练本身并不是针对认知障碍来做训练，但了解到日常生活训练可以发展及释放患者本身的潜在能力，程序性记忆。另一方面，又确实可以针对大部分受感知障碍影响之日常生活活动，例如失认、失用及半体忽略等。训练方法是透过不断地重复，行而达之，使新技能习惯化（habituation）。

表 7-7 感知功能障碍与受影响的日常生活活动

感知功能障碍	受影响之日常生活活动
物件失认症	在衣袋里寻找物件
躯体失认症	穿衣服、沐浴
手指失认症	精细动作
结构性失用症	穿衣服、梳洗
意念运动性失用症	学习新技巧
意念性失用症	履行有意义的动作
穿衣失用症	穿衣服、鞋袜
空间关系失调	穿衣服，梳洗
主客体关系失调	在周围环境寻找对象
物体形状失调	错误辨认对象
深度感知失调	移位，上、下楼梯
左 / 右混淆	穿衣服
半体忽略	穿衣服，梳洗，进食

三、认知功能技巧训练

（一）概述

认知功能技巧训练又名补偿技巧训练，目的是帮助患者找寻适当的方法或技巧，从而适应日常生活的要求。方法是训练患者使用或改良内在的策略（internal strategy）、或使用外在的辅助装置

（external aids）去处理日常生活问题。认知功能技巧训练方法在恢复功能方面扮演重要的角色，也是认知康复中最重要的一环。但是要懂得使用适当的方法或技巧，必须要先拥有一定的学习能力，所以它较适合拥有后设认知能力（meta cognition）的患者。一般研究显示外在方法较为有效、所需训练时间较短，因而被广泛使用。内在方法适用于较年轻及教育程度较高的患者。另外，也可以利用小组治疗模式（group therapy）来增强患者的学习动机。其次，后设认知能力也可以透过自我评定训练（self-awareness training）改善（表7-8），患者会了解自己受脑创伤或卒中后的前后表现，从而清楚问题所在及作出改善，改善方法包括自我复检、预留较多时间、及对自己作合理的期望。

表7-8　自我评定表

(1) 你估计你要用多少时间去完成以下的任务	＿＿分钟
(2) 这个任务对于现在的你而言,有多困难	容易 有点困难 中度困难 十分困难
(3) 这个任务对于受脑创伤或卒中前的你而言,有多困难	容易 有点困难 中度困难 十分困难
(4) 完成任务后,你认为这个习作对你而言,有多困难	容易 有点困难 中度困难 十分困难
(5) 你认为这个任务困难在于哪部分	不明白指示 集中力不足 常识不足 其他:
(6) 你在做任务时,有作自我复检吗	没有 有,复检一次 有,复检多过一次
(7) 实际时间所花时间:＿＿分钟	吻合 接近 相距很远

（二）内在方法

内在方法的目的是帮助患者容易提取线索及贮存数据，具体包括四个目的：①帮助接收信息，例如透过不断复述、反复温习或将内容说出；②帮助贮存信息，例如把文字图像化、透过情景的联想、配对联结数字等；③帮助病患者提高组织能力，例如将新事物联系已有的习惯、把工作及事件分类/分组；④帮助思考，例如用图像和插图加强理解、利用检讨方法去减少错误。

1. **不断复述**　用心聆听，遇上少见的名字，可用笔写下。多呼唤对方名字，可以加深记忆。不断反复温习，想想原文内容。重复提醒自己应做的事情。在要做一些重要事情前，例如面试，不妨事先彩排。

2. **图示**　帮助文字记忆，可以把名字图像化，或接近语意相关或声音相关的词语。用图像和插图可以加强理解文章。想象你要做的事情或透过情景的联想，例如早晨要做的事情、吃早餐的对象，或借助环境提示，可以帮助牢记对象摆放位置及名称。

3. **分类/分组** 要记忆对象摆放的位置，可划定地方摆放常用物品。东西用后要习惯放回原处，或放置在一处视线范围显而易见的地方。东西太多时要分类摆放，加上贴纸或做记号。

4. **精密化** 要记忆阅读内容，阅读时要保持头脑清晰，把曾经阅读的东西分段加上标题。先看课文摘要，阅读后要用自己意思演绎全文。把重点用颜色笔标示。

5. **网络模式** 联系已有的习惯，把工作尽快完成。一切新事物要与日常生活程序建立联系，方便记忆要做的事情。把工作归类，将事件贯串，有效的组织能事半功倍。

6. **配对连接** 记忆数字信息，可以把数字贯串起来，把长数字分成几段，或把数字和重要日子扯上关系。要阅读文章时，摘取每句的关键词记熟，或撮要文章内容。

（三）外在方法

外在训练方法是利用或借助辅助装置去记忆或组织要做的事情。

一般帮助记忆的辅助装置（表 7-9）包括：用自贴备忘纸条，用口袋式笔记本，用电子记事簿，用录音机记下讯息，用挂在大门上的备忘本，用挂墙年历或月历记事，用响闹手表或闹钟，或把东西放在一个当眼位置。也可在私人物品上贴上名字，万一遗失了也方便拾获者送还。当中尤以日记簿、日历、利用提示、时间表、及利用活动时间指南最为有效。

表 7-9 外在辅助装置

辅助装置	帮助专注能力	帮助记忆能力	帮助组织能力
日历/月历		√	√
行政日记		√	√
笔记簿		√	
小型壁布板		√	
向闹钟	√	√	
电子手表		√	
图表		√	√
录音		√	√
留言		√	
传呼机	√	√	
电子日记簿		√	√
日志清单	√	√	√
颜色贴纸		√	
易贴笔记纸		√	√
手提电脑		√	√
电器时间掣	√	√	
家务及工作简化	√		√
安静环境	√		
日常活动时间指南	√	√	√

1. **记事簿** 记忆说话的讯息，把事情记在袋装简单的记事簿，鼓励病患者将重要事项立即记在记事簿上，每天时刻拿出来翻阅。记事簿可以辅以照片，帮助患者唤起对照片上的人物、地点及事情的记忆。活页记事簿或电子记事簿，将事情记录下来。

2. **电子工具** 可使用传呼机或可储存信息的手表、小型录音笔等，提醒病患者适当时间该做的事情或重要约会。

3. **日历及时钟** 家人可在家中当眼地方放置大日历及时钟，鼓励患者每天读日历。如有约会或重要事项，鼓励患者写在日历上，用作提醒。

4. **标记** 当要记住事物的摆放位置，可将东西储存位置用清单列出标记。为了避免遗失对象，可把要记得对象随身放在手袋或手提包内。坐下时谨记把东西放在当眼处。记忆所走过的路线，可以找来一张简明的街道图，或沿途小心找寻路牌指示。在室内寻找对象或路线，可写贴纸黏在门墙上做记号，以示辨认。

（四）环境改良

环境改良的理念是要减少外在环境对认知的要求，目的是改良环境从而配合患者现有的能力及技巧。方法是通过控制及改良已有的工作及家居环境、设施，或简化工作程序，使它们适应新的环境。这个方法较适合学习能力较弱及后设认知能力受损的患者。一般人都没有完美的智能，患者最重要的是要从容面对，接受自己在某方面的认知障碍，妥善使用留存的认知能力，集中精神逐一完成要做的工作。

（五）融入社会

认知康复之目的是透过有目的的活动、教导、辅助技巧及器材、环境配合，协助认知和感知障碍患者重获所需日常生活能力，从而使患者重新融入社会（community integration）。经过长时间的训练，通过不断重复锻炼，将步骤方法简化，配合环境辅助，患者会学习到一定的技能。家人应鼓励患者有恒心地接受长期性的康复治疗，以继续训练认知能力及日常生活功能。另外，帮助年轻患者重返工作或找寻新的工作也是作业治疗师的任务，虽然认知能力受损，甚至有肢体残疾，但通过环境改良、职业训练及利用他们已有的程序性记忆和重复性学习，做简单的工作是有可能实现的。另一方面，家人应给予支持，但不应过分呵护。患者可像往常一样参与社交活动，例如到酒楼饮茶、逛街或协助家人做一些简单家务，例如帮手买东西、跟家人一起去银行、乘搭交通工具等。患者及家人可以加入一些本地的社区或自助组织（例如中国香港的社区复康网络、脑卒中互助小组），在团体中可以互相支持。患者互助小组设立的目的是促进患者互相支持，促进社交活动的参与，及借此鼓励患者使用日常生活的认知功能。他们可通过社交活动的参与，扩大生活圈子，方便重新投入社会。家人又可从中认识及学习更多相关技巧，方便照顾患者。

（方乃权）

第八章
压力治疗

第一节 概　　述

一、概念

压力治疗（pressure therapy，compression therapy）又称加压疗法，是指通过对人体体表施加适当的压力，以预防或抑制皮肤瘢痕增生，防治肢体肿胀的治疗方法。是经循证医学证实的防治增生性瘢痕最为有效的方法之一，常用于控制瘢痕增生、防治水肿和促进截肢残端塑形、防治下肢静脉曲张、预防深静脉血栓等。

二、种类

常用的压力治疗方法包括绷带加压法和压力衣加压法，一般在使用压力衣加压前，先使用绷带进行加压治疗，对于特殊部位，如面部，常应用压力面罩加压法。在工作中常需配合压力垫和支架等附件共同使用以保证加压效果。

（一）绷带加压法

指通过使用绷带进行加压的方法，根据使用材料和方法的不同，绷带加压法包括弹力绷带加压法、自粘绷带加压法、筒状绷带加压法等方法。

1. 弹力绷带加压法　弹力绷带为含有橡皮筋的纤维织物，可按患者需要做成各种样式。

（1）适应证：主要用于早期因存在部分创面而不宜使用压力衣者。

（2）作用：控制水肿、促进静脉及淋巴回流，对新愈合创面及移植物提供血管保护。

（3）特点：优点为价格低廉，清洗方便，易于使用，缺点为压力大小难以准确控制，可能会导致水肿、影响血液循环、引起疼痛和神经变性。

（4）使用方法：对肢体包扎时，由远端向近端缠绕，均匀的做螺旋形或 8 字形包扎，近端压力不应超过远端压力；每圈间相互重叠 1/3~1/2；末端避免环状缠绕，如图 8-1。压力以绷带下刚好能放入两指较为合适。Parks 研究指出，每层缠绕在四肢的弹力绷带可产生 10~15mmHg 压力，而在胸部只能达到 2~5mmHg。

（5）注意事项：使用时根据松紧情况和肢体运动情况往往需 4~6 小时更换一次。开始时压力不要过大，待患者适应后再加压力，至患者可耐受的最大限度。治疗初愈创面时，内层要敷 1~2 层纱布，以减轻对皮肤的损伤。

2. 自粘绷带加压法

（1）适应证：可用于衣服外面或不能耐受较大压力的脆弱组织，可在开放性伤口上加一层薄纱布后使用，主要用于手部或脚部早期伤口愈合过程中。

（2）作用：控制水肿、提供血管支持和抑制瘢痕增生。对于2岁以下儿童的手部和脚部，自粘绷带能够提供安全有效的压力。

（3）使用方法：与弹力绷带加压法基本相同，以手为例，先从各指指尖分别向指根缠绕，然后再缠手掌部及腕部，中间不留裸区以免造成局部肿胀，指尖部露出以便观察血运情况，如图8-2。

3. 筒状绷带加压法

筒状绷带为长筒状，有各种规格，可直接剪下使用，根据选择尺寸不同，压力分为低压力（5~10mmHg）、中等压力（10~20mmHg）和高压力（20~30mmHg）。

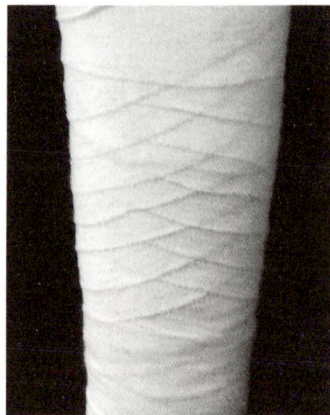

图8-1　弹力绷带加压法

（1）适应证：在伤口表面可承受一定压力时应用，即应用于弹力绷带和压力衣之间的过渡时期，尤其适于3岁以下生长发育迅速的儿童。

（2）特点：具有使用简便，尺寸易于选择等特点。

（3）作用：单层或双层绷带配合压力垫使用可对相对独立的小面积瘢痕组织提供较好压力，如图8-3。

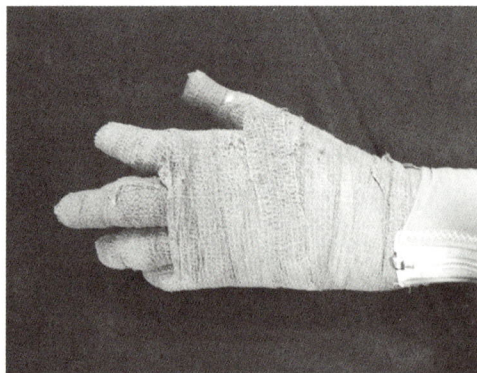

图8-2　自粘绷带加压法

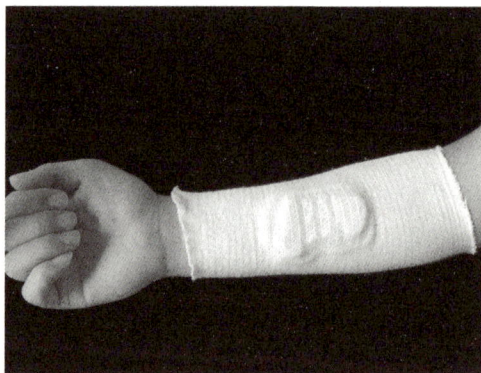

图8-3　筒状绷带加压法

4. 硅酮弹力绷带法

硅酮和压力治疗是目前公认的治疗烧伤后增生性瘢痕的有效方法，因此，可将两者结合使用。现已有成品市售，使用更加方便。国内学者报道弹力套与硅凝胶合用，较两者任一种单独使用都有更好效果，疗程明显缩短，使用更方便，而且对不宜长期使用加压疗法者更显其优越性。而中国香港及国外一些研究未发现两者结合使用优于单一疗法的证据。

（二）压力衣加压法

通过制作压力服饰进行加压的方法，包括成品压力衣加压法、量身定做压力衣加压法、智能压力衣加压法。

1. 量身定做压力衣加压法

利用有一定弹力和张力的尼龙类织物，使用双苯二甲酸、乙二酯纤维及含有聚氨甲酸乙酯的长链聚合体纤维组成的珠罗纱立体织物，根据患者需加压的位置和肢体形态，通过准确测量和计算，制成头套、压力上衣、压力手套、压力肢套、压力裤等。优点为压力控制良好、穿戴舒适、合身。缺点为制作程序较复杂、需时长，外形不如成品压力衣美观（图8-4）。

2. 成品压力衣加压法　通过使用购买的成品压力衣进行压力治疗的方法。如选择合适，作用同量身定做的压力衣。优点为做工良好，外形美观，使用方便及时，不需量身定做，适合不具备制作压力衣条件的单位使用。缺点为选择少，合身性差，尤其是严重烧伤肢体变形者难以选择适合的压力衣。

3. 智能压力衣加压法　智能压力衣加压法是目前较新的压力治疗方法，在港台地区已应用于临床。智能压力衣本质上也属于量身定做压力衣的一种，但制作工序已智能化，应用专门的制作软件及硬件进行制作。

除具量身定做压力衣的优点外，还具备制作方便、节省制作时间以利于早期使用、合身性更佳、外形美观等优点。缺点为制作成本高，价格较贵。

（三）压力面罩加压法

由于头面部形状不规则，眼睛周围、口周、鼻周等部位难以加压力，绷带无法使用，压力衣（压力头套）对眼周、口周加压效果不佳，近年出现通过压力面罩加压方法。

1. 透明压力面罩加压法　使用特殊的透明高温板材制作的压力面罩，制作方法同高温板材矫形器：利用石膏、牙科取型粉取出面部形状（阴模），封好口鼻位置，灌石膏制作阳模，修模，将加热的高温材料在石膏阳模上成型，修改、加弹性带子固定（图8-5）。

优点：可对口周、眼周施加有效压力，美观性较好；缺点：透气性不佳，制作技术要求较高，制作过程复杂。

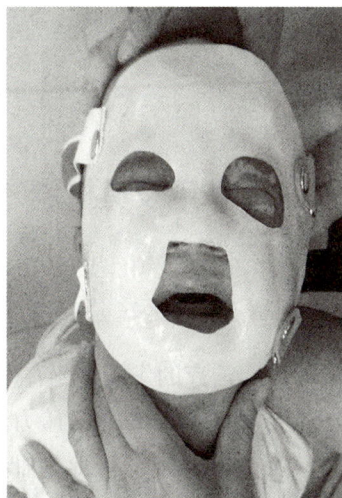

2. 低温热塑板材压力面罩加压法　应用无孔低温热塑板材直接在头面部制作的压力面罩，取型方法同矫形器，取型后割出眼、口等位置，使用弹性带（橡筋带）固定于头部（图8-6）。

优点：操作较简单，价格低廉，可对口周、眼周施加有效压力；缺点：透气性差，相对于高温材料美观性稍差。

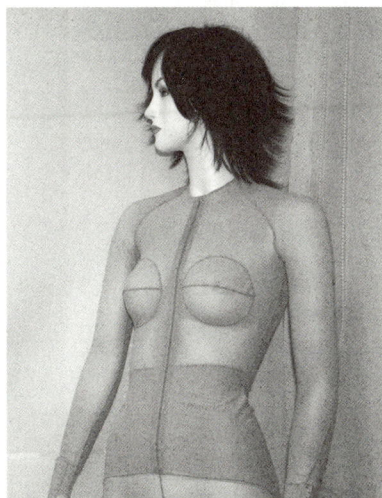

图8-4　压力衣加压法　　　　图8-5　透明压力面罩　　　　图8-6　低温热塑板材压力面罩

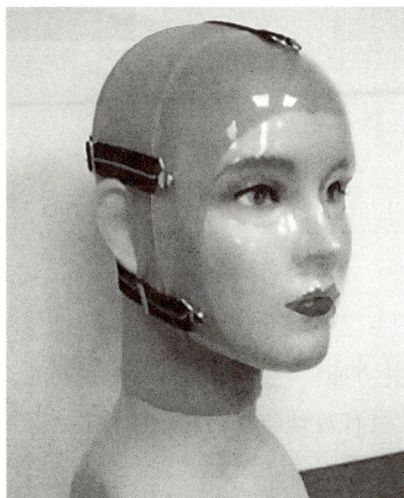

3. 3D打印压力面罩加压法　近年出现利用3D扫描及3D打印制作压力面罩加压力的做法。优点为制作过程智能化，敷贴性好。缺点为目前技术尚不太成熟，制作成本较高。

（四）附件

在进行压力治疗时往往需要配合使用一些附件以保证加压效果，同时尽量减少压力治疗的不良反应。

1. **压力垫（pressure padding）** 由于人体形状不规则，为了保持凹面或平面瘢痕均匀受压或增加局部压力，需在穿压力衣时配置压力垫。压力垫常用的材料有海绵、泡沫、塑性胶、合成树脂、合成橡胶、热塑板等（图 8-7）。

2. **支架（splintage）** 支架也常配合压力衣使用，以保护鼻部、前额、双颊、耳郭、鼻孔、掌弓等易受损伤或易变形的部位。支架常用材料为低温热塑材料（图 8-8）。

3. **橡筋带（rubber band）** 一般由橡皮筋（带）制成，加于压力衣外部，对压力衣不能提供压力的部位施加压力，如指蹼、腋窝、会阴等部位（图 8-9）。

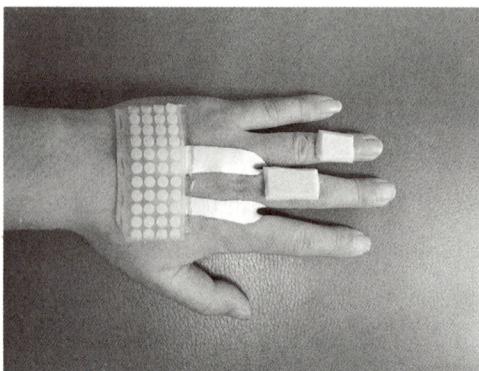

图 8-7 压力垫

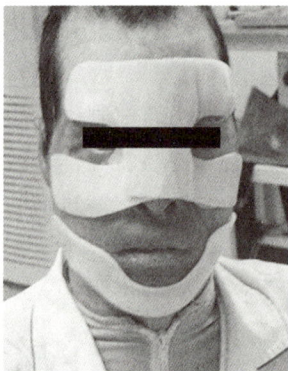

图 8-8 支架

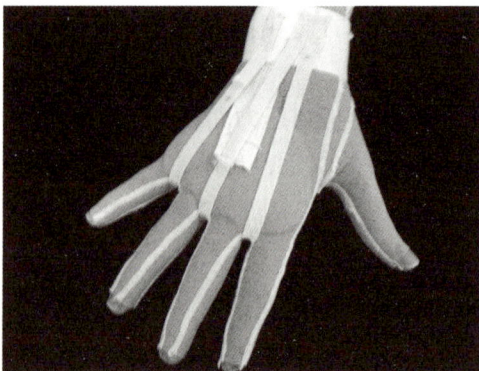

图 8-9 橡筋带

三、作用及其机制

（一）作用

压力治疗的作用主要有以下几方面：

1. **抑制瘢痕增生** 压力治疗可有效预防和治疗增生性瘢痕。

2. **减轻水肿** 可促进血液和淋巴回流，减轻水肿。

3. **促进肢体塑形** 可促进截肢残端塑形，利于假肢的装配和使用。

4. **预防关节挛缩和畸形** 通过控制瘢痕增生可预防和治疗因增生性瘢痕所致的挛缩和畸形。

5. **预防深静脉血栓** 压力治疗可预防长期卧床者的下肢深静脉血栓的形成。

6. **防治下肢静脉曲张** 可预防从事久坐或久站工作人群下肢静脉曲张的发生，对已发生的下肢静脉曲张有抑制进展，改善症状的作用。

7. 其他作用 近年国外研究发现压力治疗还具有促进踝部骨折恢复、提高短跑运动员成绩等作用，具体还需进一步研究证实。

（二）作用机制

压力治疗的最基本作用机制就是通过局部的机械压力促进血液回流，并造成一定程度的缺血缺氧，从而控制局部水肿或瘢痕增生。因压力治疗控制瘢痕增生的机制较为复杂，所以以本章重点介绍压力治疗控制增生性瘢痕的机制。

1. 增生性瘢痕的临床特点 增生性瘢痕的临床特点可概括为3R：Red（红）、Raised（凸）、Rigid（硬），大部分患者还会伴有疼痛和瘙痒的感觉。一般深Ⅱ度或Ⅲ度烧伤创面愈合后1~3个月，瘢痕开始逐渐增厚，高出周围正常皮肤，表面粗糙，质地变硬，充血逐渐加剧呈鲜红色，伴有疼痛、瘙痒、灼热和紧缩感。下肢在站立时有针刺感，关节部位因瘢痕增生而出现畸形和功能障碍。6个月左右瘢痕增生达到高峰，颜色由鲜红色转为深红色或紫红色，表面可见粗细不均匀的毛细血管网，表面菲薄，角质层增厚，干燥易破裂；瘢痕坚硬无弹性，瘙痒加剧。增生性瘢痕增生达到高峰后，增生开始减退并逐渐成熟而软化，颜色由深红色或紫红色逐渐转为紫色或褐色，最后与周围皮肤颜色相似，厚度变薄，质地变柔软。在瘢痕成熟过程中，疼痛最先消失，瘙痒可伴随至成熟。整个过程一般需1~2年，有的需3~4年瘢痕才完全成熟和软化，成熟瘢痕的特点可概括为3P：Pale（苍白）、Planar（平坦）、Pliable（柔软）。

2. 不同深度烧伤瘢痕增生情况

（1）Ⅰ度烧伤：因生发层健在，再生活跃，2~3天后症状消失，3~5天脱屑痊愈，不留瘢痕，不需压力治疗。

（2）浅Ⅱ度烧伤：由于生发层部分损伤，上皮的再生有赖于残存生发层及皮肤附件。若无感染或受压，1~2周左右愈合，不会形成瘢痕，但可能会有色素沉着。

（3）深Ⅱ度烧伤：因可残留部分真皮，可再生上皮，创面可自行愈合。如无感染或受压，3~4周愈合，形成一定肉芽组织，留瘢痕，需常规进行压力治疗。如残留上皮感染、破坏，可呈Ⅲ度。

（4）Ⅲ度烧伤：因全层皮肤以下的损伤，需依赖植皮和周围皮肤长入。3~5周焦痂自行分离，出现肉芽组织，愈合后往往留有瘢痕或因瘢痕增生挛缩而致畸形，需预防性加压治疗。

3. 增生性瘢痕对功能的影响 由于增生性瘢痕较厚并且较坚韧，如果生长在关节处，容易导致关节挛缩甚至畸形，使关节活动范围大大下降，从而带来功能上的问题而影响日常生活。例如，生长在手背的瘢痕会阻碍指间关节屈曲，降低手的抓握功能，生长在膝关节附近的瘢痕会影响膝关节的活动而影响步行功能。其次是容貌和心理方面的影响，明显的瘢痕会使患者害怕面对外界事物，影响社交生活，一些患者甚至会因此患上抑郁症。

4. 瘢痕的形成机制 瘢痕是皮肤组织创伤修复后的必然产物，其形成机制尚不清楚，一般认为修复细胞中成纤维细胞的大量增殖与凋亡抑制、细胞外基质中胶原合成降解失衡、部分生长因子的大量产生及三者密切关系构成了病理性瘢痕形成的生物学基础。烧伤后增生性瘢痕的重要病理改变为血管扩张，胶原纤维过度增生，胶原合成和降解不平衡，异常黏多糖的出现，肌成纤维细胞增殖和收缩，胶原合成增加，胶原降解减少，胶原纤维排列紊乱，呈螺旋状或结节状排列紊乱。

5. 压力治疗的作用机制 压力治疗用于治疗瘢痕的机制尚不清楚，目前普遍认为压力治疗对瘢痕治疗作用的关键在于通过持续加压使局部的毛细血管受压萎缩，数量减少，内皮细胞破碎等，从而造成瘢痕组织局部的缺血、缺氧，而缺血、缺氧又可导致下面一系列变化：

（1）在缺氧状态下承担细胞氧化功能的线粒体形态学发生改变，如肿胀、空泡化等，其功能明显减退甚至停止，使成纤维细胞增生受阻及合成胶原等细胞外基质障碍，产生胶原纤维的能力大大降低，从而抑制瘢痕的生长。

（2）肌成纤维细胞发生退行性变，释放出的溶酶体酶水解包绕在胶原结节外的异常黏多糖，使胶原结节能被组织中的胶原酶水解，从而使螺旋状胶原变为平行排列。

（3）缺血后 a 巨球蛋白减少，对胶原酶的抑制作用减弱；利于胶原酶的出现，从而破坏胶原纤维。

（4）缺血后合成黏多糖的酶减少，水肿减轻，减少了黏多糖的沉积与合成，使胶原生成减少，瘢痕减轻。

（5）此外，加压可减轻局部的水肿，减弱葡萄糖氨基淀粉酶的水合作用，减少了黏多糖的沉积与合成，也可抑制瘢痕的增生。

6. **加压后瘢痕的变化**　经过正规的加压治疗以后，瘢痕过度增生所致的痛痒等临床症状明显减轻，瘢痕软化，功能显著改善；组织学观察，胶原纤维变细，排列规则；透射电镜检查，成纤维细胞减少，线粒体空泡化、内皮细胞核破碎、胶原纤维呈细束状；扫描电镜不见胶原纤维结节状结构。伴随组织学的变化，临床症状体征和功能状态亦得到相应改善。

四、　不良反应及处理

1. **皮肤损伤**　压力衣有可能对瘢痕造成摩擦，导致皮肤破损，还可能会出现水疱和局部溃烂，尤其是新鲜瘢痕。处理方法：可在压力衣下加一层纱垫，四肢可用尼龙袜做衬，减少压力衣和皮肤之间的摩擦，出现水疱后，抽出其中液体，涂以龙胆紫。只有破损严重或创面感染时才解除压力。

2. **过敏**　一小部分人可能对织物过敏，发生皮疹或接触性皮炎。处理方法：可加一层棉纱布进行预防，过敏严重者需考虑其他方法加压。

3. **瘙痒加重**　尤在起始的 1~2 周。可能与织物的透气不良、皮肤出汗、潮湿、化学纤维的刺激有关。一般无需特殊处理，瘙痒可在压力作用下减轻。

4. **肢端水肿**　主要因近端使用压力而导致肢体远端血液回流障碍，造成远端肢体水肿，如压力臂套可导致手部肿胀。处理方法：如近端压力较大，远端亦应加压治疗，如穿戴压力手套或压力袜子。

5. **发育障碍**　见于儿童，国外及中国香港均有压力治疗影响儿童发育的报告，如颌颈套引起下颌骨发育不良而后缩。此外，如压力使用不当（如未使用支架保护）可引起手部掌弓的破坏、鼻部塌陷、胸廓横径受损出现桶状胸等。处理方法：预防为主，使用压力垫和支架保护易损坏部位，如鼻部、耳部、手部等。有专家建议儿童头部压力不应过大，且以每天穿戴不超过 12 小时，以免下颌骨发育不良而造成"鸟面"。

五、　适应证与禁忌证

（一）适应证

1. **增生性瘢痕**　适用于各种原因所致的增生性瘢痕，包括外科手术后的瘢痕和烧伤后的增生性瘢痕。

2. **水肿**　适用于各种原因所致肢体水肿，如偏瘫肢体的肿胀、淋巴回流障碍的肢体肿胀、下肢静脉曲张性水肿、手术后的下肢肿胀等。

3. 截肢 用于截肢残端塑形，防止残端肥大皮瓣对假肢应用造成影响。

4. 预防性治疗

（1）烧伤：预防烧伤后 21 天以上愈合的创面发展成增生性瘢痕及预防瘢痕所致的关节挛缩和畸形。

（2）长期卧床者：预防下肢深静脉血栓的形成。

（3）久坐或久站工作者：预防下肢静脉曲张的发生。

（二）禁忌证

1. 治疗部位有感染性创面 此时加压不利于创面的愈合，甚至会导致感染扩散。

2. 脉管炎急性发作 因加压加重了局部缺血，使症状加重，甚至造成坏死。

3. 下肢深静脉血栓 加压有使血栓脱落的危险，脱落栓子可能导致肺栓塞或脑栓塞，造成严重后果。

六、 应用原则

1. 早期应用 压力疗法应在烧伤创面愈合后尚未形成瘢痕之前就开始。有研究指出，加压治疗开始时间越早，其治疗和预防效果越好。一般 10 天内愈合的烧伤不用压力疗法，10~21 天愈合的烧伤应预防性加压包扎，21 天以上愈合的烧伤必需预防性加压包扎，已削痂植皮的深Ⅱ度、Ⅲ度烧伤应预防性加压包扎。

2. 合适的压力 / 有效压力 合适的压力是指压力最好保持在 24~25mmHg，接近皮肤微血管末端之压力（有效压力范围 10~40mmHg），若压力过大，皮肤会缺血而溃疡。四肢压力可大一些，躯干过大会抑制肺扩张，影响呼吸。头面部压力过大会使人有头昏脑涨，不舒服的感觉。初步研究表明，临床上使用 10% 缩率的压力衣，内加 9mm 的压力垫可取得较为理想的效果。

有效的压力是指在不同体位或姿势下，压力始终保持在有效范围。如腋下为最易发生瘢痕严重增生的区域，当肩关节活动时，腋部压力衣的压力会明显下降，因此需要应用"8"字带来保证活动时有足够的压力（图 8-10）。一般单层压力衣只能达到 20mmHg 左右压力，要达到足够的压力必须用双层或加压力垫。文献指出于一个月后，压力衣之压力会下降 50%，所以应定期调整，保证有足够的压力。

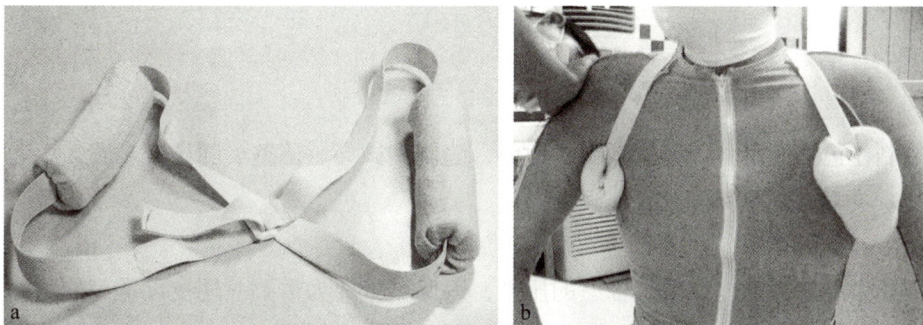

图 8-10 "8"字带及应用
a. "8"字带；b. 应用

3. 持之以恒　压力治疗需长期应用，对于可能增生的瘢痕，从创面基本愈合开始，持续加压至瘢痕成熟，一般需1~2年甚至3~4年。另外，长期使用也指每天应用的时间长，每天应保证23小时以上的有效压力，只有在洗澡时才解除压力，每次解除压力时间不超过30分钟。

4. 防治并重　深度烧伤后瘢痕的增生是个必然的过程，因此预防和治疗同等重要，对于可能增生的瘢痕，要在增生前就开始应用，而不能等到瘢痕增生甚至明显增生才应用。

（李奎成　侯 红）

第二节　压力衣制作

一、常用工具与材料

（一）常用工具及设备

压力治疗常用工具和设备包括缝纫机、加热炉、剪刀、裁纸刀、直尺、软尺、记号笔、恒温水箱、热风枪等。

1. **缝纫机**　用于缝制压力衣和固定带，常用直线和"之"字形缝线的缝纫机，普通和电动均可。

2. **加热炉**　用于压力垫的加热塑形，温度可达140℃左右，如无加热炉也可用电熨斗或热风枪代替。

3. **刀**　包括剪刀、裁纸刀、剪线刀。剪刀主要用于剪压力布、魔术贴、弹力带和低温热塑板材等；剪线刀用于剪缝线；裁纸刀主要用于在压力垫上割出缺口以保证合身和不影响活动。

4. **尺**　包括软尺、直尺，软尺用于测量肢体的围度，直尺用来画图。

（二）常用材料

1. **绷带加压法材料**　弹力绷带、自粘绷带、筒状绷带、硅酮弹力绷带、纱布等。
2. **压力衣制作材料**　压力布、拉链、魔术贴、线等。
3. **压力垫制作材料**　海绵、塑胶海绵、弱力胶、硅酮锗喱、透明塑料、弹力带、胶水等。
4. **支架制作材料**　低温热塑板材、魔术贴、钢丝、螺丝等。

二、制作步骤

压力衣的制作包括测量、计算、画图、裁剪、缝制、试穿、调整、随访等步骤。

（一）测量

压力衣需要量身定做才能保证最合适的压力，因此测量甚为重要。用皮尺准确测量瘢痕部位的肢体周径和压力衣覆盖部位的长、宽等。测量长度时两手握住皮尺两端将皮尺拉直即可，测量周径时皮尺不能太松或者太紧，用记号笔在测量部位做出相应的标记。不同部位测量方法不同，本章后几节将做详细介绍。一般标志性或特殊部位如关节处、肌肉丰满处均需测量和记录，无特殊部位（如前臂则需每 5cm 距离测量一组数据以确保压力衣的适合度。

（二）计算及画图

根据所需压力衣的样式和压力大小，计算出压力材料所需的尺寸，并画出纸样（图纸）。临床上压力衣的尺寸通常通过控制缩率来实现，缩率为实测尺寸与所需尺寸之差与所需尺寸的比值，以 L_1 代表实际测得的长度，以 L 代表裁剪时所采用的长度，以 $\triangle L$ 代表要缩减去的部分（即 $\triangle L=L_1-L$），以 n% 代表缩率，三者之间的关系式为：$n\%=\triangle L/L$ 或 $L=L_1/(1+n\%)$。如前臂套中某一点测得前臂周径为 22.0cm，拟采用缩率为 10% 的压力，则压力布的尺寸为 $L=L_1/(1+n\%)=22.0/(1+10\%)=20cm$，因前臂套分两片组成，则每片尺寸为 10cm。常用缩率的选择见表 8-1。在计算需要的布料尺寸时，应考虑边距的尺寸，初学者因缝制技术欠佳应多留些余地，边距大概需 3~5mm，而熟手治疗师则可控制在 2~3mm 左右。

表 8-1 缩率的选择与临床应用

采用的缩率	产生的实际压力	适用范围
0~5%	非常低的压力	适用于婴儿
5%~10%	低压力	适用于儿童
15%~20%	中等压力	适用于成人
15%（双层）	高压力	适用于活跃、增生的瘢痕

（三）裁剪

将画好的纸样裁剪后固定于压力布上，用笔在压力布上画出纸样的形状，再按画好的尺寸裁出布料。此过程应注意在往压力布上画图及裁剪布料时避免牵拉布料以免影响尺寸的准确性；另外应注意布料弹力的方向应与所加压部位长轴垂直。

（四）缝制

材料取舍适当后，紧接着是缝制及锁边，根据技术熟练程度和单位条件可选择使用家用缝纫机、电动缝纫机或工业用电动缝纫机、锁边机等。缝制时注意针距、边距均匀合理，尤其是转角处和转弯处。

（五）试穿、测压及调整

压力衣做好后，应让患者试穿，检查是否合身及压力是否足够，达不到理想压力需进行调整。如需精确压力（如科研）则要用专门仪器进行测量，再根据测量结果进行调整，如加用压力垫、收紧或放松。试穿时应询问受试者有无受压感，观察压力衣是否影响关节活动及局部皮肤组织的血运情况。调整好后应教会患者正确穿戴方法。

（六）交付使用

患者学会自行穿戴后可将压力衣交付患者使用，并教会患者使用及保养方法和注意事项。最好有小册子给患者，以便真正了解正确的应用方法。为了保持良好压力，避免布料疲劳，应每日清洗，所以同一规格压力衣应至少做两套，供交替使用。

（七）随访

压力衣交给患者后应定期随访，时间应根据患者情况确定，如开始使用应至少每两个星期随访一次，瘢痕稳定后可一个月随访一次，对于静脉曲张和淋巴回流障碍者可 1~3 个月回访并重新制作压力衣。

三、 注意事项

（一）设计制作

1. 压力衣应覆盖所有需加压的瘢痕，并至少在瘢痕区域外 5cm 范围。

2. 若瘢痕位于关节附近或跨关节，压力衣应延伸过关节达到足够长度，这样既不妨碍关节的运动，又不致压力衣滑脱。

3. 在缝制过程中，应避免太多的接缝；另外，在特定区域加双层及使用尼龙搭扣固定等方法可减少压力衣的牵拉能力。

4. 若皮肤对纯合成的弹力纤维材料过敏而不能穿戴时，应考虑换用其他方法。

（二）穿戴

1. 未愈合的伤口，皮肤破损有渗出者，在穿压力衣之前，应用敷料覆盖，避免弄脏压力衣。

2. 为了避免瘢痕瘙痒和搔抓后引起皮肤破损等问题，穿压力衣之前可用油膏和止痒霜剂、洗剂擦洗。对于多数人而言，适当的压力可明显减轻瘢痕处瘙痒。

3. 极个别人在穿戴压力衣期间可能有水疱发生，特别是新愈合的伤口或跨关节区域，可通过放置衬垫材料进行预防。如果发生了水疱，应保持干净并用非黏性无菌垫盖住。只有在破损后的伤口感染时才停止使用，否则应持续穿戴压力衣。

4. 在洗澡和涂润肤油时，可除去压力衣，但应在半小时内穿回。

5. 每个患者配给 2~3 套压力衣，每日替换、清洗。

6. 穿脱时避免过度拉紧压力衣。

（三）保养

1. 压力衣应每日清洗以保证足够的压力。

2. 清洗前最好浸泡 1 小时，然后清洗。

3. 压力衣应采用中性肥皂液于温水中洗涤、漂净，轻轻挤去水分，忌过分拧绞或洗衣机洗涤。

4. 如必须用洗衣机洗涤时应将压力衣装于洗衣袋内，避免损坏压力衣。

5. 压力衣应于室温下自然风干，切勿用熨斗熨干或直接曝晒于日光下。

6. 晾干时压力衣应平放而不要挂起。

7. 定期复诊，检查压力衣的压力与治疗效果，当压力衣变松时，应及时进行压力衣收紧处理或更换新的压力衣。

（李奎成　侯 红）

第三节　压力面罩制作

一、常用工具与材料

（一）常用工具及设备

透明压力面罩制作常用工具和设备包括抽真空机、高温加热设备（平板加热器）、石膏修型设备（修型刀）、切割机、打磨机、记号笔、锤子、热风枪、石膏锯、打孔机、修边刀、剪刀等；3D打印压力面罩制作则需使用3D扫描机、3D打印机等；低温材料压力面罩工具同低温矫形器制作工具。本节仅介绍目前最为常用的透明压力面罩的制作。

1. **抽真空机**　用于高温材料加热后的塑形，通过负压使材料与阳模充分接触，塑造合身的压力面罩。

2. **加热炉或烤箱**，用于高温材料的加热塑形，温度可达200℃左右。

3. **修型刀**　包括不同种类和样式，用于石膏阳模的修型。

4. **切割机**　用于高温材料的切割，也可使用线锯进行切割。

5. **打磨机**　用于面罩边缘的处理。

（二）常用材料

1. **透明高温热塑材料**　多用含硅凝胶的高温透明材料。

2. **牙科取型粉**用于面部的塑形。

3. **石膏**　包括石膏绷带和石膏粉。石膏绷带用于面部塑形，石膏粉用于制作阳模具。

4. **Otoform-K**　一种硅胶弹性土，用于制作鼻孔支撑架的材料。

5. **固定材料**　弹力带、铆钉等。

二、制作步骤

透明压力面罩的制作包括取阴模、制作阳模、修模、成型、开孔及制作配件等步骤。

（一）取阴模

1. 利用"Otoform-K"加上硬化剂后揉搓均匀后，涂抹在患者脸上，以取得精确的面部轮廓，称为阴模。也可以利用牙科取模粉调水后，涂抹在患者脸上，待凝固后即可取得与皮肤直接接触的阴模。

2. 利用加水的石膏绷带固定到硅胶弹性土或牙科取模粉外，以便取下时仍维持脸部阴模的形状不致走样。

（二）制作阳模

将阴模补填空洞处及外围齐平后，将调匀的石膏液（水：石膏粉比例约为 1：1~1.5）灌入阴模中，待石膏硬化后取出，则可取出患者的脸部石膏模型，称为阳模。

（三）修模

待石膏干燥至方便修型时，将脸部石膏阳模上的疤块标示出来，并进行修模及磨亮石膏表面。

（四）成型

将透明塑料材料利用烤箱加热到 120~160℃（视材料性能决定具体温度），之后将加热软化的材料覆盖在石膏模上，封好周边，再利用抽真机抽出空气，即可将软化的材料吸附在石膏模上成型。

（五）开孔及制作配件

切下面罩形状，打磨边缘并修剪已成型的面具，钻开眼、鼻、口等孔洞，并钉上弹性固定带，即完成透明压力面罩的制作。

三、 注意事项

（一）制作注意事项

1. 制作前作好解释说明，确保患者理解并能配合闭眼闭嘴至少 10 分钟，以便完成取型过程。
2. 避免直接用石膏在患者脸上塑形。
3. 塑形前在患者鼻孔塞好通气管（一般用 Otoform-K 制作），确保患者通气。
4. 塑形过程患者戴好浴帽，避免弄脏头部，同时注意保护眼部等部位。
5. 塑形过程要轻柔，避免施加压力。
6. 注意骨及瘢痕突起处的修模，以确保面罩敷贴于皮肤，一般鼻子处需先修高以免造成压迫。
7. 材料温度掌握合适，以避免加热后出现气泡现象。
8. 边缘及开口处打磨光滑平整，避免弄伤皮肤。
9. 眼、鼻、口等处开孔不宜过大，以确保周边压力。
10. 各边弹力带弹力均衡，压力大小适中。

（二）穿戴保养注意事项

1. 穿戴时间从 2 小时开始，逐渐延长。
2. 每 2~3 小时需取下压力面罩，清洁后再戴回。
3. 每次穿戴位置必须合适，避免因穿戴不合适而导致皮肤受压。
4. 面罩不用时平放置，并避免受压。

（李奎成 侯 红）

第四节 压力垫的制作

压力垫是指加于压力衣（或绷带）与皮肤表面之间，用以改变瘢痕表面的曲度或填充凹陷部位，以集中压力在所需要的部位的物品。常用海绵、塑胶海绵、弱力胶、硅酮锗喱等材料根据肢体形状制作而成。

一、应用原理

按 Laplace 原理，压力与曲率有关。在张力一定情况下（不同弹力纤维其张力是恒定的），曲率越大，压力越高（图 8-11）。人体大致划分为球体（头部、臀部、乳房）与柱状体（四肢、躯干）两种，但人体表面并非标准的几何体，因此需使用压力垫来改变局部的曲率，以增加或减小局部的压力。

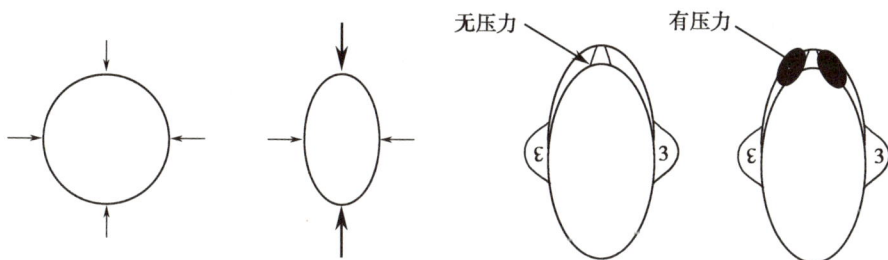

图 8-11　Laplace 原理

二、制作材料

1. **海绵**　其特点是柔软，产生的剪切力小，价格便宜，但易在压力下变扁平，不能提供足够的局部压力。

2. **塑胶海绵**　其特点是富有弹性，能增加局部压力。缺点是质地硬，易增加切力，且价格昂贵，偶尔会产生过敏。但因其易于在高温下塑形，并能根据瘢痕进展改变外形而在临床上得以广泛使用。

3. **弱力胶**　其特点是极易塑形。但因其价格昂贵，当瘢痕进展时，不能做出适应性的改变，且不能调节或加以改制，临床上较少使用。

4. **硅酮锗喱**　许多临床研究证实，硅酮锗喱能较好地抑制或预防瘢痕的增生，促进瘢痕的成熟。因其伸展性与皮肤接近，覆盖在瘢痕处不会影响关节的活动。另外，该物成分稳定，细菌不易通过，如保养得当可持续使用半月以上。但切忌将其覆盖在未愈合的创面。

三、制作步骤

1. 根据需加压的部位和形状，确定所需压力垫。

2. 用透明塑料画出瘢痕的形状并确定压力垫的大小和形状。

3. 将确定好的形状画于压力垫材料上。

4. 通过加热塑形或打磨出所需形状。

5. 如用于关节部位，则需在表面用刀割出缺口以保证关节的正常活动。

四、 注意事项

压力垫的大小与形状要视瘢痕的情况而定，既要能覆盖瘢痕表面，同时要考虑活动等因素的影响，不宜太大，也不能太小，太大使压力减低，太小在活动时，不能完全覆盖住瘢痕。压力垫的外部最好加用棉质套，以减少过敏。此外，压力垫最好有自己的固定系统。在制作过程中，下述几个问题应值得注意。

1. **压力垫必须完整地覆盖整个瘢痕** 对于大瘢痕区，使用整块垫，对于相隔较远的散在瘢痕，可使用碎片；对于增生性瘢痕，要盖住边缘外3~4mm，对于瘢痕疙瘩，为了避免向外生长应盖住边缘5~6mm。

2. **身体凸、凹面问题** 曲率半径很小的骨性突起应避免太多的压力，如尺、桡骨茎突。对于凹面应将其充填并确保压力垫完全与瘢痕接触。然后按常规在其顶部建起垫子，使瘢痕真正受压（图8-12）。

3. **适合度与韧度** 压力垫与体表维持完整接触的能力称为适合度，而韧度是指维持形状与抵抗疲劳的能力，后者是压力垫的重要特点，并被认为是能否对瘢痕产生足够压力的标志。两者是对立

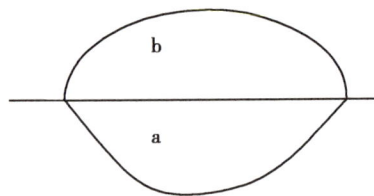

图8-12 凸、凹原则
a. 填充凹面；b. 建立曲度

统一体，不同材料在此方面各有所长，应综合应用，柔软的材料有较好的适合度，多用于快速反应、位于关节附近、活动较多部位的增生性瘢痕。质韧材料对于远离运动区的瘢痕疙瘩效果较好。

4. **动力因素** 对于跨过活动关节的压力垫应考虑不妨碍关节活动。例如在肘关节屈侧放置压力垫，应剪一个"V"字形切口，以便屈曲时不受阻（图8-13a），在伸侧应垂直剪开，以便牵拉伸肘时活动不受限（图8-13b）。

5. **边缘斜度** 采用斜度不同的边缘对瘢痕压迫的效果不同（图8-14）。斜度小的边缘处压力最大（图8-14a），适用于放置压力衣开口处，因为在该处压力衣产生的压力较弱，衣、垫有互补作用。边缘斜度大的垫下压力是均匀的，由于边缘处压力衣接触不到皮肤，避免了正常皮肤组织受压（图8-14b）。

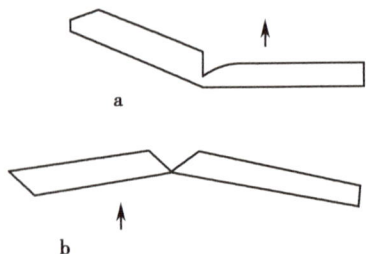

图8-13 跨关节压力垫制作示意图
a. "V"字形切口；b. 在伸侧垂直剪开

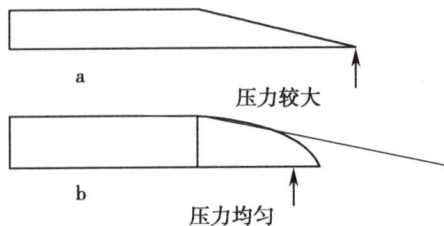

图8-14 不同斜度下的压力垫边缘压力示意图
a. 斜度小的边缘处压力最大；b. 边缘斜度大的垫下压力是均匀的

6. **固定** 用何种固定方法主要由压力垫放置位置决定，如背部用尼龙搭扣，而在需要活动的关节周围，则需要扣带或弹性绷带，其次根据患者的喜好及接受水平决定。常用的固定方法有尼龙搭扣、扣带、外用弹力带等。

（李奎成　侯　红）

第五节　压力治疗的应用

一、头面部应用

主要适用于头面部烧伤和骨部损伤的保护。头面部瘢痕增生是影响烧伤者容貌和心理的重要因素，因此瘢痕的控制和压力治疗的有效实施是头面部烧伤康复治疗的重要部分。因头面部是人体最不规则的部位，应用弹力绷带难以有效的实施压力治疗，而量身定做的压力头套可提供有效的压力，是目前最为常用的头部加压方法，此外，由于压力头套测量、画图、较复杂，为节省制作时间，也可在成品压力头套的基础上进行修改。透明压力面罩可对眼周、口周、鼻侧的瘢痕提供良好的压力，也可用于鼻部外伤的保护。

（一）头部压力套

1. 压力头套适于头面部及下颌部较大面积的瘢痕。压力头套由左右两片缝合而成（图8-15）。可对头面部提供有效的压力。测量及画纸样比较复杂但缝制容易。

2. 颌颈套适于面部外侧、颈部、下颌部瘢痕加压治疗。特点为无头面部分，舒适性较好（图8-16）。

3. 下颌套适于面部外侧、下颌部小范围瘢痕的治疗。特点为简单，易做、易穿戴（图8-17）。

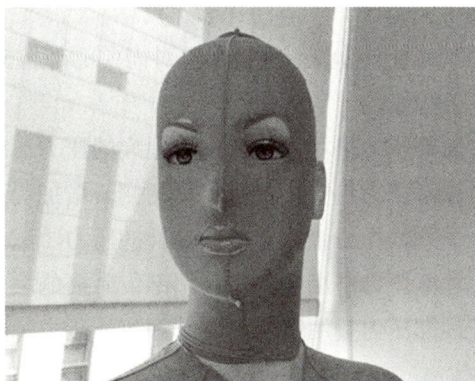

图8-15　压力头套

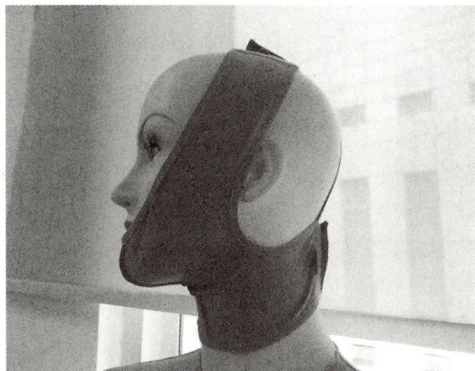

图8-16　颌颈套

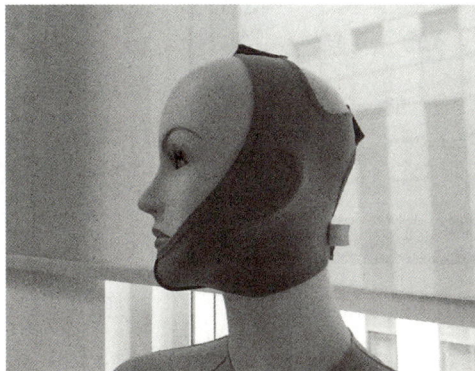

图8-17　下颌颈套

（二）透明压力面罩

使用压力衣时，由于眼、鼻、口、耳附近，需留出该部位的开口，造成开口附近压力的降低甚至丧失，因此压力衣对眼、鼻、口、耳附近瘢痕抑制效果不太理想。于是，在1979年，Rivers等人报道了利用透明塑料面罩来治疗头面部瘢痕，这种透明面罩利用患者的脸部石膏模来成型，它提供脸部全接触的压力，使得患者或医务人员可以清楚地看到压力的效果，并易检测面罩的敷贴性。透明压力面罩也常用于鼻部的保护，很多体育明星使用过。用于压力治疗的透明压力面罩在中国台湾地区应用较多，在中国台湾张瑞昆等专家的推动下，已在广州、昆明等地举办培训班并在当地应用。如不具备制作条件或出于费用的考虑，也可使用低温材料的压力面罩。

（三）Watusi项圈（压力项圈）

由圆形塑料管逐层围绕颈部而成（图8-18），主要用于提供一定的压力，防止瘢痕增生，并可维持颈部于伸展的位置，防止侧偏。其特点为：容易使用和调整，可根据需要加减项圈的层数，可置于薄的衣服之外。缺点为层与层之间压力不足而易形成褶皱，部分材料可能会引起皮肤过敏，由于是闭合的，和硬性颈托一样，可能导致皮肤的破损和创面恶化。

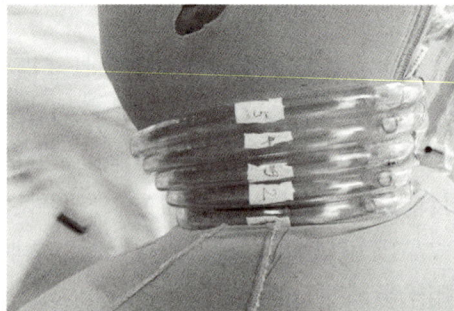

图8-18　Watusi项圈

（四）压力垫

头面部由于形状不规则，要对需要的部位提供良好的压力，并减少对鼻子、耳朵的压力，压力垫应用十分普遍。

1. 面部压力垫用于增加面部瘢痕的压力、减轻鼻部、眼部的压力（图8-19）。

2. 鼻部压力垫主要用于鼻翼两侧，增加局部压力（图8-20）。

3. 下颌部压力垫用于增加局部的压力（图8-21）。

4. 耳部压力垫用于防止耳郭部位瘢痕的增生（图8-22）。

5. 颈部压力垫用于增加颈部瘢痕的压力（图8-23）。

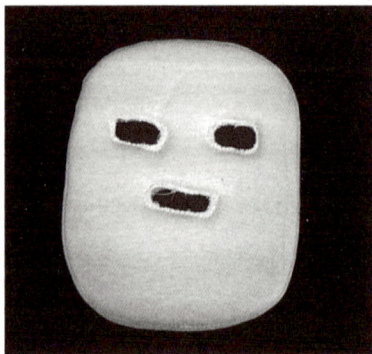

图8-19　面部压力垫

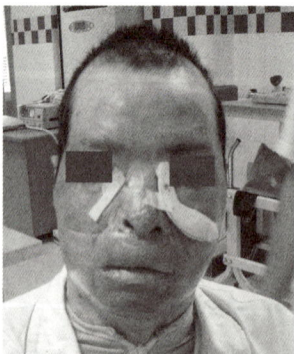

图8-20　鼻部压力垫

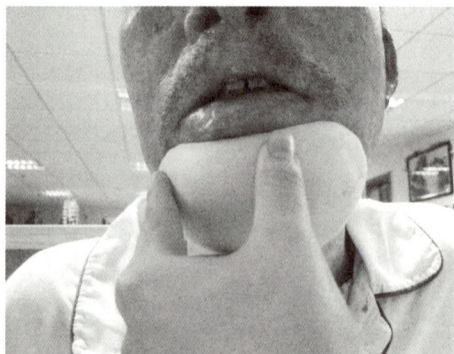

图8-21　下颌部压力垫

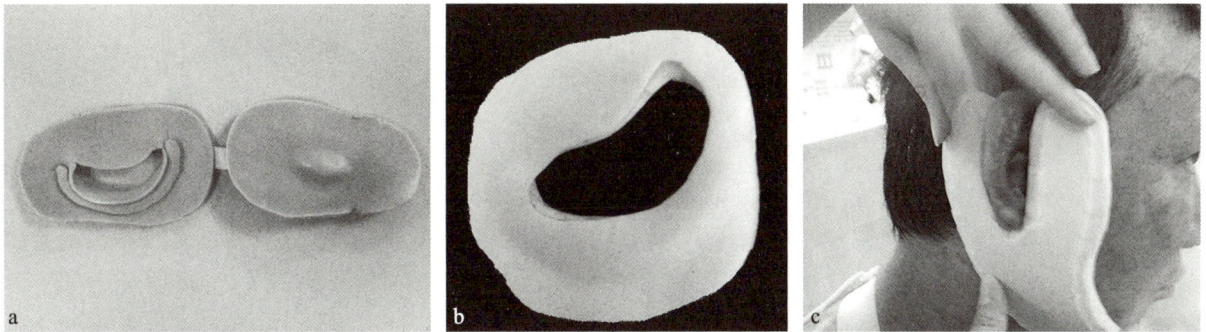

图 8-22　耳部压力垫
a. 双片；b. 单片；c. 使用方法

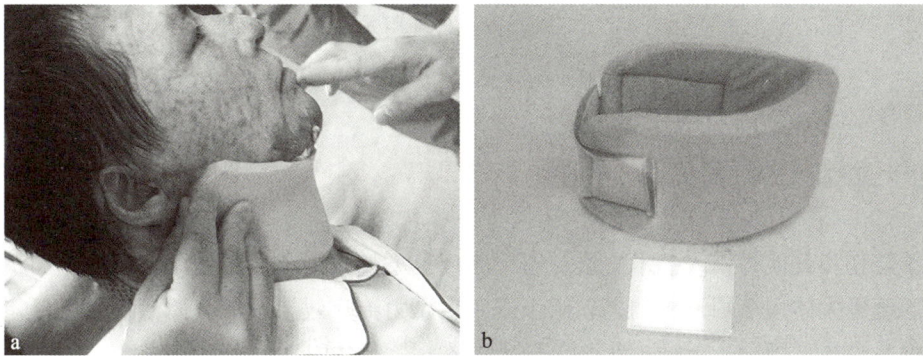

图 8-23　颈部压力垫
a. 使用方法；b. 颈部压力垫

（五）支架

主要用于保护鼻部、下颌部及耳部及防治小口畸形。

1. 鼻部支架用于保护鼻部避免因局部过大压力而塌陷（图 8-24）。
2. 耳部支架用于防止耳部变形和避免耳郭粘连于头部（图 8-25）。
3. 下颌部支架用于保护下颌部，避免因局部过大压力而变形（图 8-26）。
4. 口部支架用于预防和治疗小口畸形（图 8-27）。

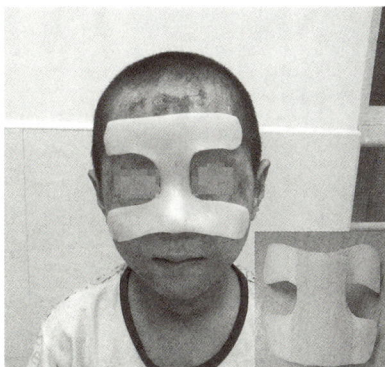

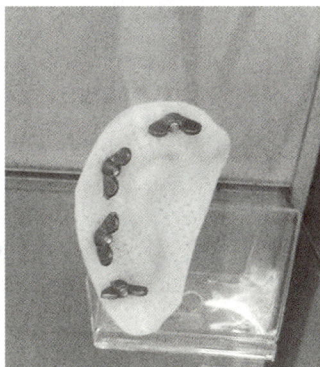

图 8-24　鼻部支架　　　　图 8-25　耳部支架　　　　图 8-26　下颌部支架

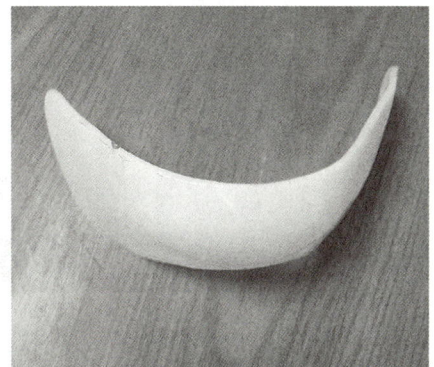

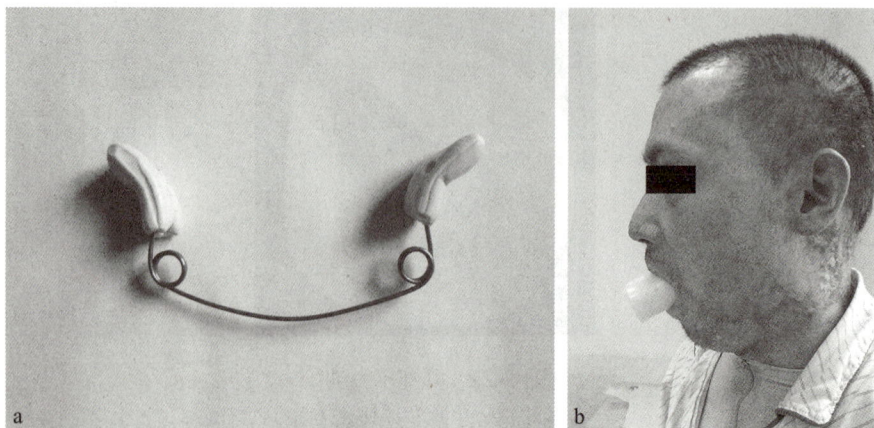

图 8-27　口部支架
a. 口部支架；b. 使用方法

二、躯干上部（腰部以上）应用

主要用于烧伤和其他外伤或手术瘢痕。躯干瘢痕虽不如肢体和面部常见，但往往面积较大，需进行加压治疗。躯干大体呈椭圆形，加之软组织丰富，压力治疗效果不如肢体治疗效果好。根据瘢痕部位可使用长袖、中袖、短袖、无袖（背心）压力上衣。

（一）压力上衣

1. 长袖压力上衣用于躯干及上肢大面积瘢痕。压力上衣由前后两片和袖子组成（图 8-28）。测量及画纸样相对复杂但缝制容易。使用时需注意，因肩关节活动时影响腋部压力的大小，所以为了控制腋部瘢痕通常应同时使用"8"字带（图 8-10）。

2. 中袖压力上衣用于躯干及上臂大面积瘢痕。只是较长袖压力上衣少了前臂部分（图 8-29）。

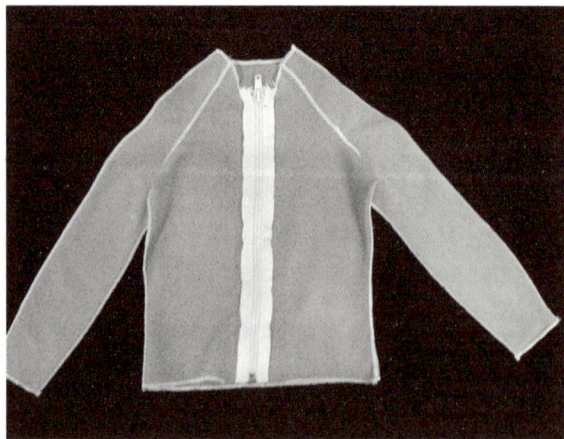

图 8-28　长袖压力上衣

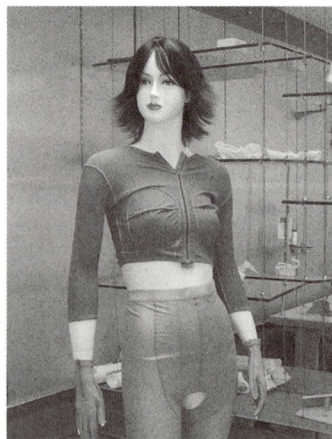

图 8-29　中袖压力上衣

3. 短袖压力上衣用于躯干及腋部烧伤或上躯干有烧伤而腋部、上肢无烧伤者，也常用于乳腺手术后增生性瘢痕的治疗（图 8-30）。

4. 无袖压力上衣即压力背心，用于躯干中下部瘢痕，不适合于躯干上部瘢痕（因无袖上衣会影响对上躯干施加有效压力）（图 8-31）。

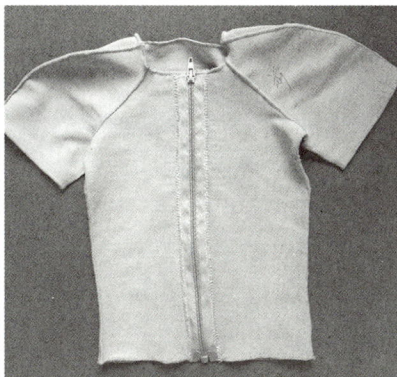

图 8-30　短袖压力上衣　　　　图 8-31　无袖压力上衣

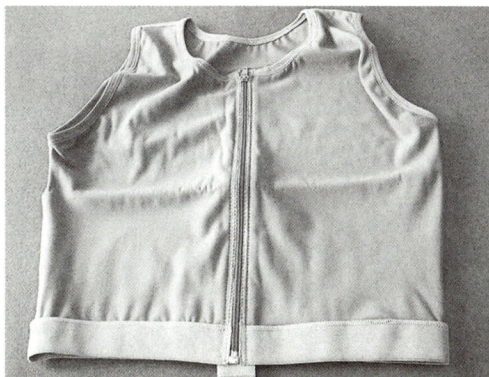

5. 单袖压力衣用于一侧上肢及躯干部的瘢痕或乳癌根治术后的上肢肿胀的治疗。

（二）压力垫

1. 心窝部及乳房间压力垫由于为凹陷部位，存在瘢痕时应首先填平凹陷部位，再稍高出周围皮肤，以增加局部压力（图 8-32）。

2. 胸、背、腹部压力垫无特殊，适合局部增生性瘢痕，用于增加局部压力。

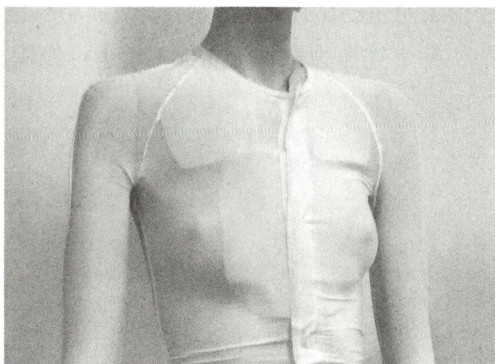

（三）"8" 字带

主要用于腋部烧伤，应用海绵及弹力带制作，置于压力衣外，以确保在上肢活动时腋部能够施加有效的压力（图 8-10）。

（四）支架

多不需使用。

图 8-32　心窝部及乳房间压力垫

三、上肢应用

上肢是较易遭受烧烫伤和其他外伤的常见部位，上臂和前臂因形状较规则，呈圆柱形，是最易加压的部位，也是压力容易控制且治疗效果较好的部位。压力臂套包括上臂套、前臂套和全臂套。也可使用弹性绷带加压法，但由于每日缠绕不方便，压力难以控制，建议最好使用压力衣加压。

（一）压力臂套

适于臂部瘢痕，使用时如需较大压力，则应与压力手套同时应用以预防手部肿胀。

1. **全臂套**　适于上臂中远段及前臂瘢痕，不合并腋部、上臂近端或上躯干瘢痕者（如合并则应用压力上衣）。由两片组成，制作容易，穿戴方便，压力易于控制（图 8-33）。

2. **上臂套** 适于上臂中远段瘢痕，不合并前臂及肘部（合并肘部瘢痕者使用全臂套）（图 8-34）。

3. **前臂套** 适于前臂瘢痕，不合并上臂及肘部瘢痕者（图 8-35）。

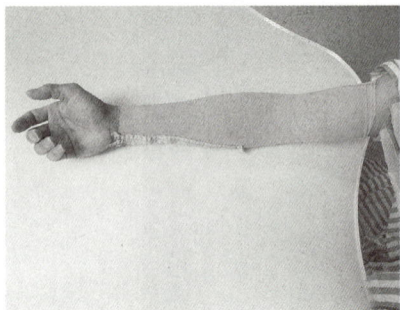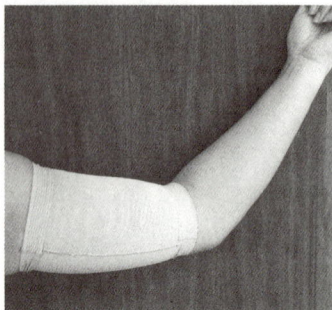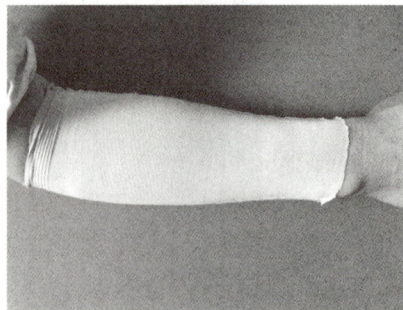

图 8-33　全臂套　　　　　　　图 8-34　上臂套　　　　　　　图 8-35　前臂套

（二）压力垫

1. 肘部压力垫用于肘部瘢痕，需特别注意压力垫应尽量不影响肘部活动，故需特别注意动力因素（图 8-36）。

2. 上肢压力垫无特殊用于增加局部压力，形状及大小根据瘢痕情况设计（图 8-37）。

除上述压力垫外，局部瘢痕也可使用硅凝胶压力垫。

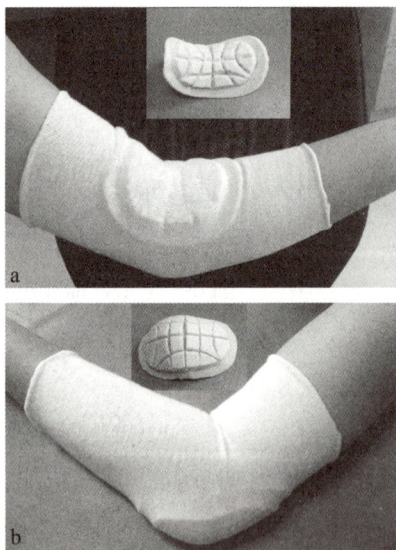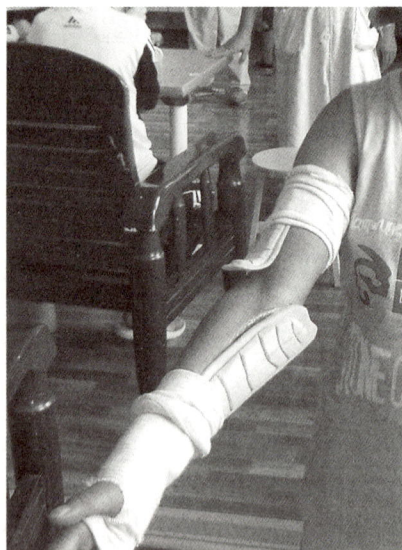

图 8-36　肘部压力垫　　　　　　图 8-37　上肢压力垫
a. 屈侧；b. 伸侧

（三）支架

多不需使用。

四、 手部应用

　　压力治疗常用于手部瘢痕及肿胀的治疗。手部烧伤是发生率最高、畸形率最高、对功能影响最大最直接的烧伤，早期处理不当会遗留严重功能障碍，手部烧伤治疗最重要的是防止和治疗水肿、瘢痕增生、挛缩、脱位等并发症的发生。压力治疗是预防治疗手部肿胀、抑制瘢痕增生、预防关节挛缩和脱位最有效的方法，应尽早实施、并持续足够长时间。

（一）压力手（指）套

　　1. 有指手套　适于手部（含手指）瘢痕和手部肿胀的压力治疗。压力手套由手背、手掌、拇指以及手指侧面的贴组成，常需加拉链（图 8-38）。易于测量及画纸样但缝制困难。使用时需注意应露出指尖部以便观察血运情况，下同。

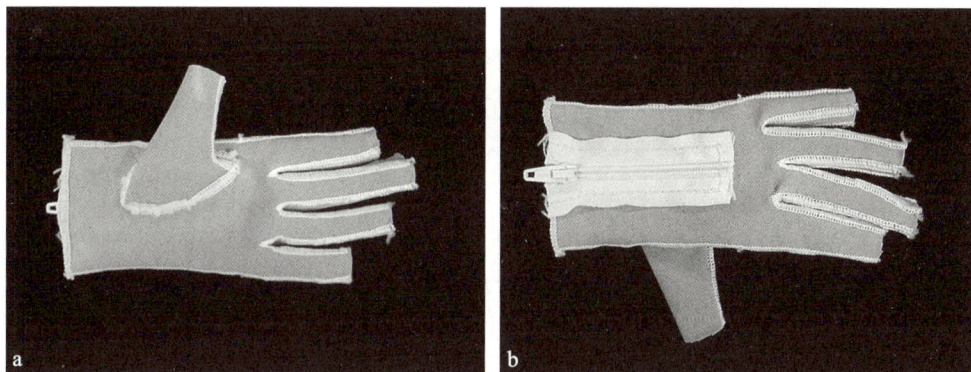

图 8-38　有指手套
a. 掌面；b. 背面

　　2. 无指手套　用于手掌和（或）手背瘢痕而手指无瘢痕者。由手背、手掌、拇指三部分组成（图 8-39）。

　　3. 压力指套　用于单纯手指瘢痕（不含近指根部及指蹼部瘢痕，如含则需使用压力手套）或肿胀的治疗。由前后两片组成，一般不需要如压力手套手指部的"贴"（图 8-40）。

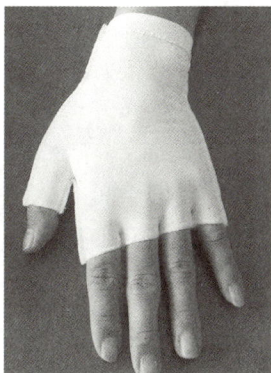

图 8-39　无指手套　　　　图 8-40　压力指套

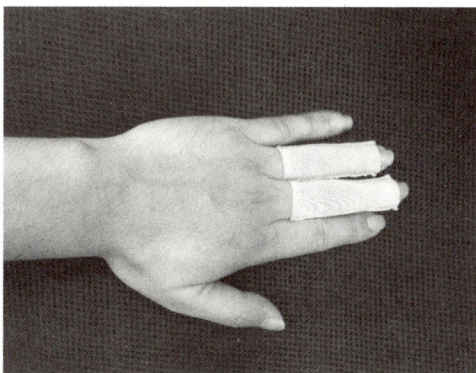

（二）压力垫

1. 单纯手背部压力垫需考虑不影响手部的活动，可使用硅凝胶压力垫，余无特殊（图8-41）。

2. 单纯手掌部压力垫较少见手掌部瘢痕增生，需考虑填平凹陷部位，可使用硅凝胶压力垫（图8-42）。

3. 腕部压力垫需考虑不影响腕部活动为原则（图8-43）。

4. 指蹼部压力垫常用"八爪鱼"垫（图8-44a），可使用瘢痕贴（图8-44b）。

5. 虎口部压力垫需先填平凹陷部位（图8-45）。

6. 手指压力垫应小而薄，余无特殊（图8-46）。

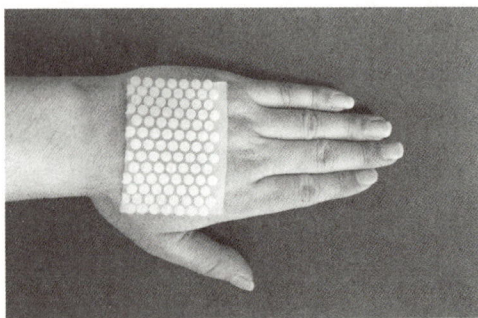

图 8-41　手背部压力垫

（三）橡筋带

用于指蹼部瘢痕增生，施加外部向指蹼方向的压力，注意避免引起手指肿胀（图8-47）。

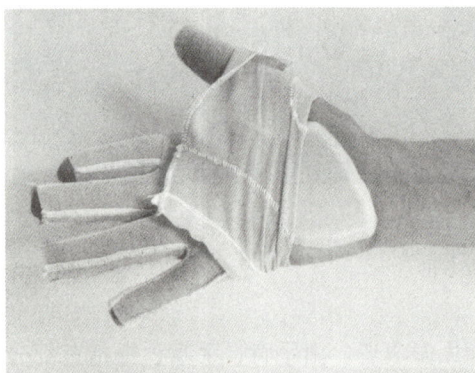

图 8-42　手掌部压力垫

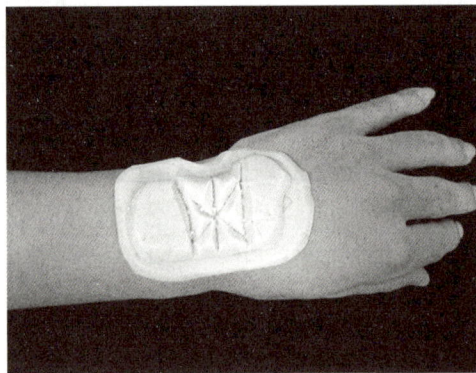

图 8-43　腕部压力垫

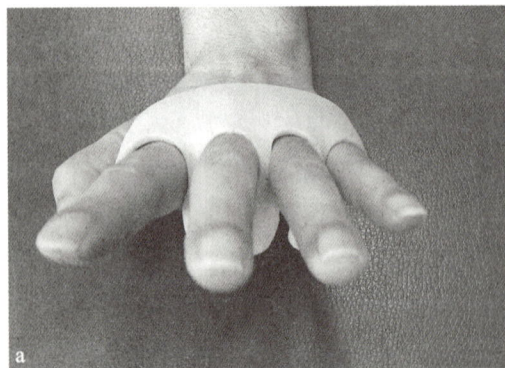

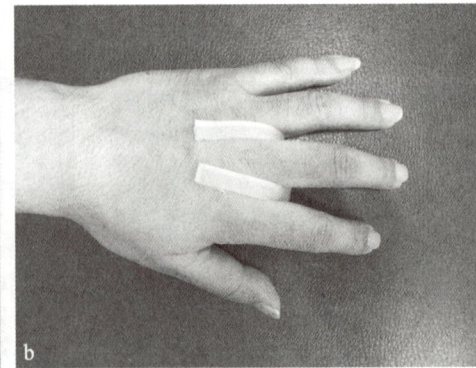

图 8-44　指蹼部压力垫
a."八爪鱼"垫；b.瘢痕贴垫

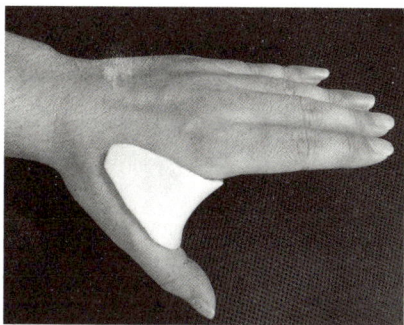

图 8-45　虎口部压力垫　　　　图 8-46　指部压力垫　　　　图 8-47　指蹼部橡筋带

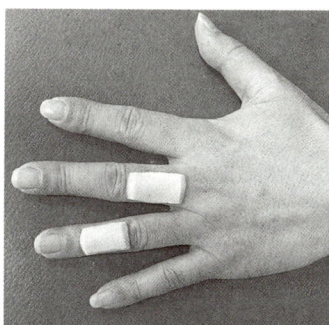

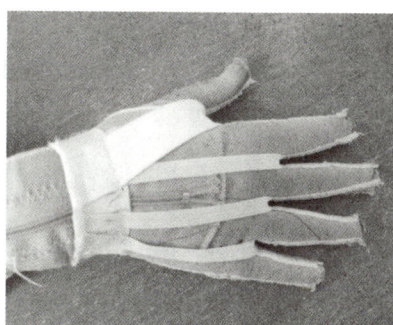

（四）手部支架

主要用于保护掌弓（图 8-48）。

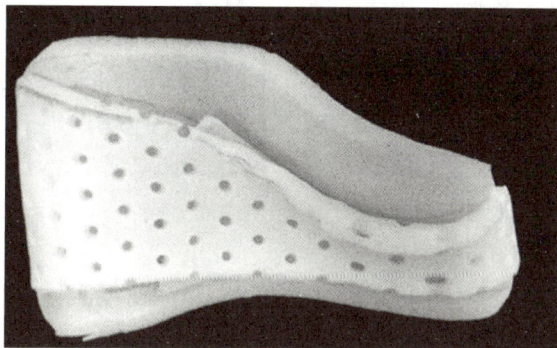

图 8-48　手部支架

五、下部躯干及下肢应用

适用于烧伤及手术或外伤性瘢痕的预防与治疗。会阴部及下肢烧伤较常见，多见于全身大面积烧伤及跌坐于热液体中，会阴部烧伤容易发生瘢痕增生且对日常生活影响较大，压力治疗应尽早开始。

（一）压力裤

1. 压力长裤用于躯干下部、臀部、会阴部合并下肢瘢痕加压，由两个前片和两个后片缝合而成，制作相对简单。臀部应根据体形进行恰当调整，尤其是女性，避免压力导致臀部下垂（图8-49）。

2. 压力短裤用于躯干下部、臀部、会阴部及大腿根部瘢痕（图 8-50）。

3. 单腿长（短）裤用于一侧躯干下部、一侧下肢瘢痕（图 8-51）。

（二）压力垫

1. 会阴部压力垫多用于腹股沟等凹陷处，需先填平凹陷处（图 8-52）。

2. 下肢压力垫（见下文下肢应用部分）。

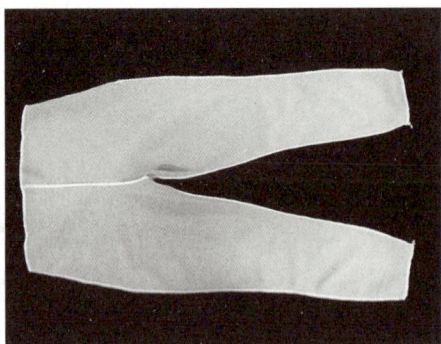

图 8-49 压力长裤

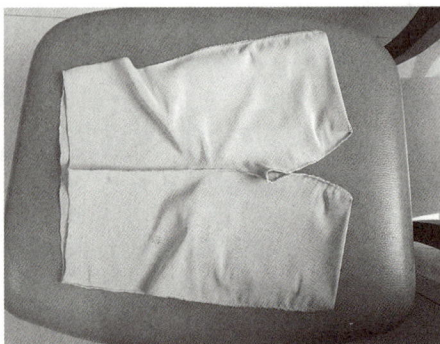

图 8-50 压力短裤

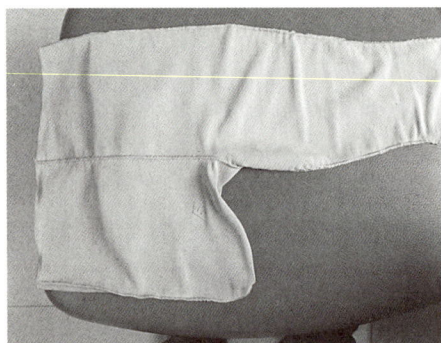

图 8-51 单腿长（短）裤

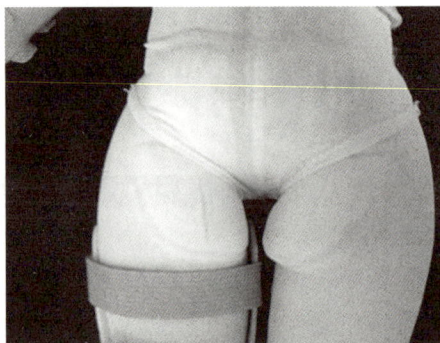

图 8-52 会阴部压力垫

（三）橡筋带

用于会阴部，保证活动时维持有效压力（图 8-53）。

（四）支架

多不需使用。

六、 下肢应用

主要用于下肢烧伤、外伤或手术瘢痕的防治、下肢肿胀的治疗、下肢深静脉血栓的预防及静脉曲张的防治等。下肢瘢痕多见于爆炸等大面积烧伤、掉入热的液体或热液洒到下肢等原因所致烫伤、手术或外伤瘢痕等。与上肢一样，腿部也是易于进行压力治疗的部位。常用压力腿套进行加压，压力腿套包括大腿套、小腿套和全腿套。也可使用绷带加压法。

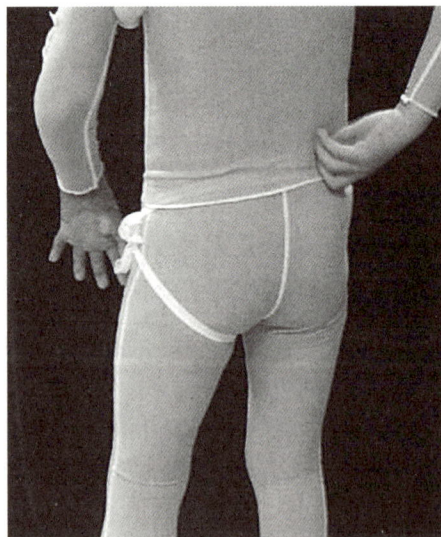

图 8-53 会阴部橡筋带

（一）压力腿套

1. 全腿套适于大腿中远段及膝部、小腿瘢痕、下肢深静脉血栓的预防，为避免足部肿胀，常需配合压力袜使用。大腿套包括前后两片组成，制作容易，使用方便，压力易于控制，加压效果好

（图 8-54）。

2. 大腿套适于大腿中远段瘢痕，不适于合并大腿根部或膝部瘢痕者（图 8-55）。

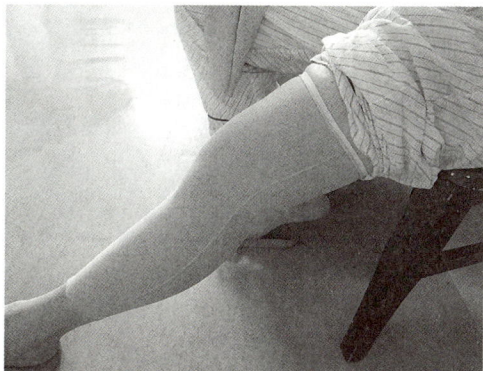

图 8-54　全腿套

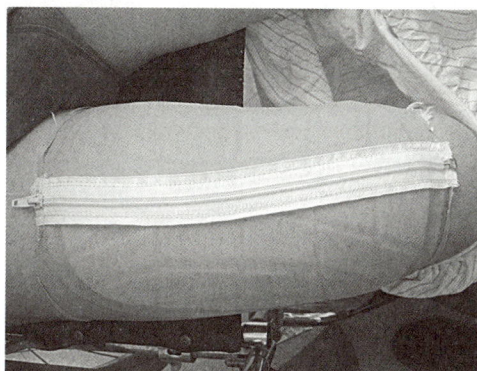

图 8-55　大腿套

3. 小腿套适于小腿瘢痕，不适于合并膝部及以上瘢痕者（图 8-56）。常需配合压力袜使用。

4. 残肢套适于上下肢截肢后残端塑形（图 8-57）。

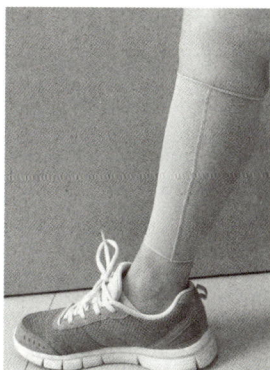

图 8-56　小腿套

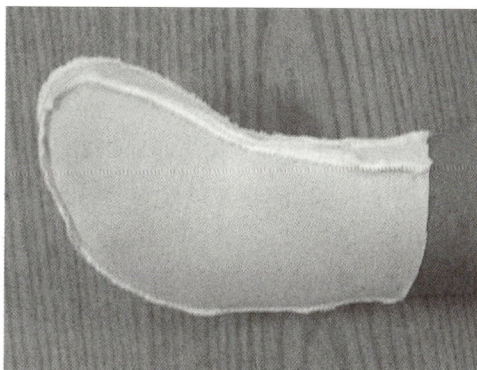

图 8-57　残肢套

（二）压力垫

与上肢压力垫类似，除以下外也可使用硅凝胶压力垫。

1. 膝部压力垫类似于肘部，主要需考虑膝关节活动问题（图 8-58）。

2. 其他部位压力垫无特殊，如出现凹陷部位瘢痕应先填平。

（三）橡筋带

用于膝关节处，以保证活动时的压力（图 8-59）。

（四）支架

多不需使用。

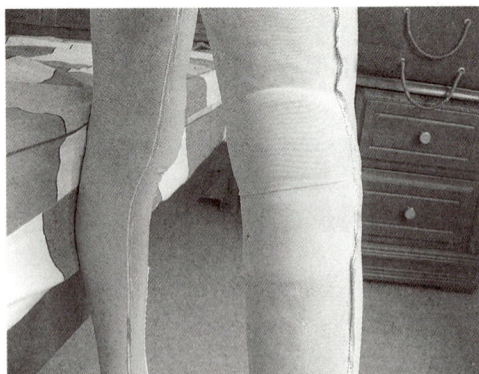

图 8-58 膝部压力垫

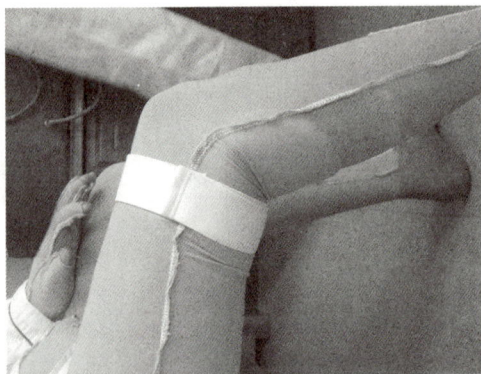

图 8-59 膝部橡筋带

七、 足部应用

主要用于足部烧伤、外伤或术后瘢痕的防治、足部肿胀的预防和治疗。足部是烧伤好发部位之一，也是下肢肿胀最易发生部位，因此常需进行压力治疗。

（一）压力袜

1. 分趾袜适于足部及足趾瘢痕，分趾袜由足底部、上部和后部及趾部的贴组成（图8-60）。测量容易，但画纸样及缝制较为复杂。

2. 不分趾袜适于足部（不含足趾或仅有足趾近端背侧）瘢痕、足部肿胀，由左右两片或足底部、前部和后部三片组成（图8-61）。测量及缝制容易，但画纸样较为复杂。

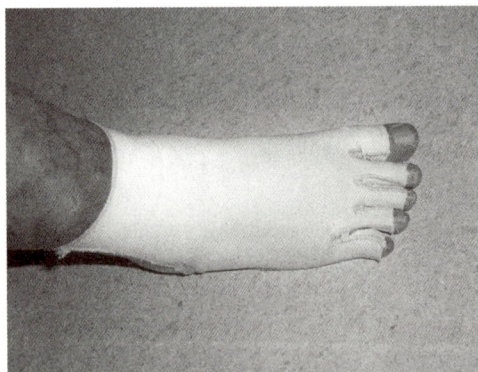

图 8-60 分趾袜

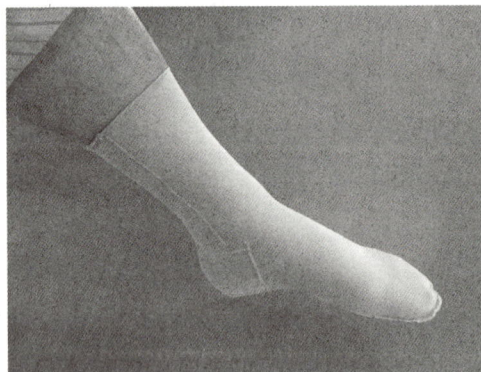

图 8-61 不分趾袜

（二）压力垫

类似手部，也可使用硅凝胶压力垫。

1. 足背压力垫用于足背瘢痕，需考虑不影响足部活动及敷贴性（图8-62）。

2. 足跟压力垫需先填平凹陷部位，打磨成型者较佳（图8-63）。

3. 趾蹼及足趾压力垫类似手部指蹼压力垫（图8-64）。

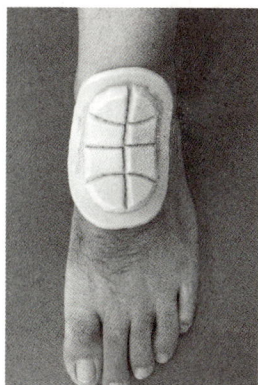

图 8-62　足背压力垫

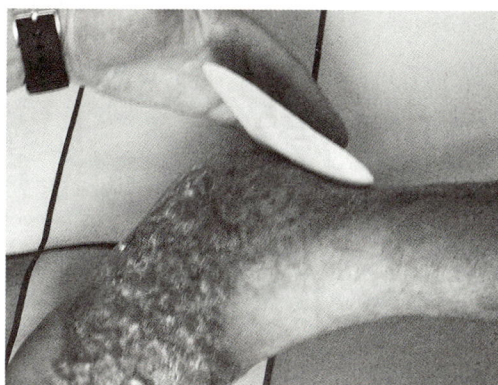

图 8-63　足跟压力垫

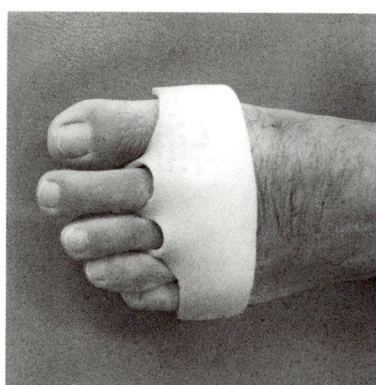

图 8-64　趾蹼及足趾压力垫

（三）支架

多不需使用保护性支架，但有时需配合矫形器应用以预防脚趾上翘。

（李奎成　侯　红）

第九章
辅助器具与助行器

第一节 概　述

辅助技术是康复治疗的重要内容之一，在全面康复中发挥越来越重要作用，对于一些不可逆的损伤，辅助技术可提高服务对象的行动能力，促进参与社会和重返社会。

我国早在 20 世纪 80 年代提出研究和生产残疾人辅助器具的计划，1992 年，成立了中国残疾人辅助器具中心，开展残疾人用品用具知识宣传普及、产品研发推广、质量监督等业务。1996 年国家技术监督局出版了《残疾人辅助器具分类》的国家标准，并于 2002 年、2004 年两次修订。

一、概念

辅助技术（assistive technology，AT）是指用来帮助残疾人、老年人进行功能代偿以促进其独立生活并充分发挥他们潜力的多种技术、服务和系统的总称。其内涵包括三方面：①技术：硬件（器具）、软件（方法）；②服务：适配服务和供应服务；③系统：包括研发、生产、供应、服务和管理。辅助技术可概括为辅助器具（assistive device，AD）和辅助技术服务（assistive technology service，ATS）两个方面。

（一）辅助器具

2004 年所发布的国家标准《残疾人辅助器具分类和术语》中残疾人辅助器具（technical aid）的定义是"残疾人使用的，特别生产的或一般有效的，防止、补偿、减轻、抵消残损、残疾或残障的任何产品、器械、设备或技术系统"。在 2001 年世界卫生大会通过的国际功能、残疾和健康分类（简称 ICF），以活动和参与为主线对功能、残疾和健康进行分类，已不再使用"残损、残疾和残障"的分类方法。同时也将辅助产品技术定义为"改善残疾人功能状况而采用适配的或专门设计的任何产品、器具、设备或技术"。

（二）辅助技术服务

根据联合国身心障碍者平等机会法，辅助技术服务（assistive technology service，ATS）是指"任何协助个体在选择、取得及使用辅助器具过程中的服务，都称为辅助技术服务"。其内容包括需求评定、经费取得、设计、定做、修改、维护、维修、训练及技术支持等。

二、 分类

辅助技术主要分为辅助器具和辅助技术服务两大类。

（一）辅助器具分类

1. **按使用人群分类** 不同类型的残疾人需要不同的辅助器具。根据《中华人民共和国残疾人保障法》，我国有七类残疾人，加上部分有需要的老年人，分别需要不同的辅助器具，包括如下：

（1）视力残疾辅助器具：如助视器、眼镜和导盲杖等。

（2）听力残疾辅助器具：如助听器。

（3）言语残疾辅助器具：语言训练器、沟通板。

（4）智力残疾辅助器具：如智力开发的器具和教材。

（5）精神残疾辅助器具：如手工作业辅助器具或感觉统合辅助器具等。

（6）肢体残疾辅助器具：如假肢、矫形器、轮椅等。

（7）多重残疾辅助器具：根据残疾情况，可能需要上述多种辅助器具。

（8）老年人辅助器具：如老花镜、手杖、轮椅等。

这种分类方法的优点是使用方便，利于使用者获得，缺点是反映不出这些辅助器具的本质区别，许多辅助器具并不局限于上述某一类人群，属于通用辅助器具。

2. **按使用环境分类** 不同的辅助器具用于不同的环境，ICF 中，根据辅助器具的使用环境分为以下几类：

（1）生活用辅助器具。

（2）移乘用辅助器具。

（3）通讯用辅助器具。

（4）教育用辅助器具。

（5）就业用辅助器具。

（6）文体用辅助器具。

（7）宗教用辅助器具。

（8）公共建筑用辅助器具。

（9）私人建筑用辅助器具。

该分类方法的优点是使用方便、针对性强、康复医生写辅助器具建议时很实用，缺点是反映不出这些辅助器具的本质区别，而且有些辅助器具如电脑辅助器具，在许多不同的环境下都需要，并不是唯一使用环境。

3. **按辅助器具的使用功能分类** 残疾人辅助器具分类的国际标准为国际标准化组织（International Organization for Standardization，ISO）的 *Technical aids for persons with disabilities-Classification and terminology*（ISO9999：2002 IDT）（ISO9999：2007），我国以 ISO9999：2002 为蓝本作为国家标准，即《残疾人辅助器具分类和术语》（GB/T16432—2004），该标准按辅助器具的功能分为 11 个主类、135 个次类和 741 种辅助器具。

（1）用于个人医疗的辅助器具（04）。

（2）技能训练辅助器具（05）。

（3）矫形器和假肢（06）。

（4）个人生活自理和防护辅助器具（09）。

（5）个人移动辅助器具（12）。

（6）家务管理辅助器具（15）。

（7）家庭和其他场所使用的家具及其适配件（18）。

（8）通讯、信息和讯号辅助器具（21）。

（9）产品和物品管理辅助器具（24）。

（10）用于环境改善的辅助器具和设备、工具和机器（27）。

（11）休闲娱乐辅助器具（30）。

上述括号内为该类辅助器具的国际编码。

该分类方法的优点是每一类辅助器具都有自己的 6 位数字代码，是唯一的，此种分类通过代码就能反映出各种辅助器具在功能上的联系和区别，有利于统计和管理。

（二）辅助技术服务分类

根据美国 1998 年辅助科技法的内容，辅助技术服务包括下列六个项目：

1. 对功能障碍者的辅助技术服务需求评定。

2. **辅助器具的取得**　包括采购、租用或其他途径。

3. **与辅助器具使用有关的服务**　如选择、设计、安装、定做、调整、申请、维护、修理、替换。

4. 整合医疗、介入或服务的辅助器具资源。

5. **为使用者提供辅助器具使用的训练或技术协助**　对身心障碍者家庭成员的训练或技术协助，如果适合的话也可以包括监护人、服务提供者或法定代理人。

6. **为相关专业人员提供辅助器具使用的训练或技术协助**　为专业人员（包括提供教育和康复服务人员）、雇主、或其他提供服务、雇用、或深入涉及身心障碍者主要生活功能的人提供训练或技术协助。

三、 理论架构

在辅助技术应用上常使用的理论架构包括人、活动与辅助技术模式、人与技术适配模式（MPT）、辅助技术系统理论（BATS）等。

（一）人、活动与辅助技术模式（HAAT）

人、活动与辅助技术模式（the human activity assistive technology model，HAAT）由 Cook 和 Hussey 于 2002 年提出，认为辅助技术包括人、活动、辅助技术和情境四个基本要素（图 9-1），其内容概括为"某个人在某个情境下利用某个器具在做某件事"，而一个成功的辅助技术应用，则会需要在上述四个要素配合下完成：

1. 从事某件事（活动）的人（human performer）这里所说的"人"，是指身心障碍者、老人或有特殊需求

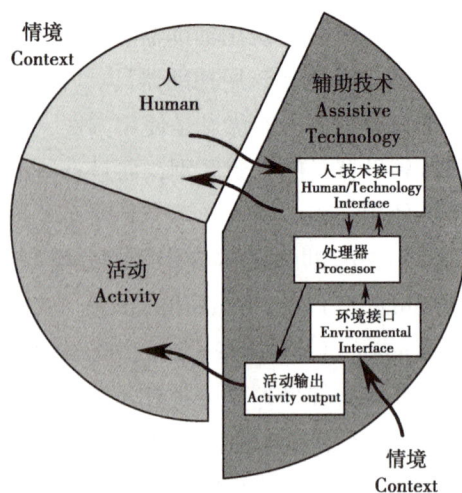

图 9-1　人、活动与辅助技术模式（Cook & Hussey，2002）

者，是指世界卫生组织 WHO 所定义 ICF 中功能缺失、无法参与社会的人。

2. 活动（activity） 是指人要去做的事情，需要被完成的事物过程。

3. 辅助技术／器具（the assistive technology） 如同前面所述之定义。

4. 使用的环境／情境（context） 情境包含物理性的环境（如阶梯、空间等）、心理社会文化等观念、生活形态、所处的机构或当地辅助器具服务模式。一般辅助器具服务模式会依个案身份有所不同，可能有医院系统、教育系统、职业系统、自行购买系统、社区系统、社会福利机构系统、二手用品系统等，依各国或地区规定而异。

（二）人与辅助技术适配模式

人与辅助技术适配模式（matching person and technology model，MPT）由 Scherer 等人 1989 年提出，认为辅助技术的选择与结果评定需考虑环境、人、辅助技术等三个主要因素的影响。人的因素包括功能状态、觉察、态度、自我效能及使用辅助器具的能力等；环境因素包括物理环境、文化背景、经济支持、他人态度等；辅助技术因素包括辅助器具本身的特质、辅助技术服务（如使用训练与指导、维修与保养）等，见图9-2。

（三）辅助技术系统理论

Bain 辅助技术系统（Bain assistive technology system，BATS）理论由 Bain 于 1997 年提出，该模式以功能障碍者（消费者）为中心，包括环境、辅助器具、任务三个方面。加上消费者共四个因素。该理论以功能障碍者为核心，环境、辅助器具、任务相互影响以配合消费者的需要，形成一个完整且互相影响的系统。整个系统应以协助消费者达成功能目标为导向。在评定的结构、过程、结果层面中，强调结果层面的重要性。如果消费者接受辅助技术服务后功能无改善或弃用辅助器具，则为失败，见图9-3。

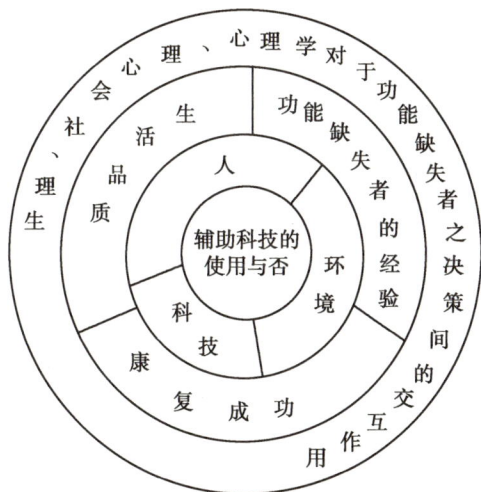

图9-2 人与辅助技术适配模式（Scherer 等，1989）

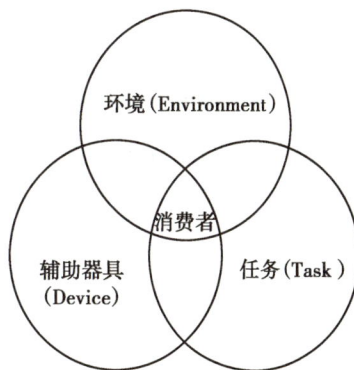

图9-3 辅助技术系统理论（Bain，1997）

四、 作用

辅助技术的应用，在一定程度上消除或抵消了残疾人的缺陷和不足，克服了他们自身的功能障碍，因而在某种意义上消除了残疾人重返社会的物理障碍，实现残疾人的平等、参与和共享。辅助技术服务则促进了辅助器具作用的实现。辅助器具的作用包括以下内容。

1. **代替和补偿丧失的功能** 如假肢可代替所丧失的肢体的功能，助听器、助视器可补偿视听功能。

2. **提供保护和支持** 如矫形器可用于骨折的早期固定和保护。

3. **提高运动功能，减少并发症** 如轮椅、助行器等可以提高行动和站立能力，减少长期卧床造成的全身功能衰退、压疮和骨质疏松等。

4. **提高生活自理能力** 如个人卫生辅助具和自助具能够提高衣、食、住、行、个人卫生等生活自理能力。

5. **提高学习和交流能力** 助听器、书写、阅读、电脑、打电话自助具可提高学习和交流能力。

6. **节省体能** 如助行器具的使用减少了步行时的体能消耗。

7. **增加就业机会，减轻社会负担** 如截瘫患者借助轮椅和其他辅助具完全可以胜任一定的工作。

8. **改善心理状态** 如患者可借助辅助器具重新站立和行走，脱离终日卧床的困境，可平等地与人交流，大大提高患者生活的勇气和信心，改善心理状态。

9. **节约资源** 缩短住院时间，减少人、财、物力浪费。

10. **提高生活质量** 运动能力的增强、独立程度的增加、心理状态的改善可使病伤残者平等地参与社会、生活、娱乐和工作，从而提高生活质量。

五、 应用原则

应用辅助技术时需遵循一些基本的原则，辅助技术应以满足基本功能需要并有助于使用者发挥潜能为最佳，辅助技术应用原则包括主要包括通用原则和个体化原则。

（一）通用设计原则

在有市售产品的情况下，首选市售的通用设计辅助器具。基本原则包括：

1. **公平原则** 不受其他条件限制，公平对待每一个有需要者。

2. **简单实用原则** 在保证功能的前提下，尽可能选择简单、易得、易用的辅助器具或服务。

3. **不伤害原则** 所选辅助技术必须是安全的，即使使用过程中发生意外时，产品所致伤害或副作用也应该是最轻的。

4. **节省体能原则** 辅助器具应有利于节省能量消耗，在不导致疲劳的情况下易于舒适地使用。

（二）个体化原则

应用辅助技术时，还必须考虑使用者的个人情况，以作为选择辅助技术时参考。需要时对辅助器具进行修改，修改也不能满足使用时，需要重新量身定制。

1. **功能导向原则** 所选辅助技术应结合使用者的身体功能和认知心理功能，满足基本功能需要并有助于发挥功能潜力。

2. **合身原则** 所选择的辅助器具尺寸符合使用者的需要。

3. **弹性使用原则** 使用者可根据自己的需要和喜好选择辅助器具及服务。

六、 注意事项

（一）从使用者的需要出发

1. 与辅助器具使用者建立良好的合作关系。
2. 作好解释和说明，鼓励使用者参与讨论，避免使用专门术语、艰涩词句。
3. 目标制定过程需要辅助器具使用者及团队的参与。
4. 辅助器具使用者是使用何种辅助器具最终的决定者。

（二）确保安全，不可造成伤害

1. 所提供的辅助技术在满足功能需要的同时，确保产品安全和使用过程安全。
2. 适当的时候可转介给其他专业人员共同合作。
3. 随时注意自己与使用者的卫生、安全事项。

（三）注重使用者的能力及潜力

1. 辅助技术应用的主要目的是让使用者进行活动和参与，而非以康复治疗为主。
2. 辅助技术最终目的是增加功能独立，同时降低疾病影响。
3. 提供辅助技术者在考虑服务对象能力的同时，还需要考虑其潜力。

（四）介入或解决问题方法需简单有效

1. 通过全面评定，从整体看使用者的问题。
2. 考虑多方面的解决方法。
3. 考虑短期、长期的辅助器具应用与可能结果。
4. 考虑使用者特殊需求的个别化处理方法。
5. 尽量与使用者原来代偿方式差异不大。
6. 寻求最简单而有效率的方法。

（五）考虑阶梯化的辅助器具处理介入原则

1. 首先，重新修改活动。
2. 其次，发展或训练必需的技巧或能力。
3. 在市面上寻找给一般人使用的产品，或发挥创意使用。
4. 在市面上寻找给身心障碍者使用的产品。
5. 修改市售产品，给身心障碍者使用。
6. 量身订制或重新生产制作全新的产品。

（李奎成　侯 红）

第二节 应用程序

　　康复辅助器具选配必须经专业人员严格评定、使用前后训练、必要的环境改建、安全指导和随访。不适当的辅助器具或使用不当不仅造成资金的浪费，还可能导致残疾加重，甚至带来严重安全问题。所以康复辅助器具选配需进行严格管理，规范流程，以便最大限度地发挥辅助器具的功能和减少不必要的浪费。辅助技术应用流程参见图9-4。

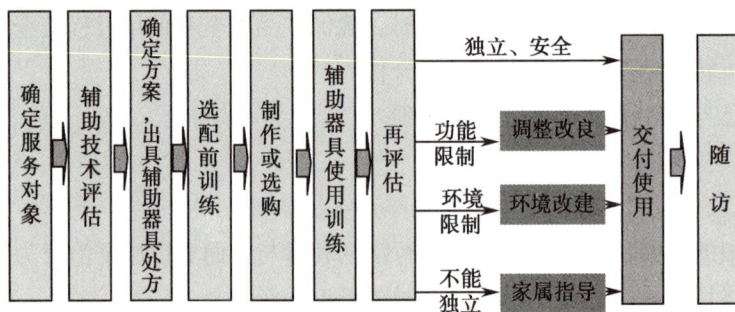

图9-4　辅助技术应用流程图

一、确定服务对象

　　为确定辅助技术的服务对象，需首先了解的信息有：

（一）确定服务对象的辅助技术需求

　　1. 首先了解转介来源及转介目的。

　　2. 筛选服务对象基本信息，如年龄、功能障碍发生时间、障碍程度、障碍进展情况、辅助器具经费来源、家庭支持情况等。

　　3. 了解今后辅助器具介入变更的可能性，如手术、搬家、药物改变等。

（二）确认服务对象的目标及想要的结果

　　如服务对象希望利用辅助器具在什么环境下进行哪些活动。

（三）记录服务对象基本需求及存在的主要问题

　　书面记录服务对象的需求及主要功能情况。

（四）判断辅助技术是否可以满足服务对象的需求

　　根据初步功能情况判断是否可以通过辅助技术达到服务对象的需求，确定是否提供辅助技术服务。

二、 辅助技术评定

功能障碍不同，所需使用的辅助器具也不同；不同的辅助器具对使用者的功能要求也不尽相同。所以进行辅助器具选配前一定要进行系统的辅助技术评定，了解使用者的目前功能及预后情况，以选择最适合使用者的辅助器具。辅助技术评定内容包括身体功能评定、辅助器具评定、环境评定等。当然，并不是所有评定由作业治疗师完成，可以由康复治疗组的其他成员完成相应的工作。

（一）身体功能评定

1. 运动功能评定包括肌力、耐力、ROM、平衡、转移能力等评定。
2. 感觉功能评定包括深浅感觉、复合感觉（实体觉）、视觉、听觉等的评定。
3. 认知功能评定包括注意力、记忆力、学习能力、理解力、沟通能力、应变力等的评定。
4. 心理功能评定　了解有无抑郁、焦虑等异常心理问题。
5. 情绪行为评定　了解有无攻击行为、自伤行为、过激行为等以确保辅助器具应用的安全性。

（二）辅助器具评定

1. 根据活动、参与等需求目标，结合服务对象的身体结构与功能，对预选的辅助器具进行评定。
2. 同时还需评定辅助器具对使用者身体功能的要求，并平衡辅助器具的功用与服务对象的需求之间的差异。
3. 如有可能，可先进行试用以了解辅助器具能否能满足服务对象的需要。

（三）环境评定

对服务对象需使用辅助器具进行活动的环境进行评定，包括居家环境、学习环境、工作环境、社区环境等。

三、 确定辅助技术方案

（一）确定辅助技术方案的过程

1. 决定辅助器具为借用、试用、租借或直接购买。
2. 决定是直接应用市售辅助器具，还是在市售辅助器具基础上进行改良，或是量身定做需要的辅助器具。
3. 出具辅助器具处方。

（二）辅助器具处方

1. **处方内容**　辅助器具处方主要考虑辅助器具类型、尺寸、材料、使用范围。如需购买，需包含辅助器具名称、型号、尺寸、材料、颜色、承重、其他配件、特殊要求等。如需制作，则需提供辅助器具名称、尺寸、材料、承重、其他配件、特殊要求、图纸等内容。

此外，还要考虑使用者的意愿、操作能力、安全性、重量、使用地点、外观、价格等问题。

2. **不同功能障碍者可能需要的辅助器具**　因功能障碍的性质和程度不同往往需要不同的辅助器

具，以下简单介绍脑卒中、脊髓损伤及脑瘫患者可能需要的辅助器具。

（1）脑卒中患者常用的辅助器具，详见表9-1。

表 9-1　脑卒中患者常用的辅助器具

功能活动	辅助器具
进食	带弹簧片筷子、加粗手柄器具、防滑垫、防洒碟、防洒碗、万能袖套
修饰	特制指甲钳、电动剃须刀、长粗柄梳、带吸盘的刷子
穿衣	穿衣器、扣纽器、穿袜器、特制外衣纽扣
大小便	坐便椅、加高坐厕、坐厕及扶手、便后清洁器、厕纸夹
洗澡	长柄刷、带扣环毛巾、防滑沐浴垫、洗澡板、洗澡椅、洗澡凳、扶手装置
转移	单脚手杖、四脚手杖、助行架、轮椅、单手操作轮椅、转移带、转移滑板、转移车
交流	沟通板、带大按键电话、书写器、扬声器、电脑输入辅助器具
做饭	特制砧板、切割器、特制开瓶器、钳式削皮器、开罐器（供单手使用）
其他	特制手柄钥匙、开瓶器、矫形器

（2）脊髓损伤患者的辅助器具，详见表9-2。

表 9-2　脊髓损伤患者常用的辅助器具

功能活动	辅助器具
进食	万能袖套、带C型夹的勺子、带腕固定带的勺子、防滑垫、防洒碟、防洒碗、自动喂食器等
修饰	电动剃须刀，带C型夹的梳子和剃须刀、带固定带牙刷
穿衣	穿衣器、扣纽器、穿袜器、鞋拔、带指环的拉链等
大小便	坐便椅、坐厕、加高坐厕、扶手、床边便椅、厕纸夹
洗澡	带扣环毛巾、长柄擦（海绵）、防滑垫、洗澡板、洗澡椅、洗澡凳、扶手
转移	电动轮椅、手动轮椅、手轮圈带有突起的轮椅、转移板、助行架、腋杖、肘杖、手杖、转移车
交流	电话托、书写器、翻书器、电脑输入辅助器具（头棍、口棍等）
其他	特制手柄钥匙、拾物器、开瓶器、环境控制系统、矫形器

（3）脑瘫患儿常用的辅助器具，详见表9-3。

表 9-3　脑瘫患儿常用的辅助器具

功能活动	辅助器具
进食	特制筷子、加粗手柄器具、万能袖套、带C型夹的勺子、带腕固定带的勺子、防滑垫、防洒碟、特制碟、特制碗、万能袖套
修饰	特制指甲钳、长柄梳子、加粗手柄梳子、万能袖套
穿衣	穿衣器、扣纽器、穿袜器、特制外衣纽扣、鞋拔
大小便	坐便椅、坐厕、扶手、便后清洁器、厕纸夹
洗澡	长柄刷、带扣环毛巾、防滑沐浴垫、洗澡板、洗澡椅、洗澡凳、扶手装置
转移	手杖、肘杖、助行架、步行推车、轮椅、转移带、转移滑板
交流	沟通板、带大按键电话、书写器、扬声器、翻书器、电脑输入辅助器具（头棍、口棍等）、折射眼镜等
其他	加大码钥匙、钥匙旋转器、马型钥匙柄、易松钳、环境控制系统、矫形器

四、 提供服务

（一）选配前训练

在配置前应进行系统训练，以利于日后更好地应用辅助器具。训练内容根据功能评定结果选择，一般包括：肌力、耐力训练、ROM 训练、平衡训练、转移训练、感觉训练、认知训练、心理治疗等。

（二）制作或选购

需考虑的因素如下：制作的时间、体位、使用者的耐受程度、配装过程、安全性、是否符合人体功效学和生物力学原理、制造商的信誉、维修保养等。最好能提供给使用者样品并试用，以便其选择最喜欢并且适合其功能的产品。

（三）使用训练

训练应包括穿戴或组装、保持平衡、转移、驱动、利用辅助器具进行 ADL 活动等内容，具体每一类辅助器具使用训练详见相关章节。

（四）居家环境改造

如有需要，需进行居家环境改造，具体内容见本章第五节。

五、 再评定

配备了辅助器具并进行适当训练后一定要进行再次评定，以了解是否达到了预计的功能，使用者能否正常使用，是否需要进行改良，有无安全方面的顾虑等，如存在问题应及时进行处理。

经评定，如果使用者可以安全独立地使用辅助器具，就可交付使用并给予详细的使用保养指导；如果达不到功能需要，则需要对辅助器具进行改装；如果存在环境方面的限制而影响使用，应进行环境的改良并进行环境适应训练；如果使用者不能独立使用而需要他人护理，则应教会护理者正确的使用及保养方法。

六、 随访

辅助器具交付使用后要根据产品情况定期进行随访，了解使用过程中存在的问题及是否需要进行跟踪处理，随访最好以上门服务的形式进行，也可以委托社区康复人员进行，或通过电话、问卷等进行。

1. 定期以客观方式评定辅助器具介入的效果。
2. 当需要时或无法达到目标时均应重新评定。
3. 当服务对象需要时可提供维护、升级或维修服务。
4. 避免辅助器具弃用。

（李奎成　侯　红）

第三节 常用的辅助器具

作业治疗常用的辅助器具包括矫形器、轮椅、助行器具、自助具。本节侧重介绍常用的日常生活活动辅助器具、和沟通障碍、视觉障碍、学习与认知障碍以及听觉障碍的辅助器具。

一、辅助器具的选用和制作原则

辅助器具的选择和使用要根据患者的障碍程度、残存能力和实际需要，治疗师要对患者的动作进行分析，在充分训练的基础上寻找出躯体功能的不足之处，给予适当的辅助器具帮助其完成日常生活动作。需要注意的是，辅助器具是在患者经过全面、系统的康复治疗的基础上使用的一种器具，不能代替康复训练，不论是长期还是短期使用，都要与作业治疗及其他康复治疗相结合，这样才能使辅助器具的使用更加合理，效果更加明显。辅助器具的选用和制作应遵循以下原则：

1. 达到改善患者日常生活自理的目的。
2. 充分发挥患者的残存功能。
3. 对使用者不存在任何潜在的不安全因素。
4. 简单，便于制作、易学习使用。
5. 美观、轻便、耐用、舒适。
6. 价格便宜，易于清洁和维修。

二、各类常见辅助器具

包括进食类、穿衣类、梳洗修饰类、如厕入浴类、阅读书写类、通讯交流类、厨房用自助具等。

（一）进食类自助具

1. 叉、匙、筷子类自助具

（1）手柄加长的叉、匙：适用于肩、肘关节活动受限，够不到碟、碗或嘴的患者。

（2）手柄加粗的叉、匙：适用于手指屈曲受限或者握力较弱的患者。加粗的手柄易于患者把持并增加了把持的稳定性。

（3）手柄弯曲的叉、匙：适用于手功能差，叉或匙与碗碟或嘴之间无法达到合适角度的患者，因此改变叉、匙的角度以满足需要。

（4）多功能叉、匙：尖端可当叉，后部可当匙用，避免了患者频繁更换叉、匙的麻烦。

（5）带有"C"形手柄的叉、匙：适用于手指抓握功能差且不能握住叉、匙柄的患者，用时四指一起穿入"C"形的中空部分。

（6）插在万能袖带内的叉、匙：同样适用于手指抓握功能差且不能握住叉、匙柄的患者，利用万能袖带将叉和匙固定在掌心。

（7）腕关节背伸位固定夹板与万能袖带的配合应用（图9-5）：适

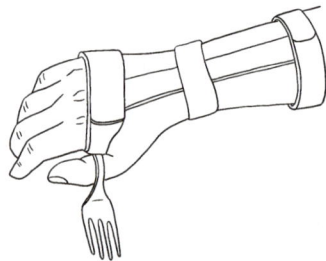

图9-5 腕关节背伸位固定夹板与万能袖带的配合应用

196

用于腕关节和手指抓握功能同时低下的患者。

（8）为儿童设计的弯曲并加粗手柄的勺叉：加上安全挡板可以防止勺叉伸到嘴里太深。

（9）上端加装弹簧的筷子：在筷子的上端加装弹簧片，松手后由于弹簧片的张力而使筷子自动分开，适用于手指屈肌肌力存在而伸肌无力或力弱不能自行释放筷子的患者。

2. 碟盘、碗和杯子类自助具

（1）分隔凹陷式碟子：可将盘中的菜分开，其边缘深陷而且接近垂直，这样用匙盛取时食物不易被弄出碟外。适用于只能用一只手持匙进食的患者。

（2）碟挡：为塑料或不锈钢制成的圆箍状制品，带有三个卡口。使用时将碟挡卡在菜盘的周围，患者用勺盛取食物时，避免食物被推出菜盘之外。

（3）带负压吸盘的碗：碗底部装有负压吸盘，可防止碗被推动。碗的一侧边缘加高，可防止食物被弄出碗外。

（4）有"C"把的杯子：适用于握力不足的患者，使用时四指一起穿入"C"形的中空部分。

（5）有"T"形把的杯子：同样适用于握力较差的患者，将中、环指分别置于"T"形把水平横梁的上下，夹住即可拿起杯子。

（6）带吸管夹及吸管的杯子：吸管夹固定于杯口，吸管从夹中穿过，吸管的长度和形态可以根据患者的需要调整，适用于无法持杯的患者。

（7）盖上带吸口的杯子：适用于上肢有震颤或协调性低下的患者。

（8）这个杯子杯口的设计，为鼻子和眼镜留出了空间，喝水时脖子能尽可能地不动或减少运动。

（9）特制的碟子：带有竖直向上的钉子，用于固定食物，碟子的一侧边缘加高，可防止食物被弄出碟子外。适用于单手操作的患者。

3. 进食机 对于双上肢活动障碍，借助其他进食辅助具如万能袖带等仍不能进食的患者，可以使用自动进食工具，它可以自动从盘子里盛起食物送到患者嘴里，使患者可以按照他们自己的节奏进食。

（二）穿衣类自助具

1. 穿衣棒 棒端有"L"形钩，可把要穿的衣服拉上来，也可把要脱的衣服推下去。

2. 系扣器 由钢丝环和手柄构成，使用时用手持柄，先将钢丝环穿过纽孔后套住纽扣，再将钢丝环带着纽扣从纽孔中拉出，最后将钢丝环与纽扣脱开，扣纽扣动作即完成。

3. 拉锁环 为一穿入拉锁孔内的环，患者将手指伸入环内即可拉动拉锁。适用于手指抓捏功能差的患者。

4. 穿袜自助具 为一弹性塑料片，下窄上宽，宽口缘系有两根带子，使用时将袜子由窄口向宽口方向套住塑料片，脚从宽口处穿入，待脚进入袜子后将塑料片拉出即完成穿袜动作（图9-6）。

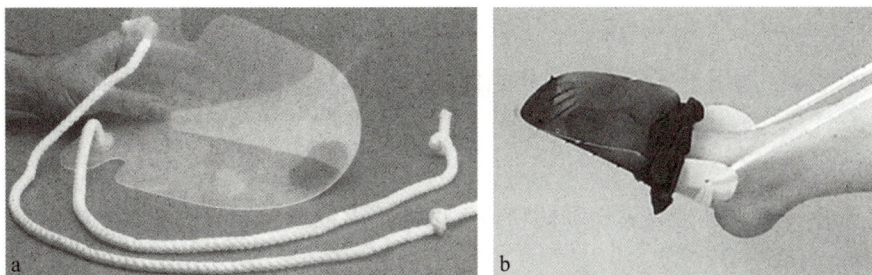

图9-6 穿袜自助具
a.穿袜自助具；b.使用方法

5. **穿鞋自助具** 如加长的鞋拔。穿鞋时将其下端垂直放入鞋内紧贴鞋的后跟部，当患者的脚穿进鞋的前部后，脚跟顺着鞋拔滑进鞋内，省去了用手上提鞋跟的动作，鞋拔的长度可以根据患者需要或长或短。适用于不能弯腰和手指无力的患者。

（三）梳洗修饰类自助具

1. **有延长手柄并弯曲成一定角度的梳子** 适用于肩、肘关节活动受限而手不能够到头部的患者（图9-7）。

2. **有延长手柄的镜子** 患者可以用来检查自己皮肤的完整性。

3. **用蛇形管制成把柄并在柄上配有夹子的镜子** 易于患者抓握，角度也可以根据患者需要而调整。

4. **插在万能袖带内的梳子** 适用于手指抓握功能差又不能握住梳子的患者。

5. **有底座的指甲刀** 适用于不能完成手指对掌或对掌力量弱的患者，利用手掌或腕关节按压指甲刀来完成剪指甲的动作。底座用吸盘固定于桌子上。

6. **单手操作的指甲刀** 适用于只能单手操作的患者，如偏瘫患者可用此指甲刀给健手剪指甲。

7. **带有"C"形手柄的电动剃须刀** 适用于手指抓握功能差，不能稳固握住剃须刀的患者。

8. **带负压吸盘的毛刷** 使用时患者只需轻轻将毛刷一按就可将其固定在水池壁或桌面上。适用于患者单手清洗指甲缝和义齿等。

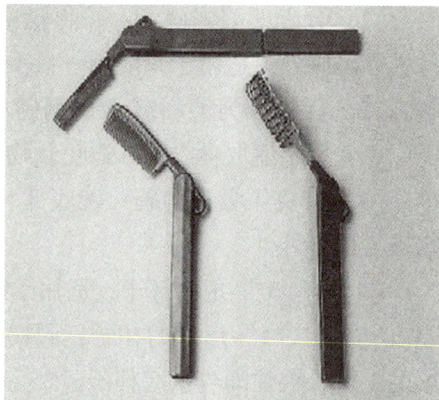

图9-7 有延长手柄并弯曲成一定角度的梳子

（四）如厕、入浴类自助具

1. **如厕类自助具**

（1）肛门刺激器：排便功能障碍时用手持此器，刺激肛门引起排便。

（2）卫生纸挟持器：这种设备帮助手或上肢活动受限的患者独立完成如厕动作。它的一端是手柄，另一端是夹钳，当使用者按下手柄上的按钮时，夹钳就打开了，可挟持卫生纸进行会阴部的清洁。

（3）马桶加高的坐垫：使用时将它固定在坐式马桶上，适用于髋关节和膝关节屈曲障碍，下蹲和站起有困难的患者（图9-8）。

（4）助起式便器：适用于下肢力弱或年老体弱久坐后难以站起的患者，可以帮助患者站起和离开便器。

2. **入浴类自助具**

（1）"U"形擦背刷：是带有延长手柄和角度的海绵擦或刷，用于刷擦难于刷到的后背部。适用于上肢关节活动受限的患者。

（2）长柄刷：是一种手柄被加长的洗浴用刷子，有直杆式和弯曲式，帮助关节活动受限和弯腰困难的患者洗澡时对手难以达到的身体部位的清洗如后背部。

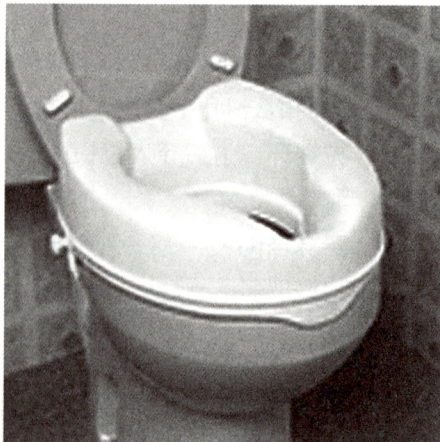

图9-8 马桶加高的坐垫

（3）安装了套环的淋浴球：适用于手指抓握功能差的患者，将套环套在手上将淋浴球固定在手掌上进行擦洗。

（4）淋浴椅子：可为患者提供舒适的坐位，并可疏水，高度可以调节。适用于下肢功能较差，不能站立的患者。

（5）防滑垫：置于浴室地面上可以防止摔倒。

（6）安装了双环的搓澡巾：在搓澡巾的两端加上双环，适用于双手抓握功能差的患者使用。

（五）阅读书写类自助具

1. **翻页器**　由C形夹和顶端带橡皮头的延长杆制成，可用腕关节控制翻动书页。

2. **打字自助器**　手指运动不灵活或手指无力时利用"C"形夹配合顶端带橡皮头的延长杆构成的打字自助具。

3. **用乒乓球加粗的笔**　适用于指尖捏力弱或没有对指功能的患者（图9-9）。

4. **握笔器**　由低温热可塑材料制成的握笔器，分别将笔、拇指和示指插入相应的孔内即可。

5. **易于保持手指对掌位的握笔器。**

6. **棱片眼镜**　适用于长期卧床不起的患者阅读用，这些患者双目仰视天花板，难于看书和电视等，戴上此镜后，利用棱镜折射原理，可以让患者看到放于床脚的电视和胸前的书等。

7. **阅读架**　可以夹持书本的架子。

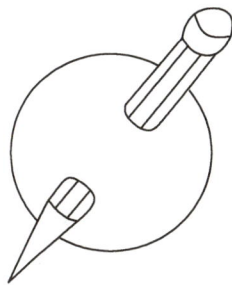

图9-9　用乒乓球加粗的笔

（六）通讯交流类自助具

1. **带C形夹的电话**　适用于抓握困难不能握住听筒的患者。

2. **由蛇形管支撑的话筒**　金属软管的一端与一个弹性塑料夹相连，另一端与话筒连接，塑料夹可随电话机夹在桌子的边缘，使用者不需要手持话筒即可通话。

（七）厨房用自助具

1. **特制切菜板**　带有竖直向上的钉子，用于固定蔬菜如土豆、洋葱等，其边缘有的还加装有直角形挡板，防止蔬菜滑出（图9-10）。

2. **固定在洗涤槽壁上的刷子**　适用于仅一手有功能的患者。将带负压吸盘的刷子固定在洗涤槽

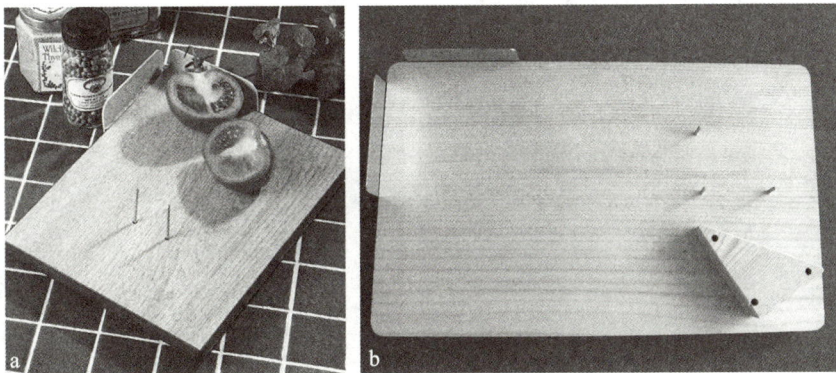

图9-10　特制切菜板
a.使用方法；b.特制切菜板

壁上，用一只手就可以很方便地完成清洗土豆、黄瓜和其他水果的动作。

3. 开瓶盖器　将一 V 形条固定于板上，再将板固定在悬吊柜的底部，应用时将瓶子或罐头的盖子卡入"V"形口内旋，即可打开瓶盖。

4. 锅柄固定器　锅柄固定器是一个固定在灶台一角的装置，将锅柄置于两根固定垂直的金属杆中间，在搅拌食物的时候可以防止锅的移动。适用于只能单手操作的患者。

5. 帮助灌注的自助具适用于上肢和手部力弱的患者。覆盖着金属丝的支架能容纳大水罐、果汁瓶等，借助这种器具患者可以轻松地将需要的饮料倒入杯中。

6. 特殊类型的刀具　手指力弱，不能用示指掌面下压刀背切物时，只好借助整个手和臂的力量来进行切割。

（1）"工"形摇切刀：不仅可以利用下压的力量，还可以利用向两边摇动的力量进行切割（图 9-11a）。

（2）"L"形刀：可以用手握住刀柄进行摇动（图 9-11b）。

（3）锯刀：可利用手和臂的力量以及刀刃呈锯状的优势克服切割的困难（图 9-11c）。

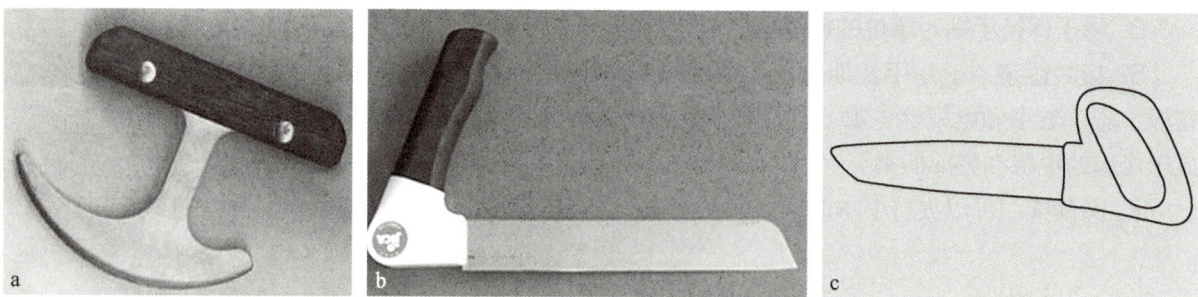

图 9-11　特殊类型的刀具
a."工"形摇切刀；b."L"形刀；c.锯刀

（八）移动类自助具

1. 转移板　由硬的材料如木头或玻璃纤维制成，可架在两转移面之间，协助患者完成轮椅到床、浴盆、便桶、汽车、椅子等之间的转移。新月形设计，中间有"S"形凹槽作为座板的轨道，座板可以从一端滑到另一端，减少了在转移板上移动的阻力（图 9-12）。

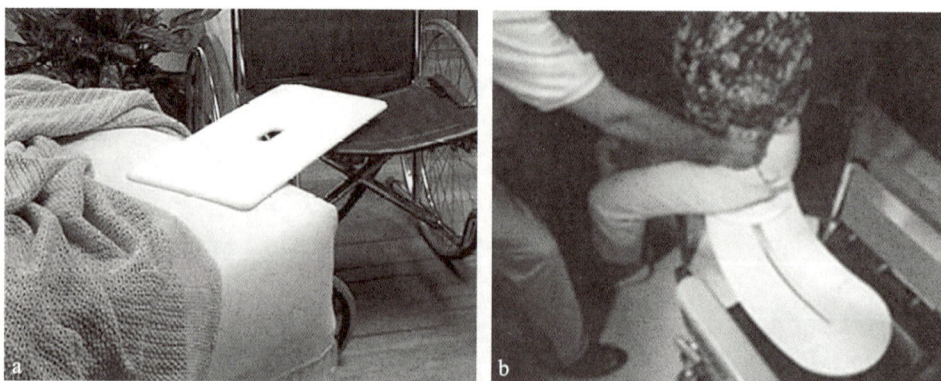

图 9-12　转移板及转移
a.转移板；b.转移

2. 绳梯 固定在床尾的绳制梯子，适用于行动不便或躯干力量差的患者。患者用双手拉住绳梯，双手交替一级一级地将自己从床上拉起完成由仰卧位至坐位的体位变化。

（九）取物自助具

适用于不能下床或离不开轮椅等移动有困难的患者。常用的取物器一端为扳机式控制手柄，另一端为叉状的夹子，扣动控制手柄时，另一端的夹子即闭合，可以抓取需要的物品，长度可依患者需要选择（图9-13）。

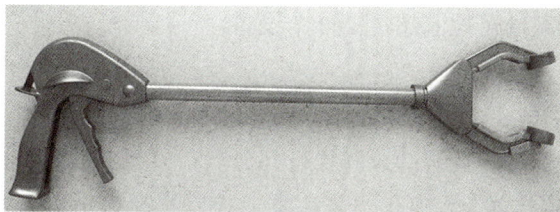

图9-13 取物自助具

（十）文娱类自助具

1. 纸牌固定架 为一个有条形沟的托架，应用时将纸牌插在沟中，适用于手握力差、不能持扑克牌的患者使用（图9-14）。

2. 园艺用具 这是一种添加在园艺用工具上的夹子，适用于存在抓握障碍的患者。

（十一）四肢瘫患者常用的自助具

1. 口棒 为一木棒或铝合金杆，一端有咬合片可用口咬住，另一端为插口，可根据需要插入如铅笔、毛笔、翻书页的橡皮头等，不用时可放在架子上。四肢瘫患者可以利用口棒触动各种按键和进行翻书页、写字、绘画等活动（图9-15）。

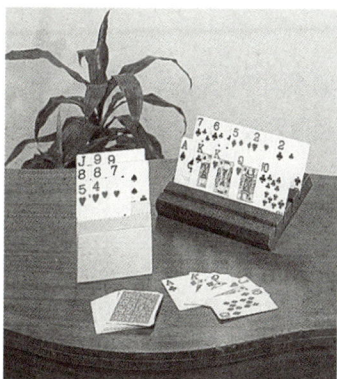

图9-14 纸牌固定架　　　图9-15 口棒

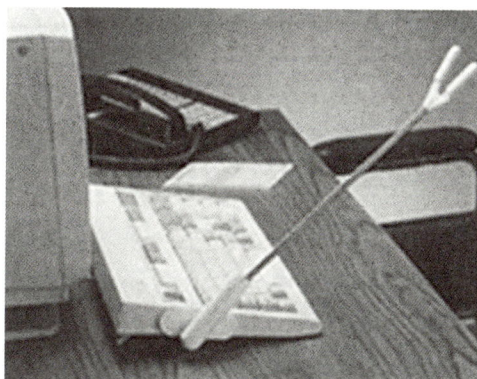

2. 头棒 由固定于头部的环状固定箍和从中伸出并指向前下方的棒构成，棒端的结构同口棒，应用对象与用口棒的类似，唯独操作时不用口而用头。

三、 环境控制系统

环境控制系统（environmental control unit，ECU）是一种为重度残疾人设计的自动控制的电子机械辅助装置，它能使有需要但身体等多功能障碍者对居室环境中的各种护理或服务设施进行控制，如开关门，拉窗帘，控制电扇、电话、电灯、电视等家电设备，控制室内温度，控制家中、学校或工作场所的其他设备。ECU 技术在提高重度残疾人的生活质量方面有着积极意义。其目的可帮助残疾人减少在日常生活中的依赖程度，增加其功能能力和在家中、学校及娱乐环境的独立性。简单的 ECU可控制 2~3 个设备，复杂的系统可控制超过 200 个设备。

（一）系统组成

环境控制系统包括两大部分：控制部分和执行部分。

1. **控制部分**　由中央控制器、控制信号发生器、控制选择显示器、打印机、软磁盘组成。它可通过按钮、各种开关、电脑要求或声音激活。

2. **执行部分**　主要由周围环境设备组成，如进食辅助器、洗澡辅助器、护理机器人、电灯、电视机、电动床、电话以及各种家电设备。

（二）系统的控制

系统的关键是提供一个利用残疾人的残存功能与电子机械辅助设备间的人机接口。所利用的功能往往是某一部位的动作，如某一手指的微动、眼球注视、声音、吹气等。人机接口由传感器、处理电路和信号发送等部分组成，通过它们将人体动作转变成电信号并与需操作的设备连接。对多种设备的选择有直接选择、扫描选择和编码选择三种方法。

1. **直接选择法**　是用一个控制板上的多种选择开关实现对家用设备的选择，此法控制系统比较简单，它主要利用使用者残存的运动功能，如头部（头棒）、口部（口棒）或手部的活动控制。

2. **扫描法**　是用一个开关控制扫描器，扫描器依次显示设备代码，并在每一代码处停留一段时间，以便使用者选定所需设备。选定设备后，又进一步显示该设备内容，如选择电视频道、声音高低等。这种装置比直接选择法复杂得多，但功能也齐全得多。

3. **编码法**　用于严重伤残者实现对环境的控制。例如利用吹气的轻、重、长、短进行编码控制，每个编码对应不同的操作内容。美国已采用这种方法帮助重残者进行计算机操作。日本也采用这种方法使四肢瘫患者实现生活自控。

（三）评价和使用时应考虑的因素

1. **安全因素**　如患者使用过程中是否有损伤的危险？控制方式是否符合功能情况？

2. **耐受性**　日常生活中使用时间的长短如何？患者能否长时间使用？

3. **患者使用装置时的位置**　患者的体位如何？在何位置操纵系统？

4. **在什么环境下使用**　需在室内还是在室外使用？周围环境是否利于患者使用和操纵系统？

5. **需要控制哪些装置**　日常生活或工作中需控制哪些装置？如门、电视机、电话、转移装置等。

6. **装置的数量及位置**　所控制装置的数量有多少？如数目较多，是否容易操作？有无混淆的可能？装置的位置是否有利于使用者使用？

（四）常用的控制选择

环境控制系统应根据患者的功能能力和需要实施任务，进行恰当的环境控制选择，常用的控制选择见表 9-4。

表 9-4 常用的环境控制系统

任务	患者功能	环境控制
喂食	不能自我喂食，但有良好的头部控制能力和吞咽功能	电喂食器
电灯	不能操控灯或灯的开关	遥控或电子控制装置，能与任何电器装置连用
电话	不能拿起话筒，但能讲话 不能使用标准的拨号式或按键式电话	对讲电话 大型的按键式电话、自动拨号机、具有能贮存常用电话号码的记忆装置，并能通过按 1~2 个按钮实现自动拨号
电视	不能用手操控电视机开关，但头颈能活动，能呼吸	遥控
翻页	不能为书或者杂志翻页	电子翻页器，通过多路开关或单一开关操作驱动扫描系统，将读书架上的书或杂志按一个方向或双向翻页

（刘 璇 窦祖林）

第四节 助行器的应用

一、概述

辅助人体支撑体重、保持平衡和行走的器具称为助行器（walking aids），也可称为步行器、步行辅助器等，包括助行架，单足手杖等。主要作用是保持身体平衡，减少下肢承重，缓解疼痛，改善步态，改进步行功能等。

二、分类

根据结构和功能，可将其分为两大类：杖类助行器和助行架。

1. **杖类助行器** 小巧、轻便，但支撑面积小、稳定性差，包括：手杖、肘杖、前臂支撑拐、腋杖、多脚拐杖和带座拐杖。

2. **助行架** 比较笨重，但支撑面积大、稳定性好，包括：标准型助行架、轮式助行架、助行椅以及助行台。

三、适应证

适用于偏瘫、下肢肌力减退（如脊髓灰质炎后遗症或下肢神经损伤）、平衡障碍（如颅脑外伤或多发性硬化）、下肢骨与关节病变（如骨性关节炎、下肢骨折、骨质疏松或半月板切除）、双髋用石膏固定或用其他方法制动者、单侧下肢截肢或佩戴假肢、老年人、偏盲或全盲等伤残者。

四、测量

（一）手杖的测量

1. 单足手杖长度测量 为合理用力和起到良好支撑作用，手杖应有合适的长度。测量方法有两种：

（1）可直立患者：站立时大转子的高度即为手杖的长度及手柄的位置（图9-16）。患者直立，体重均匀分布于双下肢，目视前方，肩臂放松，确认患者无前、后、左、右倾斜以及穿的鞋亦是普通高度的情况下，将不可调的 Fischer 型手杖的套头去除，将手柄置于地面（足朝上，手柄着地），垂直靠于患者体侧，在平患者前臂尺骨茎突水平处手杖上作一记号，锯去多余部分，套回套头即可。

如为可调节的手杖，不必翻过来，按上述标准调节即可。

（2）直立困难患者：可在仰卧位测量。患者仰卧，双手放在身旁，测量自尺骨茎突到足跟的距离，然后增加 2.5cm（鞋跟的高度），即为手杖高度。测量正确，患者持杖站立时肘应轻屈30°左右，腕关节背伸，小趾前外侧 15cm 至腕背伸时手掌面的距离即为手杖长度（图9-17）。

2. 四足手杖长度测量 与单足可调式手杖测量方法相同。

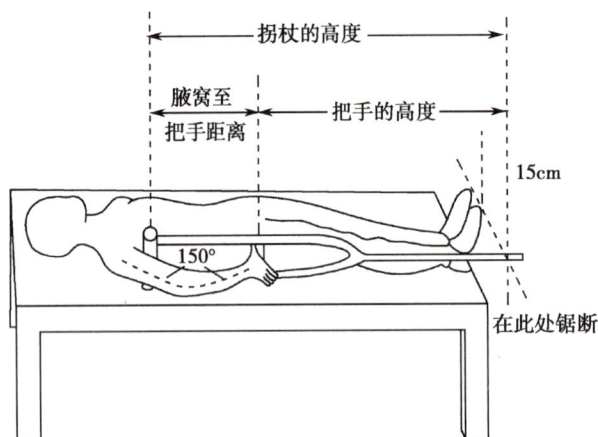

图 9-16　直立困难患者手杖长度测量方法

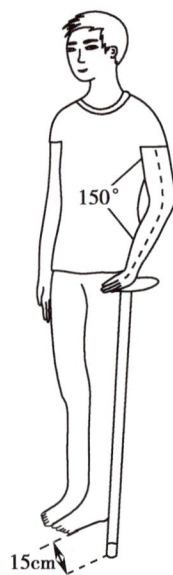

图 9-17　可直立患者手杖长度测量方法

（二）腋杖的测量

简单的方法是用身长减去 41cm 即为腋杖的长度。站立时大转子的高度为手柄的位置，也是手杖的长度及手柄的位置（图9-18）。测量时患者应着常穿的鞋站立。

如果患者下肢或上肢有短缩畸形，可让患者穿上补高鞋或佩戴下肢矫形器仰卧，上肢放松置于身体两侧，将腋杖轻轻贴近腋窝，在小趾前外侧 15cm 与足底平齐处为腋杖最适长度，肘关节屈曲 25°~30°，腕关节背伸时的掌面为手柄部位。

注意：腋垫顶部与腋窝的距离应有 5cm 或三横指，过高有压迫臂丛神经的危险；过低则不能抵住侧胸壁，不仅失去稳定肩部作用，而且导致走路姿势不良。

（三）肘杖的测量

与可调节手杖的测量方法相同。注意：前臂套不要过紧以免使肘杖难于移动；也不要太松，以免失去支撑力。前臂套应保持在肘与腕之间距离中点稍上方，太低可导致支撑力不足，太高则会妨碍肘关节活动并损伤尺神经，引起环指和小指的感觉丧失或刺痛。

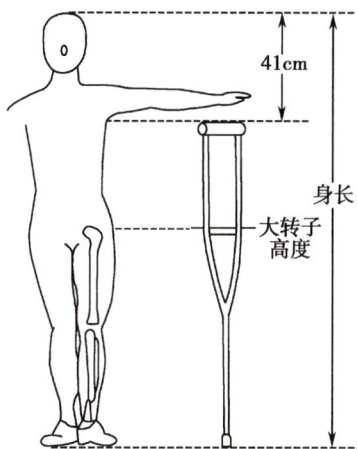

（四）助行架的测量

与手杖测量方法相同。

图 9-18　腋杖长度测量方法

五、　使用

（一）手杖的使用方法

使用手杖时，患者的上肢包括腕和手必须具备一定的支撑能力。如腕和手不能承重，应选用前臂支撑拐，改由水平放置的前臂支持体重。患者行走时应目视前方而不是看着地面，而且要鼓励其尽量用正常的足跟先着地和足趾支撑离地的步态。

四足手杖手柄的开口侧应向后，应将四足在地面上构成的矩形的平侧（而不是斜的两侧）靠近患者身旁。但要注意在走路时四足手杖不要离患者过近，以免患者靠在杖上求得平衡；也不要离得过远，以免手杖负重时向内倾倒。

1. **三点步行**　先伸出手杖，再迈出患侧足，最后迈健侧足的步行方式（图 9-19）。此种步行方式因迈健侧足时有手杖和患足两点支撑，因此稳定性较好，除一些下肢运动障碍患者常采用外，大多数偏瘫患者也采用此种步行方法。

根据训练时健侧足迈步大小，可将三点步行分为后型、并列型与前型三种。

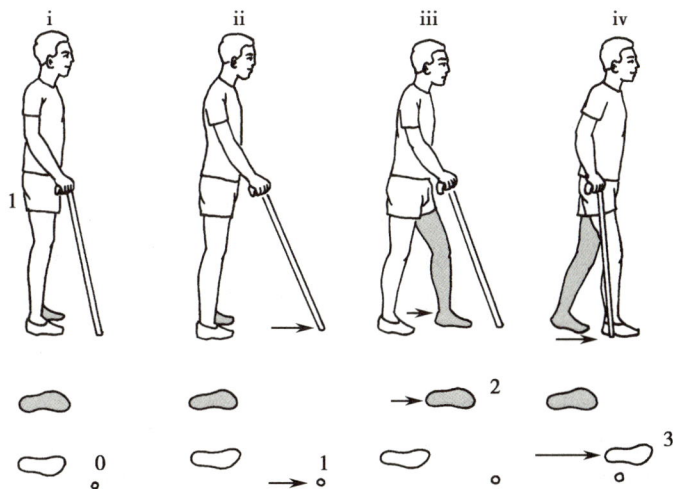

图 9-19　手杖三点步行

（1）后型：健侧足迈出的步幅较小，健侧足落地后足尖在患侧足尖之后。步行稳定性好，恢复早期患者常用此种步行方式。

（2）并列型：健侧足落地后足尖与患侧足尖在一条横线上。

（3）前型：健侧足迈出的步幅较大，健侧足落地后足尖超过患侧足尖。此种步行稳定性最差（图9-20）。

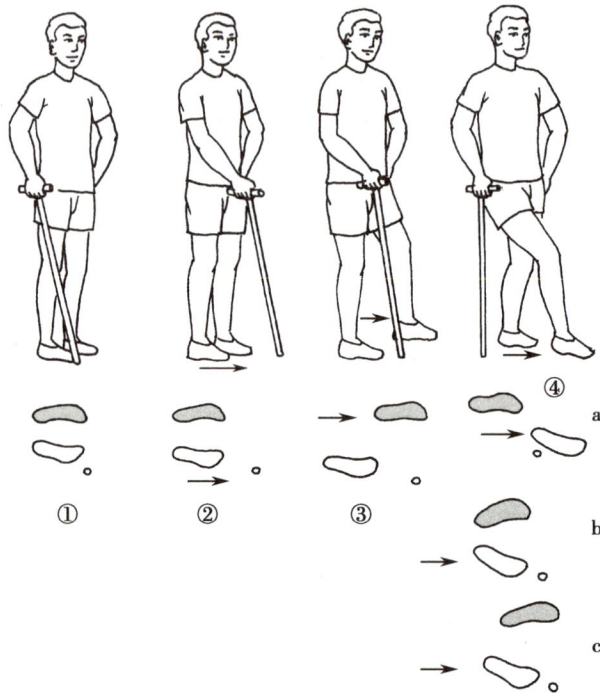

图 9-20 手杖三点步行的各种类型
a.前型；b.并列型；c.后型

一般初期训练的患者或平衡功能较差的患者可按后型、并列型、前型的顺序进行训练。

2. **两点步行** 伸出手杖和患足并支撑体重，再迈出健足，手杖与患足作为一点，健侧足作为一点，交替支撑体重的步行方式。这种方法步行速度快，有较好的实用价值。当患者具有一定的平衡功能或较好掌握了三点步行方法后，可进行两点步行训练。偏瘫程度较轻、平衡功能好的患者以及恢复后期的患者均可应用此种步行方式（图9-21）。

（二）腋杖的使用方法

上肢和躯干肌的肌力正常是使用腋杖后能步行的前提，即背阔肌、斜方肌、胸大肌、肱三头肌参与固定上肢以支撑体重；三角肌参与腋杖前后摆出；前臂屈肌、伸肌及手部屈肌参与牢固握住手柄。

要使患者认识到是通过手柄而不是腋垫负重，否则有伤及臂丛神经的危险，腋垫应抵在侧胸壁上，通过加强肩和上肢得到更多的支持，正常腋杖与躯干侧面应成15°的角度。

以持双腋杖步行为例，根据腋杖和足移动顺序不同，分为以下几种形式。

1. **摆至步（swing to gait）** 是开始步行时常用的方法，主要利用背阔肌来完成。步行稳定，具有实用性，但速度较慢，适于在道路不平，人多、拥挤的场合使用。方法如下：①同时伸出两侧腋杖（1，1）；②支撑手柄并向前摆身体使双足同时拖地向前，到达腋杖落地点附近（2，2

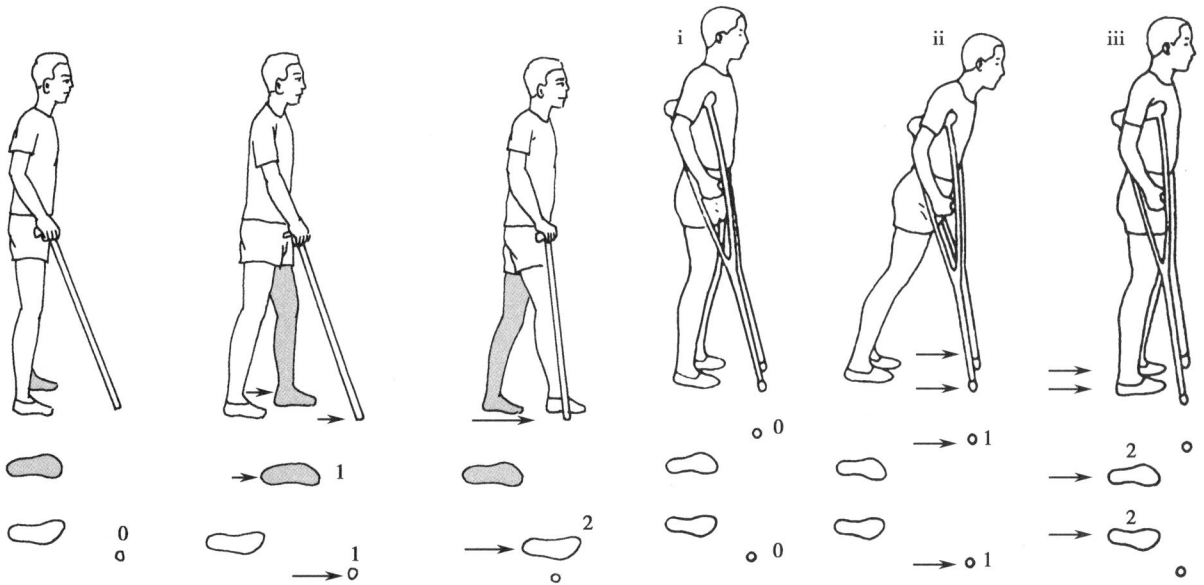

图 9-21 手杖两点步行

图 9-22 摆至步

（图 9-22）。

2. **摆过步（swing through gait）** 常在摆至步成功后开始应用。步幅较大、速度快，姿势较美观。适于在路面宽阔、行人较少的场合使用。方法如下：同时向前方伸出两侧腋杖（1，1），使身体重心前移，利用上肢支撑手柄使双足离地，下肢向前摆动，双足在腋杖着地点前方着地（2，2），再将两侧腋杖向前伸出取得平衡（3，3），故称摆过或迈越步（图 9-23）。开始训练时易出现屈膝、躯干前屈、跌倒，应加强保护。此种步行方式在拐杖步行中速度最快，一般在恢复后期使用。

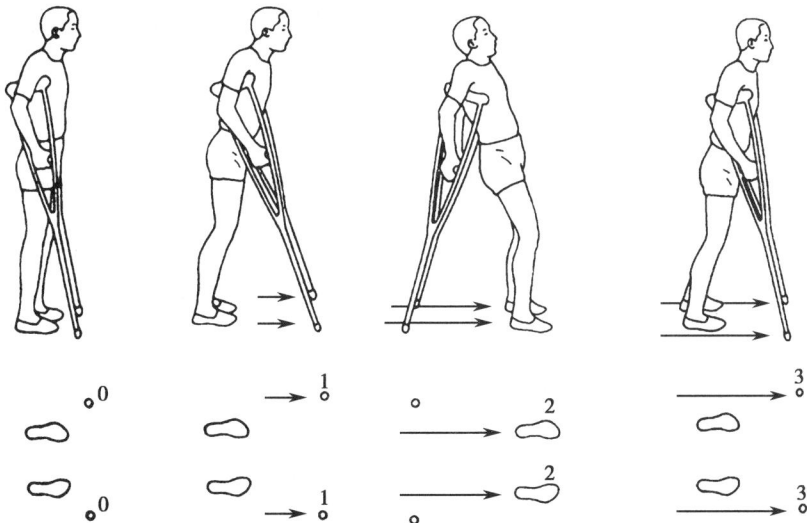

图 9-23 摆过步

3. **四点步行（four point gait）** 步行速度较慢，但稳定性好，步态与正常步行相近，训练难度小，适用于恢复早期，是双下肢运动功能障碍患者经常采用的步行方式之一。方法：先伸出左侧腋杖（1），迈出右足（2），再伸出右侧腋杖（3），最后迈出左足（4），故称四动作或四点（图 9-24）。适用于骨盆上提肌肌力较好的双下肢运动功能障碍患者。

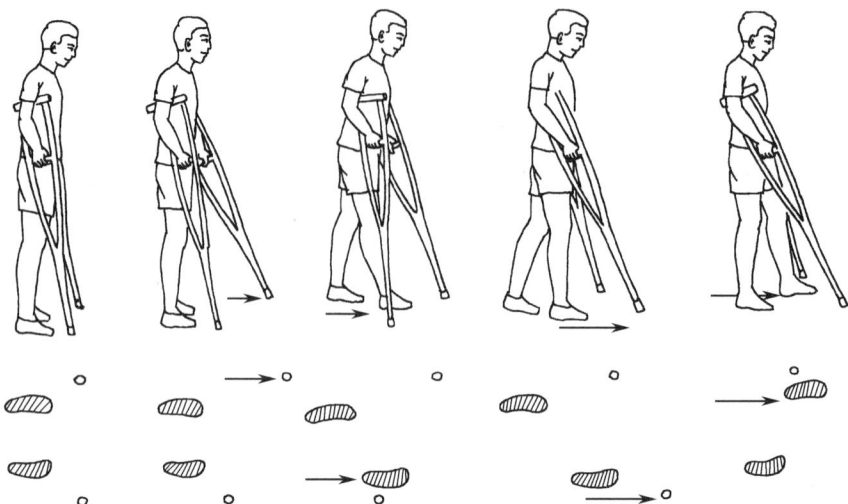

图 9-24　腋杖四点步行

4. **三点步行（three point gait）**　步行速度快，稳定性良好，是常用的步行方式之一。适用于一侧下肢患病，且患侧不能负重的患者，如一侧下肢骨折、一侧下肢麻痹的小儿麻痹患者等。方法是同时伸出两侧腋杖并先落地（1，1），后迈出患侧足或不能负重的足（2），最后再伸出对侧足（健侧足）（3）（图 9-25）。

5. **两点步行（two point gait）**　常在掌握四点步行后训练，虽稳定性不如四点步行，但步行速度比四点步快，步行环境与摆过步相同。方法是同时伸出一侧腋杖和对侧足作为第一着地点（1，1），然后再向前伸出另一侧腋杖和另一侧足作为第二着地点（2），如此反复进行的步行方式称为两点步（图 9-26）。

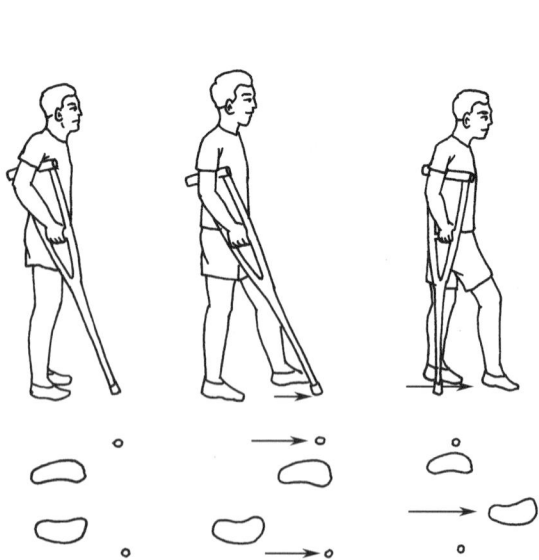

图 9-25　腋杖三点步行

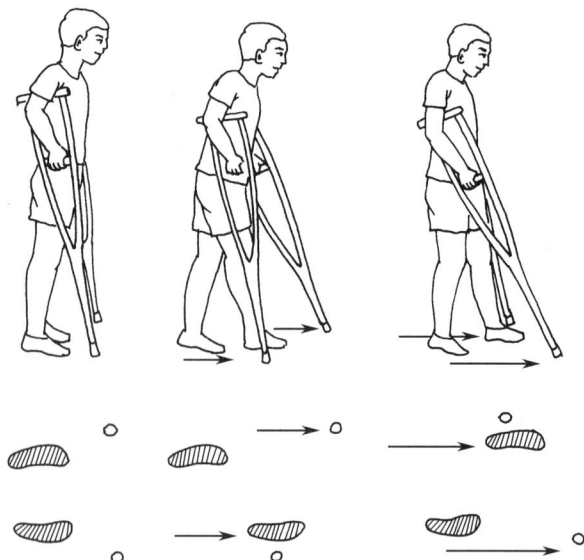

图 9-26　利用腋杖两点步行

6. **部分负重步态**　将腋杖与部分负重下肢同时向前移动，健侧下肢迈越腋杖的足（图 9-27）。

7. **免负荷步态**　行走时先将腋杖向前，然后负重下肢向前（图 9-28）。

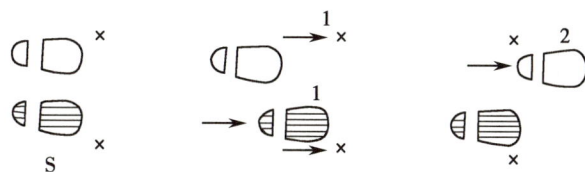

图 9-27 腋杖部分负重步态

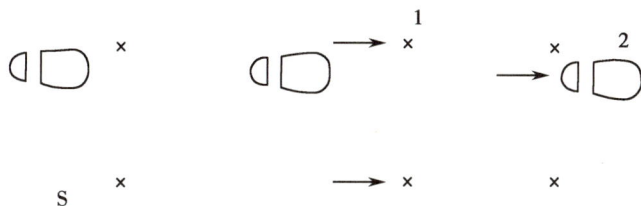

图 9-28 腋杖免负荷步态

（三）肘杖的使用方法

使用肘杖时，患者需要练习穿、脱和使用。患者上肢应有良好的力量，以使用肘杖时可较好支持体重。

1. **恢复早期** 使用肘杖步态模式（四点步）将一侧肘杖向前移，迈对侧下肢，移动对侧肘杖，移动另一侧下肢（图 9-29）。

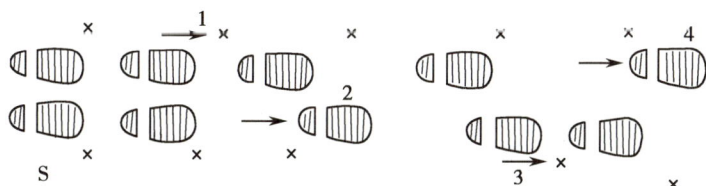

图 9-29 恢复早期使用肘杖步态模式（四点步）

2. **恢复后期** 使用肘杖步态模式（两点步）一侧肘杖及其对侧下肢向前移动，另一侧肘杖及其对侧下肢向前移动（图 9-30）。

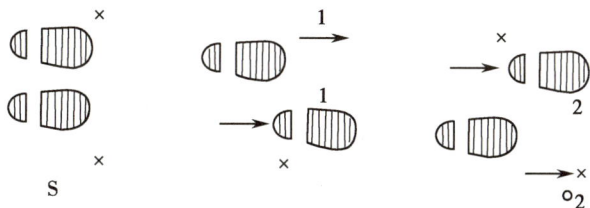

图 9-30 恢复后期使用肘杖步态模式（两点步）

3. **部分负重步态** 将肘杖与部分负重下肢同时向前移动，健侧下肢迈越肘杖的足，见图 9-27。

（四）前臂支撑拐的使用方法

使用时患者将手从托槽上方穿过，握住手柄，前臂水平支撑在托槽上，承重点为前臂（图

9-31）。

恢复早期使用前臂支撑拐步态模式（四点步）。将一侧前臂支撑拐向前移，迈对侧下肢，移对侧前臂支撑拐，移另一侧下肢（见图9-29）。

注意：不能将前臂支撑拐放在离身体前方远处，否则会引起立位不平衡。尝试在无监护下行走之前要确认患者已具有充分的平衡和协调能力，因为前臂支撑在前臂支撑拐的托槽上，遇到危险时不能迅速扔掉，会妨碍手的保护性伸出。

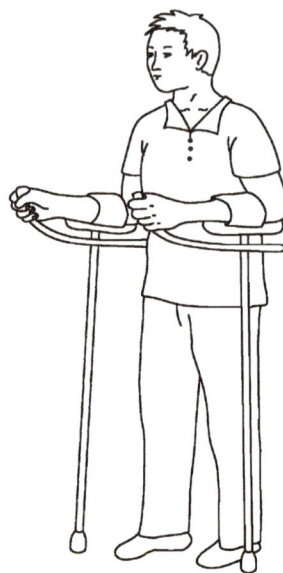

（五）标准型助行架的使用方法

步行时，应将助行架放在患者前方适当位置，如助行架离患者过远，使四足不能牢固地放在地面上负重，助行架容易倾倒，影响患者平衡。

训练患者迈步时，下肢不要迈得离助行架过近，以免向后倾倒。如果患者始终不能注意此点，则可在靠近患者侧助行架两足上与患者膝同高处系一条有颜色的带子或橡皮条。注意：不要系得过低，避免绊倒视力差或迈步高的患者。

图 9-31　前臂支撑拐使用方法

1. 助行架基本步态模式　提起助行架放在前方，上肢伸出一臂长。向前迈一步，落在助行架两后足连线水平附近，如一侧下肢较弱则先迈弱侧下肢。迈另一侧下肢（图9-32）。

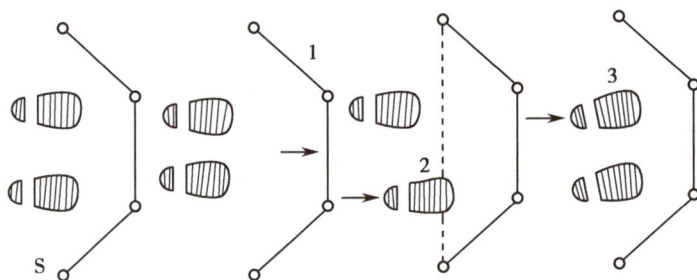

图 9-32　助行架基本步态

2. 助行架免负荷步态　行走时先将助行架向前，然后负重下肢向前，注意迈步下肢的落足点不能越过架子两后足的连线（图9-33）。

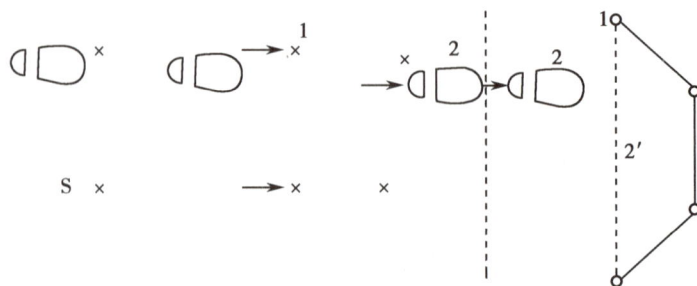

图 9-33　助行架免负荷步态

3. 助行架部分负重步态　将助行架与部分负重下肢同时向前移动，健侧下肢迈至助行架两后足的连线处，见图 9-27。

4. 助行架摆至步　先将助行架前移，然后将双足同时迈至前移后的助行架双足连线处。

5. 恢复早期使用交互式助行架步态模式（四点步）　将助行架一侧向前移，迈对侧下肢，移助行架对侧，移另一侧下肢，见图 9-29。

6. 恢复后期交互式助行架步态模式（两点步）　向前移动助行架一侧及对侧下肢，向前移动助行架另一侧及对侧下肢，见图 9-30。

（六）轮式助行架的使用方法

虽然应用简单，但大多数轮式助行架在有限的空间内难以操作。应用时治疗师要确保患者学会用各种闸以便在下坡时能控制好而不发生危险；另户外应用非常不容易，因路面不总是如理想的那样平整，如要提离地面，因加了轮子，重量也常比无轮助行架重。

（姜志梅）

第五节　矫形器的应用

一、概念

矫形器（orthosis）是用于人体四肢、躯干等部位，通过力的作用以保护、稳定肢体，预防、矫正畸形，治疗骨骼、关节、肌肉和神经疾患及功能代偿的体外装置。矫形器也称为夹板（brace）或支具（splint），中国台湾亦称为副木。

二、分类

矫形器的分类有多种方法，包括以治疗部位、治疗目的、第一创作人名字、材料、是否可以活动等进行分类，国际残疾人辅助器具分类标准根据治疗部位进行分类。

（一）按治疗部位分类

按治疗部位分为脊柱矫形器、上肢矫形器、下肢矫形器三大类。每一大类又可根据矫形器所跨过的身体部位或关节不同而分为几种。

1. **脊柱矫形器**　包括颈椎矫形器（cervical orthosis，CO）、颈胸椎矫形器（cervical-thoracic orthosis，CTO）、腰椎矫形器（lumbar orthosis，LO）、颈胸腰骶椎矫形器（cervical-thoracic-lumbar sacral orthosis，CTLSO）、胸腰骶椎矫形器（thoracic lumbar sacral orthosis，TLSO）、骶椎矫形器（sacral orthosis，SO）等。

2. **下肢矫形器**　包括髋矫形器（hip orthosis，HO）、膝矫形器（knee orthosis，KO）、踝足矫形器（ankle foot orthosis，AFO）、足矫形器（foot orthosis，FO）、髋膝踝足矫形器（hip-knee-ankle-foot orthosis，HKAFO）、膝踝足矫形器（knee-ankle foot orthosis，KAFO）等。

3. **上肢矫形器** 包括肩矫形器（shoulder orthosis，SO）、肘矫形器（elbow orthosis，EO）、手指矫形器（finger orthosis，FO）、腕矫形器（wrist orthosis，WO）、手矫形器（hand orthosis，HO）、肩肘腕手矫形器（shoulder-elbow-wrist-hand orthosis，SEWHO）、肘腕手矫形器（elbow-wrist-hand orthosis，EWHO）、腕手矫形器（wrist-hand orthosis，WHO）等。

（二）按关节是否可活动分类

根据矫形器能否活动，分为静态矫形器和动态矫形器两大类。

1. **静态矫形器（static orthoses）** 矫形器穿戴后不能活动，常用来固定或保护肢体。

2. **动态矫形器（dynamic orthoses）** 在被跨越的关节部位用铰链或铆钉把矫形器的两个部分连接在一起，两个部分可以铆钉或铰链的交汇点为运动轴进行活动。矫形器穿戴后被作用的关节可以活动。动态型矫形器又可以分为普通动态型矫形器、限制活动范围的限动型矫形器和动力型矫形器。

（1）普通动态型矫形器：该类矫形器穿戴后肢体可以在关节的某个维度进行全范围活动，但是关节另一个维度的活动会被限制，如普通腕关节动态型矫形器允许腕关节全范围屈伸，但不能进行桡偏和尺偏，普通肘关节动态型矫形器运行肘关节全范围屈伸，但可有效防止肘关节内外翻。

（2）限动型矫形器：通过可调节角度的带关节盘的铰链，把动态矫形器的活动范围设置在某一个范围内，如前臂部正中神经损伤修复术后早期必须把腕关节的活动度限制在屈曲 30°~80° 的范围内，不允许其屈腕角度小于 30° 和背伸。这种矫形器称为限动型腕矫形器（屈曲 30°~80°）。

（3）动力型矫形器：在普通动态型矫形器的基础上以弹簧或橡皮筋等提供动力，其目的是通过外在的弹性拉力持续牵伸以增加关节活动度，或提供外在动力以代偿失去的肌肉功能，如骨间后神经损伤后的动力型伸指矫形器。

（三）按治疗目的分类

按治疗目的分为固定矫形器、保护矫形器、抗痉挛矫形器、预防及纠正畸形矫形器、牵伸矫形器、免荷矫形器等。

三、 矫形器的作用

矫形器的主要作用包括以下几个方面：

1. **稳定与支持** 限制肢体和躯干的异常运动，维持骨与关节和脊柱的稳定性，有利于早期功能训练及下肢承重能力的重建。

2. **固定和保护** 通过固定，使病变肢体制动，以达到保护病变组织、防止肢体再次受损、促进炎症和水肿吸收，促进组织愈合和减轻疼痛。

3. **预防和矫正畸形** 通过三点力的作用原理矫正肢体已出现的畸形，或在畸形未发生前利用矫形器进行预防。

4. **抑制痉挛** 通过持续牵伸抑制肌肉痉挛。

5. **免负荷作用** 通过矫形器的压力传导和支撑，能部分或全部免除肢体或躯干的负重，促进组织修复，如小腿骨折后使用的小腿免荷矫形器，可以使胫骨和腓骨全部或部分免荷，允许患者早期下地步行。

6. **代偿功能** 通过外在动力装置，如橡皮筋、弹簧等，来代偿失去的肌肉功能，使肢体可完成功能性活动，并可促进神经恢复。有些矫形器可做临时假肢使用，如手指截指后所做的临时性义指，可代偿手指的功能。使手部可完成抓握与对捏等功能。

7. 功能训练　可通过动力型矫形器提供阻力进行抗阻肌力训练，如通过屈肘动力型矫形器可进行抗阻伸肘训练。

四、矫形器的应用原则及注意事项

矫形器的配制步骤

1. 配置前评定　矫形器在临床中应用得当，可发挥不可替代的作用，但如果盲目使用则可能适得其反。故在配置前应该进行全面的评定。充分考虑佩戴矫形器的目的和作用和了解患者的需求。

（1）了解病史和诊断：充分了解现在病史、诊断，包括的创伤情况、手术、目前所处的阶段及所接受的治疗等情况。

（2）肢体功能评定：伤口、水肿、疼痛、是否存在感觉障碍，有何并发。如病情许可应评定关节主被动活动度和肌力。

（3）了解个人的生活及职业和休闲娱乐需要。

2. 形成矫形器处方　根据治疗目的和患者的需求，形成矫形器治疗方案（矫形器处方）。包括：

（1）哪些部位需要免荷：骨突部位和感觉障碍部位或皮肤破损部位需要免荷。

（2）使用时间：一般为促进功能活动选配日用矫形器，用于固定或保护晚间使用，需制动者需全天使用。动态矫形器、渐进静态矫形器均为日间使用。

3. 设计　有了初步的矫形器处方后，对矫形器进行科学的设计。

（1）充分考虑到力学原理及其作用：要达到该治疗目的是通过在身体的哪些部位施加外力，是利用三点力还是环形力，力的作用点在哪里？

（2）施加多大的力？

（3）活动型还是静止型：一般保护或固定使用静态矫形器，扩大关节活动度通常用渐进静态矫形器或动力型矫形器，代偿肌肉功能用动态矫形器。

（4）使用何种材料：一般手部选择 1.6mm 厚材料，腕手选 2.4mm 或 3.2mm 厚材料，肩肘部选 3.2mm 厚材料，躯干及下肢选 3.2mm 或 4.0mm 厚材料；筒状矫形器材料厚度可适当降低；网眼密集的材料透气性好，但强度会有所降低，腕肘以上（较厚材料）选网眼较稀疏的，手部的可选网眼稍密的。如操作者为新手建议选经济型（K 板）材料，塑形时间长且不容易留下指纹和压痕，需要反复修改的矫形器建议使用经典型（P 板），有记忆功能，可反复使用。

（5）哪一面作为接触面：矫形器的接触面通常选择在软组织丰厚的一侧，避开伤口部位。也兼顾运动的需要，如腕部正中神经损伤修复术后，腕关节必须在屈曲 30° 以上范围内活动，不允许屈曲小于 30°，用腕关节限动型矫形器加以保护，矫形器的接触面应选择为前臂和手背侧。限制其如果肢体两侧的软组织条件差不多，则可以根据个人的喜好进行。

矫形器的设计有大部分有固定的方案和设计方法可遵循，同时也必须根据患者的具体情况进行个体化设计，在保证功能和安全的前提下尽可能轻便简洁、美观、易于穿脱。

4. 制作

（1）体位准备：取一个舒适和方便操作的体位，一般上肢矫形器取坐位，前臂和腕手矫形器制作时，患者肘部靠在桌面上，根据病情决定肢体的体位，如果前臂没有特殊要求，一般在成型时前臂取中立位，以便于功能性活动。若为扩大关节活动度或降低肌张力，制作前应先对挛缩的关节和痉挛的肌群进行牵伸，以达最大效果。

（2）制作时注意保护皮肤和创面：如有创面，先在创面上覆盖无菌敷料，外加衬套然后才进行塑形。

（3）加热后板材要擦干水，避免创面感染。

（4）制作时尽量切实固定必须制动的关节，尽量不限制非制动关节，例如：腕关节矫形器的远侧缘应在掌横纹近侧3~5mm处，这样不会限制掌指关节屈曲。在成型时要考虑肌肉形态会随肢体的运动而变化；注意掌弓的塑形。

（5）成型时用手掌均匀地轻柔地抚按板材，使之与肢体表面贴服。骨突部位、神经表浅的部位板材和体表之间可稍微留微小空隙，避免受压。

（6）在合适的位置安装固定带或魔术贴，受力较大的部位加上海绵内衬。板材的边缘的线条尽量流畅，拐角尽量呈圆滑。矫形器的两端稍微向外撇，避免边缘受压。

（7）上肢矫形器的特殊力学考虑：①纠正畸形的力应根据解剖特点及生理特点进行设计，动态监控，一般以100~300g为宜，正好使手的各关节处于恰当的位置。例如：不可使掌指关节过伸。②矫正力可通过橡皮筋或弹力丝及弹簧来提供。这种动力型矫形器的特点是方便，不用经常修改，效果也比较好，特别是对病程不太长的患者。③牵引力必须垂直于肢体长轴（图9-34a），否则会引起牵引皮套的滑移。当被作用关节的活动度提高后，要及时调整牵引力的方向，以确保其依然垂直于肢体长轴，具体措施包括缩短支杠（图9-34b）、移动弹簧位置。牵引的力还必须垂直于关节活动轴，否则会使关节受到一个侧向的力，长时间作用将损伤关节侧副韧带，造成关节畸形（图9-34c）。对

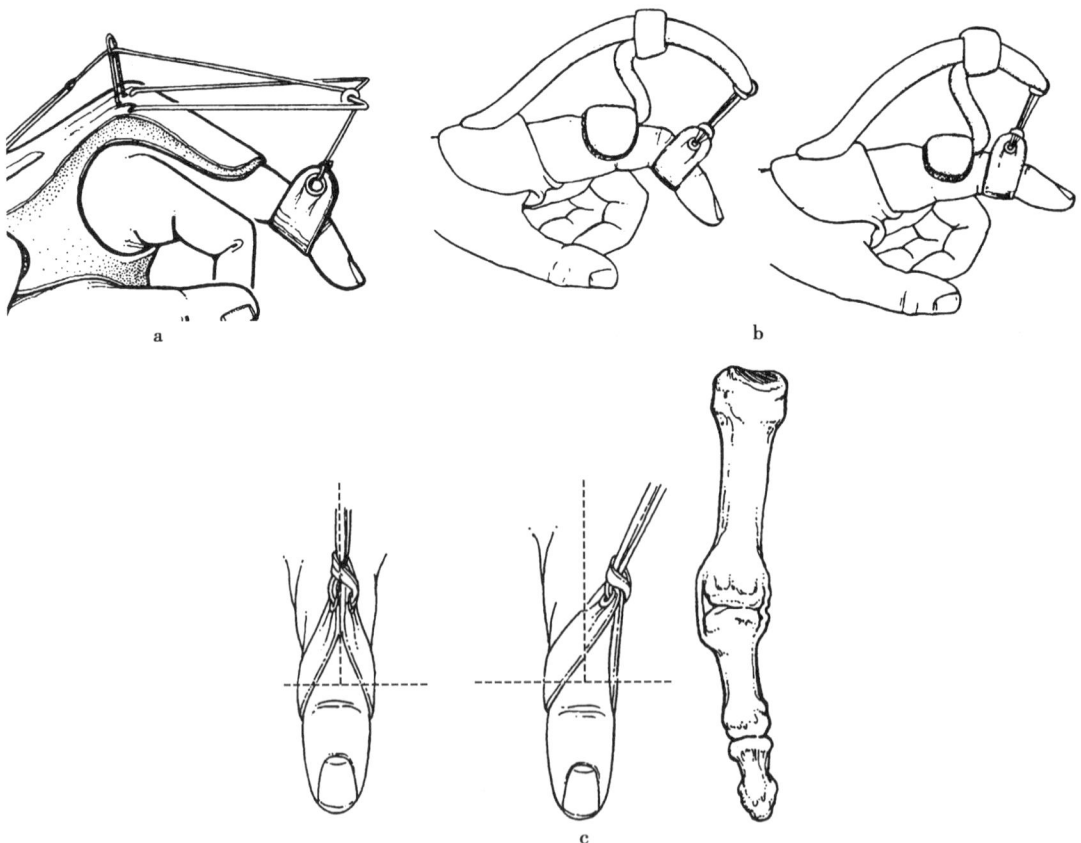

图9-34 带弹簧的动力型伸指矫形器
a.牵引力垂直于肢体长轴；b.支架调整；c.牵引力垂直于关节

于病程较长的患者，可使用渐进矫形器，每2~3天修改一次，以逐渐提高关节活动度。④在对僵硬和畸形的关节进行矫正时，应对相邻近的正常关节进行适当固定，提高对僵硬关节的矫正力；当僵硬关节远端的关节正常时，作用力则只作用于障碍关节；当三个关节都僵硬时，外力同时作用于三个关节。

5. 试戴和再评定 矫形器制作完毕后，应指导患者穿戴，观察矫形器是否符合治疗目的、有无局部受压或过度宽松、穿脱是否方便、是否容易松脱、是否限制非固定关节的活动、对睡眠是否有影响、患者对矫形器的认可度和依从性等。如有局部受压或其他问题，则要进行修改。

6. 宣教 ①如何穿脱。②穿戴的时间：根据病情不同而异。一般来说，以促进组织愈合为目的的矫形器需要持续穿戴；以预防粘连或提高关节活动度为目的的则须间歇使用或交替使用。应与运动治疗配合，按比率分配时间。例如，为了提高指间关节伸直活动度，以两小时为一个周期，穿戴指间关节伸直矫形器1小时45分钟，然后运动15分钟。如果要同时提高指间关节屈伸活动度，则必须屈指和伸指两种支具交替使用，三个伸直周期后加一个屈曲周期，按3:1的比率终日进行。如果相邻关节或手指有僵硬，则固定时间应该相对缩短。③清洁和保养：使用清水或肥皂水清洗，避免使用高浓度洗涤剂，避免接触化学物品，防止变性及老化。不要把矫形器在高温下暴晒或烘烤，避免将矫形器置于发热的电器周围。④如何配合运动治疗。⑤随访。

（陈少贞）

第六节　轮椅的适配与使用

移动是人们参与日常生活活动、生产（学习）活动以及娱乐休闲活动非常重要的能力，是影响生活质量的重要因素。轮椅（wheelchair，W/C）是常用辅助移动工具之一，是步行功能减退或丧失者，和（或）为了减少活动时能量消耗者的常用代步工具。对于下肢截肢者，轮椅发挥着与假肢相同的作用。通过使用轮椅可以帮助使用者尽最大可能独立地移动并做他们想做的事情；可以在很多方面提高使用者的健康水平，如预防压疮和不良坐姿等；可以更加独立并更好地掌控自己的生活；一辆合适的轮椅会使使用者更加自信并拥有更多的自尊；能够更多地参与社区生活。

轮椅有许多种类。按驱动方式分为手动轮椅和电动轮椅；按构造分为折叠式轮椅和固定式轮椅；按使用的对象分为成人轮椅、儿童轮椅、幼儿轮椅；按用途分为普通轮椅、偏瘫用轮椅、下肢截肢用轮椅、竞技轮椅等。

普通轮椅一般由轮椅架、车轮、车闸、座椅、靠背、扶手等部分组成；电动轮椅由外部的电能驱动，除具备普通轮椅的基本构造外，还有驱动结构与各种类型的控制部分，呼吸困难患者还可在电动轮椅的后下方可安装呼吸机，也可根据需要制成自动的可倾斜靠背（参见本套教材《康复工程学》）。根据使用者的具体情况有时还需要配备坐垫、靠背垫、轮椅桌等附件。为了使用者能适配到合适的轮椅并能很好地使用，世界卫生组织在2008年制定了《国际轮椅适配服务指南》并在全球推广。

一、轮椅的适配

轮椅的使用者是已经有一辆轮椅者或者步行能力受限但能够从轮椅使用中受益者。轮椅的使用者包括儿童、成人和老人；有不同程度移动障碍、生活方式、生活角色和背景者；在不同环境包括农村、城乡结合部和城市生活的工作的人。

（一）适应证

凡借助轮椅能离开床，最大限度地恢复或代偿功能，提高独立性，扩大生活范围，参加各种社会及娱乐休闲活动者都属于使用轮椅的对象。特别是对于双下肢截瘫（肢）者回归社会方面轮椅发挥着重要的作用。在近代，随着科技的进步，轮椅的材质更轻，功能更多，可以满足不同使用者携带外出或运动竞速等多种需求。一般认为，具有下列情况者可以考虑使用轮椅：

1. 各种原因引起的步行功能减退或丧失者如截肢、下肢骨折未愈合、截瘫、严重的关节炎症或疾病导致下肢负重时疼痛者等，如不能使用手杖或其他助行器步行时应考虑使用轮椅。

2. 禁止步行者　并非运动系统疾病，但步行对全身状态不利者常需暂时性使用轮椅代步，如严重的心脏疾病需要限制活动量者。

3. 独立步行有危险者　中枢神经疾患如严重的帕金森病步行困难者。

4. 高龄老人　随着人口的老龄化，长期卧床的老年人增多。通过使用轮椅不仅可以保持坐位，改善循环、呼吸等系统的功能，还可以用小量的上下肢活动来驱动轮椅，达到调节生活、改善生活质量的效果。

（二）选择轮椅

轮椅的选择和配置应考虑使用者是否有发生压疮的风险以及驱动轮椅的方式，如乘坐者用手／脚驱动还是由他人推动等。通常，一台合适的轮椅应具备以下几个基本条件：①满足使用者的需求；②适合使用者的环境；③与使用者正确匹配；④确保体位支撑（帮助使用者坐直）；⑤能够在当保养和维修。

1. **参数的测量与确定**　轮椅各主要部件的尺寸关系到乘坐者局部受压、坐姿的正确与稳定以及转移时的安全性。准确测量是提供舒适、合身轮椅的保证。测量环境应安静整洁。测量前先向使用者介绍测量的过程，并确保测量过程中安全。测量身体时被测量者应穿着普通的衣服，有支具者要穿着支具；测量用坐椅不可太软。参照 WHO《国际轮椅适配服务指南》（2008），各主要参数的测量与确定方法如下（图 9-35）。

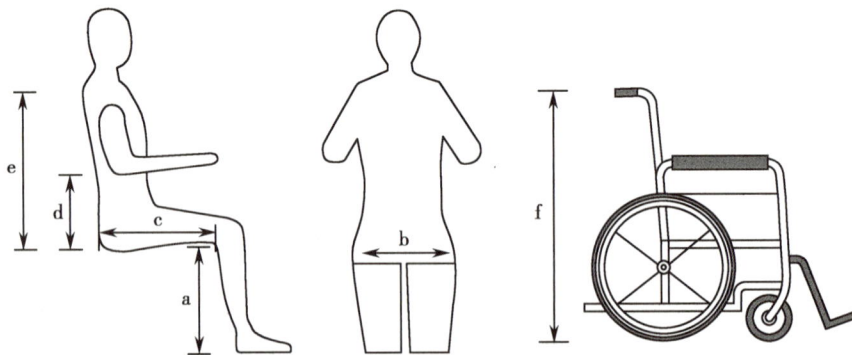

图 9-35　对使用轮椅者测量身体
a. 座席高度；b. 座席宽度；c. 座席深度；d. 扶手高度；e. 靠背高度；f. 轮椅全高

（1）座席高度：被测量者坐在测量用椅上，膝关节屈曲 90°，足底着地，测量腘窝至地面（需经常穿鞋者为鞋跟）的距离减去坐垫高度再加 5cm；若如无需坐垫，则不需减去坐垫高度。如座席太高轮椅不能进入桌面下；太低时坐骨结节承受的压力过大。

（2）座席宽度：座席宽度为坐位时两臀间宽度。测量时被测量者坐在测量用椅上，测量两侧臀部最宽处的距离即为座席宽度。当座席太宽时不宜坐稳，操纵轮椅不便，肢体易疲劳，通过窄的门口和通道时困难；太窄时上下轮椅不便，臀部及大腿组织易受压，也影响乘坐的舒适度。

（3）座席深度：被测量者坐在测量用椅上，测量坐位下臀部向后最突出处至腘窝之间的水平距离再减3~5cm（腿部较长者最多减去6cm）即为座席深度。当两侧长度不等时按照短的一侧进行计算。如座席太短，体重主要集中在坐骨上，局部易受压；座席太长时其前缘压迫腘窝部，影响局部血液循环，并易刺激该部位的皮肤。

（4）扶手高度：在考虑安全及舒适性的前提下扶手高度越低越好。

（5）靠背高度：靠背高度为坐垫顶端到靠背顶端的距离，其高度取决于乘坐者的需要。普通靠背的高度为肩胛下角至座席的高度再加坐垫的高度（通常为5cm）；低靠背的高度为胸腔下端至座席的高度再加坐垫的高度。靠背较低时能使肩部有足够的空间来驱动轮椅，故在安全及舒适性的前提下靠背越低越好。

（6）小腿长度：小腿长度一般为坐垫顶端到脚托的距离；用脚驱动者为坐垫顶端到地面的距离。为了安全，脚托离地面至少5cm，以方便上下斜坡及过障碍。

2. 选择轮椅及配件　在选择轮椅时要根据乘坐者认知功能、运动功能、使用目的、驱动方式、使用环境等综合考虑。

（1）驱动方式：完全不能独立操纵轮椅者只能选择他人推动轮椅，如双侧上下肢完全瘫痪以及有严重智力障碍者等。只有一只手能驱动轮椅者，可选用单侧驱动轮椅或选用电动轮椅。双侧上肢虽无驱动轮椅的力量，但残余能力可搬动小手把或按动电开关者可选用电动轮椅；路程较远需要用轮椅作为交通工具时最好使用电动轮椅。

（2）脚托和腿托：不能独立进出轮椅者应选用能向两侧分开的脚托；双下肢完全瘫痪者应选择带腿托的轮椅，在脚托上还应有脚跟环；膝关节屈曲受限者应选用可抬起的脚托支架。

（3）扶手和车闸：需坐在轮椅上工作和就餐者应选择稳定性好的轮椅，台阶式短扶手，以使轮椅接近写字台和餐桌。双上肢肌力弱搬动车闸困难者可安装车闸延长杆。上肢功能正常者为防止剧烈推动轮椅时损伤手指，可以考虑拆掉竞技轮椅的扶手和车闸。

（4）手轮：肩、肘部肌肉有驱动力量而手的握力不够者可在手轮上包塑料海绵，或选用带有推动手柄的手轮（图9-36）。如C$_5$脊髓损伤者可利用肱二头肌的肌力操作水平推把；肩手关节活动受限者可选用垂直推把；手指屈曲运动受限者选用加粗推把。

（5）靠背：能够很好地控制坐位平衡、健壮活跃者可以考虑低靠背轮椅；耐力不足，容易疲劳以及坐直有困难者应选择高靠背轮椅。髋关节屈曲受限者应选用可倾斜式靠背轮椅。

（6）轮胎和脚轮：在室内、城市街道使用的轮椅宜选用实心轮胎，直径较小的脚轮；而在农村及路面差的环境中使用者宜选用充气轮胎，脚轮应稍大。

（7）轮椅附件：乘坐轮椅时臀部坐骨结节处、臀部两侧、膝部后方、肘部下方、脚跟后方、肩胛骨等部位容易受压，为使乘坐者能耐受长时间的轮椅坐位，需要选用各种垫来提供足够的支撑，利于保持稳定的坐姿，使乘坐舒适，同时增加受压部位的承重面积以减少局部受压，使压力分配均匀，减少患皮肤擦伤和压疮的机会，如坐垫（seat cushions）、靠背垫

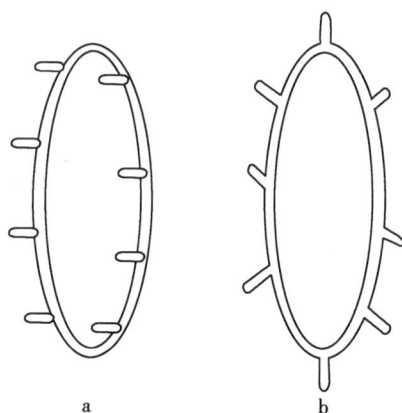

图9-36　推动手柄
a. 水平推把；b. 垂直推把

（back cushions and back pads）、扶手垫（arm restcushions）及各种衬垫（underlays）等。通常这些垫应具备软硬适中，有良好的均压性、透气性、散热性、吸湿性、便于清洁等特点。根据使用材料和内部填充物不同分为泡沫塑料垫、凝胶垫、纤维垫、充气垫、充水垫和羊皮垫等种类。①泡沫塑料垫（foam cushions）：有多种厚度、形状和款式，可随使用者身体的活动而改变形状，有一定均压作用，价格便宜；但透气、散热、吸湿性较差，常需选用透气透水性好的材料制作垫套来达到吸汗的作用。②凝胶垫（gel cushions）：是在一种高强度、高弹性、密闭的塑料袋中充入黏性凝胶制成。凝胶受到挤压时便从高压力点流向低压力点，故有非常好的均压作用；但透气、吸湿性差，最好配合羊皮垫使用。③纤维垫（fibre filled cushions）：柔软易滑移，有一定的透气性、散热性、散湿性，与泡沫塑料垫配合使用效果更好。④充气垫（air filled cushions）由多个气囊排列而成，且每个气囊的气压相同，具有很好的均压性、透气性及散热性能；有助于稳定坐姿，长时间使用可改善或修正不正确的坐姿；破损后能修补，有污渍时还可以擦洗。⑤充水垫（water filled cushions）：以水承托，均压性好，可降低皮肤组织的温度而减少形成压疮的机会；缺点是扎破后易漏水，移动时有响水声。⑥羊皮垫（sheep skins cushion）：有良好的透气性、吸湿性、散热性及舒适性，可防止汗液浸渍皮肤，适于制作各种衬垫。另外，需坐在轮椅上工作和就餐者可选配轮椅桌；不能维持坐位稳定者可视情况加用腰部、胸部固定带。

（8）不同疾病及损伤对轮椅的特殊要求

1）截瘫：除高位胸髓损伤者需考虑躯干的平衡控制问题外，截瘫患者对轮椅的要求基本相同。坐席的规格通过身体测量决定。一般选用台阶式的短扶手，并安装脚轮锁。若需要从后方完成转移动作，可在靠背上安放拉链或选择可倾倒式靠背的轮椅；如需从侧方转移，应选用可拆卸式扶手。踝部有痉挛或阵挛者需增加脚踝带、脚跟环。当生活环境的路面状况较好时可选用实心轮胎并配较厚的坐垫。

2）四肢瘫：C₄ 及以上损伤者可选择气控或颏控电动轮椅或由他人推动的轮椅。C₅ 以下损伤者可通过上肢的屈曲力量操作水平手柄，故可选择前臂控制的高靠背电动轮椅，功能较好者可选用轻便的手动轮椅。有起立性低血压者应选用可倾斜式高靠背轮椅，安装头托；并配合选用膝部角度可调的开合可卸式脚托。车轴要尽可能靠后，安装防倾倒杆，并选择较厚的坐垫。

3）偏瘫：如果无认知障碍、理解能力和协调性较好者可选单侧驱动轮椅。平衡功能好者可选用低坐席的标准轮椅，安装可拆卸式脚托和腿托，以使健侧脚充分着地，用健侧的上下肢操作轮椅。病情严重者选用他人推动轮椅。需要帮助进行转移者最好选用可拆卸式扶手。

4）截肢：由于下肢截肢特别是双侧大腿截肢者身体重心发生了很大的变化，一般要把车轴后移并安装防倾倒杆以防向后方倾倒。如果配有假肢，要安装腿托和脚托。

5）下肢伤残及其他：下肢伤残者一般选用标准轮椅；年老、体弱、病情严重者一般选用他人推动轮椅。

3. 轮椅处方及内容　轮椅处方（wheel chair prescription）是由康复医师、治疗师等根据使用者的年龄、疾病及损伤程度、健康状况、转移能力、生活方式及使用环境等开具的订购轮椅处方。在轮椅处方前要首先要了解使用者的运动功能、感觉功能、认知功能以及对使用轮椅的态度、能力等，并对使用者测量身体，根据使用者的需求和使用环境等由康复医师、治疗师、护士以及轮椅使用者、家属等共同商议确定配置轮椅的种类/类型、规格以及对某些部件的特殊要求等。目前国内尚无统一的轮椅处方内容与格式。表 9-5 为轮椅处方举例：

表 9-5 轮椅处方

姓名		性别		年龄		职业	
住址						联系电话	
残疾类型							
使用者的类型	成年人、儿童、幼儿、下肢截肢者						
轮椅的类型	普通型、前轮驱动型(室内用)、单手驱动型(左、右)、下肢截肢用轮椅、竞技用轮椅						
驱动方式	手动(双轮、单轮:左、右) 电动(手控、颊控、颏控、气控)其他						
座席	宽度　　cm;高度　　cm;深度　　cm						
大轮	规格　　　cm,轮胎(充气,实心)						
脚轮	规格　　　cm,轮胎(充气、实心),脚轮锁(要,不要)						
靠背	普通型、可拆卸式,后倾靠背(半倾、全倾) 可开式靠背(要,不要),头托(要,不要)						
手轮	规格　　　cm;普通型、推把(水平、垂直、加粗)						
扶手	长扶手、短扶手、可卸式(是,否)、扶手垫(要,不要)						
脚托	固定式、抬起式、分开式、可卸式、左右(分别、共用); 脚跟环(要,不要)、脚踝带(要,不要)、脚缓冲器(要,不要)						
腿托	横跨两侧式、两侧分开式						
车闸	凹口式、肘节式、延长杆(右　　cm,左　　cm)、运动用可卸式						
颜色	轮椅架(　　　　)色;座位(　　　　)色						
附件	坐垫　　　靠背垫　　　扶手垫　　　轮椅桌　　　安全带						
特记事项							
处方者				日期　　年　月　日			

二、 使用轮椅

(一)轮椅中的坐姿与维持

一般要求需要长时间乘坐轮椅者在轮椅中应能保持两侧对称、安全舒适、功能最好的姿势(图 9-37)。通常从侧面观,骨盆处于中立位,躯干挺直,颈胸腰保持 3 个自然生理弯曲,髋膝踝屈曲 90°,足跟在膝关节的正下方(也可酌情稍前或稍后),双脚平放在足托或地面上;从正面观,骨盆处于水平位,双肩水平放松,手臂可以自由活动,双腿稍分开,头处于正中位,整个身体平衡。不良的坐姿不利于头颈部和手臂的移动,不利于呼吸和消化、吞咽,难于保持身体平衡而导致劳累、疼痛、痉挛、僵硬、压疮,甚至畸形,也有损使用者的自尊。当然,并不是每位使用轮椅者都能够保持正确的坐姿,对于在足够的支撑下仍不能保持正确坐姿者还需要定制特殊的轮椅座位及座位系统来校正和(或)保持固定的坐姿。维持在轮椅中的正确坐姿应从以下几个方面来考虑:

1. **骨盆支撑**　是支撑整个身体的关键。良好的骨盆支撑要求坐席的高度、宽度、深度适宜。严重的畸形或肌张力异常者往往不能平均分布压力,不能提供良好的支撑,需定制特殊的座椅(图 9-38)和各种坐垫来维持坐姿,并随生长、体重和体型的变化对座位进行调整,参见本套教材《康复

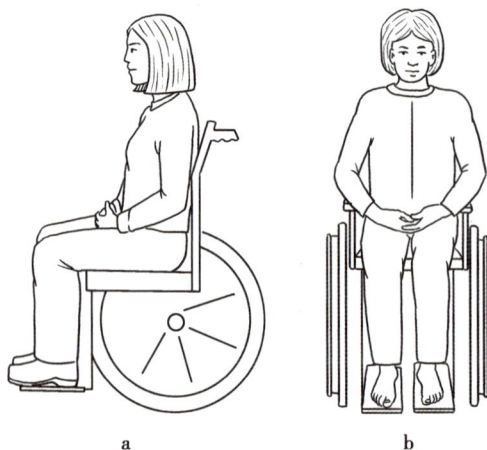

图 9-37　正确的坐姿
a. 侧面观；b. 正面观

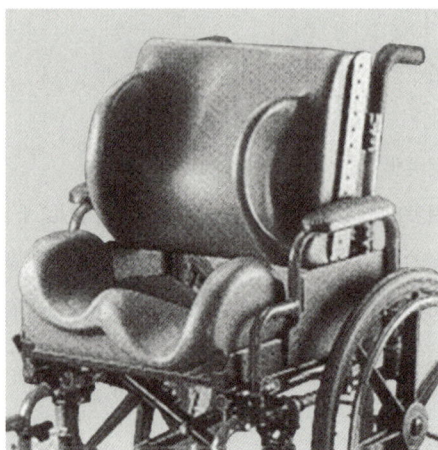

图 9-38　特殊的座椅

工程学》。耐力较差者可使用多体位轮椅，实现在同一轮椅上工作和休息。

2. **上肢支撑**　适宜的扶手和扶手垫不仅可使上肢置于舒适位置，通过上肢负重减少对坐骨的压力，还有助于保持正确的姿势和维持平衡。选用特殊扶手还可使上肢固定于特定的功能位。

3. **下肢支撑**　良好的下肢支撑可以保护下肢，维持正确的体位和最佳平衡。脚托过高，屈髋角度大，体重过多地压在坐骨结节处；脚托过低，双脚失去承托，易发生摆动而受伤，且腘窝处完全承受小腿及脚的重量而易发生压疮。下肢水肿、外伤以及膝关节僵硬者需用可抬起的脚托支架。内收肌张力过大者还需使用外展支架。

4. **背部、头部及胸部支撑**　适宜的靠背高度能保证使用者姿势良好，防止疲劳。躯干平衡和控制不良者（如脑瘫、高位截瘫等）以及身体虚弱的老年人需使用高靠背轮椅来支撑；必要时使用胸垫和胸带等支撑胸部。

（二）减压训练

减压训练的目的是预防压疮。由于久坐轮椅者坐骨结节等处压力很大，从乘坐轮椅的第一天起就应掌握减压动作并养成一种习惯。减压方法有多种，作业治疗师要根据乘坐者的功能和能力，指导患者进行有效的减压。减压动作应两侧交替进行，一般每隔 30 分钟左右减压一次。

（三）轮椅转移技术

包括轮椅与床、椅子、坐便器、浴盆等之间的转移。转移动作可以先站立再转换方向，也可以直接滑动完成，详见本书第四章（日常生活活动训练）。根据动作的独立程度可分为独立转移、部分帮助转移和全部帮助转移。三者之间没有绝对的选择界限，帮助量取决于患者和帮助者的能力、体力、转移的距离和频率、认知能力以及两者之间的配合程度，并随患者能力和完成情况的改善而逐渐减少。完成一项转移动作有多种方法，只要适合患者即可，不一定越复杂越好。以下介绍几种最基本的轮椅转移技术。

1. 轮椅与床之间的转移

（1）独立转移：多数偏瘫、截瘫患者及平衡功能差者经过训练能够独立完成轮椅与床之间的转移。如偏瘫和一侧下肢截肢等有一侧健全肢体者常采用先站立再转动方向的转移方法，如直角法（轮椅与床成 90°）、斜角法（轮椅与床成 30°~60°），详见本书第四章。双下肢截瘫或肌力差者常采用滑动的转移方式，可以从轮椅的正面、侧面或后面完成转移动作。从侧面转移时需取下靠近床一侧的扶手；从后面转移只适用于轮椅靠背可以打开或卸下者。由床转移到轮椅时动作相同，但次序相反。

（2）部分帮助转移：根据患者的具体情况选择合适的转移的方法和帮助量。如，在利用斜角法和直角法转移时，帮助者用自己的膝和足固定患者的膝和足，双手握住患者的腰带或托住髋部等进行帮助。

（3）全部帮助：即转移动作全部由帮助者完成。根据帮助者的情况可以采用单人法或双人法。

2. **轮椅与椅子间的转移**　详见本书第四章。由于椅子重量轻，稳定性差。所以，当把身体从轮椅移向椅子时要伸手按住椅面中央，防止椅子偏斜滑动。

3. **轮椅与坐便器间的转移**　详见本书第四章（日常生活活动训练）。为使轮椅能够进出并有一定的活动空间，卫生间的门要足够宽，空间也应较大。在坐便器旁安装扶手，有利于保持躯干平衡。有时为减少身体转动也可以直接面对水箱坐下。

4. **轮椅与浴盆间的转移**　详见本书第四章（日常生活活动训练）。侧面转移时需放一跨越浴盆两侧和轮椅的转移板；也可以从正面进入浴盆（图 9-39）。

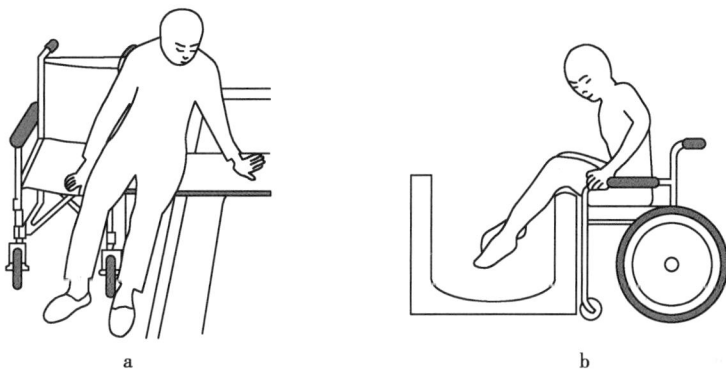

图 9-39　由轮椅转移到浴盆
a. 侧面转移；b. 正面转移

5. **其他轮椅转移技术**　若使用轮椅者具备一定的身体和技能条件，通过训练还可以掌握更多的轮椅转移技术，如完成轮椅与地面间、与轮椅一起上下楼等转移动作，既能丰富生活，还可以掌握一些自救措施，当不慎从轮椅上摔下来后能独自回到轮椅。

6. **进行轮椅转移时的注意事项**

（1）必须明确患者的障碍程度和残存能力，特别是体力和认知能力；同时帮助者还应了解自己的体力和技能，没有把握时不要单独行事。

（2）帮助者的衣着要方便活动，鞋要防滑，注意头发和戒指不能擦过或损伤患者。

（3）在转移前准备好必要的设施与空间，以使转移过程无障碍；两个转移面尽可能高度相同、稳定并靠近或用转移板相连接；排空大小便，以防在转移中大小便失控；确认轮椅已制动，脚托已抬起或旋开。

（4）应选择最安全而容易的转移方法，事先向患者说明转移的顺序并取得信任，以便协同用力。在转移过程中治疗师的指令要简洁明确；教会患者利用转移重心来增加起身的动量。训练独立转移的时机要适当，太早患者会因失败而失去信心，太晚会因依赖而失去兴趣。在转移过程中可使用保护腰带，必要时另一只手从背后绕过支撑腰部，避免牵拉患侧上肢。

（5）帮助患者转移时治疗师不能单靠体力，要掌握用力技巧。即两腿分开与肩同宽，一侧下肢稍向前站立，确保有较宽的支持面；在搬动、支撑、抬起患者时尽可能接近其重心；髋膝微屈而腰背及头颈伸直，通过膝关节的屈伸完成转移，避免腰部用力；尽量移动下肢，避免躯干扭转。

（四）轮椅操作技术

为了让使用者最大限度地代偿功能，提高独立性，扩大活动范围，只要具备必要的认知功能和身体技能，均应掌握必要的轮椅操作技术，学习把轮椅作为一种交通工具。如需由他人推动轮椅时，照顾者也应掌握一些技巧，以保证乘坐者的安全。普通轮椅的操作技术主要有：

1. **平地驱动轮椅** 驱动轮椅的过程分为驱动期和放松期。驱动轮椅时先将车闸松开，身体向后坐直，目视前方。驱动期：双上肢后伸，稍屈肘，双手握紧手轮的后半部分，上身前倾的同时双上肢向前推动手轮并伸直肘关节；放松期：当肘关节完全伸展后松开手轮，上肢自然放松下垂于大轮的轴心位置。上述动作重复进行，完成向前驱动轮椅的过程。为了提高轮椅的行驶速度，应注意在轮椅上的姿势，强化躯干、上肢和手指运动协调，掌握好驱动期和放松期。无论在轮椅前进还是后退的行驶中，通过控制手轮即可完成转换方向。如用一只手固定一侧手轮，另一只手驱动对侧手轮，便可以固定的车轮为轴使轮椅转向；两侧手轮分别向相反方向驱动（即一侧向前，另一侧向后），便可使轮椅在固定位置快速转向180°。

单侧驱动轮椅价格昂贵，操作难度大。一侧功能障碍者（如偏瘫等）也可以使用普通轮椅，利用健侧的上下肢来驱动轮椅。方法是：先将健侧脚托抬起使健足着地，健手握住手轮向前推动轮椅，健足向前踏出，健侧的手足配合控制前进的速度和方向。

使用电动轮椅，特别是使用颏部控制、气动控制、声音控制等特殊控制方式者还应进行专门的驱动轮椅训练。

2. **平衡点与大轮平衡技术** 推轮椅者用脚向下踏倾倒杆同时双手下压手推把使轮椅后倾，在后倾的过程中双手承受的重量逐渐减少，当轮椅后倾到约30°时双手负重最小，这个位置称为平衡点。

大轮平衡技术是指由大轮支持，脚轮抬起悬空并保持平衡的一种技巧，是使用轮椅者完成上下坡路、上下台阶、越过障碍物、在不平整的路面行驶等技能操作的基础，也是使用轮椅在社区通行的基本技能。即使不能把脚轮抬得较高或抬起后只能维持很短的时间，也会给乘坐者带来很大的方便。

大轮平衡技术分为准备、启动、保持平衡3个步骤：①准备动作：头稍后仰，上身挺直两臂后伸，肘微屈，手抓紧手轮，拇指放在轮胎上；②启动：先将手轮轻轻向后拉，随后快速向前推，脚轮离地；③保持平衡：调整身体和手轮以维持平衡，即当轮椅前倾时上身后仰，同时向前推手轮；当轮椅后仰时上身前倾，同时向后拉手轮。

进行大轮平衡训练时先将患者置于平衡位置，练习向前驱动时轮椅身体向后倾；向后驱动时轮椅身体向直立位运动，直到在监护下能维持大轮平衡并最终掌握这一技巧。训练时后面要有人保护，以免向后翻倒造成危险。

3. **独自驱动轮椅上下台阶** 当轮椅使用者掌握大轮平衡技术后即可开始该项训练。方法：使轮椅面对台阶并离开数厘米远；利用大轮平衡技术抬起脚轮并置于台阶上；前轮倒退到台阶边缘，将双手置于手轮的适当位置；用力向前推动轮椅到台阶上。下台阶时先将轮椅退到台阶边缘；在控制下转动大轮下降，最后使脚轮落下。在刚开始训练时必须有人监护。使用该技术可以在社区完成上下马路镶边石、越过障碍物和浅沟等动作。

4. **独自驱动轮椅上下坡道** 训练时需掌握两手同步用力推或拉，并学会灵活地使用车闸，以便失控时尽快把轮椅刹住。

5. **推轮椅上下台阶** 推轮椅上台阶或马路镶边石有两种方法。一种方法是面向台阶，用脚踩下倾倒杆使轮椅向后倾斜，把脚轮放在台阶上，继续向前方推动使大轮靠近台阶，再上抬大轮即可；另一种方法是把轮椅背向台阶，推轮椅者抬起脚轮，将轮椅推到台阶下，双手同时用力上提即可。推轮椅下台阶或马路镶边石也有两种方法：一是面朝前方，先使轮椅后倾，然后边向后拉动轮椅边使大轮缓慢落到地面，再缓慢放下脚轮。另一种方法是面朝后，即推轮椅者自己先下台阶，把轮椅移到台阶边缘，使大轮缓慢倾斜从台阶上落下，再抬起脚轮向后方移动，使脚轮落到地面，然后转向前行。

6. **推轮椅上下坡道**　在推轮椅上坡时一定要朝前方；下坡时最好让乘坐者面朝后，并控制好大轮的速度，特别是在较陡的坡道。若坡道的斜度较小，也可以让患者面朝前，此时推轮椅者要握紧手推把，控制大轮的速度。

7. **推轮椅上下楼梯**　推轮椅上下楼梯时最好两人完成。上楼梯时先把轮椅推至楼梯口，背向楼梯；后倾轮椅使大轮接触到第 1 级楼梯，上方的帮助者握紧手推把，另一人面对患者，双手分别握住两侧扶手前部的下方（注意：不能抓脚轮和脚托，因两者可脱落），两人同时用力使轮椅在楼梯上逐级滚动；下楼梯时将轮椅正对楼梯，后倾轮椅至平衡点并向前推到楼梯边缘，与上楼梯时同样控制轮椅，两人同时用力使轮椅逐级滑落。

8. **使用轮椅的注意事项**　无论是在医院、养老院、还是家庭，轮椅的使用者逐渐增多。治疗师应把使用轮椅的注意事项告诉患者和家属。

（1）使用轮椅前的准备：推动轮椅前先确认乘坐者的手未放在车轮上，肘部未伸出扶手外，脚已经放在脚托上，躯干不稳定者已经系好安全带，还要了解路面情况并告诉乘坐者。

（2）正确使用轮椅：使用折叠式轮椅时应正确的打开与收起，使座席自然展开或折叠，不可抓住两侧扶手用力向两边推拉。打开时双手掌分别放在两侧扶手下方的横杆上同时向下用力；收起时先将脚托抬起，双手握住座席前后的中心线同时向上提拉，轮椅自然折叠。在不使用轮椅时应打开车闸。推动折叠的轮椅或在不平的地面推轮椅时应抬起脚轮，仅大轮着地。抬起脚轮时用脚踩倾倒杆同时双手下压手推把，以防倾倒杆折断。在推动轮椅中避免脚轮与大轮方向垂直以免翻倒，不可快速推动轮椅进行嬉耍。把轮椅装到汽车的行李箱时要水平放置，轮椅上不可放置其他物品。

（3）环境改造：为方便轮椅出入，应在台阶处修建防滑的坡道并在侧面安装扶手。操作轮椅最理想的坡道角度为 5°。上肢功能正常者一般可独立驾驶轮椅上下 15° 的坡道。即使由他人推动轮椅，安全的坡道角度为 35°。

（4）新购买的轮椅应先进行验收；长期使用轮椅者应定期对轮椅进行检查与保养。参见本套教材《康复工程学》相关部分。

（5）使用轮椅前要进行适合性检验：一般要求乘坐时臀部两侧与座位的内侧面贴身；髋部紧贴靠背坐直时膝关节后部距离座席至少 2 横指；大腿能很好地承托在坐垫上没有缝隙；脚承托在脚托上没有缝隙；靠背高度适合能满足乘坐者的需要。

电动轮椅的优点是操作灵活，节省体力，特别适用于重度残疾者，如高位截瘫者、双上肢肌力弱和手部畸形者等。电动轮椅一般由 12V 或 24V 蓄电池提供驱动能源；驱动方式分为前轮驱动和后轮驱动两种，一般为后轮驱动，但前轮驱动者易于越过障碍物。变速结构分为有级变速与无级变速。电动轮椅的控制方式有多种，如手部控制、臂部控制、肩部控制、头部控制、颏部控制、气动控制、声音控制、人体生物电控制等，要根据使用者的功能（如视力、判断力和运动控制能力）、需求、家庭经济状况以及使用的环境等综合考虑，以确保使用的安全。

另外，为鼓励残疾人外出，社会有关部门应加强无障碍设施的建设，尽量为残疾人外出提供方便，并提供供残疾人活动和娱乐的场所。不论是具有部分步行能力还是肢体重度瘫痪，不论是室内环境还是社区，通过专业人士对使用者的认知功能、视觉功能、手眼协调能力以及肢体控制能力等进行评定，在能够保证安全驾驶的情况下，选择适当的电动轮椅或电动代步车，可以扩大使用者的行动范围，提升生活质量。

　　当今，汽车已经融入现代人们的生活，很多残疾者希望能继续驾驶车辆，应充分考虑危险因素，确认在视觉、判断力、识别标识、操作等方面没有安全问题，以免发生危险。有时需要对汽车进行必要的改装，以方便残疾人驾驶和乘坐。

（闫彦宁）

第十章
环境调适

第一节　概　　述

环境（environment）是指围绕着人类的生存空间，人类赖以生存和发展的外部条件的综合体，可以直接、间接影响人类生存和发展的各种自然因素和社会因素的总体。ICF 将环境因素定义为"构成个体生活背景的外部或外在世界的所有方面，并对个体的功能发生影响"。在所有主要作业治疗理论中，包括 PEO、MOHO、河川理论等，"环境"都在作业治疗的关注范围内，是作业治疗的目标，亦是作业治疗的手段。在重建生活为本作业治疗理念中，环境调适更是作业治疗三大核心手段之一。治疗师一方面通过调适治疗环境，以达更高疗效。另一方面通过调适患者在医院及回家后的生活环境，以促进安全成功有效的生活。

环境包含多个元素，影响着人的作业选择及表现。作业治疗师可从三方面分析及利用这些环境元素，包括：物理性元素、人际社交元素及活动元素。这些元素都可以影响患者的安全及独立，亦可促进患者的表现。

一、环境的分类

（一）ICF 中的环境分类

ICF 中将环境分为物理环境（人造环境、自然环境、设备、技术），社会环境（社会支持和社会态度），文化、制度和经济环境等方面。并从①用品和技术；②自然环境和对环境的人为改变；③支持和相互联系；④态度；⑤服务体制和政策等方面进行分别限定。

（二）从干预角度的分类

1. **物理环境**　物理性环境包括光线、空间、间隔、墙壁、地板、家具、陈设、工具、材料及各式安全装置，如扶手、围栏等。在治疗训练过程中，家具的高低大小、工具的安排摆放，都可影响患者的表现、促进训练活动的成功。

此外，生活辅助工具及康复科技的应用也是构成物理环境的重要部分。如运用得宜，会大大改善患者生活质量，见第九章生活辅助具应用的有关介绍。

2. **人际环境**　除物理环境外，人际环境也可影响及促进人的行为表现，是环境中的重要部分。生活环境中的人，包括身份、人数、角色，人际关系的性质、亲疏，人际互动方式、态度，不同人物对患者的期望与要求，都会影响患者的作业选择及表现，影响治疗的动力及效果。

3. **作业活动**　环境作业活动环境指特定环境中可选择的活动。环境的预设功能，物理元素，装潢陈设会界定当中的活动。在厨房做饭、在餐桌前吃饭、在健身房运动,在教室上课等,都反映不同生活环境中该有的活动,引导及限制了人活动的选择及进行。

活动场所的物理性元素、人际关系元素及作业活动元素结合,可产生不同的环境氛围及规则,形成对当中的人的行为准则及要求。如治疗师能懂得清楚分析及合成各种环境元素,必定可以为患者设计有利疗效的训练环境,促进疗效。又可为患者建立合适生活及人际环境,有利成功、安全和独立生活的重建。本章会就居住环境,社区生活环境,工作环境及人际环境调适作深入探讨与分析。

二、 环境调适与环境改造

1. **调适与改造环境**　调适及环境改造两词在作业治疗文献中时常交替使用,粗略来说,二词意义可以是一样的,都是指通过干预环境的手段,以改善患者生活的安全性、独立性及生活质量。仔细分析,二词是有所差异的,在大部分临床情势下,环境改良(environmental modification)指在生活环境中作工程上的改动,如安装扶手、把门加宽、加建斜坡等工程。环境调适(environmental adjustment)一词所指的范围更广,既包括环境改造,更包含针对环境中对象位置陈设的调整,生活工具大小颜色的调整和各式生活辅具及科技的提供等。

2. **环境调适的种类**　环境调适有普适性及个人性调适两种。

(1)普适性调适:普适性环境调适设施多在公共场所及空间提供,是在环境设计及建筑期间,已就一般残疾人士的需要,加入合适的设计及设施,以方便残疾人使用。该等设施一般不会干扰健康人士使用,甚至对公众可能会带来额外的方便。大部分比较发达的地区国家都已经在当地建筑条例加入普适性环境调适要求,以创造伤健共融的社会环境。

在普适性调适这议题上,作业治疗师、特别是参与社区生活技巧训练及社区康复的治疗师有两个角色,第一,要熟悉各种普适性设施,了解社会中各大生活环境、包括商场、车站等地点的普适性设施,适当告知患者及家属,教导正确使用方法,及鼓励尝试探讨。第二,在可能的情况下,作为广大患者的代言人,倡议更多、更全及更广泛的普适性环境调适,造福更多有各种生活障碍的患者。

(2)个人性调适:普适性环境调适多设于较新的公共空间,在患者私人住所,普适性环境调适设施就比较少了,就有较严重生活能力障碍患者,很多时候都需要作个人性的环境调适。要强调的是一切环境调适都是针对个人情况及特定生活空间而作的。每一患者都有不相同的能力和障碍,在不同生活环境中所参与的活动也不一样,所以个人化的环境调适计划是必需的。

三、 环境调适的方法与流程

环境调适是作业治疗三大核心治疗手段之一,同其他治疗一样,有专业的方法与流程,以确保服务水平和质量。下面提供一套五个步骤的环境调适流程。

1. **环境调适需求评定**　不是每一位患者都需要环境调适服务,但治疗师必须为每一位患者进行环境调适需求评定,以确保每一位需要服务的患者都可适时获得服务。在作业治疗的初期,治疗师应及早就患者预后生活功能水平、家居生活环境及住院时间(离院时间)作粗略了解及评定,就治疗中后期作环境调适需求作初步评定。

环境调适需求评定是患者出院前计划的其中一个环节。出院前计划的制订、包括环境调适需求评定多以访谈方式进行。治疗师应先掌握患者生活能力,然后听取患者回家后的处境及可能的生活状况,一起估计是否会出现困难或障碍,如有困难再考虑是否利用环境调适来解决困难或舒缓障碍。访谈可按情况分别与患者及家属进行访谈，全面听取双方的观点及评价。也可安排患者与家属一起访谈，三方达成要作环境调适的决定，再动员患者与家属一起设计环境调适方案。

2. **环境分析与评定** 决定要进行环境调适后，治疗师可利用不同形式做好详细环境分析与评定，作为环境调适建议的基础。评定可按实际需要以访谈方式、照片、视频及家访方式进行。目的是要找出相对患者可能构成的家居安全隐患和影响独立生活的环境。治疗师可凭个人经验，亦可借助不同环境评定表作评定。

3. **制订共同目标及解决方案** 环境调适目标与具体方案不应由治疗师单方提供及决定。更好的是在与患者及家属在分析患者生活能力及环境情况下，共同认定目标。治疗师可提出多种可行的方法，让患者及家属理性选择。在过程当中，治疗师可引导患者学习分析自身能力、环境障碍、日后生活方式及解难方法，以加强患者回家后遇到新问题的解难能力。

4. **实施方案** 环境调适解决方案可由家属在患者回家前完成，治疗师可从旁协助及支持。遇到没有家属可进行调适，治疗师应设法协助完成。最好在患者正式出院前让患者试用设施，有需要时治疗师可在医院或患者家居提供相应训练，以优化环境调适效果。

5. **随访与再评定** 患者正式回家后，治疗师宜进行一次或多次的电话随访，跟进使用进展。必要时也可考虑家访，有需要时再作评定及干预。

（梁国辉）

第二节　居住环境调适

一、无障碍环境

（一）定义

无障碍环境（accessibility）是指能够进去、可以接近、可以获得、易到达的环境。指为实现残疾人平等参与社会活动，使残疾人在任何环境下进行任何活动均无障碍。

（二）内容

无障碍环境包括生活环境、移动环境、交流环境、教育环境、就业环境、文体环境、宗教环境、居家环境、公共环境等方面的无障碍。

（三）基本要求

1. 可及性　可达（achieve）、可进（entrance）、可用（usable）。
2. 安全舒适。
3. 符合使用者的特征。
4. 能够提升残疾人的能力。

二、 居住环境无障碍要求

居住环境无障碍的基本要求包括以下方面，具体内容可参考国家住房和城乡建设部，国家质量监督检验检疫总局2012年颁布的《无障碍设计规范》（GB50763—2012）。

（一）通道

1. 门供功能障碍者通行的门最好使用自动门或趟门，门锁的高度和开启的力度要符合使用者的能力水平。

2. 门口不应该有门槛，门扇开启后门口的净宽不得小于0.80m。

3. 通道有易进出的通道，如，平坦的路面、没有或少台阶、合适的扶手等。通道中无障碍物，光线充足，照明良好。

4. 斜坡如室内需要装斜坡，其长度与高度之比不应小于12∶1，表面防滑处理，两侧安装扶手。

（二）电梯与楼梯

1. 电梯的深度和宽度至少为1.5m，门宽不小于0.80m，电梯迎面应有镜子，以便残疾人观看自己的进出是否已经完成。

2. 楼梯至少应有1.2m的宽度，每阶高度不应大于0.16m，深度不小于0.28m，两侧均应有0.65~0.85m高的扶手，梯面需进行防滑处理。

（三）走廊

1. 供轮椅出入的走廊应有1.2m的宽度，单拐步行时通道所需宽度应为0.70~0.90m，双拐步行时需0.90~1.20m。

2. 顺利通过一台轮椅和一个行人的走廊至少需宽1.4m，轮椅旋转90°所需空间至少为1.35m×1.35m；以车轮为中心旋转180°时需要1.7m×1.7m的空间；偏瘫患者用轮椅和电动轮椅旋转360°时需有2.1m×2.1m空间，转90°需有1.5m×1.8m的空间。

（四）卫生间

1. 门供 功能障碍者使用的卫生间门应该是向外开，以保证室内有足够的空间，更重要的是，一旦功能障碍者发生意外，外面的人容易打开门施救，而不至于因轮椅或辅助器具挡在门前，在外无法开启。

2. 便池 大便池一般采用坐式马桶，与轮椅同高（约0.40~0.48m），两侧安装扶手，两侧扶手间距离为0.80m左右，扶手可采用固定式的，也可以是可移动的，移开一侧以便轮椅靠近。

3. 洗手盆 洗手盆底最低处不应低于0.69m，以保证使用轮椅者的大腿部可进入池底，便于接近水池洗手和脸。池深不必太深，0.10m左右即可，水龙头最好采用长手柄式，以便操作；排水口应位于患者够得到处；镜子中心应在离地1.05~1.15m高处，以便乘轮椅患者应用。

4. 卫生间内安排在靠近浴位处应留有轮椅回转空间，卫生间内的轮椅使用面积不应小于1.20m×0.80m。在浴盆的一端，应设宽0.30m的洗浴坐台。在大便器及浴盆、淋浴器临近的墙壁上应安装扶手。

（五）室内安排

1. 轮椅进入的房间至少要有 1.5m×1.5m 的空间供轮椅转动，厨房桌面或餐桌的高度在可供轮椅进入的前提下不能高于 0.8m。

2. 通过一辆轮椅的走道净宽度不宜小于 1.20m。床应固定不动，床前至少要有 1.5m×1.5m 的空间供轮椅转动。

3. 床的高度应与轮椅的座位高度接近。非轮椅使用者，床的高度应以患者坐在床边，髋、膝关节保持约 90° 时，双脚可以平放在地面为宜。床垫要坚固、舒适，应在床边设置台灯、电话以及必要的药品。

4. 电源插座、开关、电话应安装在方便、安全的位置，电源插座不应低于 0.5m，开关高度不应高于 1.2m。

5. 室内外的照明要好，室内温度应能够调节，对于存在体温调节障碍者，如脊髓损伤患者和烧伤患者，室温的调节十分重要。

（六）厨房

1. 操作台板的高度应适合轮椅使用者的需要，高度一般不应大于 0.79m，从地面到膝部的间隙为 0.70~0.76m，台板的深度至少应有 0.60m。

2. 台面应有利于将重物从一个地方移到另一个地方。桌子应能使轮椅使用者双膝放到桌下，其高度最好可以调节。如有必要，可配备一个带有脚轮的推车，以方便转移物品。

（七）地面

1. 室内的地面应平整，地面宜选用不滑及不易松动的材料。

2. 地板不应打蜡和放置地毯，要保证患者能够从一个房间进入到另一个房间的通道没有阻碍畅通，所有的物件要保证安全。

3. 门手柄最好为向外延伸的按压式手柄以利开关，最好不使用旋转手柄。

4. 供视力残疾者使用的出入口、地面，宜铺设有触感提示的地面块材或涂刷色彩艳丽的提示地面图标。

三、居住环境调适流程

进行环境调适时通常需遵循以下流程：

1. 对环境和患者的功能状况进行详细的评定了解患者的功能情况、需要进行的活动、环境情况、个人及家庭的要求等。

2. 分析活动受限的环境方面的因素，进行阶梯化的环境改造过程。

（1）首先考虑是否可以对活动进行调整为达到适应环境的目的。

（2）接着考虑是否可能通过调整物品的位置来解决。

（3）然后考虑是否可以通过使用辅助器具来解决活动问题。

（4）最后才考虑物理结构的改造。

3. 出具环境调适方案　确定了环境调适方法后需出具具体的环境调适方案，如需进行物理结构的改造，还需出具图纸，对比改造前的图纸，详细标明需改造的环境的位置、尺寸、具体要求等信息。

4. 实施环境调适　根据环境调适方案，进行活动调整、物品重新摆放或使用辅助器具。需要进行物理结构改造的一般由患者家人自行施工或请工程队施工，施工过程按所确定的环境改造方案进行。

5. 再评定　改造完成后需进行再次评定，确保使用者可安全使用改造的环境，对需要训练者进行环境适应训练，患者或家属掌握方法后方可交付使用。

6. 随访　定期进行随访，了解使用者环境适应情况和独立生活情况。

四、居住环境调适策略

居住环境调适的策略包括健康教育、能力和技巧的训练、调整活动、应用辅助器具、进行物理环境改造等。

（一）健康教育

服务对象由于存在肢体功能方面的障碍，而治疗师教会他们或家属用省力、安全的方式进行活动。特别是教会人体工效学的正确应用方法，如尽量在关节活动范围的中间角度进行活动，避免过度活动关节和弯腰、扭转身体等动作；不要同一姿势维持太久，需经常变换姿势；将物品按使用频率放置，常用的放在易拿到的地方，少用的放较远位置，将同一活动使用的物品放于同一区域；使用符合人体工效学的工具；尽量用双手而不是单手操作；应用省力原理；使用智能化自动化工具代替传统工具，如用吸尘器进行清洁而不是用扫把扫地。

（二）进行功能强化训练或技巧性训练

如患者运动功能障碍可进行肌力训练、关节活动度训练、协调障碍等，如能通过训练和强化的方式改善这些功能则需进行功能训练。如果功能难以改善或难以短时间内改善则需进行技巧性训练，教会患者完成活动的技巧。

（三）进行活动调整

由于患者体力、关节活动度、感觉能力和认知的下降，应当考虑对作业活动实施的步骤进行改造，治疗师可以从作业活动的下列五个方面去考虑。

1. 简化作业活动　作业活动的复杂程度与活动所需的技巧水平有关，如果患者无法完成整个作业活动，可以进行调节以适合患者的功能状况。例如，穿带纽扣的衬衫时，可以先将纽扣扣上，作为套头衫穿上。

2. 预定活动流程　为活动编排好流程，事先设定好活动的步骤以及所需的时间，规范活动并记录下来，对有认知障碍的患者进行反复练习。使得作业活动步骤清晰明了，有利于患者操作。例如，将正确穿鞋活动记录下来，遵照步骤反复强化训练，形成习惯化。

3. 调节活动结果　降低对活动完成质量和数量的要求。例如，根据患者的活动能力，在穿衣活动中不一定要求扣完全部纽扣，在进餐中可以剩饭，在饮水中可以洒在地上等。

4. 节省体力　技术改变活动形式节省患者的体力消耗和降低完成活动的技能要求。例如，去高处物体，不必手要举过头顶，可以站在凳子或梯子上去取物；需移动重物（如椅子等）时，不必抬起重物，可以在地面拖动或推动，其间可以多次停顿休息。

5. 注重活动协作　活动可以以单独也可以是合作的形式进行，必要时可通过多人协作完成本需一人完成的活动。例如，抬桌子、准备洗漱用水和饮食准备等均可由多人合作完成。

（四）辅助器具使用

当患者由于功能的受限而影响在家庭环境下进行日常活动时，在物理环境改造前，需先考虑是否可以通过辅助器具解决问题。如步行不稳定者，可通过使用手杖提高步行的安全性；听觉障碍者可通过闪光门铃判断客人的到来；视觉障碍者可通过使用助视器完成日常活动。

（五）物理环境改造

环境改造要符合无障碍设计，包括非房屋结构的改造和房屋结构的改造。

1. **非房屋结构的改造**　指的是治疗师帮助患者找一些地方去存放那些可能诱发跌倒危险的物品、家具，或重新摆放物件以腾出更多的空间方便日常的生活活动，提高活动的安全性。

2. **房屋结构上的改造**　例如：在入口处增加斜坡、修补开裂和不平的地面、增加楼梯的扶手，门的宽度、浴室和厕所环境设置的改造等等。改造的目的通常是为了增加活动的安全性和可出入性。当然，在考虑环境物理结构的改造时，一定要顾及患者及其家属的喜好以及文化背景等因素，要考虑费用由谁来承担，结构的改造是临时的还是长期的，患者的病情及其转归等。

五、　常见居住环境障碍及环境调适方法

肢体功能障碍者常见的居住环境障碍及环境调适方法示例见表 10-1。

表 10-1　常见的居住环境障碍及环境调适方法示例

区域	常见障碍	环境调适方法示例
门口	门口有台阶	去除台阶，改为斜坡，门外留有至少 1.50m×1.50m 平台
	有门槛	去除门槛或加装斜坡
	门口太窄	1. 适当减少轮椅的宽度 2. 加宽门口
	门外有不平地面或斜坡	平整地面，至少有 1.50m×1.50m 平台
厕所	门太窄	适当减少轮椅的宽度或加宽门口
	有台阶或高度差	1. 去除台阶或高度差 2. 增加小斜坡
	无座厕	1. 使用坐便椅 2. 加装座厕及扶手
	无法转移	1. 进行力量及转移技巧训练 2. 加装扶手
洗澡间	花洒高度过高	调低高度或使用高度可调的滑动花洒
	耐力不足，无法完成全过程	1. 进行耐力训练、节省体能训练 2. 使用洗澡椅或凳坐位下洗澡
室内通道	地面有障碍	去除地毯等障碍物
	太长，通过困难	加装扶手
	太窄	1. 如有物品，调整通道两侧物品位置 2. 加宽通道或减小轮椅宽度
	回转空间不足	增大空间或减小轮椅宽度

续表

区域	常见障碍	环境调适方法示例
卧室	门太窄	适当减少轮椅的宽度或加宽门口
	床边空间不足轮椅转移困难	1. 更换大一点房间 2. 调整床的位置或适当减小床的宽度 3. 调整转移方法并进行转移技巧训练
	衣柜高度不合适	1. 使用辅助器具,如拾物器 2. 衣柜内加装高度可调的下拉式衣架(图 10-1)
厨房	门及通道太窄	适当减少轮椅的宽度或加宽门口
	洗手盆无法靠近	洗手盆下留空以使轮椅上腿部可进入
	工作台无法靠近	工作台下留空一个轮椅可进入部分的位置
	活动空间不足	1. 调整物品摆放位置 2. 增大空间或减小轮椅尺寸
	橱柜太高	使用升降橱柜,或加装可升降物品托(图 10-2)
其他	安全问题,如跌倒、突然发病等	1. 进行预防跌倒教育和安全教育 2. 室内光线合理,物品合理摆放 3. 去除地面障碍,保持地面干净、干燥,厨房、卫生间、洗澡间地面防滑处理 4. 卧室、厕所、洗澡间等处安装紧急呼叫按钮或铃

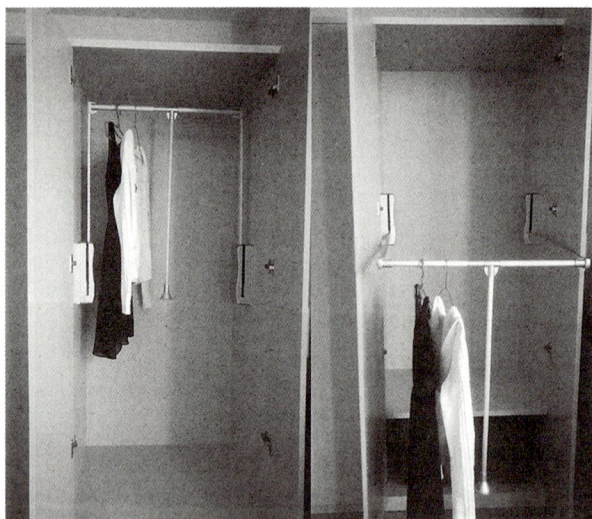

图 10-1　下拉式衣架

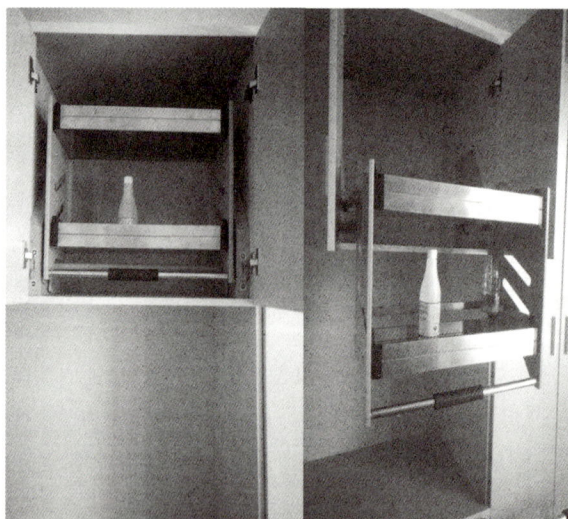

图 10-2　可升降物品托

（李奎成）

第三节　社区生活环境调适

　　社区环境的调适同样适用无障碍设计的原则，为方便功能障碍者更好地融入社区生活，除适用居住环境调适的一般原则外，社区环境需满足以下要求。

一、 社区环境无障碍要求

（一）缘石坡道

缘石坡道是指位于人行道口或人行横道两端，为了避免人行道路缘石带来的通行障碍，方便行人进入人行道的一种坡道。其要求如下：

1. 缘石坡道应平整、防滑。

2. 缘石坡道的坡口与车行道间尽量不要有高度差，如有，高出车行道的地面不应大于10mm。

3. 缘石坡道的坡度应符合以下规定：全宽式单面坡缘石坡道的坡度不应大于1:20；三面坡缘石坡道正面及侧面的坡度不应大于1:12；其他形式的缘石坡道的坡度不应大于1:12。

4. 缘石坡道的宽度应符合以下规定：全宽式单面坡缘石坡道的宽度不应与人行道宽度相同；三面坡缘石坡道正面坡道宽度不应小于1.20m；其他形式的缘石坡道的坡口宽度不应小于1.50m。

（二）盲道

盲道是指在人行道上或其他场所铺设的一种固定形态的地面砖，使视觉障碍者产生盲杖触觉及脚感，引导视觉障碍者向前行走和辨别方向以达到目的的通道。盲道应符合以下要求：

1. 盲道铺设应连续，避开树木、电线杆等障碍，其他设施不应占用盲道。

2. 颜色宜与相邻道路地面形成对比，宜采用中黄色。

3. 盲道应进行防滑处理。

4. 盲道的纹路应凸出路面4mm高。

5. 盲道的尺寸应符合无障碍规定。

（三）无障碍出入口

1. 公共建筑应设无障碍出入口，设置电梯的居住建筑应至少设置1处无障碍出入口，通过无障碍通道直达电梯厅；未设置电梯的居住建筑当设置无障碍住房时应设置无障碍出入口。

2. 无障碍出入口地面应平整、光滑，上方应设雨棚。

3. 建筑物无障碍出入口的门厅、过厅如设两道门，门扇同时开启时两门间距不应小于1.50m。

4. 除平坡出入口外，在门完全开启的状态下，建筑物无障碍出入口的平台的净深度不应小于1.50m。

5. 平坡出入口的地面坡度不应大于1:20，当场地条件比较好时，不宜大于1:30。

（四）轮椅坡道

1. 轮椅坡道应平整、防滑、无反光，临空侧应设安全阻挡措施。

2. 轮椅坡道的净宽度不应小于1.00m，无障碍出入口的轮椅坡道净宽度不应小于1.20m。

3. 轮椅坡道的起点、终点和中间休息平台的水平长度不应小于1.50m。

4. 轮椅坡道的高度超过300mm且坡度基石大于1:20时，应在两侧设置扶手。

（五）无障碍通道、门

1. 室内通道宽度不应小于1.20m，室外通道宽度不应小于1.50m，人流较多或较集中的大型公共建筑的室内走道宽度不应小于1.80m。

2. 无障碍通道应连续，地面平整、防滑、反光小或无反光，并不宜设置厚地毯。

3. 无障碍通道的门应该符合以下要求：门最好使用自动门或趟门，而不宜采用旋转门和弹簧门，门锁的高度和开启的力度要符合患者的能力水平；也不宜采用玻璃门，若用玻璃门应有醒目的提示标志，门口不应该有门槛，门扇应便于开关。

4. 自动门开启后通行净宽度不应小于1.00m，其他门口净宽度不应小于0.80m，有条件时最好不少于0.90m。

（六）无障碍楼梯、台阶

1. 无障碍楼梯宜采用直线形楼梯，两侧均应设扶手，踏面应平整防滑或在踏面前缘设防滑条；踏面和踢面的颜色宜有区分和对比。

2. 公共建筑楼梯的踏步宽度不应小于0.28m，踏步高度不应大于0.16m。

3. 公共建筑室内外台阶的踏步宽度不应小于0.30m，踏步高度应在0.10~0.15m之间。

4. 三级及三级以上台阶需在两侧设扶手，上下两端的第一阶台阶应与其他台阶颜色或材质上有明显区别，以便提醒使用者注意，台阶的踏步应防滑。

（七）无障碍电梯

公共建筑内设有电梯时至少设置1部无障碍电梯；设置电梯的居住建筑每居住单元至少应设置1部能直达户门层的无障碍电梯。

1. 候梯厅深度不小于1.50m，电梯门洞宽不应小于0.90m。

2. 电梯外呼叫按钮和电梯内按钮的高度在0.90~1.10m之间。

3. 电梯最小规格为深度不小于1.40m，宽度不小于1.10m。

4. 电梯轿厢门宽不应小于0.80m，轿厢三面应设0.85~0.90m高度的扶手。

5. 电梯内应有层面显示装置和语言提示装置。

（八）轮椅席位

1. 轮椅席位应设在便于到达疏散口及通道的附近，不得设在公共通道范围内；旁边应设1：1的陪护席位。

2. 每个轮椅席位面积不应小于1.10m×0.80m。

3. 通往轮椅席位的通道宽度不应小于1.20m。

4. 轮椅席位地面应平整、防滑，边缘处安装栏杆或栏板。

（九）无障碍停车位

1. 公共建筑总停车数在100辆以下时应设置不少于1个居住区停车场和车库的总停车位无障碍机动车停车位，100辆以上时应设置不少于1%的无障碍机动车停车位；居住区停车场和车库的总停车位无障碍机动车停车位应设置不少于0.5%的无障碍机动车停车位；若设多个停车场和车库，每处应设不少于1个无障碍机动车停车位。

2. 无障碍机动车停车位应设在通行方便、行走距离路线最短的位置。

3. 无障碍机动车停车位的地面应涂有停车线、轮椅通道线和无障碍标志。

4. 无障碍机动车停车位的一侧应设宽度不小于1.20m的通道，供轮椅使用者直接进入人行道和到达无障碍出入口。

（十）无障碍标识

常用的无障碍标识如图 10-3 所示。

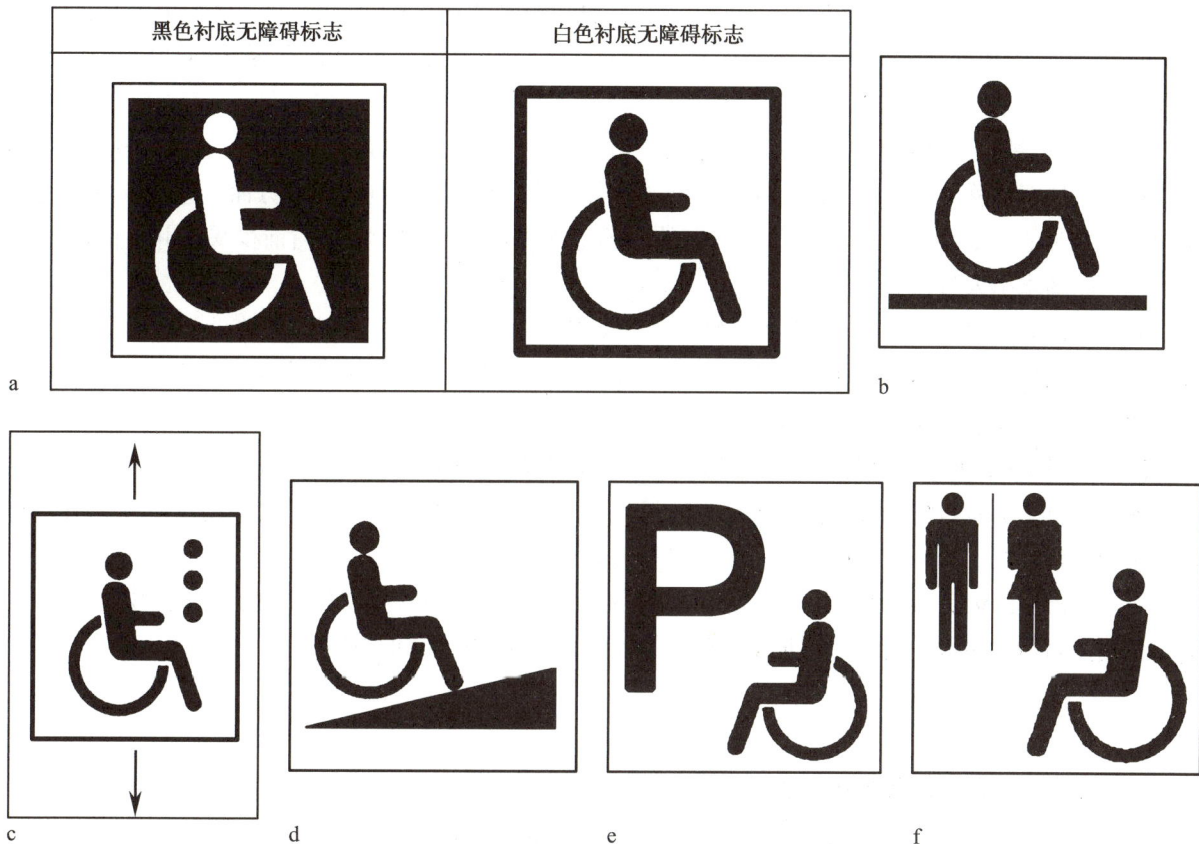

图 10-3　无障碍标识

a.无障碍标志；b.无障碍通道；c.无障碍电梯；d.轮椅坡道；e.无障碍机动车停车位；f.无障碍厕所

二、社区环境常见障碍及环境调适策略

（一）社区环境常见障碍

患者回到社区后环境障碍主要体现在以下方面：

1. **人际环境障碍**　特别是农村地区比较明显，一些社区居民对残疾人的态度和观念是影响他们迈出家门的重要原因之一，周围居民好奇、过度关心或是冷嘲热讽会让功能障碍者望而却步。

2. **物理环境障碍**　主要为环境不符合无障碍要求，无障碍设施缺乏等。同样是农村和经济不发达地区较为明显。如屋外有较大斜坡或台阶，门外为公路，缺少公共活动空间，一些公共场所（如银行自动柜员机）缺少无障碍设计等。

（二）社区环境调适策略

社区环境调适可从以下几方面入手：

1. 进行健康教育 教育功能障碍者及家属正确认识疾病和残疾，克服畏惧心理。同时对周围居民进行教育，让他们正确对待功能障碍人士，真心关爱而不是好奇、议论等。

2. 社区资源利用 充分利用社区资源，创造功能障碍者社区融入的环境。比如申请社区环境改造补助金、增加社区无障碍设备等，也可组织社区志愿者协助出门确有困难的功能障碍者外出等。

3. 进行功能训练和技巧性训练 一方面，对功能障碍者进行功能强化训练，特别是肌力、耐力、平衡、功能性移动能力的训练，通过功能的改善来减少环境的限制。另一方面，进行技巧和适应性训练，掌握省力、转移、活动技巧，掌握外出的基本常识和技巧，如出门前少喝水并提前排尿排便，过马路请求别人帮忙的技巧等。

4. 进行活动调整 由于患者体力、耐力、移动能力等的下降，应当考虑对作业活动实施的步骤进行改造，同居住环境调适一样，治疗师同样可以从简化作业活动、预定活动流程、调节活动结果、节省体力技术、注重活动协作等方面进行考虑。

5. 辅助器具使用 当患者由于功能的受限而影响在社区环境下进行日常活动时，应考虑使用必要的辅助器具，如步行障碍者可使用拐杖、轮椅，需进行较远距离活动的可使用电动轮椅或机动轮椅代替手动轮椅。视觉障碍者可使用导盲杖、导盲犬等。

6. 物理环境改造 必要时参照无障碍设计原则，结合功能障碍者的功能情况进行物理环境改造，包括改台阶为斜坡，减小斜坡角度，门口马路上设置减速标志和减速带等。

（三）社区常见环境障碍及环境调适示例

社区常见环境障碍及环境调适示例见表10-2。

表 10-2　社区环境常见障碍及环境调适示例

活动项目	常见障碍	环境调适示例
户外活动	无法过台阶	1. 进行过障碍专门训练，包括使用轮椅过台阶等 2. 去除台阶或改为斜坡 3. 加装扶手
	无法通过陡斜坡或长斜坡	1. 进行耐力和过斜坡训练 2. 改陡斜坡为缓斜坡 3. 长斜坡中间改为休息平台，变成多个短斜坡
	路面不平、打滑	1. 平整路面，防滑处理 2. 使用拐杖或轮椅，特别是适合农村环境的轮椅
	无休息区	设立简易休息长凳或椅；自带折叠休息椅（凳）
	大小便控制不好但室外无卫生间	1. 出门前排空大小便 2. 外出前少喝水 3. 使用纸尿裤并及时更换

续表

活动项目	常见障碍	环境调适示例
外出购物及买菜	路途较远	1. 进行耐力训练 2. 使用拐杖、轮椅或电动轮椅
	无法乘坐扶手电梯	1. 选用升降电梯 2. 进行扶手电梯使用训练 3. 请求家人或其他人员(如工作人员)协助
	道路、通道不符合无障碍设计	1. 与有关部门协调,增加无障碍设施或进行无障碍改造 2. 进行功能强化训练、技巧训练,如轮椅过台阶技巧
	无法提物品	1. 使用购物车、购物袋 2. 轮椅下(后)加物品袋,腿上放物品筐 3. 拿大件物品时请家人协助或用送货服务
外出用餐	道路、通道不符合无障碍设计	同购物处理
	餐厅地面湿滑	1. 请工作人员处理地面 2. 使用拐杖或轮椅
	餐桌无法靠近	换桌面下空的餐桌或选择有可靠近桌面的餐厅
休闲活动(如看电影、去歌厅)	路途及无障碍环境问题	同前处理
	门口或通道较窄	选用较窄轮椅;练习过窄门技巧
	无轮椅专用坐位	转移至靠边的普通坐位,必要时请求帮助
去银行或办理其他事务	柜台过高	1. 寻找无障碍前台 2. 使用高度可升降轮椅 3. 请求工作人员协助

(李奎成)

第四节 工作环境调适

一、 工作环境的基本要求

1. **建筑环境** 工作场所建筑环境应符合无障碍环境要求,包括出入口、通道、台阶、斜坡、楼梯、电梯、停车场等均应符合本章前三节所述的无障碍环境要求。

2. **办公室**

(1)办公室符合无障碍要求,门口净宽至少 0.80m,无门槛台阶等障碍,室内外不应有高度差;地面平整、防滑,无障碍物。

(2)办公桌(台)高度合理,一般为 0.75~0.76cm,宽度至少为 0.60m,办公桌(台)下有足够空间,可伸展双脚及允许轮椅部分进入工作台下;办公桌上物品摆放合理,以最大限度减少身体扭转活动。办公椅应符合人体工效学要求(具体见本书职业康复工伤预防节)。

3. 车间、工作间

（1）车间通风采光良好，噪音应控制在安全范围；物品摆放合理；地面平整、防滑、无障碍物。

（2）工作台（操作台）工作台高度合理，一般坐位工作台高度0.75cm，坐位时台面高度与肘部高度一致，台下留有轮椅前部进入空间；站立工作台高度一般为80~85cm，工作台面应有足够的空间。

（3）工作椅应牢固、安全，带轮子的工作椅需稳定性好，转动顺畅，椅子应符合人体工效学要求，高度可调节。

（4）工作工具设备摆放合理；可能有操作风险的设备设立明确标识。

4. 厕所　工作场所应设无障碍厕所，以满足肢体功能障碍者的需要。

二、 工作环境常见障碍及环境调适策略

（一）工作环境常见障碍

1. **人际环境障碍**　部分单位可能存在同事间关系冷漠，缺少对功能障碍者的关爱；伤（病）后职工工作行为改变，同事关系紧张等。

2. **物理环境障碍**　主要包括上下班交通问题；工作单位出入口、通道等不符合无障碍环境要求，进入工作场所困难；缺少无障碍厕所，工作期间如厕困难；工作场地、物品杂乱，工作台高度不适合功能障碍者的需要等。

3. **作业环境障碍**　包括工作环境不能满足功能障碍者需要，不能完成完整工序等。

（二）工作环境调适策略

工作环境调适可从以下几方面入手：

1. **进行健康教育**　教育功能障碍者正确认识疾病、残疾和工作，同时对其周围领导和同事进行教育，让他们正确对待功能障碍人士，关爱他们并提供力所能及的支持和帮助等。

2. **进行功能训练和技巧性训练**　对功能障碍者进行工作重整、工作强化、工作模拟、现场工作强化等职业康复训练，并对职场人际关系处理、培养良好工作行为等方面进行训练和指导。

3. **进行工作调整**　由于功能障碍者体力、耐力、移动能力等的下降，应当考虑对工作活动实施的步骤进行调整，包括简化工作程序、流水作业、预定活动流程、调节活动结果、节省体力技术、注重活动协作等方面进行考虑。

4. **辅助器具使用**　当患者由于功能的受限而影响工作时，应考虑使用必要的辅助器具和对工作工具进行改造，如使用加粗手柄工具，使用电动工具，进行机械化操作等。

5. **物理环境改造**　参照无障碍设计原则，结合功能障碍者的功能情况进行物理环境改造，包括改台阶为斜坡，工作台改造、车间环境改造等。

（三）常见工作环境障碍环境调适示例

工作场所常见环境障碍及环境调适示例见表10-3。

表 10-3　工作场所常见环境障碍及环境调适示例

项目	常见障碍	环境调适示例
上下班,无法到达或离开办公或工作区	没有公共交通工具	1. 使用机动轮椅车、电动轮椅车 2. 使用改装汽车
	无法乘坐通工具(地铁、公共汽车)	1. 进行功能和相应技巧训练 2. 使用残疾人专用巴士、的士
	无法进入工作区(台阶、楼梯)	1. 进行功能和技巧训练,如轮椅过障碍 2. 加装扶手 3. 进行环境改造,去除台阶,增加斜坡
办公区	办工台无法靠近	更换工作台
	会议室不方便使用	会议室设轮椅专用位置
	物品柜内取物困难	1. 物品摆放合理,常用物品放于易拿取位置 2. 使用拾物器 3. 使用可升降电动轮椅 4. 更换为方便拿取柜子或增加升降物品筐
	没有无障碍卫生间	增加无障碍卫生间;使用如厕辅助器具
	电脑使用困难	1. 使用电脑辅具,如敲键杖、轨迹球鼠标等 2. 语音输入
	不能久坐	1. 定时休息,工作间进行适当运动锻炼 2. 使用人体工效学座椅
工作间	活动空间不足	物品重新摆放;增大活动空间;减小轮椅尺寸
	工作台不合适	调整工作台高度和底部空间
	工作间内移动困难	去除障碍物;减少工作时的移动
	不安全的工作环境,如光线不足,地面湿滑,物品杂乱,噪声等	1. 进行工作安全教育 2. 良好通风和采光,噪音控制在安全范围 3. 地面物品摆放合理,去除地面及通道障碍 4. 设备设置使用规程和安全标识

（李奎成）

第五节　人际环境调适

人际环境是环境三大元素当中容易被忽略的一环。如能适当评定及利用,可产生很大疗效,亦可促进其他作业治疗项目的效果。

治疗师应关注医院治疗场所及患者家居生活中的人际环境,在这些场所中的人构成场所的人际环境,对患者产生多种不同效果,包括:要求患者做或不做、及如何做某些事情,又会直接或间接提出活动的行为准则,提供询问及学习对象,提供支持、协助、认同和尊重等。这些对患者治疗及生活内容的选择,参与训练及活动的动力,和参与治疗及训练的效果都可产生正面或负面的影响。

在服务过程中,治疗师可从三个方面评定及调适人际环境,包括:治疗师与患者间的治疗关系,院内人际环境,及家居生活人际环境。

一、 治疗师与患者间的治疗关系

一直以来，作业治疗专业都会强调利用治疗师与患者的关系去促进作业治疗的疗效。在很多作业治疗文献中都见到"Therapeutic use of self"一词，意思是利用治疗师本人作治疗媒介。为促进患者成功有效参与各种治疗和训练活动，治疗师可在不同治疗场景、就不同治疗和训练活动，以不同角色身份，与患者互动，以促疗效。常用的身份角色有：

1. **医生/治疗师**　在医疗环境中，治疗师最常采用的身份角色是传统的医生/治疗师角色。治疗师的任务是评定患者身体状况、向患者告知诊断及评定结果，制定治疗计划及执行治疗。治疗师根据各式康复原理或临床路径，制定治疗处方及提供治疗。这种"处方"性质的医患关系，有利在康复早期，促进身体结构愈合、器官功能恢复及动作技能的训练。在处理一些生物因素较强，个人差异较少，患者主动积极参与的要求较低的治疗领域比较适用，可标准化治疗内容及流程，又可增加治疗效率。

2. **专家顾问**　在大部分情况下，作业治疗都要求患者主动积极参与，包括在功能评定过程中认真配合，反映真正最高的能力水平；在设计治疗计划时、特别是牵涉到利用作业形式训练时，配合选择合适作业活动；在进行训练时，积极参与配合训练。要患者配合，首先是要患者明白。所以，在作业治疗过程中，宣教是一项重要的内容。宣教可以单独、小组或课堂形式进行，都是要传递科学真实的数据。在传递过程中，如治疗师能扮演好专家角色，可增加说服力，加强患者接受程度。专家是要有专家风范的，可从言词、语气、声调、眼神、肢体等表现出来。当然专家本身必须要有真正及丰富的内涵，充分掌握宣教的内容，才可投射信心，协助患者明白、吸收、依从，以至配合。

3. **老师**　大部分作业治疗都是一种"教与学"的过程。一些作业治疗文献把"教与学"定位为作业治疗的主要手段之一。在重建生活为本作业治疗理念中，"教与学"是配合作业形式训练的重要技巧。"治疗师—患者关系"跟"老师—学生关系"是有所差异的。前者多是一种"处方—接受"的关系，后者更多是"引导—启发"的关系。可以说是两种不同的人际关系。治疗师会教授知识、技术与态度。教授不同内容有不同教学技巧，包含了说话、演示、教化的技巧。要作为一名成功的作业治疗师，必须要认真学习及磨炼教授技巧，充分利用演好老师的角色，创造有利的人际环境，让患者迅速正确学习掌握要学的内容。

4. **生活教练**　生活教练（coaching）已渐被认为是作业治疗的一种新兴手段，世界各地作业治疗师都有在合适的情况下应用生活教练理念与技巧，以协助患者达成理想重建生活。在重建生活为本作业治疗理念中，访谈是作业治疗三个核心手段之一。访谈本身就可以产生一定的疗效。访谈配合作业形式治疗可更大发挥作业活动的疗效。要扮演好生活教练角色并不是件容易的事情，治疗师要接受专门的培训，经过长期的实践，才能充分掌握如何应用"教练-学员"这种人际关系去协助患者重建生活。生活教练的性质、理念与技巧已在本书第一及第二章有详细说明。

5. **亲属朋友**　有时候，治疗师可扮演患者亲属朋友的角色。在医院一些集体文娱康乐活动中，例如节日晚会，郊游旅行等活动，治疗师可以朋友身份，邀请及陪同患者参加，以促进社交及娱乐生活的重建。患者时常都可能遇到烦恼挫折，是作业治疗师职责或能力范围以外的事，无能力帮患者解决，但可扮演亲友角色，以同理心小心聆听，作适当的疏导，这对患者也会起积极的作用。

二、 医院内人际环境调适

医院病房及康复治疗场所内的人际环境对患者的康复是会构成十分直接及明显影响的。在这些场所，医疗人员、患者、家属及护工都各构成独特的人际环境，影响着患者主动参与各种治疗项目。

1. **康复团队协作** 康复团队构成医院及病房主要人际环境。团队的协作方式、合作精神、专业水平、员工士气、精神面貌及内部管理等都会对患者及家属产生正面或负面作用，患者亦会有相应的行为反应。一个专业、团结、协作的团队，容易就患者愈后建立一致的看法，共识的治疗目标，协调的治疗计划。相反则会令患者及家属难以适应配合。

2. **作业治疗** 文化治疗师及患者构成康复治疗室的人际环境。当中，治疗师对构建这人际环境起更大的作用。治疗师通过场地负责人的身份，向患者及亲属传递治疗室的功能、活动、安排和行为准则，又主导治疗室的氛围、文化、观念与价值观。有些治疗师团队由主管带领下认真思考、设计及维持特定的人际环境，以促进疗效及服务效率。但很多情况下治疗师团队不自觉地任由这些人际环境因素自然酝酿产生，没有主动调适利用。甚至有些团队成员对这些人际环境因素有不同倾向，向患者传递矛盾信息，令患者无所适从，甚至让部分患者及家属有机可乘，从中挑拨是非。

在作业治疗理念指导下，治疗师团队可尽力构建有利患者认真积极参与治疗训练的人际环境，具体可参考下面建议。

（1）制定人际环境目标：治疗师主管带领团队认真思考、设计及维持治疗室特定的人际环境，以促进疗效及服务效率。强调团队每一成员都要清楚明白及有责任出力传递及维持。

（2）制定清楚明确治疗时间表：以控制人流、节奏，增加治疗效率。

（3）坚持治疗室的功能：治疗不做康复治疗以外的事，以营造认真及专注的治疗环境。

（4）限制治疗室人员：限制不必要人士进入治疗室，以保障患者隐私，及减少干扰。

（5）营造自助自理氛围：鼓励患者自助自理，减少依赖，加强独立意识。有时表面上影响活动及训练进度，但对患者重建能力及自信有莫大帮助。

（6）营造接纳氛围：尊重个人差异，认同个人选择，培养患者自尊自信，促进对康复的责任感。

（7）表扬进步与成就：多留意患者的进步，表扬患者的努力，营造重视奋斗促进突破、多于重视障碍与不足的氛围。

（8）多注重生活能力：康复中后期，治疗师多注重生活能力的重建，适当减少强调基本功能缺欠。

（9）强调意志与能力同样重要：重建生活能力及重建生活意志是相辅相成的，要营造有利重建信心及意志的人际环境。

（10）鼓励多谈未来生活：有些患者不愿面对现实，避免谈及长远生活。营造鼓励分享未来目标与行动计划的人际环境。

（11）营造正面价值观：有技巧地让患者及家属明白愈后功能水平，共识愈后生活目标，传递即使有某程度功能障碍，也可成功生活的信息。营造追求重建成功愉快生活方式的价值观。

3. **病房管理文化** 在医院里，康复治疗室是患者的训练场所，病房就是患者临时的家，是患者回归自己真正家庭的中途站。治疗师都希望患者在家中运用好在治疗室学到的生活技巧。但往往发现患者回家后仍然依赖，没有把能力用好。康复团队应好好利用病房这个中途站，让患者把在治疗室学到的先在病房应用，并养成习惯，有利患者成功过渡。作业治疗师要与病房护理人员共识这目标，营造相应人际环境，创造有利条件，平衡风险、鼓励及协助患者在病房尽量独立生活。

4. 亲属及陪护态度 亲属及陪护每天接触患者的时间比任何医疗人员都长，构成十分有影响力的人际环境。有时医疗人员投诉家属不配合，但归根究底，家属是不知道或不明白该怎样配合，多与医疗人员背道而驰。家属可为治疗构成障碍，亦可为治疗提供极大的帮助。一些康复人员质疑在繁忙工作中，应否花时间在家属及陪护身上。但对从事重建生活为本康复的作业治疗师而言，这是毫无疑问的，是理所当然的。人际环境调适是 OT 新三宝之一，是作业治疗核心治疗手段，是确保作业治疗疗效的重要方式。所以在设计治疗计划时，必须适当加入家属访谈、陪护训练等内容，以创造配合治疗目标的亲属人际环境。

三、 家居人际环境调适

患者回家后，医疗人员能够发挥的影响力大大减少，在各方面都要依赖家人的协助及支持。患者所处的人际环境跟在医院的有很大差别，那些多在医院陪伴患者的家庭成员可能已经明白接受治疗师的指导，有足够的知识和技术理念，知道如何配合患者在家中继续重建生活。但家庭里其他成员从没接触过现代康复理念，形成一个新的人际环境。在大多情况下，这个新环境未必会构成很多负面影响，但治疗师应建立常规电话随访制度，了解患者回家后的进展，如发现患者正处于不利的人际环境，便可适当介入，促进患者成功回归。

（梁国辉）

第十一章 职业康复

日常生活活动、生产性活动和娱乐休闲活动是作业治疗所关注的三大领域，职业康复（vocational rehabilitation，VR）是个体化的、着重以重返工作岗位为目的，设计用来减低受伤风险和提升伤病职工工作能力的一种系统康复服务，是作业治疗的重要内容之一。职业康复通过康复的手段，使残疾人或伤病者就业或再就业，从而促进他们参与或重新参与社会。作为全面康复的重要组成部分，职业康复在服务对象就业与回归社会生活中发挥着重要作用。

第一节 概 述

一、职业与职业康复

（一）职业

职业（vocation）是指从业人员为获取主要生活来源所从事的社会工作类别，它是劳动者参与社会经济活动的直接体现。occupation 也指职业，vocation 通常更强调从业者的贡献，强调潜能；occupation 强调谋生的手段，并不一定是从业者最能充分发挥潜能的工作。

（二）工作

工作（job）是指个人创造价值的、进行有目的性、制造性的活动，并通过这些活动获取报酬。人们从事工作的最基本目的是为了获取报酬而用于支持生活、家庭、教育或娱乐等方面的开支。work 也可以翻译为工作，但 work 通常指人们日常生活和工作中从事的体力或脑力劳动。

（三）工作与职业的区别

工作是谋生的手段，可以是临时性的或兼职的，职业除可解决谋生问题外还可解决未来发展问题。如一位医生，除治病外还需要从事部分教学工作，他的职业是医生而不是教师，教学是他的工作，他还可做许多其他工作，如义工等。

（四）工作的意义

工作对于个人来说，其意义在于：①满足需求：经济、身心、物质需求；②自我创造；③自我价值的实现；④自我实现的方式和自尊途径；⑤实现人生的价值和认同感。根据马斯洛需求理论，工作的意义如图 11-1 所示。对于社会而言，工作是创造价值和财富、推动社会进步和发展的动力。

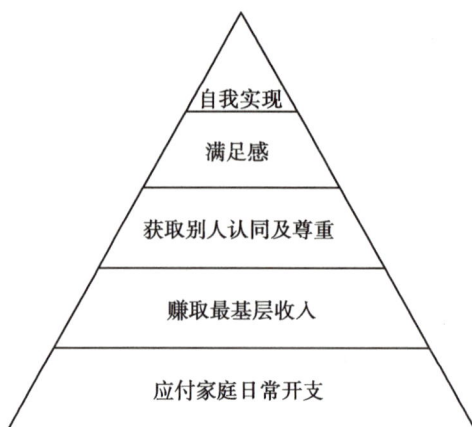

图 11-1 工作的意义

（五）失去工作的影响

失去工作可能会影响到生计的维持、工人自信及自尊、与家人或朋友关系，最终亦影响工人整个家庭，长远更增加整个社会负担。

（六）职业康复

根据 1983 年国际劳工组织（International Labor Organization，ILO）159 号文《残疾人职业康复和就业公约》，职业康复（vocational rehabilitation，VR）是使残疾人保持并获得适当的职业，从而促进他们参与或重新参与社会。

具体来说，职业康复指通过强化残疾人的能力和发展他们的潜能，并与社会各界协作，创造平等就业的机会和环境，从而促进残疾人就业（中国香港政府 2008 年康复服务计划）。

（七）职业康复的目的和作用

1. **强化躯体功能**　通过职业康复可增强患者的躯体功能，提高肌力和耐力、改善活动能力。

2. **改善心理功能**　通过职业康复可调节情绪、增强信心、获得成就感和自我认同感。

3. **培养良好的工作行为**　通过工作模拟训练及小组互动活动使其能更好地遵守工作纪律和规程、正确处理与领导和同事的关系、团结协作等。

4. **提高就业或再就业的能力**　通过就业技能及技巧培训提高职业技能、找工作技巧和面试技巧等。

5. **获得并保持工作**　通过职业康复使患者就业或再就业，并能维持适当的工作。

6. **预防再次损伤（职业健康与工伤预防）**　对患者进行人体工效学和工作环境改造等方面的指导，预防工作中受伤或再次受伤。

二、 国际或地区职业康复政策发展

职业康复（vocational rehabilitation，VR）一词，其定义会因为各国（地区）之国情所涵盖之内容会有所不同。为了与医疗康复的概念区分，部分国家（地区）将之称为"职业重建"，其内容仅只包括无法回到原工作场所工作所实施的职业辅导评定、就业服务、职业康复咨询、职业训练。也有些国家（地区）所指的职业重建（职业康复）服务则涵盖所有让工伤职工重返工作的康复服务，包括：医疗康复、职能康复（含工作强化）、职业重建及生活重建。在中国台湾，工伤职工职业重建项目实则涵盖所有让工伤职工重返工作的康复服务。其中"职业康复"多由医疗人员主导且多在医院或康复中心紧接着医疗康复或与医疗康复同时进行；目的是让工伤职工回到原公司从事原来的工作或是调整或替代工作，以及提高就业能力。服务内容包括：个案管理，工作强化，工作能力评定，心理社会适应，工作模拟训练，渐进式复工计划，身体机制及卫生教育训练，职务再设计，职场教育，转介法律咨询、职业重建或职业训练等。而"职业重建"是针对有永久性障碍且无法回到原来公司上班或是无法执行原来职务内容的残疾人士，当他们需要培养第二专长或是找寻其他公司从事原来的工作职务或是调整不同工作时所采用的重建策略。服务内容包括：职业辅导评定估、职业训练、就业服务、就业安置、职业咨询、就业匹配、职务再设计等。

（一）美国职业重建的发展

美国对残疾者就业问题的重视始于第一次世界大战后。由于许多受伤战士回国后，因身体残疾而失业，造成严重的社会问题。1918 年间，美国通过"史密斯修司法案（Smith-Hughes Act）"，为大战中生还的伤残官兵办理职业训练及转业辅导，成为美国残疾人士职业教育立法先驱。1935 年通过"社会安全法（Social Security Act）"，将残疾人士重建服务列为联邦政府的常态业务之一。在 1940 年以前美国对残疾人士职业重建服务的对象一直以肢体障碍者为主。1943 年"职业康复法"中，开始将心理障碍者以及精神疾病患者列为职业重建服务的对象。1973 年，美国国会通过"康复法（The Rehabilitation Act of 1973）"，将重度残疾者的职业重建列为优先业务，并规定职业康复机构和服务对象需共同拟订个别化康复方案，作为职业重建服务规划的依据。另外康复法中的 503 条款规定：事业机构应优先雇用符合任用资格的身心障碍者，并由政府提供职业训练、补助器材及改善工具设备所需的经费。504 条款则规定公私立机构对于身心障碍者在招募、雇用、工资、工作分配、解雇，以及退休津贴各方面，应比照一般员工的公平待遇，这就是著名的"机会均等"条款。美国的职业重建服务向来由康复咨询师（rehabilitation counselors）专责残疾人士的个案管理、协调职业评定师（vocational evaluators），或其他职能评定人员进行服务对象就业能力及身心功能鉴定，撰写个别化康复方案，以及后续的安置和追踪辅导工作。由于 1970 年代中期残疾人口日益增加，康复咨询的接案量也渐趋繁重，故有就业安置专员（placement specialists）负责残疾者的求职技巧训练和就业安置。就业安置专员除提供残疾人士求职及就业安置服务外，其任务包括提供业主雇用残疾人的相关信息以及必要的咨询服务。近年来，由于自然支持（natural support）和生态学的就业服务模式日益兴起，就业安置专员的角色也逐渐转换成根据服务对象需求进行职务再设计，或利用辅具改善工作环境，使残疾人士能够适应一般职场的工作状况。

（二）日本的职业重建服务

1940 年，日本厚生省便制定"残疾人士福祉法"，其目的为促进残疾者自立及参与社会经济活动。但该法案的适用对象仅以肢体障碍与健康疾病为主。1950 年制定的"心理保健及精神障碍者福祉法"，以及 1960 年制定的"智力障碍者福祉法"，开始对心理障碍者及精神疾患者的就业援助与保护，提供进一步的法律依据。1970 年通过的"残疾者基本法"中，明确残疾者措施的基本事项，并做综合性的规划与推进。由于当时残疾人士在一般企业受雇的情况并不理想，日本政府于该法案中鼓励企业界雇用残疾人士，并通过职业康复，让残疾人士能够依照其能力来就业。1976 年修正案中开始立法强制实施残疾人士雇用制。1980 年与 1984 年的修正案中，将重度残疾者的就业促进列为重点服务项目。征收缴付金的也由雇用事业促进团移转至残疾人士雇用促进协会，以使职业训练、就业辅导与雇用促进权责统一。1988年，原法案正式更名为"残疾人士就业促进法"，将智力障碍者和精神疾患列为就业促进的服务对象，但只将智力障碍纳入障碍者雇用缴付金制度的适用对象。1992年之修正案则将适用范围扩大到精神疾患。另外设立一所全国职业重建中心，以及智障、听觉言语障及其他障别的特殊职业训练中心，提供各类残疾人士职业训练与就业辅导咨询服务。另外，尚有类似公益法人组织的残疾人士雇用支持中心，为就业特别困难的肢体残疾人士提供职业准备训练，雇用支持登录等工作。

（三）德国职业重建的发展

德国的残疾人士职业重建服务起源于十八世纪末的盲人疗养院、低能者庇护所以及教会所设立的特殊学校与养护机构。1958年德国政府成立联邦智力障碍者生活扶助中心，该机构成为德国第一所庇护工厂。1974年通过的"重残者工作、职业、社会安置保护法"，目的在于为重度残疾人士开发工作机会。该法案对于重残者的工资和休假权、庇护工厂的设置，以及重残职工的交通医疗与居住等福利措施，均有具体规范。

德国的残疾人士职业训练模式可分成养成训练、进修训练与转业训练三种。养成训练模式是为青少年残疾者设计的职训课程。青少年残疾者可接受二元制职业训练，一方面在企业单位接受基础训练，一方面在职业学校接受补习教育。进修训练的目的为扩展残疾员工现有的职业知能，使受训者适应技术发展的潮流，达到职业升迁的目标。转业训练的服务对象为因产业结构或职业伤害而失业的成人经由职业再训练的途径协助其转业。德国政府在全国设立二十余所职业训练中心，提供残疾青年初期职业准备与训练。另外亦设有多所职业重建中心，提供残疾者就业后的再训练服务。

三、职业康复的内容

（一）职业康复的工作内容

在中国，职业康复主要包括残疾人职业康复和伤/病后职业康复两部分。

残疾人职业康复主要在残联和民政系统内进行，其内容主要包括职业评定、职业咨询、职业培训和职业指导等。而伤病后的职业康复在卫生系统和劳动保障系统内进行，内容主要包括职业评定、职业训练、就业安置等。

总体来说，职业康复可概括为职业评定、职业训练、职业培训、职业指导和工作安置等方面工作。

1. 职业评定内容包括功能性能力评定、工作分析、工作模拟评定、就业意愿评定、职业性向评定等。

2. 职业训练主要内容包括工作重整、工作能力强化和现场工作强化训练等。

3. 职业培训指通过培训使病伤残者掌握新的职业技能，从而促进就业或重新就业，如电脑培训、文员培训、家政培训等。

4. 职业指导内容包括建立职业康复档案、提供劳动市场信息、提出就业建议、工作环境改造指导、职业健康指导、跟踪服务等内容。

5. 工作安置指协助康复后的伤残者重返工作或再就业，进行岗位安置的职业康复服务。工作安置的内容包括复工安置和再就业安置。

（二）职业康复的任务

根据国际劳工组织《残疾人职业康复的基本原则》（1985），职业康复主要任务包括以下方面：

1. 掌握残疾人的身体、心理和职业能力状况。
2. 就残疾人职业训练和就业的可能性进行指导。
3. 提供必要的适应性训练、身心机能的调整以及正规的职业训练。
4. 引导从事适当的职业。
5. 提供需要特殊安置的就业机会。
6. 残疾人就业后的跟踪服务。

四、 职业康复原则与程序

（一）职业康复的原则

1. **平等原则** 不分民族、种族、性别、职业、病种，每个人都有工作的权利和接受职业康复服务和权利。平等原则是职业康复的最基本原则。

2. **实用原则** 所治疗内容应符合病伤残者的现实情况，具有可操作性，能真正解决他们的实际就业问题。

3. **个体化原则** 结合患者的个人兴趣、职业兴趣、个人特长 / 技能、社会 / 社区资源、单位安置意向等，因人而异，制定个体化治疗方案。

4. **全方位服务原则** 职业康复服务绝不是仅仅提高病伤残者的工作技能或帮助病伤残者就业，更不是简单的职业调查和咨询，还应通过服务帮助病伤残者保持工作和预防职业性伤害。

（二）职业康复程序

所处国家和地区不同，职业康复程序也有所不同，图 11-2 所示为广东地区目前所执行的职业康复流程。

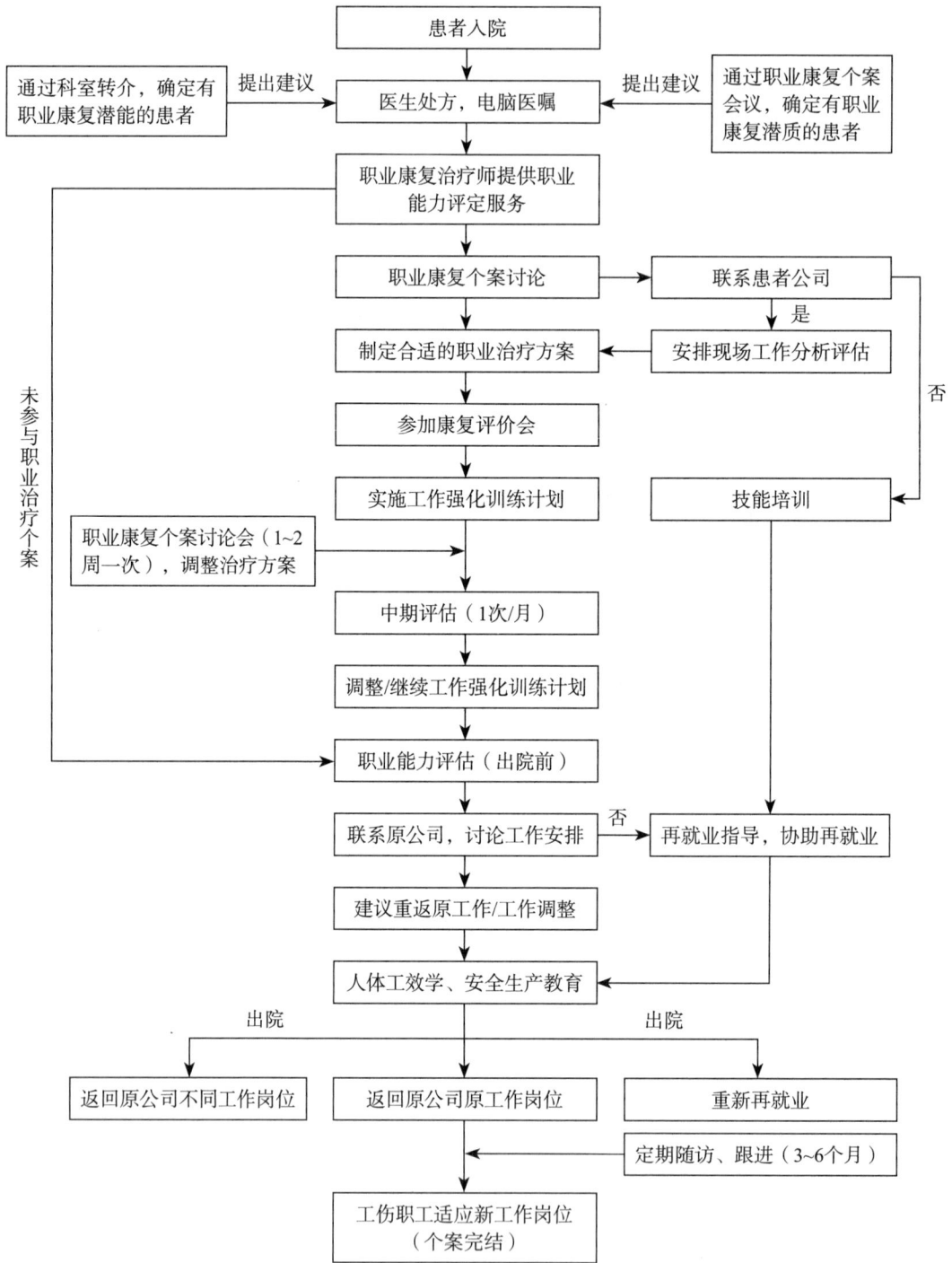

图 11-2　职业康复程序

（张瑞昆　李奎成）

第二节 职业评定

因服务对象不同，职业评定的内容也有所不同。针对残疾人职业评定的内容主要包括身体功能评定、心理行为评定、职业性向评定、职业适应性评定等。针对已经工作过的生病或外伤的功能障碍者，职业评定的内容主要为工作分析、功能性能力评定、工作模拟评定等。残疾人职业评定主要在民政部门或残联专门机构进行，本章不做重点介绍。本章主要介绍在卫生或工伤康复机构所进行的职业评定。

一、工作分析

工作分析（job analysis）是一种收集工作职位信息的方法，可以找出组成一份工作的各种工作细节，以及包含的相关知识、技巧和工人完成工作任务所需的能力；可以根据工人身体功能、工作范畴、机器/工具、物料和产品、工人的才智和性格特征之间的关系，有系统地分析一份工作。

（一）目的

1. 逐步分解指定的工作任务　如一位室内清洁工，他的工作任务主要包括清扫、倒垃圾、拖地、擦玻璃、擦桌子等。

2. 找出指定工作的主要工作　要求上一位清洁工，要从事那些具体的工作任务，要求工人有一定的站立行走能力和耐力、手抓握能力、上肢的力量（提举、搬运）、上肢活动度、灵活性、认知功能等。

3. 确定导致人体工效方面压力的原因　该原因可能与工作方法、工作场所设置、工具使用或设备的设计有关。清洁工人的主要工作压力来自重复性弯腰、手部持续抓握等。

4. 分析改良设备的需要、工作方法或工作场所　这样可使患者工作更加安全，更有效率。对清洁工人来说，使用吸尘器等电动工具可减少腰部再受伤及腰痛风险，使用符合人体工效学手把工具可减轻手部劳损（如腕管综合征）的发生。

（二）参考依据

1. 国家劳动部门颁布的《职业分类大典》，如《中华人民共和国职业分类大典》。
2. 工伤/患病工人所提供的资料。
3. 用人单位提供的详细工作资料。
4. 专业人员于工作场所实地探访和考察获取的资料。

（三）常用工作分析方法

1. GULHEMP 工作分析系统　由加拿大 Leon F. Koyl 博士提出，GULHEMP 为所包含 7 个部分的内容的英文缩写，分别代表内容为：G（一般体格情况）、U（上肢）、L（下肢）、H（听力）、E（视力）、M（智力水平）、P（人格特征）。每一部分代表一个功能区域。每部分都分为 7 个级别，从完全适合（一级）到完全不适合（七级）（表 11-1）。通过该方法可以很容易完成这七部分里面工人能

表 11-1　GULHEMP 工作分析内容

一般体格情况（G）	上肢功能（U）	下肢功能（L）	听力（H）	视力（E）	智力（M）	人格特征（P）
适合重体力的工作，主要工作包括经常性的挖掘、提拉、攀爬	适合大力提拉物体至肩部或以上水平，主要工作包括挖掘、推或者拖拉重物，如可以驾驶很重的汽车，如推土机	主要工作中可以持续的跑步，爬，跳，挖掘和推，例如，可以驾驶很重的拖拉机和推土机	对于任何职业来说，听力都很好	对于任何职业来说在没有眼镜的帮助下能够看得很清楚，包括即使因为工作的原因需要很好的视力	I.Q.130 或 以上，或①优秀的语言技巧，口语和书写能力；②灵活性、有创造性的解决问题的能力；③高级的（或适合的）教育水平；④领导能力的技巧和经验	稳定，可肯定的行为；能够利用智慧和才能做出快速和合理的决定；现实的自我尊重；良好的判断在做出逻辑上的决定和与其他人相处，充满活力取得良好成绩；能够推动雇员做到最好
适合体力工作，包括偶然发生的、类似 G1 的重体力工作，能够交班工作	适合大力提拉物体至肩部或以上水平，挖掘、推或者大力拖拉，适合体力工作，适合偶然的在 U1 中出现的重体力工作	适合重体力劳动，可以完成偶然出现的在 L1 的水平的站立、跑步、爬、跳和推	能够适合任何职业，且敏锐的听力不是就业的主要要求	对于任何职业来说在佩戴眼镜的情况下能够看得很清楚，除了工作的要求需要很好的视力外	I.Q.110~129，或①良好的语言技巧，口语和书写；②灵活性、有创造性的问题解决能力；③比一般学历更高的学历，有能力根据工作接受高水平的训练	类似以上的 P1，但是可能在生产力上或人际关系上有一些小问题，导致某种程度上的受限；在适合的情况下能够稳定地执行某方向发展
除了重体力工作外适合所有的职业，有可能恶化（如果因为经常交班工作而导致就餐不规律或者如果休息不够）	适合中等强度的提拉或装载工作，如可以驾驶轻型卡车	适合中等体力劳动，包括推拉和挖掘（较长时间的脚部用力有可能出现疲劳），例如，能够驾驶轻型货车	能够就业，即使有中度的听力丧失	使用一个眼睛的视力已可以应付工作，没有要求需要两眼的视力	I.Q.90~109 或①一般语言技巧；②一般教育水平；③有能力较快地学习一般的工作要求	总体上，可靠和一致；很好地承担责任，但是仅仅局限于个人工作，而不是在一个管理能力层面；由于个性或性格上的原因晋升上受到限制；这是一般员工的分类
适合轻便工作，有规律的工作时间和就餐时间	单侧残疾，允许有效率的轻体力工作	严重的单侧残疾或者少于双侧残疾，允许有效率的久坐的或轻便的工作	能够听清楚，虽然有严重的听力丧失，但不妨碍	在佩戴眼镜的情况下使用一个眼睛的视力已可以应付工作，除了近距离的工作；没有快速进行性疾病	I.Q.80~89，或①能够阅读和书写日常材料；②能够学会简单的日常工作；③智力方面有可能出现恶化	需要鼓励和／或指引；没有很好地承担责任，对压力过度反应，有时在伙伴或同事之间产生矛盾

一般体格情况(G)	上肢功能(U)	下肢功能(L)	听力(H)	视力(E)	智力(M)	人格特征(P)
适合受限制的工作或者兼职工作,有身体残疾的工人在家工作或在外工作	双侧残疾或者完全的单侧残疾,仅仅允许几个粗大或相对低效率的移动,允许担任受限制的或兼职的工作(有残疾的工人)	双侧或严重单侧残疾,允许相当部分工作效率低的移动和允许受限制的工作,只适合久坐的工作	功能上完全聋,但没有额外的症状且能够看懂唇语	在佩戴眼镜的情况下使用一个眼睛的视力已可以应付工作,有快速进行性疾病	I.Q.70~79,或①有口语和书写的障碍;②读写能力受限严重;③明显的智力减退,如非常差的记忆能力	需要更多的鼓励,指引和监督;无法抵抗一般的压力;没有很好适应改变,工作生产力仅仅局限于熟悉的环境和保护上的监督
仅仅适合自我照顾	可以进行部分自理,或许能够自我吃饭	因为严重残疾的原因不能够再就业	功能上完全聋,且有进行性的疾病,不善于看懂唇语	能够模糊看见物体形状,或盲和但接受过训练	I.Q.60~69,或①严重的沟通障碍,例如:严重的讲话或语言障碍;严重的学习能力障碍;②几乎具备所有的读写能力障碍	经常受心理影响和(或)情绪上的崩溃;经常和其他同事有严重的冲突;仅仅完成部分工作;在自我挫折或制造麻烦上消耗大部分的精力;严重的性格上的缺点
卧床不起——不能照顾自己	不能自理	卧床不起	功能上完全聋,且有进行性的疾病,不懂唇语	严重的、进展性的疾病,或盲且没有接受训练	I.Q.59 或 以下,或完全无能力的精神障碍或沟通障碍	由于严重的精神方面的疾病不能再就业

力和工作要求之间的比较。例如,仓库工人必须具备的最低的要求是:一般体格情况（2）、上肢功能（3）、下肢功能（4）、听力（4）、视力（3）、智力（4）和人格特征（4）。

2. **国家职业分类大典（dictionary of occupation titles,DOT）** 工作分析系统主要依据国家劳动部门编写的职业分类大典进行工作分析,一般来说,职业分类大典会包括两部分内容,工作要求和人员要求（图11-3）。如美国国家职业分类大典根据力量要求的不同,DOT 将工作体力要求分为5个等级（表11-2）。

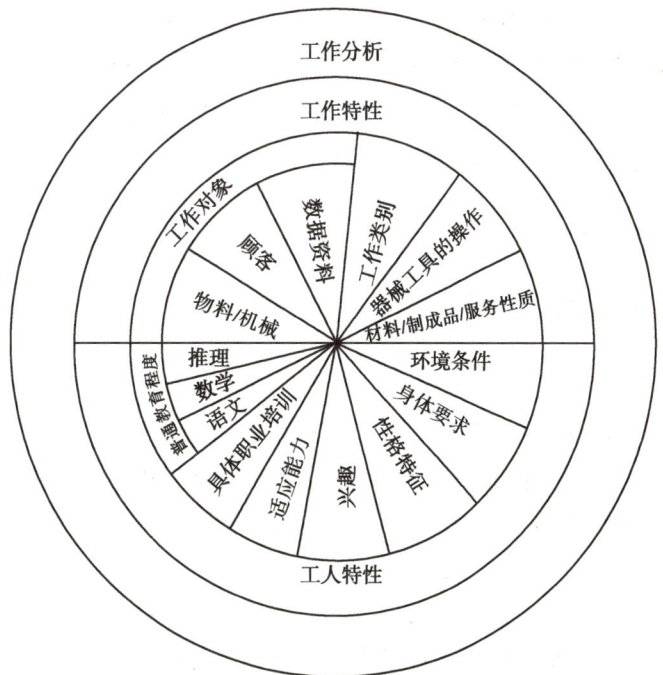

图 11-3 DOT 工作分析所包含的内容
出处:美国劳工局 .《工作分析手册》,1972

表 11-2　DOT 中力量的分级

等级	标准
极轻（坐位工作）	最大提举 4.5kg 和偶尔提举或运送,例如文件、账簿或细小工具。尽管极轻工作往往定义为经常座位下的工作,但是一定程度上的步行和站立是必须的。假如一份工作只是偶然需要步行和站立,且符合其他极轻工作的条件,那该份工作可以说是极轻的工作
轻	最大提举 9kg 和经常提举和(或)运送 4.5kg 重的物体。尽管提举的重量可能往往是一个忽略的重量,轻工作分类为:(1)当它明显需要步行或站立,或(2)当它大部分的时间需要久坐但必须承担涉及手臂和(或)腿的推和拉的动作
中度	提举最大 22.5kg 和经常提举和(或)运送 11kg 重的物体
重	提举最大 45kg 和经常提举和(或)运送 22.5kg 重的物体
极重	提举物体重量超过 45kg 和经常提举和(或)运送 22.5kg 或以上重量的物体

根据表 11-2,Matheson 博士于 1988 年在职业能力评定中使用该系统,并命名为"工作特性身体要求",见表 11-3。

表 11-3　工作特性身体要求

身体要求水平	偶尔 *	经常 *	常常 *	典型的能量要求
极轻	4.5kg	—	—	1.5~2.1METS
轻	9kg	4.5kg	—	2.2~3.5METS
中度	22.5kg	9kg	4.5kg	3.6~6.3METS
重	45kg	22.5kg	9kg	6.4~7.5METS
极重	超过 45kg	超过 22.5kg	超过 9kg	超过 7.5METS

注：偶尔代表少于 1/3 的工作时间，经常代表介于 1/3 至 2/3 的工作时间，常常代表大于 2/3 的工作时间

该表格因为简单实用现已在全世界使用,它在概括工作的身体要求的同时,亦相应表达了工人与工作间匹配的躯体功能。在美国劳工局工作分析系统的范畴下,其他重要的包含在工作分析中的因素有：攀爬、平衡、弯腰、跪地、蹲、四肢爬、伸手拿取、操作、触摸、手指工作、说话、听力、视力。

3. O*NET 在线工作分析系统　O*NET 在线工作分析系统是免费的在线工作分析系统,其网址为 http://www.onetcenter.org。使用非常简单,只要输入工作名称就可获得详细的工作相关资料,可以查询的职业相关信息包括：工作任务（tasks）、工具和科技（tools and technology）、知识（knowledge）、技巧（skills）、能力（abilities）、工作活动（work activities）、工作内容（work context）、工作区间（job zone）、兴趣（interests）、工作类型（work styles）、工作价值观（work values）、相关职业（related occupations）、薪水和职业趋势（wages and employment）、附加信息（additional information）。

4. 评定对象的描述或现场工作分析　以上所介绍工作分析系统均为国外所常用,不一定适合国内所有职业和情况,故有时需要根据评定对象的工作描述或工作现场观察来进行工作分析。

（1）评定对象的描述

1）要求评定对象用两三个句子写出他所从事职业的工作责任。

2）要求按照重要顺序依次描述工作任务大部分工作可以描述为 6~8 个主要的工作任务。将小的或偶尔要做的工作任务在最后一项描述出来。大概估计一下这个工作任务所占的平均比例。

3）说明工作需要的教育程度和经验要求。

4）了解工作需要的技巧或资格证如秘书需要精通表格处理技巧，司机需要驾驶证。

5）描述工作环境和工作所需要的身体能力。

（2）评定者现场工作分析：需要观察和了解的内容包括：工作岗位及环境、工序、工作方法、工作时间分配、体能强度、工具和机器设备、工作配置等。然后结合相应工作要求进行分析。

二、 功能性能力评定

功能性能力评定（functional capacity evaluation，FCE）是对工人的身体体能和功能进行系统的评定以确认其目前的体能状况和功能缺陷。

功能性能力评定的目的：①比较生病或伤病者剩余能力与具体工作要求之间的差距；②为制订康复目标和计划提供依据；③为工作场所进行适应性改造或选择重返合适的工作提供依据；④为评定工伤的伤残等级和赔偿标准提供依据。

功能性能力评定的内容包括躯体功能评定、智能评定、工作行为评定等内容。

1. **体能评定**　利用不同的仪器评定活动能力、力量、感觉、手功能和手眼协调及其心肺耐力等项目，从而了解服务对象的整体体能状况，以便制定合适的职业康复目标。具体内容包括肌力、耐力、ROM、平衡、协调、手功能、感觉、ADL 等功能评定。

2. **智能评定**　智能评定包括注意力、记忆力、判断能力、思维能力、组织能力、学习能力、执行任务能力、交流能力、解决问题能力测试等，从而评定出其工作上的智能，对于脑部受损的康复者尤其重要。常用韦氏智力测验，评定结果经过转换成标准分，进一步换算成智商。以智商表示被评定者智力发展水平，以智力剖面图表示被试者智力结构上的特点。

3. **社会心理评定**　社会心理评定主要是对评定对象的就业意向和处理社会问题的能力进行评定。常采用心理测量的方法，如利用残疾人就业意向调查表、残疾人就业动机调查表等。

4. **工作行为评定**　工作行为评定是指利用不同的方法，客观地测试及反映评定对象在工作上的行为表现，也可评定其工作意向及工作上所需的精神状态。加上工地的现场观察，从而评定出评定对象的实际工作行为情况。评定内容包括工作动力、自觉性、守时性、计划性、仪表、自信心、服从管理能力、接受批评能力、创造力、承受压力能力、行为 - 反应一致性等。

三、 工作模拟评定

工作模拟评定是指根据工作任务所涉及的身体活动，尽量设计和模仿现实工作中实际的工作任务进行评定，从而判断评定对象能否重返工作岗位及是否存在再受伤风险，以指导职业康复服务。工作模拟评定一般包括以下三种形式：

1. **器械模拟评定**　包括应用 BTE 工作模拟器（Baltimore therapeutic equipment work simulator，BTE）、Lido 工作模拟平台等仪器进行的工作模拟评定。该类工作模拟训练器可利用多种工具配件来模拟大部分工作所需要的基本动作，并可根据实际工作需要采用不同的阻力进行评定，此类器械一般配备电脑系统，可保存评定数据并打印报告。

2. **Valpar 工作模拟样本评定**　Valpar 工作模拟样本（Valpar component work samples，VCWS）包含 20 多种不同设备，主要用于职业评定和职业训练，可以独立使用或设备间配合使用。该系统可以评定一个人的工作能力是否达到相应工作的要求。该工作模拟样本可结合职业分类大典使用，是最为常用的工作模拟评定系统。在 21 个工作样本中，最为常用的为 Valpar1、9 及 19，分别见图 11-4，

图 11-5，图 11-6。

（1）VCWS 1：用于评定手部在狭小和受限的空间里进行精细活动和使用小工具的能力。在测验中，受测者的双手要在立方体内使用各种工具在 5 个面上安装牢固好螺丝、螺栓、螺母和螺帽等。安装完毕后要将立方体拆开铺平，然后将已安装的所有零件拆除（图 11-4）。

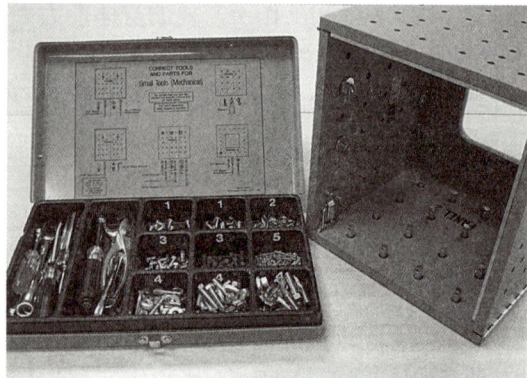

（2）VCWS 9：用于评定全身包括躯干、上臂、手、手指及腿部粗大运动时的活动幅度、灵活性和耐力。在测试中，受测者要依次从头顶上方到腰部直至膝关节的高度，采取相应的姿势分别安装和拆卸 3 块形状板（图 11-5）。

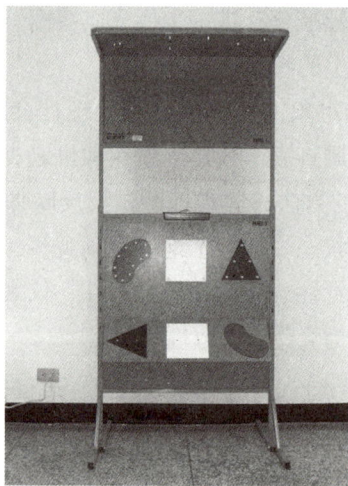

图 11-4　Valpar 系列工作评定样本 1

（3）VCWS 19：用于评定综合动态的身体能力，如力量、协调、平衡、灵活性、集中注意力、跟从指令、自信心、耐性等。样本由四部分组成，包括一个三层货架连同货盆、一部三层货梯、一部台秤，以及一个工作台上摆放着一个装有不同重物的货箱。在测试中，受测者根据工作指令首先通过测试决定自己所能搬运的最大重量。根据测试所得的重量水平，受测者在 20 分钟的时间里重复不停地在这个重量水平进行搬抬及运送工作（图 11-6）。

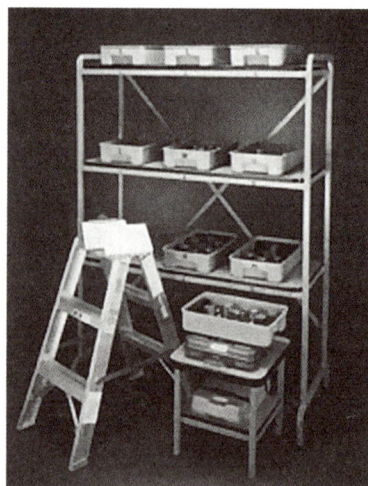

图 11-5　Valpar 系列工作评定样本 9

图 11-6　Valpar 系列工作评定样本 19

3. **模拟工作场所评定**　利用特别设计的不同的工作场所，如搬运工、木工、电工等工作场所，从实际或近似真实的工作环境中，评定工人的工作潜能或应付一般工作要求的能力表现。进行该类评定时，可以在评定前先对患者伤病前工作环境进行现场探访，向其雇主或同事了解该工作的详细的工作任务，并实地了解其工作环境，便于设计更真实的工作场所进行评定。

四、就业前评定

经康复治疗和职业康复后，服务对象的身体功能和工作能力恢复到了一个稳定的水平，此时职业康复的重点是帮助他们确定重返工作的去向，因此需要进行就业前评定。经过评定掌握并让服务对象了解自身目前的身体功能和工作能力水平，帮助他们选择与自身能力相适应的工作（图11-7）。为此需要对伤病者的身体及工作能力用FCE的方法重新进行全面评定。所采用的评定手段工具式及方法内容等要与应用于同一工人的首次或之前的评定相一致。

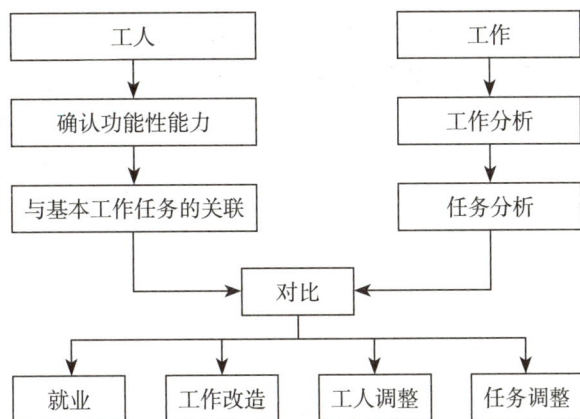

图 11-7　工作匹配

（李奎成　张瑞昆）

第三节　职业训练

根据国际劳工局的定义，职业训练为"某一经济活动行业内，因就业需要，传授就业所需的技能与知识训练。训练内容包括机器工具之使用、维护；原料、半成品、货物之运销、储存技能与相关知识。"此外职业训练包括了各种经济阶层，各种活动及各种技术与责任层面，广义的职业训练泛指教育范畴以外，对准备就业或已就业者所举办的职业准备、专业技能和专业训练。因此职业训练可谓是针对就业者与社会之需要，养成或增进就业者就业能力的一种系统训练历程。根据德、日、韩各国职业训练的定义与观点，主要仍是以在职职工或准备就业的职工（包括失业、工伤及残疾等）为对象，实施弹性期限专业技术训练。在国内，关于职业训练，目前没有统一的分类，一般来说，其内容包括工作重整、工作强化训练、技能培训等内容。部分国家及地区将工作重整也归类为工作强化训练，而将技能培训与职业训练并列。

一、工作重整

工作重整（work conditioning）是指专门针对工作对身体功能的要求而重建服务对象的神经、肌肉、骨骼功能（肌力、耐力、活动性、柔韧性、运动控制）和心血管耐力等功能的训练。

工作重整的目的是通过重建患者的身体功能而达到重返工作的目的。工作重整一般始于伤后3~6周，即损伤基本愈合以及病情基本稳定，每周3~5次，每次2~4小时，通常进行4~8周。

工作重整与一般康复训练的不同之处在于工作重整侧重于与就业或工作相关的身体功能，而非针对日常生活或休闲活动所要求的功能。而与工作强化训练的区别在于工作重整主要在伤病的早期阶段，针对的是与工作有关的身体功能，但并不直接针对工作进行训练。

二、 工作能力强化训练

工作能力强化训练（work hardening training）是指通过循序渐进的具有模拟性或真实性的工作活动来逐渐加强患者在心理、生理及情感上的耐受程度，继而提升他们的工作耐力、生产力及就业能力。工作能力强化侧重于与实际工作密切相关的劳动和生产能力（如速度、准确性、效率）、安全性（遵守安全法则和使用安全性设备的能力）、身体耐力（耐力、重复性工作的能力）、组织和决策能力。

工作能力强化的基本特点是利用真实或模拟的工作活动，以分级的方式，经过一定时间的治疗和训练逐步重建病伤残者与实际工作相适应的工作能力。工作强化的治疗时间一般是6周左右，每周3~4次，每次1~2小时。也可以根据每个人的具体情况制定针对性的训练和治疗时间。

一般而言，医疗康复强调的是伤病等问题的缓解，而工作强化强调的则是尽早复工，两者的治疗目标大不相同，处理的对象、使用的治疗方法也不全然相同，详细的差别请见表11-4。

表11-4 医疗康复与工作强化

项目	医疗康复	工作强化
治疗目标	恢复正常、减除痛苦、治愈	重返工作
对象	所有年龄段患者	18~65岁就业年龄之个案，且在伤病时有工作
成果/成效导向	中度强调 无清楚定义：为尽最大努力、尽可能使患者有最佳的独立能力	重度强调 清楚的定义：以最快的速度让伤病职工恢复最大的功能，以最少的风险让伤病职工重返工作，增进成本效益
治疗提供者	医生为主	团队（医生、作业治疗师、物理治疗师、临床心理师、职业康复咨询师、律师、雇主、伤病职工等）
执行地点	医院、康复中心、诊所	医院、工作现场、工作强化中心或职业康复中心
治疗内容	身心症状及病痛之诊断与治疗；日常生活训练；小区生存技巧训练	功能性能力评定、职业分析、工作能力损失鉴定、工作强化、工作适能、工作模拟、职务再设计、功能性卫生教育、功能性运动、各方面之协调与沟通
每次治疗时间	30分钟到1小时	1小时到8小时不等
治疗时程	依照目前的医疗制度，只要有医师指示无特别时间限制	通常不超过1个月，最多3个月；若尚未解决需报告医师采取其他的治疗方式
提供重返工作之协助	没有协助、支持或辅导	分析工作、治疗重点放在加强执行工作的能力重建、调整工作与工作环境

以国内现况来说，工作能力强化训练包括工作强化、工作模拟训练、工具模拟训练和工作行为训练、现场工作强化训练等方面内容。详述如下：

（一）工作强化

工作强化的目的是集中提升工作能力，以便工人能够安全、有效地重返工作岗位。工作强化常用的方法及器具包括如下：

1. 指导受伤工人运用合适的方法（例如正确的姿势、人体动力学原理、工作方法调整等）来克服疼痛等症状或不适对工作过程的干扰。

2. 计算机或自动化的器材，例如BTE工作模拟器。

3. 一些能模拟实际工作所需的体能要求的器材，例如模拟工作台、多功能组装架等。

（二）工作模拟训练

主要是通过一系列的模拟性或真实性的工作活动来加强患者的工作能力，从而协助他们重返工作岗位的训练。

1. 常用的器具

（1）运用各种不同的工作样本来模仿患者在日常工作中的实际要求，最常用的是 Valpar 工作模拟样本。

（2）计算机或自动化的工作模拟器。

（3）运用各种不同的模拟工序，如电工或木工，来尽量模拟实际工作上所要求的工序。

（4）与雇主联系，安排他们到实际的工作场地及岗位进行训练。

2. 模拟工作站

模拟工作站是特别为工人设计的不同工作模拟场所，如搬运工、木工、金工等工作场所。从实际或模拟的环境，来评定及训练患者的工作潜能及能力，使其能够面对一般工作上的要求。模拟工作站包括一般工作站和行业工作站。

（1）一般工作站：包括提举及转移工作站（不同姿势体位）、提举及运送工作站（平滑路面步行，崎岖路面步行）、组装工作站、推车工作站等。

（2）行业工作站：包括建筑工作站（粉墙、翻沙、铺地板、铺砖）、木工工作站、电工工作站、维修工作站、驾驶工作站、厨师工作站、文职工作站、护理工作站、清洁卫生工作站等。

（三）工具模拟使用训练

治疗师安排患者使用一些手动工具，如螺丝刀、扳手、手锤、木刨、钳子等，患者通过使用实际工具或者模拟工作器具，可以增加工具运用的灵活性及速度。通过工具模拟使用，可以协助患者重新寻找原工作中工具使用的感觉，有利于患者重新建立"工作者"角色。

（四）工作行为训练

此训练集中发展及培养患者在工作中应有的态度及行为，例如工作动力、个人仪表、遵守工作纪律、自信心、人际关系、处理压力或控制情绪的能力。训练中也会教患者一些良好的工作习惯，例如在工作中应用人体功效学原理，工作模式及程序的简化。

（五）现场工作强化训练

现场工作强化训练（on-site therapy）通过真实的工作环境及工作任务训练，重新建立受伤工人的工作习惯，提高工人受伤后重新参与工作的能力，协助工人尽早建立"工作者"角色，使公司能够更早、更妥善地接纳伤病者，减少社会资源的浪费。现场工作强化训练内容及流程包括：

1. 现场工作评定

进行现场工作强化前首先进行现场工作评定以便制订现场工作强化方案。

现场工作评定前需要了解的信息包括：①服务对象的身体情况及功能康复情况；②就业意愿及期望；③用人单位的态度；④用人单位的性质及相关制度，尤其是公司已经实施的有关职业健康和安全的项目；⑤现场训练中将能够安排的工作内容/工作岗位。

现场工作评定需要了解和观察的内容包括：①工作的流程及方法；②工作需使用的工具、机器和设备；③工作环境；④工作过程中人体工效学风险因素；⑤公司可以提供的资源协助。

完成现场工作评定后，治疗师可以根据评定结论及建议来确定在公司内进行的现场训练，并由治疗师制定现场工作强化训练方案，筛选出会产生受伤风险的工作任务。

2. 选择训练设备和空间 重体力的工作任务容易发生腰背、肩关节和膝部等受力较大的部位损伤。而工作强度较轻的生产行业（如生产线上装配零件）则有上肢累积性损伤的风险。这些风险因素会影响到现场治疗所使用的设备和空间。治疗师需要利用机器设备和工作空间来评定工作所涉及的身体能力要求。当然，也可以使用临床上常用的秒表、握力计、推拉力、卷尺、磅秤等工具进行评定。

现场工作强化尽量使用服务对象所熟悉的工具，尽量少用传统的医院内使用的康复器材。

为工作行为教育提供独立空间是很重要，例如，利用会议室的空间或休息室都是不错的选择。

3. 实施现场工作强化训练 根据服务对象工作内容的不同，选择在真实的工作环境中进行工作强化训练。治疗师将选出工作流程中关键性的工作任务，或者服务对象未能完全符要求的工序，通过安全筛选后进行训练。训练内容包括体力操作处理、设备使用、工作姿势及方法、操作耐力和同事协作等等。训练强度需要遵循渐进式增加的原则，重视训练过程中反馈。

通过真实的工作环境、工作考勤制度及工作任务训练，提高服务对象实际操作能力，更有利于其重新适应工作。

现场强化训练要求遵守公司的正常作息制度，治疗时间通常建议安排为全职或半日的工作训练。现场工作强化时间因个体差异及工作情况有所不同，但每个训练疗程至少持续1周以上。

4. 受伤的管理及预防 主要通过工作行为教育进行受伤管理及预防，防止再次受伤，包括针对广大工人群体的工伤预防服务。受伤管理服务包括肌肉骨骼系统评定、训练计划和工作行为教育。另外，也包括现场的功能性能力评定、现场工作分析评定、工作强化训练及工作适应等服务。在一些案例中，治疗师也能提供个案管理服务，从而作为公司、医护人员、社保及工人之间的协调人员。

5. 工作安置 现场治疗后，为用人单位及服务对象提出工作调整建议或转换工作岗位建议是协助工人安全返回工作岗位的一个重要项目。服务的提供可能因不同的公司而不同，但是常常包括传统的评定及治疗服务，另外涉及个案管理、现场工作评定、工伤预防、工人宣教、工作调整等工作内容。

三、 职业培训

职业培训是指围绕病伤残者所希望的职业目标，在技能、工作速度和效率、职业适应性等方面所进行的培训。职业培训可促进残疾人（尤其是先天性残疾和长期残疾者）掌握必要的职业技能、建立自信、提高就业意愿、尽快融入社会。是开发残疾人潜能和促进残疾人就业的有效措施和方法。主要在残联和民政部门进行，近年兴起的工伤康复也开展了部分职业培训项目。

（一）职业培训的内容

1. 基础文化培训 掌握一定的文化知识是学习和从事一定职业的必要条件，也有助于提高残疾人的整体素质。我国残疾人文化程度普遍偏低，据2006年第二次全国残疾普查结果，15岁及以上残疾人文盲人口（不识字或识字很少的人）为3591万人，文盲率为43.29%。为了提高职业培训的效率和质量，进行基础文化教育是十分必要的。

2. 专业技能培训 指为提高职业技能所进行的培训，针对特定的工作或工种进行专业培训，如盲人按摩技能培训、家电维修培训、文员培训、电脑培训（打字员、动漫制作、文书等）、印刷培训、手工艺制作培训、清洁培训、家政培训等等。专业技能培训往往需专业的人员才能完成，治疗师很难完成这部分工作，因此通常需要转介到专门机构进行。

3. **职业道德培训** 职业道德是从事某一职业所必须遵守的道德准则，是从事职业活动中的行为准则和规范。培训内容包括价值观、劳动观、择业观、法治观念、信誉观念、服务意识、质量意识、劳动纪律、人际关系等。

（二）职业培训的方法

1. **操作法** 指主要在实际操作中边学习边操作的方法。如电脑培训，由老师边讲边示范，学员在听课的同时进行电脑实际操作。

2. **模拟训练法** 指在模拟的环境中进行的培训，如理发师培训，先在假的模特的假发上进行模拟操作。

3. **生产实习法** 在实际工作环境中，按照实际工作的流程和规范所进行的培训。如理发学员在模拟训练后，技能达到相应的水平就可进行实习操作。

4. **模块式技能培训法** 模块式技能培训法（modules of employable skill，MES）是国际劳工组织20世纪70年代所开发的方法。其特点为用时短、效率高、成本低，用最少时间和费用取得最佳的培训效果。这种模式注重将一项工作严格按照工作规范和实际工作程序划分成若干个相对完整的工作部分（即模块），强调在实施一项职业（或岗位）培训前首先进行严格的工作分析，并根据所列出的模块分析完成每个模块所需具备的技能，依此为培训目标和依据来开发培训大纲和教材，形成不同的培训模式。受训者根据不同职业技能模式，选取组合培训课程，使整个培训像一个积木组合式的教学形式。

5. **以能力为基础的教育模式** 以能力为基础的教育（competence-based education，CBE）是20世纪60年代加拿大开发的方法。是当前西方国家职业教育中较流行的模式。CBE模式强调受训者行业的需求和受训者在学习过程中的主体作用。其特点为：以从事某个专项职业能力作为培养目标和评价的标准，强调受训者的自我学习和自我评价。

（张瑞昆　李奎成）

第四节　重返工作

重返工作是指因伤病而使工作中断后经过一系列的医疗、医学康复、职业康复等环节和过程后最终重投工作的全过程。这些环节和过程在重返工作过程中发挥至关重要的作用，同时，其他因素也会影响到伤病者能否成功的重返工作，如慢性疼痛、心理及行为因素、工作场所及环境的配合等。

依照美国医学会2005年所出版的《医师的重返工作指引》（*A Physician's Guide to Return to Work*）建议以下七个查核步骤来评定职工的工作能力：

1. 患者的工作是什么？

2. 患者的医疗问题如何？有无暂时或永久的失能状况可能发生？

3. 患者有无符合相关残疾或工伤的法规规定？

4. 患者的先前工作有存在何种可能的风险或实际的危害可能性？

5. 患者在体能上确实能够做前述工作吗？

6. 假使在某种可接受的风险程度范围内，患者有能力去做这工作，并且愿意去做，医师应该证明患者是医学上可以视为可复工的。

7. 假使在某种可接受的风险程度范围内，患者有能力去做这工作，但是患者仍然因为无法忍受疼痛、疲累等症状而不愿意去做该工作，医师应该继续问是否还有客观且相当的病理证据呈现？如果这样，则医师可陈述"基于可信的症状与相当的客观病理证据，患者确实出现工作上的困难，然而若是患者愿意工作，这些症状都应该不影响其复工。"

一、 疼痛与重返工作

慢性疼痛是伤病后最常见的症状，常常会迁延不愈或持续较长的时间。由于缺乏对疼痛的相关知识，加之没有有效的疼痛应对措施，慢性疼痛很容易转变为患者的心理问题（如对疼痛的惧怕、担心、抑郁或焦虑等），这些心理或个人问题容易导致重返工作的延迟或长时间（超过6个月以上）不能重返工作。为了帮助慢性疼痛者尽早或尽可能的重返工作，应该要对慢性疼痛引起的心理或心理社会问题有所认识和了解，并采取相应的手段和措施进行针对性的处理和治疗。

慢性疼痛引发的常见心理问题包括：抑郁、焦虑、易激动、惧怕、性格改变、过度担忧。可以采取的处理措施包括：

1. **教育** 让伤病者了解疼痛的相关知识，学习有效应对和管理疼痛相关症状的方法，掌握实际工作中应对疼痛和防止再次受伤的方法和技术。

2. **个人辅导或咨询** 倾听和了解伤病者的苦衷和面临的问题，疏导其不恰当或异常的情绪和心理反应，引导积极正面的心态、想法和观念，帮助伤病者制定解决困难的方法和策略。

3. **自我治疗** 教会并指导伤病者练习应对疼痛引发的身体不适感的具体方法，如肌肉和软组织牵拉练习、身体放松练习，关节活动练习体操等。

二、 心理和行为转变

因为伤病、暂时失去工作角色、生活规律和经济收入的改变等因素的影响，伤病者的心理及日常行为习惯会产生相应的改变。当伤病者面临重返工作的选择，不仅需要身体功能和工作能力做好准备，还需要对心理及行为进行相应的调整并做好准备。要从已适应的"患者"角色变回以前的"工作者"角色。康复专业人员应该采取必要的手段和方法以帮助伤病者做好心理和行为上的准备和转变。常用的手段和方法有心理疏导、个人辅导或咨询、行为认知疗法等。伤病者自身需要进行的准备和调整有：

1. **生活规律的矫正** 伤病者休病假期间原有的生活和工作规律被打乱，伤病者可能失去原来规律的生活程序，会对健康和注意力造成影响。在重回工作时必须重新调整有规律的生活，以良好的身体状态及生物钟去应对工作。

2. **生活角色的改变** 由于长期病休，患者可能承担较多生活或休闲中的角色，如忙于家务和个人事务或投入休闲活动等。在重返工作之前要对相应的角色或承担的事务做出合理的安排、调整和转变。

三、 工作环境的配合

伤病者接受职业康复后最理想的结果就是重新获得与伤前相同或近似的工作能力，从而顺利返回原单位并从事原工作。如果伤病者的工作能力经过康复之后仍不能满足原工作岗位的需求，可以考虑对原有工作及环境进行改造以配合其能力。

工作场所和环境改造的目的是为了使工作的要求能与工人的能力相匹配。可行的工作环境改造的内容主要包括：降低工作强度；调整工作程序和步骤；调整工作或休息的时间；使用辅助性的工具或设备；应用人体功效学原理对工作场所中的物品或工具进行适当的调整或改造等。

改造的前提是需要获得雇主或单位相关负责人的配合和支持。康复专业人士对工作场所及环境进行实地探访后从专业角度提出改造或调整的意见和方案，也可以主动参与和实施改造和调整。

四、 就业辅助

这是整个职业康复的最后阶段。当伤病者接受一系列的评定和训练程序后，康复人员以及伤病者自身对目前的处境已较为清楚。最理想的结果当然是工人能重新返回原有工作；而相对比较不理想的是工人仍面对受伤遗留下的问题而不能重返原有工作。对于前者，康复人员可以提供必要的支持以协助他们回到原有工作岗位，如与雇主联络为其工作岗位做出风险评定以避免再次受伤。对于不能重返工作岗位的伤病者，康复人员可以与雇主协商以了解是否有工作职务调整或再设计的可能性，协助他们能够返回原单位从事符合其伤病后能力及技能的工作。如果因为某些原因不能返回原单位，可以建议他们尝试选择其他工作。如果重新选定的工作性质与其能力之间存在差距，则需要再次进行新的训练。

（李奎成　张瑞昆）

第五节　工伤预防

职业康复的目的不只是恢复就业能力和重返工作岗位，预防再次损伤，尤其是由于工作原因所造成的损伤（工伤）同样十分重要，职业健康和工伤预防是维持一份职业的基本保证。

一、 工伤预防

工伤预防是指事先防范职业伤亡事故以及职业病的发生，减少事故及职业病的隐患，改善和创造有利于健康的、安全的生产环境和工作条件，保护劳动者在生产、工作环境中的安全和健康。

（一）工伤原因

要进行工伤预防，首先应了解工伤的原因，常见的工伤原因包括人、物、环境三个方面的因素。

1. **人的不安全行为**　常见的为麻痹大意、违规操作、疲劳作业、劳动时间过长、操作时注意力不集中、思想过于紧张、业务技术素质低、操作不熟练以及监督检查不够等等。

2. **物的不安全状态**　设计不当致机械不符合安全要求、机械故障、防护及安全装置失灵等。

3. **环境的不安全因素**　如场地狭窄、地面不平、场地设备布局不合理、噪声干扰、照明不良、通风不畅、温湿度不当等。

（二）工伤预防的基本措施

1. 从思想上重视工伤预防。
2. 建立和健全工伤预防制度。
3. 制定应急预案，做好安全防范工作。
4. 加强安全检查和安全监测。
5. 强化安全确认制度。
6. 加强安全教育进行"三不伤害"教育，即：不伤害自己、不伤害他人、不被他人所伤害。
7. 开展作业标准化工作。
8. 加强工伤事故的管理工作。
9. 加大安全投入。

（三）工伤预防流程

1. 预见及找出潜在的健康危害。
2. 进行工伤风险评定。
3. 设立控制措施。
4. 检查和落实。

（四）工伤控制措施

1. 行政控制

（1）购买工伤保险，保障职工的合法权益。

（2）安全培训：除上岗前严格进行安全培训外，还应定期培训、检查和演习，特别是工伤风险较高的行业，应制定应急预案并定期检查和落实。

（3）定期体检：应每半年或一年对工作人员进行体检，早期发现职业病风险并及时进行干预。

（4）工作调配：减少高风险工作时间，给员工足够的时间休息。

（5）完善安全设施：定期检查防火及电力设施，提供足够的清洁及消毒用品等。

（6）健康教育：进行大众健康教育，使员工养成健康的生活方式和安全高效的工作习惯。

（7）预防接种：如注射疫苗等。

2. 工程控制

（1）替换有害工具设备和材料：更换工伤风险较大的设备，使用安全的工具和设备，使用无毒材料代替有毒材料等。

（2）隔离：出现工伤风险或紧急情况时将有危害的机器或工序隔离，或将工作人员进行隔离。

（3）改变工序：如使用自动化设备，减少手工操作。

（4）清除污染源：如使用通风系统，局部抽气等。

（5）个人防护：规定员工必须使用适当的个人防护用品以保障个人安全，如使用安全带、头盔、手套、口罩、工作服、防护眼镜等。

二、 工作风险评定

工作风险评定是指检查工作环境中潜在的问题，减少职业病及意外的发生，是工伤预防最基本、最有效的措施。

（一）风险评定的方法

1. **预测工作风险**　整理出工作环境或工作步骤中可预见的风险情况，回忆或参考已有资料和教训，经及直接观察均有助于预见工作风险。

2. **工作环境中的风险评定**　可利用专门的工作环境风险评定表逐项评定工作环境中潜在危险，必要时还需要询问一些工序上的工人，了解工作环境情况。

3. **工作程序中的风险评定**　对每个工序中可能的危害进行检查，将生产程序及布局以流程图画出，标明每个程序或环节中可能存在的风险。

（二）工伤风险评定的步骤

1. **找出潜在的危害**　通过巡视工作地点，找出可能引起危害的环境或工序。一些相关的工作指引、工伤数据、意外伤病的记录都可帮助评定工伤风险。

2. **确定易受伤害人群**　评定风险可能对哪些人的安全和健康构成危害，以及损害的程度。

3. **评定风险程度**　评定危害属的程度并进行风险分级，根据评定结果作出适当的改进措施并制定相应预案。

4. **记录结果**　记下已发现的比较严重的危害并做出结论，及时进行适当的处理。记录应清楚列明存在的风险、易受影响人群、风险程度、预防措施等内容。

5. **检讨及复查评定**　经常复查评定结果，发现新的问题或风险，持续改进以达到降低风险的目标。

（三）工伤风险评定的内容

工伤风险评定的内容主要包括工作环境中的工伤风险的评定和工作人员工伤风险评定。

1. **工作环境中工伤风险评定的要点**

（1）光线照明是否充足：除一般照明外，还应考虑不同时间或不同天气情况下照明是否足够。

（2）通风情况：是否增加自然通风、合理使用抽气扇、定期清洁抽气扇。

（3）物料存放是否合理：物料不可堆积过高，避免将材料直接放于地面上，应用储物柜或多层货架以节省空间，工具设备摆放场所固定，工具材料贴上适当标签（特别是化学制剂）。

（4）消防安全：保持消防通道畅通，消防设备及防护设备齐全，保持地面干爽，有明显的消防标识。

2. **工作人员工伤风险评定要点**

（1）工作安全意识：检查工作人员是否有良好的安全意识。

（2）良好工作习惯：良好的工作习惯是安全和效率的保证，观察工作人员工作过程中是否保持良好的习惯，如是否按要求佩戴手套、口罩、安全帽等防护用品。

（3）安全教育及安全检查：是否定期进行安全教育及安全检查。

（4）人体工效学处理：评定工作姿势和动作是否符合人体工效学要求。

三、 人体工效学应用

（一）人体工效学

人体工效学（ergonomic）Ergonomic 一词源于希腊文的"Ergon"及"Nomos"，意思是工作的法则或定律。人体功效学是研究人的解剖、心理及生理的特征及能力及限制，然后将结果应用于工具、机器、工作、系统、环境等设计，促进安全、健康、舒适及有效率的工作或生活的学科。其涉及的学科及应用范围非常广泛，包括人体测量学、生物力学、生理学、心理学、人机接口、工作分析及设计、工具及产品设计、工作需求及负荷、工作站设计、环境因素等等。

不符合人体工效学的姿势和动作容易造成人体的伤害，如经常不恰当的弯腰及搬运动作容易引起腰部扭伤及腰椎间盘突出；长期不恰当的使用电脑容易引起颈部、肩部及腕手部的劳损，出现颈椎病、腕管综合征等病症。

职业康复中应用人体工效学的目的是令工人与工作配合得更好，降低工伤的风险，减少失误频率，减少因工作所产生的精神压力及各项肌肉和骨骼系统的受伤。此外，将人体工效学原理应用于工具和产品设计，能够提高其适用性并保障使用者的健康及安全。治疗师在职业能力评定、工作强化训练以及提供现场工作分析评定中，会紧密地应用到人体功效学知识，例如工人的日常工作习惯，完成提举任务时腰部用力姿势，以及使用机器或设备的方法等。在工作强化训练中，治疗人员会教授患者正确的用力姿势和方法，以及避免劳损和预防职业伤害的措施，协助患者培养符合人体功效学标准的姿势习惯。

（二）人体工效学在职业康复中的应用示例

人体工效学理论较为复杂，为帮助同学理解，本节仅对最常用的手工具设计及办公室设计为例进行介绍。

1. **手工具的人体工效学设计** 人类的手是很灵活的，手掌及手指能够做出很多不同的抓握动作，手腕能屈曲，前臂能够转动。尽管如此，它的能力也有局限。在设计手工具时，如果工具未能适当地配合手部，或工具的操作不符合人体力学，工作的效果便会大打折扣，工作者的手亦可能受伤或劳损。例如当我们的手微向上屈时，我们的抓握力是最大的；但当手掌向下屈或向两旁弯曲，抓握力便下降了。手工具设计的人体工效学比较见图 11-8。

2. **办公室的人体工效学设计**

（1）办公室工作基本要求：电脑工作者基本要求如图 11-9 所示。

1）显示屏的要求：①屏幕显示清晰、分明及稳定；②显示屏亮度及对比度可调；③可调整显示屏方向及倾斜度；④摆放于使用者的正前方；⑤屏幕与眼部保持适当的距离（35~60cm）；⑥屏幕顶部略低于眼睛高度。

2）键盘的要求：①倾斜度可调；②符号要清楚、不反光；③摆放位置应与肘部高度一致；④使用时双手及前臂应有支撑，不能悬空；⑤使用时应使肩自然下垂，肘关节屈曲 80°~100°。

3）鼠标的要求：①鼠标线长度适中；②鼠标贴近键盘位置；③尽量靠近身体；④鼠标摆放的高度应与肘部高度一致；⑤使用时应使肩自然下垂，肘关节屈曲 80°~100°；⑥使用时双手需有支撑。

4）工作台要求：①台面应有足够的空间；②工作台下有足够空间，可伸展双脚；③坐位时台面高度与肘部高度一致。

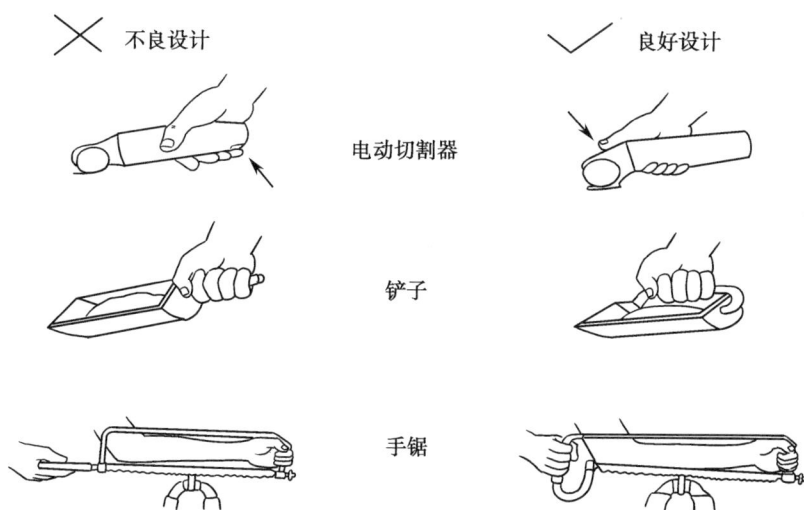

图 11-8　人体工效学手柄设计

不良设计 ✕　　　良好设计 ✓

电动切割器

铲子

手锯

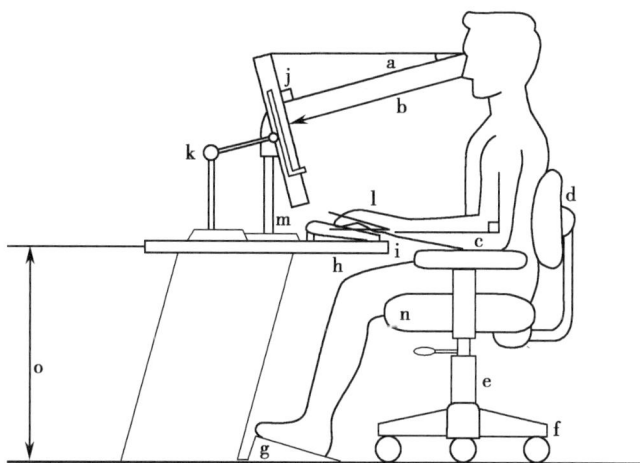

图 11-9　电脑工作基本要求

注：a. 屏幕最上一行字约在略低于眼睛水平；b. 眼与屏幕间距离为 35~60 厘米；c. 上臂与前臂成直角；d. 靠背高度及倾斜度可调；e. 座位高度可调，使坐位时大腿平放，小腿垂直地面，双脚平放于地面；f. 椅子底部应稳固（如有需要，可带轮）；g. 如有需要，可使用稳固的脚踏；h. 台下应有足够的空间容纳双腿；i. 手部有支撑；j. 屏幕与视线成直角；k. 文件架高度可调；l. 手腕轻微倾斜；m. 屏幕支座高度可调，并能旋转及倾斜；n. 圆边或涡形坐垫；o. 台面高度最好可调
出处：职业安全健康管理局（香港）. 电脑工作间的安全健康要点 . 香港，2006：9

5）座椅的要求：①有五点支撑，腰部、背部、臀部、前臂、足部均应有支撑；②高度可调节；③靠背倾斜度可调；④保持腰部挺直；⑤有扶手承托前臂；⑥坐位时双脚应平放在地上，必要时可加脚踏。

6）工作姿势要求：①调整座椅及工作台高度，使之符合使用者的要求；②工作时，头部应向下微倾 10°~20°；③腰部保持挺直，靠紧椅背，必要时可在腰部加软垫支撑，以减少肌肉疲劳；④工作时应保持肘部屈曲 80°~100° 并由座椅扶手承托；⑤操作键盘时手部力量要轻，以减少手部关节的压力及重复动作而造成的损伤；⑥坐位工作时双脚应放于地面，如不能到达地面则需要使用脚踏；⑦避免长时间坐位下工作，可适当转换姿势，减少疲劳，工作中间应适当休息；⑧休息时可进行简短工间操。

（2）常见错误

1）不符合人体工效学的姿势及动作：①经常弯腰拾取物品；②身体过度伸展；③长期静止的负重；④长时间固定于同一姿势，如打字、使用鼠标时；⑤身体某些肌肉经常处于紧张状态，如颈部、肩部、腰部；⑥缺乏休息。

2）过度用力：①独立搬移重物；②使用不适当的方法发力。

3）不完善的工作组织及安排：①轻重工作分配不均；②资料/物件安排不够完善；③工作、休息时间未能合理安排。

（3）办公室人体工效学指引

1）避免头部及颈部向前倾。

2）避免身体向前倾侧。

3）避免上肢处于较高的位置上工作。

4）避免扭动或不对称姿势。

5）尽可能在身体中线附近范围内活动（保持活动在身体容易接触的范围内进行）。

6）座椅应符合人体工效学要求。

7）当要用力时，在不违反原则下，肢体须在有利位置发力。

（李奎成　张瑞昆）

第十二章
神经系统疾病作业治疗

第一节 脑 损 伤

一、概述

临床上常见的脑损伤主要有脑卒中、颅脑外伤、脑炎、缺血缺氧性脑病、脑性瘫痪等脑部疾病或损伤造成的局灶或弥漫性脑组织受损。根据脑损伤的程度、部位、病程不同常常表现有不同程度的运动、感觉、语言、吞咽、认知功能、排便、心理、情感等障碍，对患者的日常生活、生产/学习、社会交往以及娱乐休闲等多个方面会产生不同程度的影响。对于脑损伤患者实施作业治疗应根据损伤的程度、部位、病程不同而有所侧重，主要包括正确摆放肢体、维持和改善关节活动度的活动、改善上肢和手的治疗性活动、感觉和知觉功能训练、认知功能训练、日常生活活动能力训练、生活辅助器具的选择和使用指导以及环境改造等。本章侧重成人脑卒中与等中枢神经系统损伤的作业治疗。

二、作业治疗评定

（一）上肢运动功能评定

1. 常用评定方法　除常规关节活动度测量、徒手肌力检查、肌张力评定外，根据患者的上肢功能还需要进行手—眼协调、手的灵活性和上肢的协调性等评定，如简易上肢功能检查法（simple test for evaluating hand function，STEF）、Jebsen 手功能评定（Jebsen hand function test）、普渡钉板测验（Purdue pegboard test）、明尼苏达操作速度测验（Minnesota rate of manipulation test）、Bennett 手工具评定（Bennettt hand tool test）、Crawford 手小件灵活性评定（Crawford small parts dexterity test）等。有关评定方法参见本套教材《康复功能评定学》中的相关内容。

2. 运动模式评定常采用 Brunnstrom 运动功能分级法、Fugl-Meyer 运动功能评价法、上田敏法等可用于评定脑损伤后偏瘫患者的运动模式和功能障碍的程度。有关评定方法参见本套教材《康复功能评定学》中的相关内容。特别是 Brunnstrom 运动功能评价方法，虽然分级粗略，但可以明确运动功能恢复的阶段，而且省时，因而在临床上被广泛应用。

3. 偏瘫上肢功能测试（中国香港版）（Hong Kong edition of functional test for the hemiplegic upper extremity，FTHUE-HK）根据 Wilson，Baker，&Craddock 在 1984 年所设计的偏瘫上肢功能测试、结合 Brunnstorm 上肢及手部功能恢复理论以及中国人的手部功能制定。由 A~L 12 个项任务组成，并根据任务的复杂程度（运动技能、感觉、认知能力、判断力等）及一般偏瘫上肢的恢复趋势分为 7 个等级（表 12-1），用于评价脑卒中患者在日常生活中使用上肢的能力。FTHUE-HK 的优点是用时较短，通常只需要 15 分钟，可以帮助医务人员之间的沟通，可以用于研究，有助于评定治疗进展及疗效，帮助制定康复目标。FTHUE-HK 的测试用具包括 1 磅重的手提袋 1 个；口径在 10 英寸有螺旋的塑料或其他不易碎的广口瓶 1 个；毛巾或用 20 盎司健手胶（Putty）1 块；1 英寸的小木块 5 块；盒子 1 个；碗和勺子各 1 个；弹珠 10 个；6×2×9 英寸的谷物盒 1 个；12×8 英寸木块 1 块；饮用水瓶 1 个；钥匙和锁 1 套；筷子 1 副；盘子 1 个；1 英寸大小的泡沫 5 块；普通的衣服夹子 5 个。测试前治疗师对每个任务都给予示范和讲解，如果患者对该项任务有疑惑，可以手柄引导患者练习该项测试，如有必要可以尽可能多的给予口头或非语言的提示；每一项任务患者有三次尝试机会，但每项任务总时间控制在 3 分钟以内；当患者完成任务困难而使用健侧上肢帮助时可以降级进行评测。一般情况下患者必须同时通过每个级的两个项目方可升级。

表 12-1　偏瘫上肢功能测试（中国香港版）

序号	等级	任务
1	患侧肩膀、肘、手尚无有任何活动能力	无
2	患侧肩或是手肘开始有少许活动能力	A- 联合反应
		B- 患手放在大腿上
3	肩膀或手肘可以大约提起至腹部,手指能开始轻微弯曲	C- 健手将衣服塞入裤里时,提患侧手臂
		D- 提着袋子(持续 15 秒)
4	患侧肩膀或是手肘可以提至胸前,手指能进行基本抓放活动	E- 稳定平盖子(用健手打开瓶盖)
		F- 将湿毛巾拧干
5	肩膀及手肘可举高过头,手指可进行较轻微的抓放活动	G- 拿起并搬移小木块
		H- 用勺子进食
6	肩膀、手肘及手腕都能独立并协调地活动,但手指活动仍欠灵活	I- 提举盒子
		J- 用塑料杯喝水
7	上肢和肌肉都能活动自如,但对于复杂或是粗重工作时仍有不足	K- 用钥匙开锁头
		L1- 控制筷子(强手)
		L2- 控制夹子(非强手)

（二）感觉功能评定

脑损伤患者通常需要评定浅感觉、深感觉以及某些特殊感觉，如视觉等。对于脊髓损伤患者，通过感觉的皮节分布区评定并确定感觉平面，且左右两侧分别评定并记录，参见本套教材《康复功能评定学》相关部分。

（三）认知及知觉功能评定

根据损伤部位和程度的不同，脑损伤患者可以表现出不同类型和程度的认知、知觉障碍，有关评定方法参见本套教材《康复功能评定学》相关部分。Rivermead 行为记忆测验（Rivermead behavioural memory test，RBMT）是英国 Rivermead 康复中心的神经心理学家和作业治疗师共同设计的成组试验，评定的记忆场景与日常生活相类似，用于评定每天生活中的记忆能力。测验共 11 项，包括：①记住姓和名；②记住藏起的物品；③记住预约的申请；④记住一段短的路线；⑤延迟后记住一段短路线；⑥记住一项任务；⑦学一种新技能；⑧定向力；⑨日期；⑩认面孔；⑪认识图画。除第1题最高分为2分外，其余各项最高均为1分，满分为12分。RBMT有4套测试模式相同但记忆材料不完全相同的平行测试版本，分别以不同颜色加以区分（红色——译本甲、蓝色——译本乙、绿色——译本丙、咖啡色——译本丁），当被测者进行第1、2、3及第4次测验时依次采用相应译本，以避免因重复测试一套测验而产生的学习效应。RBMT测试简短、易懂、运用方便、容易解释，患者易于完成，有较高的信度和效度，且与韦氏记忆量（WMS）有较高的相关性，实用性强，特别适合作业治疗师使用。

（四）日常生活活动能力评定

可采用 Barthel 指数（Barthel index，BI）评定、功能独立性评定（functional independence measurement，FIM）评定 BADL；采用工具性日常生活活动能力量表（instrumental activities of daily living scale，IADL）又称为 Lawton IADL 量表（Lawton IADL scale）（参见本套教材《康复功能评定学》相关部分）、功能活动问卷（functional activites questionnaire，FAQ）（表 12-2）等来评定 IADL。

表 12-2　功能活动问卷（FAQ）（问患者家属）

项目	正常或从未做过,但能做（0分）	困难,但可单独完成或从未做（1分）	需要帮助（2分）	完全依赖他人（3分）
Ⅰ. 每月平衡收支能力、算账能力				
Ⅱ. 工作能力				
Ⅲ. 能否到商场买衣服、杂货和家庭用品				
Ⅳ. 有无爱好,会不会下棋和打牌				
Ⅴ. 会不会做简单的事,如点炉子、泡茶等				
Ⅵ. 会不会准备饭菜				
Ⅶ. 能否了解最近发生的事件(时事)				
Ⅷ. 能否参加讨论和了解电视、书和杂志的内容				
Ⅸ. 能否记住约会时间、家庭节日、吃药				
Ⅹ. 能否拜访邻居、独立乘坐公共汽车				

（五）作业需求评定

可采用加拿大作业表现模式（Canadian model of occupational performance，CMOP）等进行评定，详见本书第二章有关内容。

（六）环境与工作能力的评定

包括家庭及周围环境、工作环境、工作分析、功能性能力评定、工作模拟评定、就业前的评定等。详见本书第十章环境调适、第十一章职业康复。

（七）生活质量评定

参见本套教材《康复功能评定学》相关部分。

三、 急性期的作业治疗

脑损伤患者的作业治疗应在病情稳定后尽早开始。此期作业治疗的目的为预防并发症以及继发障碍，根据患者的病情进行基本日常生活活动的指导与训练。应根据患者的病情、年龄、有无并发症、既往生活和工作情况等，结合评定结果，制定个体化的治疗目标。主要包括以下内容：

1. 指导在各种卧位下正确摆放肢体；指导变换体位的方法。

2. 指导进行维持和改善关节活动度的活动。如患者意识清醒，病情允许，可以指导患者进行自助被动肢体运动。

3. 指导患者进行早期自理活动，如进食、排便、更衣等的体位和方法。

4. 病情允许的情况下尽早取床上或床边坐位，并注意保护患肢尤其是患侧肩关节稳定。

四、 恢复期的作业治疗

此期主要是结合日常生活活动，进行恢复功能的作业治疗，以最大限度恢复患者功能和日常生活活动能力。

（一）上肢功能训练

以恢复肩臂和手功能为目的。根据相关作业治疗理论设计活动，常用的有 Bobath 方法、Brunnstrom 方法、神经肌肉本体感觉促通法（PNF）、Rood 方法、脑卒中患者的运动再学习方案等。通过活动达到抑制粗大原始的共同运动、诱发随意运动、建立正常的运动模式、改善随意运动的协调与控制、增加双手的协调性及灵活性的目的；同时改善躯干平衡及控制能力，提高自理能力。

下面以 Brunnstrom 分级为例，介绍一些常用改善肩臂、肘、腕和手功能的传统作业活动方法。

1. 改善肩臂功能的作业活动 可采取如下步骤：

（1）Brunnstrom Ⅰ~Ⅱ级：在 Brunnstrom Ⅰ~Ⅱ级时，主要进行桌面上的作业活动，训练肩胛骨前伸、后缩，肩关节屈曲，肘关节伸展，并训练重心移动，增加躯干肌的控制能力，改善坐位平衡。如让患者坐在椅子上，双手 Bobath 握手状态下进行推单柄磨砂板或用干毛巾擦桌子、或推滚筒等作业活动。在作业活动中治疗师一手固定肩关节，另一手固定肘关节，帮助患肢伸展，防止造成和加重肩关节半脱位。开始时在平面上向正前方进行，保持身体两侧的对称，完成后逐渐增加向两侧前方的活动。也可以进行健手套圈作业，诱发患侧肩胛骨上提。

（2）Brunnstrom Ⅲ级：当患肢达到 Brunnstrom Ⅲ级时，可以在床边坐位或桌边站立位进行抑制患侧上肢屈肌痉挛，诱发肩胛骨前伸后缩、肘屈伸和前臂旋前旋后的分离活动，如木钉板作业（图12-1）、滚筒作业（图12-2）、球类作业活动（图12-3）、前臂滑行板作业（图12-4）、按压橡皮泥作业（图12-5）等。

（3）Brunnstrom Ⅳ~Ⅴ级：当患肢达到 BrunnstromⅣ~Ⅴ级时，进一步诱发分离活动，可单手进行控制球作业（图12-6）、滚筒作业（图12-7）、手掌滑行板作业（图12-8）、患手中立位或双手旋后位砂磨板作业等（图12-9）。

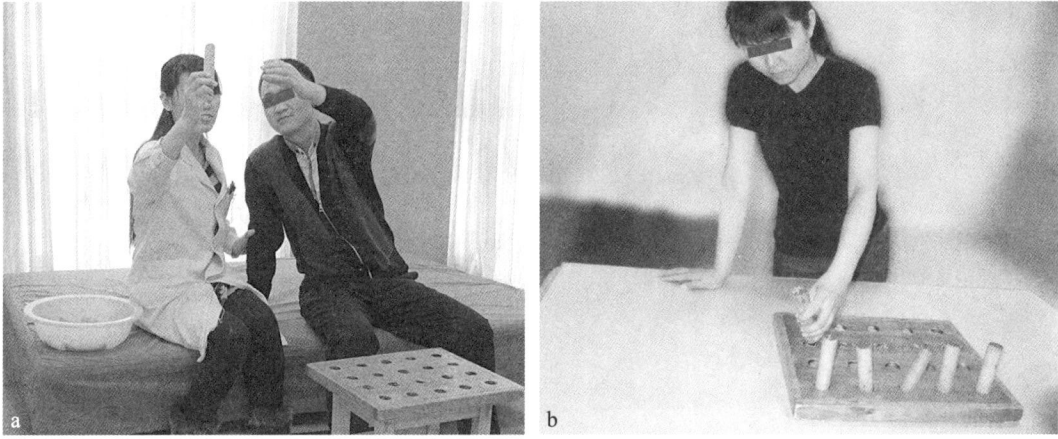

图 12-1 木钉板作业
a.上肢上举，越过中线；b.从身体侧旁插木钉板

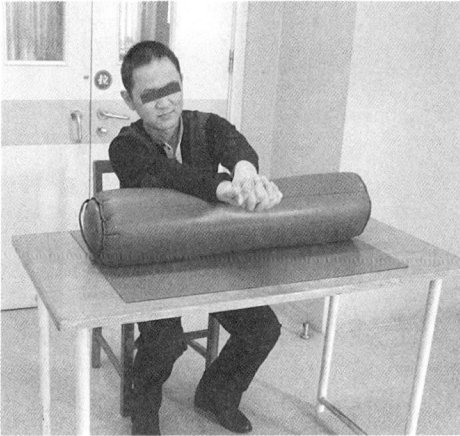

图 12-2 滚筒作业

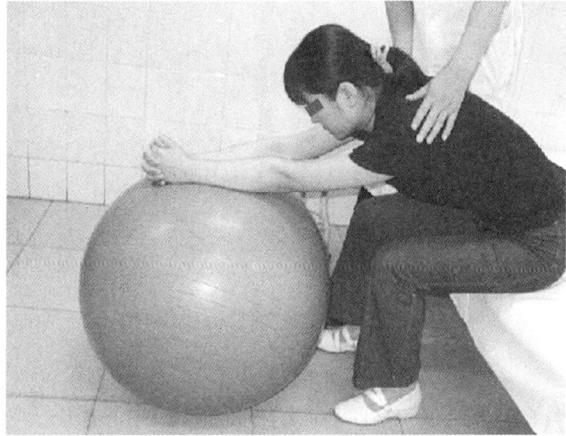

图 12-3 球类作业活动

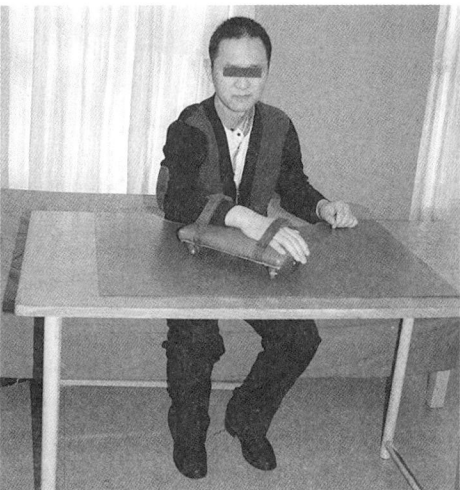

图 12-4 前臂滑行板作业

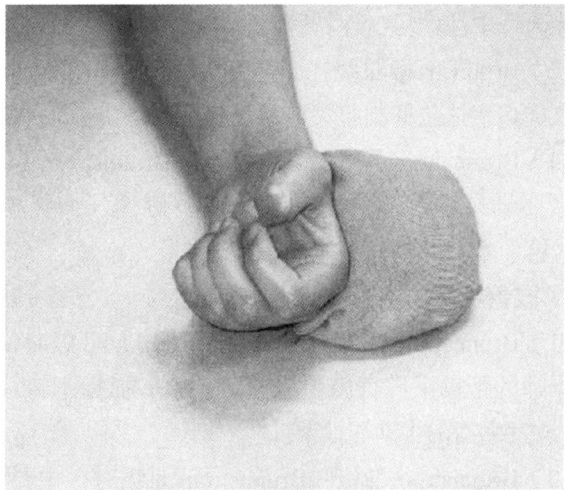

图 12-5 用手背按压橡皮泥作业

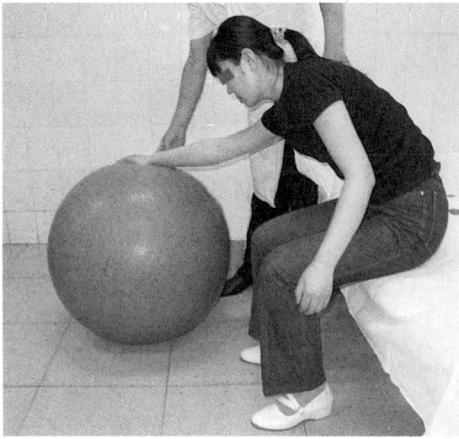

图 12-6 单手控制球作业

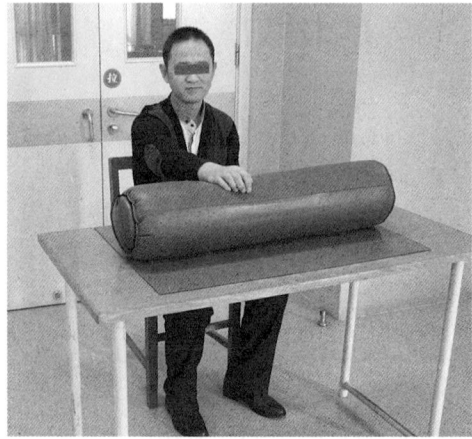

图 12-7 单手滚筒作业

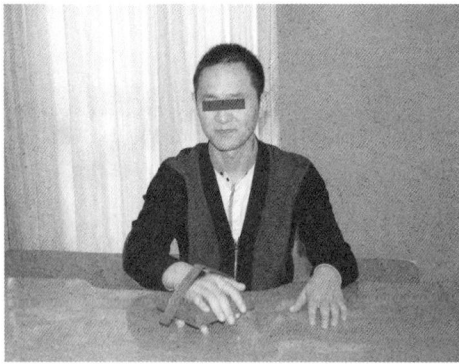

图 12-8 单手前臂滑行板作业

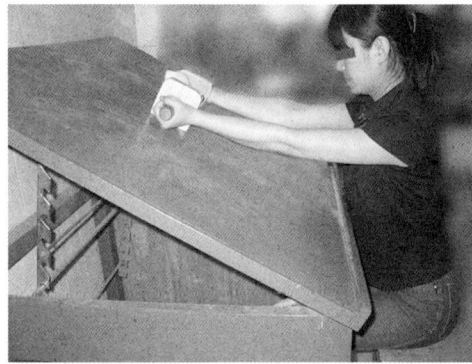

图 12-9 双手砂磨板作业

（4）Brunnstrom Ⅵ级：当患肢达到 Brunnstrom Ⅵ级时可进行双手举球等作业活动，进一步增强肩臂的控制能力。

2. 改善腕关节功能的作业活动

（1）Brunnstrom Ⅰ~Ⅱ级：Brunnstrom Ⅰ~Ⅱ级时，在日常各种训练中注意尽量保持腕背伸位。

（2）Brunnstrom Ⅲ级：当达到 Brunnstrom Ⅲ级时主要是采取抗痉挛体位抑制腕关节掌屈痉挛。

（3）Brunnstrom Ⅳ~Ⅴ级：当达到 Brunnstrom Ⅳ~Ⅴ级时，主要训练腕关节的主动背伸及桡侧偏，如抓握体操棒、木钉、水杯、药瓶等（图 12-10）。

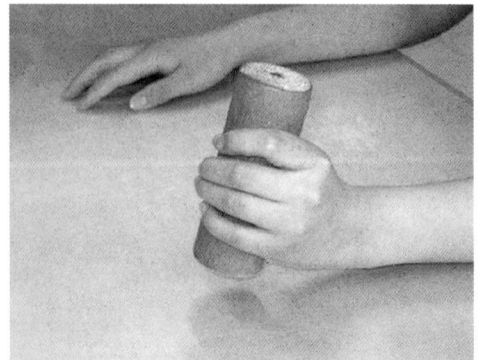

图 12-10 腕桡偏练习

3. 改善手指功能的作业活动

（1）Brunnstrom Ⅰ~Ⅱ级：Brunnstrom Ⅰ~Ⅱ级时，可以在治疗师的帮助下进行患手抓握活动（如抓握木钉或网球等），诱发手指的主动屈曲。

（2）Brunnstrom Ⅲ级：Brunnstrom Ⅲ级时，主要是抑制手指屈曲痉挛，诱发手指伸展。抑制手指屈曲痉挛的方法有多种，如关键点控制的手法，即治疗师用自己 2~4 指的指腹用力按压其患手大鱼际肌处使其拇指外展，另一只手固定其肘关节于伸展位并使前臂旋后位停留数秒；也可以采取抗痉挛体位或佩戴手夹板等方法。当痉挛得到控制后进行患手抓握与松开的作业活动。

（3）Brunnstrom Ⅳ~Ⅴ级：Brunnstrom Ⅳ~Ⅴ级时，可训练在腕关节背伸下伸展手指，进行各种抓握和捏的作业活动。如抓握或捏起各种形状大小的物体、拧螺丝作业等。抓握训练一般从容易抓握的物体开始逐渐练习抓握更大或更小的物体；捏的训练一般从侧捏然后到对指捏、指尖捏。拇指外展练习可以通过抓握粗木棒、大方木块以及在球面上进行。

（4）Brunnstrom Ⅵ级：Brunnstrom Ⅵ级时，主要是进行患指的精细运动以及双手协调性训练，进一步提高速度、协调性和准确性。很多种日常活动、文体娱乐活动等都需要捏、握、插、拔、拧等手指功能，因此可以根据患者的爱好，选择其感兴趣并能够长时间进行的活动在病房或家中与家庭成员一起完成，如使用各种儿童玩具、橡皮泥、棋类、扑克、麻将牌等（图12-11），练习手指屈曲、伸展、外展、内收、对指等功能。书写和使用筷子也是很好的手精细功能训练。书写练习一般从使用较粗的笔画直线、给图画涂色开始，逐渐过渡到画曲线、书写基本笔画和偏旁、写自己的名字、数字到抄写句子、文章等；通常书写文字由大到小；由毛笔到硬笔；由易到难，由简单到复杂，逐步达到实用功能。使用筷子训练可以从练习夹泡沫或海绵等轻而不易滑掉的物体开始，逐渐过渡到夹花生豆、玻璃球等；由木筷到涂漆筷子，逐渐增加难度，直到能够使用餐具进食。

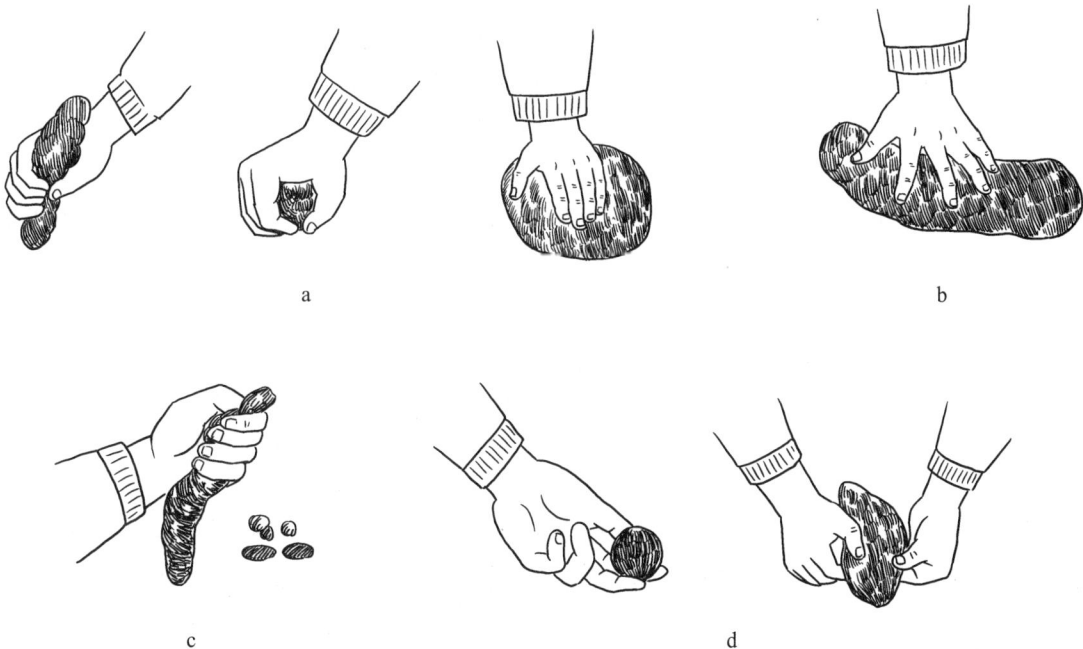

图 12-11　各种橡皮泥作业
a. 四指屈曲、伸展练习；b. 手指内收、外展练习；c. 拇指屈曲、伸展练习；d. 对指练习

手功能较差者应进行辅助手的训练，以使患手具有一定的固定能力，如练习撕报纸、折纸、马赛克工艺、雕刻等作业活动。并指导患者把患手的固定能力用于日常生活，如写字时用患手固定纸张、切菜时固定蔬菜等。还要鼓励和指导患者在日常生活中应尽可能使用患手或双手完成各种活动，养成使用患手的习惯，以最大限度地发挥患手的残存功能。

如为利手瘫痪且难以恢复到较为实用的功能时，可以考虑利手转换，即反复练习用健侧手（非利手）进行有一定难度的精细动作等。

4. 患侧上肢训练原则　设计上肢的作业活动时要综合考虑，灵活实施。

（1）当运动功能处于 Brunnstrom Ⅲ级以下，主要是双手 Bobath 握手状态下在平面上进行自助式作业活动。通常，偏瘫患者近端功能比远端功能恢复早，即肩部的功能先于手功能恢复，故此期以恢复肩臂功能的作业活动为主，手的活动较少。

（2）当运动功能达到Brunnstrom Ⅲ级以上时主要是患侧上肢或双手协调共同控制下进行各种分离活动；作业台面由平面扩展到斜面和无支撑下完成；逐渐增加手的作业活动内容。

（3）在训练中还应根据患者的功能水平而选择不同的姿位（如卧位、坐位、站立位等）和动作方向等，以使难易度适宜。如训练过程中出现肌张力过高应随时控制痉挛。

（二）新技术的应用

近年来，一些新的治疗技术应用于脑损伤患者的上肢功能训练并取得了一定的疗效，如限制性诱导运动疗法、运动想象疗法、镜像治疗、双侧训练技术、任务导向训练、虚拟现实技术、上肢机器人辅助训练等，详见本书第六章及第十九章相关内容。

1. **限制-诱导运动疗法（constraint-induced movement therapy，CIMT）** 目前强制性运动疗法在促进脑损伤慢性期患者患侧上肢功能恢复中的效果已基本得到肯定，特别是在手功能恢复方面有较好的效果。CIMT是由美国Alabama大学研究人员通过动物实验而发展起来的一种治疗中枢性瘫痪的训练方法，在20世纪80年代应用于临床。其理论基础是行为心理学和神经科学的研究成果——"习得性废用（learned non-use）"的形成及其矫正过程。其基本概念是在生活环境中限制脑损伤患者使用健肢，强制其反复使用患侧上肢。目前主要用于发病6个月以上的脑损伤慢性期患者的患侧上肢训练，其患侧上肢功能需要满足至少可伸腕10°、拇指掌侧内收或桡侧外展10°、其余4指中任意2指的掌指关节和指间关节可伸展10°，患肢无明显的痉挛和疼痛，患者没有明显的平衡障碍，能安全地戴着吊带走动；无感觉性失语、患侧忽略、记忆力障碍、视觉障碍、注意力不集中等明显的认知障碍。具体治疗方法是：用特制手套和吊带或休息位夹板固定健侧上肢，限制健侧上肢的活动，每天限制的时间为不少于其清醒时间的90%，持续2周；强制使用患侧上肢，即除日常生活中强制使用患侧上肢外，还要进行针对性的强化上肢训练，每天6小时，每周5天，连续2周；针对性的强化上肢训练内容视患肢上肢运动障碍的具体情况而定，由易到难；训练期间及时给予患者鼓励。CIMT应用步骤包括：①收集资料；②决定是否介入CIMT及方式；③进行功能评定（特别是活动和参与水平）；④协商设计治疗计划；⑤执行治疗计划并记录患者表现。

2. **运动想象（motor imagery，mental practice）疗法** 运动想象是指运动活动在内心（cognitively）反复地模拟、排练，而不伴有明显的身体运动。近年来的研究和临床实践显示，"运动想象"结合康复训练有助于改善脑卒中偏瘫患者的上肢功能，并认为是一种可行的、经济有效的治疗脑卒中偏瘫患者上肢功能障碍的方法。

3. **镜像治疗（mirror therapy）** 镜像治疗最早应用于截肢后幻肢痛病例中，近年来被用于脑卒中等脑损伤患者，特别是对早期上肢远端无动作者是一个有效的治疗方法。

4. **双侧训练（bilateral arm training，BAT）** BAT是两侧肢体独立执行在同一时间和空间的运动模式，即双侧肢体接受双侧同向对称、节律性的重复练习。近年来有研究报道BAT用于恢复期、慢性期脑卒中患者比常规训练方法更有效，尤其适用于上肢功能中度到重度残损的脑损伤患者。患者可以独立或在辅助下完成双侧上肢动作，如双侧上肢减重下在水平面同时以同一节律进行双侧肩关节外展、内收动作；双侧上肢用磨砂板同时进行推拉动作等。

5. **虚拟现实技术和上肢机器人辅助训练** 近年来虚拟现实技术和上肢机器人辅助训练技术也在脑损伤后偏瘫患者的上肢的康复训练中得到应用并取得了较好的训练效果。由于设备价格高，尚未得到广泛应用。

（三）日常生活活动训练、生活辅助具及自助具的使用

脑损伤患者必须从最简单的、基本的日常生活活动开始，并通过借助生活辅助具及自助具等学会日常生活活动的自理方法和技巧，所以对脑损伤患者进行日常生活活动训练是作业治疗非常重要的内容之一。有关日常生活活动训练、生活辅助具及自助具的选择和使用方法等在本书第三章、第九章已有详细介绍，在此不再赘述。

（四）认知功能训练

认知功能障碍是影响脑损伤患者整体预后的重要因素，针对认知功能的作业治疗一般分为针对受损的功能进行训练的改善功能的作业治疗和主要采用功能代偿和环境改造的手段进行的功能适应性作业治疗。

选择作业活动要根据评价结果以及患者的具体需求等而定。通常在疾病或损伤的早期以改善功能的作业活动为主，然后逐渐增加与实际生活相关的功能代偿和适应训练的治疗比重。随着生活范围的扩大，逐渐增加对社会资源的利用以及对家属宣教的比重，通过环境调整使患者回归家庭或重返社会。详见本书第七章认知与知觉障碍的作业治疗。

（五）改善感觉障碍的作业活动

浅感觉训练主要是进行拍打、摩擦皮肤等刺激。深感觉训练应与运动训练结合，即进行感觉—运动训练，促通外周肌腱、关节感受器与中枢神经系统，如患肢关节负重训练、手法挤压关节、肢体在一定空间位置的保持训练、应用 PNF 技术以及平衡功能训练等。

1. **改善感觉的作业活动举例** 如在桌面上滑动手掌或擦掉黑板上的字。在一个宽半的容器中放置沙子、大米、玉米粒、黄豆等，让患者在其表面画图案或从其中拣出埋入的物品（如核桃、玻璃球等）；或从布袋中摸找指定的物品，最初让患者判断物品的一个特点（大小、轻重、软硬等）；先练习判别差异较大的物品，再判别差异较小者。也可以将手支撑在不同质地的材料上（如：木板、金属板及不同质地的布料）进行负重练习，或在木钉外侧缠绕各种材料（如砂纸、棉布、橡皮泥、铁皮等）进行木钉作业。

2. **注意事项** 感觉训练要循序渐进，避免刺激过强而加重痉挛。物质越粗糙对于皮肤的刺激越大，故应根据障碍的程度选择训练材料。感觉丧失和迟钝者容易造成烫伤、创伤，要让患者了解其障碍并指导代偿方法。

对于偏盲者应让其了解自己的病情，练习向患侧转头做跨越中线的视觉搜索作业等。

五、 后遗症期的作业治疗

根据患者的需求和功能水平，结合其家庭、工作情况以及社区环境等，经过与患者及家属协商确定回归场所，并进行相应出院指导、职业前训练、提出环境改造以及辅助器具的选择和使用建议等，为患者提供可以利用的社会资源，帮助其参与社会生活。详见本书第十章相关内容。

六、 并发症的预防

肩痛、肩关节半脱位、肩手综合征是脑损伤患者常见的肩部并发症，这些并发症的存在，不仅影

响上肢功能恢复，影响患者的心理状态，对其日常生活活动能力也产生不利影响。因此，要在早期加强相关的宣教和指导，积极预防这些并发症的发生。主要预防措施包括在早期应正确摆放肢体，给上肢适当的支撑，以预防或减轻痉挛；在活动肩部时动作应轻柔，避免产生疼痛；正确进行被动运动，保持正常的肩肱节律；注意保护肩关节，避免牵拉患肢等。一旦出现肩部并发症，应积极进行作业治疗，主要手段有：对痉挛所致的僵硬和肩痛可先进行肩胛骨的被动活动，改善肩胛骨和肩关节活动度，恢复正常肩肱节律，控制痉挛；对于肌张力低者，可以刺激肩关节周围稳定肌以增加其张力，增加肩部的稳定性；各种被动、主动活动应尽可能让患肢在无痛下进行，逐渐增加关节活动范围。具体方法参见本节"改善肩臂功能的作业治疗"和"改善手指功能的作业治疗"部分。

（闫彦宁）

第二节 脊 髓 损 伤

一、概述

脊髓损伤（spinal cord injury，SCI）是由于各种不同伤病因素引起的脊髓结构/功能损害，造成损伤水平及以下运动，感觉，自主功能的改变。脊髓损伤的原因大部分可从 X 线平片的影像显示出来。在和平时期，屈曲型损伤所致的脊柱骨折脱位是脊髓损伤的常见原因；战争年代，则以火器伤为脊髓损伤的常见原因。脊髓损伤多发生于年轻人，80% 为 40 岁以下的男性，身体下半部包括双腿全部或部分损伤称为截瘫（paraplegia）；四肢，躯干部分或全部均受累者称为四肢瘫（quadriplegia）。

二、作业治疗评定

对于脊髓损伤患者的评定是一个持续的过程，从入院开始，持续到出院以后，并可作为门诊随诊的基础。无论患者是急性期入院并已接受康复训练，还是门诊或是家庭治疗，作业治疗师都应坚持评定患者功能进步的情况，以及治疗和辅助具的合适度。一个精确的、综合的、正规的初期评定，对于确定基本的神经科的和临床的功能状态，并由此制订治疗计划及切实的治疗进度极为重要。开始收集的资料来源于病历，它提供了个人资料、医学诊断和其他相关医疗信息。从多学科小组提供的信息增强了作业治疗师准确预测康复时机和最好康复结果的能力。

在开始的评定过程中，就要考虑为患者将来出院的计划做准备。因为患者的社会和职业史，以及过去和将来预期的生活情况，对于制订一个能满足于患者持续需求的治疗计划是必要的。

（一）损伤水平的确定

神经损伤水平是指运动、感觉功能仍然完好的最低脊髓节段水平。例如：C_6 损伤，是指颈 6 及其以上节段的脊髓功能完整，而颈 7 及其以下脊髓功能障碍的脊髓损伤。在不完全性损伤时，可能会出现损伤几个节段的情况，有些脊髓功能可能是部分或完全完整的。例如：$C_5 \sim C_6$ 是指 C_5 是功能完整的最低水平和 C_6 是脊髓不完全性受损，以及 C_6 以下神经功能丧失。临床上为了迅速地确定损伤水平，常常做一些关键肌肉和感觉点的检查。如果关键肌由多个节段支配，以其最头端的节段为它所代表的节段。例如：肱二头肌由 C_5 和 C_6 支配，则取 C_5 为其代表节段。表 12-3 和表 12-4 是脊髓损伤平面与运动和感觉的关系。

表 12-3　脊髓损伤平面

损伤平面	代表性肌肉	运动
$C_1 \sim C_3$	头运动肌	转头运动
C_4	膈肌	呼吸
	斜方肌	耸肩
C_5	三角肌	外展上臂
	肱二头肌	屈肘
C_6	腕伸肌	伸腕
C_7	肱三头肌	伸肘
$C_8 \sim T_1$	手指肌	握拳
L_2	髂腰肌	屈髋
L_3	股四头肌	伸膝
L_4	胫前肌	踝背屈
L_5	跗长伸肌	伸蹲
S_1	腓肠肌	踝跖屈肌

表 12-4　脊髓节段和皮肤感觉区的关系

运动脊髓节段	皮肤感觉区	运动脊髓节段	皮肤感觉区
$C_2 \sim C_3$	枕、颈部	T_7	肋弓水平
C_4	肩胛部	T_{10}	脐水平
$C_5 \sim C_7$	手、前臂、上臂桡侧	$L_1 \sim L_5$	下肢前后面
$C_8 \sim T_2$	手前臂、上臂尺侧	$S_4 \sim S_5$	会阴、肛门周围
$T_4 \sim T_5$	乳头水平		

（二）完全与不完全损伤的确定

完全或不完全性损伤的确定，对于脊髓损伤患者的诊治及预后有着重要的意义。完全性损伤的患者不存在骶残留，如有部分保留区也不超过三个节段。所需注意的是，完全性损伤的确定，必须在脊髓休克期消逝后才可做出。具体评定方法不做详述，可见康复评定学内容。

（三）损伤完全程度的分类

现在已用美国脊髓损伤协会（ASIA）分类取代了过去的 Frankel 分类方法。其 ASIA 分类法，见表 12-5。

（四）ADL 评定

四肢瘫患者的 ADL 评定方法：

对于四肢瘫患者，无论适用 Barlth 指数，还是用 Kenny 自理评定法进行评定，都欠敏感。现常

表 12-5　脊髓损伤程度分类

A. 完全性损伤:无感觉、运动功能,亦无骶残留
B. 不完全性损伤:损伤水平以下保留感觉功能,肛黏膜皮肤反射存在
C. 不完全性损伤:损伤水手以下保留运动功能,肛指诊反射存在,其关键肌的肌力小于 3 级
D. 不完全性损伤:损伤水平以下保留运动功能,肛指诊反射存在,其关键肌的肌力大于 3 级
E. 是指运动、感觉功能正常

用的是 Gresham 提出的四肢功能指数（quadriplegic index of function，QIF）评定法，见表 12-6。

表 12-6　四肢功能指数评定

项目	具体动作	评分	折算法	评分范围
A. 转移	a. 床到轮椅 b. 轮椅到床 c. 轮椅到厕所 / 便桶(盆) d. 厕所 / 便桶(盆)到轮椅 e. 轮椅到交通工具 f. 交通工具到轮椅 g. 轮椅到淋浴 / 盆浴 h. 淋浴 / 盆浴到轮椅	各 0~4 分 共 0~32 分	32÷2=0~16 分	0~16 分
B. 整容	a. 刷牙 b. 梳头 c. 刮脸(女性用吹发器)	各 0~4 分 共 12 分		0~12 分
C. 入浴	a. 洗 / 擦干上身 b. 洗 / 擦干下身 c. 洗 / 擦干足 d. 洗 / 擦干头发	各 0~4 分 共 16 分	16÷2=0~4 分	0~8 分
D. 进食	a. 用杯饮水 b. 使用叉 / 匙 c. 切开食物(肉) d. 倒出饮料 e. 开罐头 / 广口瓶 f. 面包上抹黄油等 g. 准备便饭	各 0~4 分 共 32 分	32×0.75=0~24 分	0~24 分

（五）神经源性膀胱的功能评定

随着尿流动力学检测技术的发展和完善以及联合同步 X 线或 B 型超声电视摄像的应用，为了解逼尿肌、膀胱颈部、尿道内、外括约肌各自的功能、形态及其在储存、排尿过程中的相互作用，提供了较全面的客观依据，1979 年 Krane 主要依据尿流动力学的检测结果，提出了有利于指导正确治疗方案的分类方法。

（六）运动、感觉、心肺等功能的评定

运动、感觉评分可采用 ASIA 的运动指数和感觉指数评定法，详见本套教材《康复功能评定学》；心肺功能的评定也可参见《康复功能评定学》的有关章节。

三、 急性期作业治疗

脊髓损伤患者在脊柱稳定性得到确定之后应早开始作业治疗。作业治疗师要对患者的身体、心理及日常生活活动能力进行全面评价，确定治疗重点和目标。在治疗过程中应充分调动患者的积极性和主动性，维持、改善和补偿丧失的功能，教会患者自我管理生活，最大限度提高生活自理、职业活动和社会生活等方面的能力，获得最理想的独立性和功能性，回归家庭、社会。

治疗目标为预防并发症，维持关节活动度和瘫痪肌肉、软组织的正常长度，防止废用。

（一）体位摆放

摆放肢体处于功能位，高位脊髓损伤者可以佩戴短支具来保持掌弓并使拇指处于外展对掌位。定时变换体位，预防压疮。在搬运或帮助脊柱不稳定者变换体位时要有 2~3 人共同进行，并注意保持其身体纵轴的一致性，避免扭曲、旋转和拖动；一般每 2 小时变换体位一次。正确进行关节被动活动，预防关节挛缩和肌肉痉挛等。参见本套教材《肌肉骨骼康复学》相关内容。

（二）呼吸功能训练

颈髓损伤患者应进行呼吸训练，包括腹式呼吸训练、辅助咳嗽排痰训练及体位排痰训练，每天应进行 2~3 次以上。方法如下：

1. 让患者用鼻缓慢深吸气，肩部及胸廓保持平静，治疗师手掌轻压紧靠患者胸骨下部，帮助其利用膈肌吸气，然后让患者缓慢呼气，治疗师将双手分别放在两侧胸壁上施加压力。

2. 指导患者手掌放置在腹部，体会腹式呼吸时腹部的运动并自行练习，如让其手臂交叉放置于腹部，或手指交叉放置于剑突下方，先深吸气，然后双手放在其膈肌下面，在咳嗽时施加压力，进行辅助咳嗽练习。指导患者进行有效地体位引流排痰与胸部叩击。

3. 鼓励患者自行咳嗽，对于腹肌无力者，治疗师可把双手放在其膈肌下面，在咳嗽时施加压力，进行辅助咳嗽练习。指导患者进行有效地体位引流排痰，必要时体位引流排痰与胸部叩击并用。

（三）维持关节活动度

患者生命体征稳定后，在脊柱外固定或不影响脊柱稳定的条件下，尽早在床边进行维持关节活动度训练。

（四）膀胱与直肠功能训练

1. 膀胱功能训练急性期原则上应用持续留置导尿，然后改为间歇开放导尿，有规律地排空膀胱，逐渐过渡到间歇导尿，进行膀胱反射功能训练。

2. 指导患者按既往习惯选择排便时机，并养成每天定时排便的习惯。如病情允许应鼓励患者借助坐厕架、马桶等在坐位下排便，以降低排便阻力，增加腹压。

四、 恢复期的作业治疗

以改善和加强残存功能，预防并发症，最大限度地获得日常生活活动能力为治疗目的。

（一）改善上肢和手功能的作业活动

对于颈段脊髓损伤者大部分时间应训练手功能，最大限度地恢复残存功能肌肉的肌力和耐力。

1. 维持关节活动度的作业活动　患者病情稳定后，在脊柱外固定或不影响脊柱稳定的条件下，尽早在床边进行维持关节活动度训练。C_4、C_5损伤者易出现肩关节外展、肘关节屈曲、前臂旋前位的挛缩，应予以注意。还要特别注意保持腕关节、近端指间关节、尤其是大拇指的关节活动度，对于维持手的功能非常重要。

2. 上肢功能训练　颈髓损伤者上肢功能的微小改善，也会对其日常生活能力产生较大的影响。因此，在不影响脊柱稳定性的情况下应尽早开始上肢功能训练。如，为颈髓损伤者在床上安装悬吊式吊带帮助患者进行上肢的自主运动。C_6、C_7损伤者进行肌腱固定抓握（tenodesis）练习，即腕关节背伸时手指屈曲；腕关节掌屈时手指伸展。为增加腕关节背屈时的握持能力（图12-12），有时通过使用支具进行抓握练习。

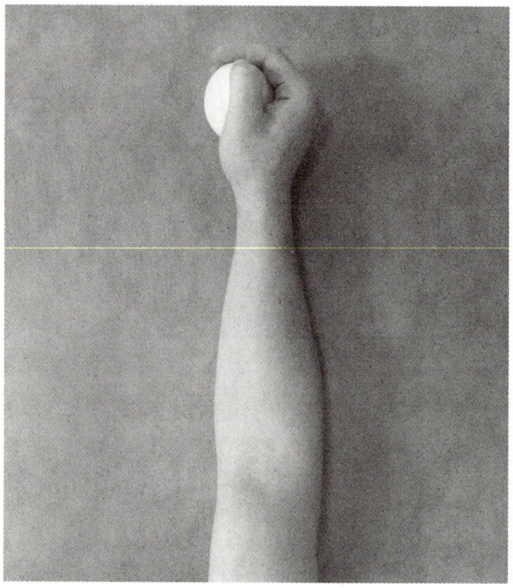

3. 恢复残存功能肌肉的肌力和耐力　对于肩胛带和肩部肌力弱者，可以通过使用沙袋、滑轮、滑板、臂支持架（mobile arm support，MAS）、上肢机器人、肌电生物反馈等进行肌力训练。也可以进行传统的作业活动如磨砂板作业、手工编织、橡皮泥作业等。与ADL训练结合进行上肢和手功能训练，既可以提高自理能力，也可以增强肌力。

图12-12　肌腱固定抓握练习

一般从较轻的物体开始，伴随着肌力和平衡功能的改善，逐步增加难度。

（二）生活自理能力训练及辅助具的应用

脊髓损伤的节段和损伤程度与患者的日常生活活动有密切关系。作业治疗师要为患者提供必要的生活辅助具并指导其熟练应用，特别是为患者设计制作个体化辅助器具，以代偿丧失的功能，提高自理能力。常用的有万能袖带、翻书器、定制键盘敲击器等。脊髓不同节段完全性损伤患者其ADL训练内容有所不同：

1. C_4损伤者头、口仍有功能，可以训练患者使用口棒或头棒来操作电脑键盘、阅读、打字、拨电话号码或操纵自动化环境控制系统等。

2. C_5损伤者应训练双手的把持动作，如用双手夹持并移动物体；教会患者使用各种辅助具，如把勺子固定于患者手上，练习自己进食等。

3. C_6损伤者使用万能C形夹等辅助具（可插勺、笔、梳子等），使用时套在手上，完成进食、刷牙、梳洗、写字、打字等动作。

4. C_7损伤者应进行增强上肢残存肌力训练，手指抓握能力及灵巧性训练。指导患者尽量独立完成个人卫生动作（如刷牙、洗脸、穿衣等）。

5. C_8及以下损伤者其上肢功能不受影响，应进行适宜的职业训练。

（三）轮椅与转移训练

轮椅训练对于部分脊髓损伤患者来说轮椅有可能是其终身的代步工具。因此熟练操作轮椅是其真正回归社会所必须掌握的技术。当患者脊柱稳定性良好并可独立坐 15 分钟即可开始进行轮椅训练。指导患者学会坐位下臀部减压动作及轮椅使用方法。转移训练进行转移训练的基本条件包括：心血管系统功能稳定，承重部位皮肤完整，肌肉痉挛可控制的、必要的肌肉力量和关节活动度等。C7 以下完全性脊髓损伤者可用上肢支撑，采用滑动方式完成移动、轮椅与床之间的转移等。

（四）膀胱与直肠功能训练

1. 膀胱功能训练 膀胱功能障碍包括尿失禁和尿潴留。治疗师应为患者选择最佳的、个体化的治疗方法，尽早建立随意的或虽不随意但有规律地排尿习惯，尽量自行排尿而没有或仅有少量残余尿。

2. 直肠功能训练 见急性期的作业治疗部分。

五、后遗症期的作业治疗

通过合理的、有针对性的作业治疗，使患者尽可能多地独立完成日常生活活动，获得最理想的独立性和功能性，最大限度地回归家庭和社会。本期的训练宜结合患者的家庭生活、社会生活和工作的需要进行。如进行家庭和工作环境改造，进行职业训练。教育患者和家属理解损伤及其结局，帮助其以积极的态度面对残疾，让患者长期保持独立生活能力和回归社会。

（刘　刚）

第三节　周围神经损伤

一、概述

周围神经损伤（peripheral nerve injuries，PNI）是周围运动、感觉和自主神经由于外伤、感染、受压、中毒、缺血和营养代谢障碍而形成各种类型、各种程度的损伤和疾病。其最主要的病理学变化是神经受损造成断裂、远端轴索和髓鞘自近及远产生变性、碎裂，其后为巨噬细胞吞噬，2~3 周内变性过程完成，神经的兴奋和传导功能丧失。

如果神经膜未遭破坏，则逐渐形成空管，其后从近端轴索形成轴芽，逐渐向远端延伸，形成神经再生过程，速度为 1~2mm/ 天。神经再生完成后其功能将逐渐恢复，如果再生受阻，在半年后神经膜管会因周围组织的压迫而萎缩，再生无望。各种不同原因所形成的变化，也可能局限于节段性脱髓鞘，而轴索保持完整。

周围神经损伤按 Seddon 的观点分为三类：①神经失用（neuropraxia）；②轴突断裂（axonotmesis）；③神经断裂（neurotmesis）。

二、 作业评定

（一）神经干叩击试验

神经干叩击试验即 Tinal 征，是检查神经再生的一种简单方法。当神经轴突再生，尚未形成髓鞘之前，对外界的叩击可出现疼痛、放射痛和过电感等过敏现象。沿修复的神经干叩击，到达神经轴突再生前缘时，患者即有上述感觉。定期重复此项检查，可了解神经再生的速度。

（二）感觉恢复的测试

两点辨别觉测试和皱纹测试，是检测周围神经完全损伤后感觉恢复的好方法。

1. **两点辨别觉测试** 两点辨别觉测试提供了感觉恢复的定量测试方法。它是应用带有钝尖的卡钳测量，无疼痛感。卡钳在患者皮肤上随机轻轻使用，以帮助治疗师检测出皮肤神经支配和失神经的区域。远端手指辨别两点的正常距离是 2~4mm，两点辨别觉大于 15mm，表示触觉丧失（感觉缺失）。

2. **皱纹测试** 是另一项有临床意义的测试。将患者的手浸泡在 42.2 度的清水中 30 分钟，直到出现皱纹。此时，擦干患者的手，按 0~3 度分级，照相。0 度表示缺乏皱纹，3 度表示正常皱纹。皱纹测试为新近周围神经部分和完全损伤的手的神经支配，提供了一个客观的测试方法。 测试对外伤患者不合适，但无论如何，测试能有助于确定感觉再生的速度，提供失神经的记录图形。

（三）电生理学评定

对判断周围神经损伤的部位、范围、性质、程度和预后等均有重要价值。在周围神经损伤后康复治疗的同时，定期进行电生理学评定，还可监测损伤神经的再生与功能恢复的情况。

（四）运动和感觉功能恢复的评定

1. 运动功能恢复的评定（表 12-7）

表 12-7　周围神经损伤后的运动功能恢复等级

恢复等级	评定标准
0 级（M0）	肌肉无收缩
1 级（M1）	近端肌肉可见收缩
2 级（M2）	近、远端肌肉均可见收缩
3 级（M3）	所有重要肌肉能抗阻力收缩
4 级（M4）	能进行所有运动,包括独立的或协同的
5 级（M5）	完全正常

2. 感觉功能恢复的评定（表 12-8）

表 12-8　周围神经损伤后的感觉功能恢复等级

恢复等级	评定标准
0 级（S0）	感觉无恢复
1 级（S1）	支配区皮肤深感觉恢复
2 级（S2）	支配区浅感觉和触觉部分恢复
3 级（S3）	皮肤痛觉和触觉恢复，且感觉过敏消失
4 级（S4）	感觉达到 S3 水平外，两点辨别觉部分恢复
5 级（S5）	完全恢复

三、 作业治疗

主要介绍因外伤导致支配手部的正中神经、桡神经、尺神经损伤后的作业治疗。因术后恢复不同，治疗侧重点不同。

1. 急性期（伤后 0~3 周）　康复目的是消炎，消肿，镇痛，促进损伤愈合，保护修复后的神经。可行功能位固定，利用矫形器来限制关节活动，以防突然牵伸而引起神经缝合口离断，此期物理治疗（超短波、微波、红外线、紫外线等）可配合。此外，选择高能量饮食和复合维生素 B 治疗。

2. 恢复期（伤后 3~6 周）　康复目的是预防粘连、挛缩和继发畸形，提高神经的抗张力，改善感觉功能。可逐渐减少关节制动，利用动力型矫形器开始关节活动，增加关节活动范围；压力治疗有助于抑制瘢痕增生；进行感觉再训练；教育患者保护患肢。

周围神经损伤后肌肉出现瘫痪导致手功能障碍，矫形器可以提供动力替代瘫痪肌肉的部分功能。

（1）桡神经损伤：桡神经损伤后伸腕伸指困难可使用伸腕伸指动力型矫形器。

（2）正中神经损伤：拇指对掌功能差可使用动力型拇对掌矫形器。

（3）尺神经损伤：伤后掌指关节屈曲困难可使用屈掌指关节动力型矫形器。

周围神经损伤患者也存在感觉障碍，佩戴矫形器时必须特别注意避免局部过度受压，以免引起压疮。

3. 后遗症期（6 周以后）　康复目的是矫正畸形，增加关节活动范围，肌力、手的灵敏性和协调性，恢复手功能，提高生活质量。继续增加活动范围和增加肌力训练，系统地进行感觉再训练及功能性训练。

在此期腕手部关节活动受限或僵硬，可采用下列方法矫正畸形：

（1）手部关节屈曲受限：对于手部关节屈曲受限的患者，可使用软性的矫正带或有弹性的材料来帮助提高手指关节活动度，常用的有屈指拳套、屈指圈带等。

（2）关节伸直受限：对于关节伸直受限的患者，可用带弹簧的动力型伸指矫形器，或使用不断改进的静止矫形器来提高其活动度。在使用过程中，必须注意矫正力作用范围应集中在需要矫正的关节，而不能造成其他关节的过度受力，比如，近端指间关节屈曲畸形使用矫形器时必须注意不要使远端指间关节过伸。

（一）正中神经损伤术后

正中神经损伤术后表现为鱼际肌萎缩，拇指不能外展和对掌，导致拇指对掌功能以及拇、示指捏物功能障碍；由于拇指的稳定性和掌侧外展功能丧失，使患者虎口抓握功能受限，不能抓握大口径物体，如瓶子、杯子等；感觉障碍影响手的协调性和精细功能，如写字、系鞋带、拾小物件等。作业治疗活动应用如下：

1. **急性期（术后 0~3 周）**

（1）控制水肿：通过抬高患肢、鼓励未制动的关节做各个轴向的主动运动行利于控制水肿。设计的作业活动应包含整个上肢的主动运动成分。例如，可选择彩虹架、滑板、电脑互动等游戏。

（2）预防肌腱粘连：在矫形器固定范围内进行拇指和其余手指的主动或被动活动，每小时重复10次（图 12-13）。

2. **恢复期（术后 3~6 周）** 开始渐进性肌力训练、通过对掌训练、精细抓握（如拿小物件、写字、绘画）大口径物体的多点抓握训练、粗大功能训练（如制陶、键盘游戏）恢复拇指的稳定性及抓握功能。弹力治疗带进行拇对掌、拇外展抗阻练习。辅助患手进行日常生活活动训练。

3. **后遗症期（术后 6 周）** 开始提重物、木工、金工等工作性作业活动训练，进一步增强肌肉和手的协调、灵活性。感觉重塑感觉功能丧失会使取物、持物动作笨拙。应进行感觉重塑训练促进感觉恢复。辅助器具使用，书写辅助器具、托握辅助器具（如"C"型手柄）可以帮助书写及持物等活动。还可预防虎口挛缩。维持对掌、抓握功能。预计神经恢复无望者，永久性大鱼际肌瘫痪麻痹，拇指不能对掌时，可考虑手术，重建拇对掌功能。

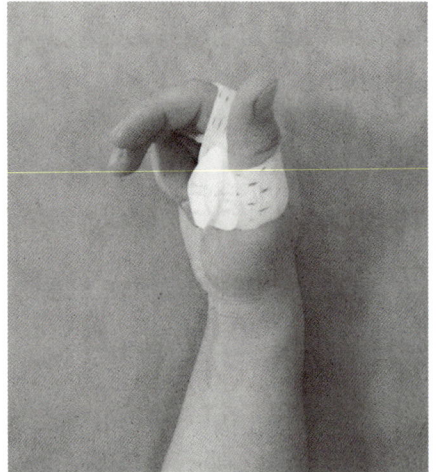

图 12-13　矫形器固定主动与被动训练

（二）尺神经损伤术后

尺神经损伤后因骨间肌和蚓状肌麻痹导致环指、小指 MCP 关节过伸以及 IP 关节屈曲，呈"爪形手"畸形：拇内收肌失去尺神经支配导致手稳定性、力量和协调性丧失。患者不能抓握较大的物品。不能完成侧捏动作，故手持钥匙、敲击键盘及抓握瓶子等活动受限。作业治疗活动应用如下：

1. **急性期（术后 0~3 周）**

（1）控制水肿：方法同正中神经损伤。

（2）体位保护：避免让患者的腕关节长时间处于屈曲、尺偏位。如骑自行车；尽量避免受震动刺激。如骑摩托车、使用吸尘器等。

2. **恢复期（术后 3~6 周）** 逐渐实施功能训练。作业活动所要选择的类型应包含圆柱状抓握（图12-14）、拇指侧捏和对掌、IP 关节伸展、手指内收、外展等动作要素。

（1）改善抓握能力：可进行转移物品练习，通过改变物品大小和来设置作业的难易度和强度。

（2）提高手内肌肌力：可选择橡皮泥或弹力带作业。例如：①将手指插入橡皮泥中进行外展、内收运动；②用手指将橡皮泥捏成圆锥体；③用手指夹捏橡皮泥（图 12-15）等。

（3）改善手指协调性：可选择折纸、插孔板游戏、串珠子、打绳结、点钞等游戏活动。

（4）通过书写作业活动促进尺侧缘皮肤感觉功能的恢复。

3. **后遗症期（术后 8 周以后）** 职业性作业活动训练，在训练中教给患者减轻工作中不适的技巧和自我保护的技巧。对神经不可能恢复者，可考虑手术重建手内肌功能。

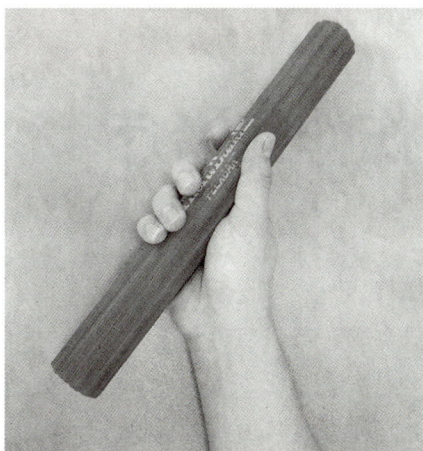

图 12-14　圆柱状抓握

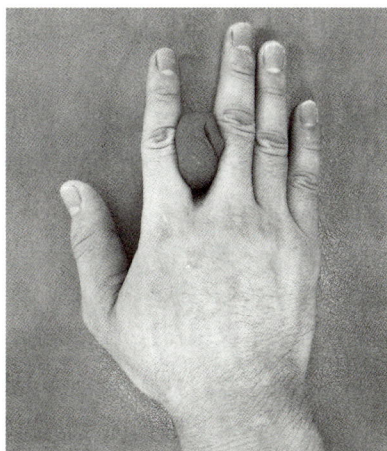

图 12-15　橡皮泥手指夹捏训练

（三）桡神经损伤术后

桡神经损伤表现为垂腕畸形，患者不能同时伸腕、伸指和向桡侧外展拇指。应维持手的抓握，放松功能，预防垂腕畸形导致伸肌被过度牵张。

1. **急性期（术后 0~3 周）**　积极控制水肿，方法同正中神经损伤；术后 1 周内，开始前臂被动或主动助力旋前，旋后活动；术后 3 周，可利用橡皮泥进行手部肌力训练。

2. **恢复期（术后 3~6 周）**　逐渐对腕关节和 IP 关节肌肉进行训练。可选择挂在墙上的棋类游戏，打丁，飞镖游戏，制作陶器，用刨子打磨抛光木板等作业活动，以增加肌力和肘关节，腕关节的稳定性，改善腕关节，IP 关节背伸的活动度及手的协调性。

3. **后遗症期（术后 6 周以后）**

（1）感觉重塑：桡神经损伤时，患手桡侧和桡侧一个半或两个半手指的背侧感觉障碍，应进行感觉再教育。

（2）对神经不能恢复者，可考虑手术，重建伸腕、伸拇、伸指功能。

（刘　刚）

第十三章
肌肉骨骼系统损伤作业治疗

作业治疗的服务对象不仅仅局限于手外伤或上肢创伤，其实躯干和下肢相关的骨骼肌肉系统创伤引起的各种功能障碍都对患者的日常生活活动能力和社会参与能力造成一定的影响。作业治疗师把眼光单单局限在上肢，甚至仅仅局限在手部精细功能，这是非常狭隘的。人体是一个统一体，不能割裂来看，作业治疗师要有整体的康复观念，更要有团队合作意识。对于一个手外伤的患者不能单单看他的手功能，还要观察手部创伤对其全身的影响，对其角色的影响。也不能机械地认为下肢的问题是物理治疗师的关注对象，其实，作业治疗师对下肢骨折、关节置换术后等患者也发挥重要的作用。故本章将截肢和上肢功能重建及关节置换术等也归入骨骼肌肉系统创伤范围，内容涵盖上下肢骨折、手部肌腱损伤、断肢再植、截肢和上肢功能重建及关节置换术后的作业治疗。

第一节 骨 折

一、概述

骨或软骨的完整性破坏和连续性部分或完全中断称为骨折，骨骺发生分离也属骨折。骨折由损伤程度分为复杂性骨折和不易发现的线性骨折。分类有很多种，依据骨折的裂痕形态可以区分为直线性、横断性或斜向性。依照骨折的机制不同，有压迫性骨折，撕脱性骨折和压力性骨折。损伤的愈合过程基本由炎症反应期、成纤维细胞修复期和再塑期构成（表13-1）。

表 13-1 骨折作业治疗分期

第一期，即炎症反应期也称之为急性期（伤后或术后 1~4 周）
第二期，恢复期也称之为亚急性期（伤后 4~8 周）
第三期，再塑期也称之为康复后期（伤后 8~12 周以后）

骨折处理的最终目标：良好的愈合并保持或恢复身体正常的机能状态骨折愈合需要一定的时间（正常 1~3 个月不等，骨折不同愈合周期见表 13-2），因此还得用固定的方法将骨折维持于复位后的位置，待其稳定愈合。

康复治疗的目的是在不影响固定和愈合的前提下，尽快恢复患肢肌肉、肌腱、韧带、关节囊的舒缩活动，防止发生肌肉萎缩、骨质疏松、肌腱挛缩、关节僵硬等并发症。对于作业治疗师而言需要根据骨折不同时期特点，改善、恢复患者的作业活动功能。参考愈合过程的三个阶段，骨折作业治疗基本也分成 3 个期。

表 13-2　常见骨折一般临床愈合时间

骨折部位	愈合时间（周）	骨折部位	愈合时间（周）
指骨（掌骨）	4~8	骨盆	6~10
趾骨（跖骨）	6~8	股骨颈	12~24
腕舟骨	>10	股骨粗隆间	6~10
尺桡骨干	8~12	股骨干（成年人）	8~14
桡骨远端	3~4	股骨干（小儿）	3~5
肱骨髁上	3~4	胫骨上端	6~8
肱骨干	5~8	腓骨干	8~12
肱骨外科颈	4~6	跟骨	6

　　骨折愈合过程的不同阶段，应选择与之相适应的作业治疗项目和强度。作业治疗师强调在保证骨折断端固定的条件下骨折邻近部位关节的活动，以预防关节僵硬和肌肉萎缩。被选择的作业活动符合患者的需求，并能被患者所接受，具有趣味性，使患者能积极主动地参加具体活动。被选择的作业活动和患者的日常生活、休闲活动和工作有关，有助于患者恢复维持基本生活和提高必要功能的技能，有助于提高生活质量。作业活动量可以调节，例如根据关节活动范围、肌力和协调的评定情况，可从活动强度、难度和时间方面调节。循序渐进地增加作业活动量。作业疗法应用的技术繁多，可以按照作业的功能分类，也可以按照所需的技能分类。例如单侧上肢骨折患者需要训练用单手梳洗、穿脱衣服或利用非优势手书写、掷球、开门等。

二、作业评定

（一）一般评定

　　评定应参考骨折复位的方法、骨折稳定程度和骨科医生的治疗方案。在作业治疗方面，除了关节活动度（主动、被动评定），肢体围度的评定和肌力的一般性评定外，骨折处疼痛程度、肿胀程度的评定，有无关节畸形和功能障碍，下肢骨折后的患者还应重点对步态及步行能力评定，对骨折后患者的日常生活能力的评定尤为重要。

（二）ADL 评定

　　1. **个人自理类**　如穿衣、进食、梳洗、上厕所、沐浴，自理生活中的一些徒手操作。室内活动，如家庭卫生、家务劳动、用电话、看电视、写信、操作电脑、打牌、娱乐休闲。室外活动，如乘公共汽车、采购、旅游、社区活动和交际。

　　2. **躯体活动类**　如床上活动、坐、站、转移（床＝椅/椅＝卫生间）、步行、上下楼梯、驱动轮椅。治疗师采取谈话交流形式，可以了解到患者有关 ADL 的具体要求和目标。从而选择最恰当的治疗性作业活动，使之能协调患者的日常活动（图 13-1）、工作和休闲活动。

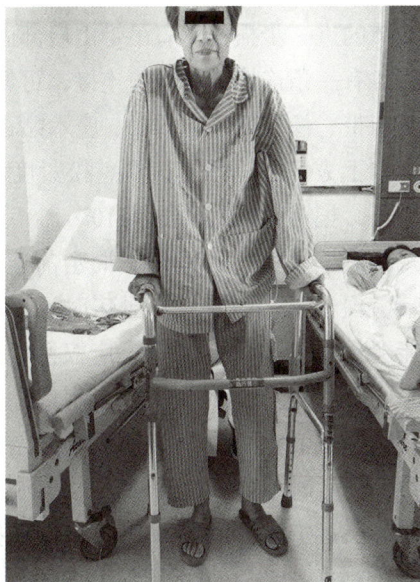
图 13-1　日常步行

3. 精神和心理状态的评定。

4. 职业能力的评定等。

5. 骨折愈合的标准

（1）临床愈合标准：骨折处无压痛及沿肢体纵轴叩击无疼痛。自行抬高肢体无不适感觉，适当力量扭转患肢，骨折处无反常活动。X线片显示骨折线模糊，有连续性骨痂透过骨折线，外固定解除后患肢能满足以下要求上肢能向前平举 1kg 物体持续 1 分钟；下肢能不扶拐在平地连续步行 3 分钟，不少于 30 步。连续观察两周骨折处不变形。

（2）骨折愈合标准：具备临床愈合标准 X 线片显示骨折线消失或接近消失。

三、急性期作业治疗

（一）原则

急性期从伤口或术后立即开始可持续至伤后一至四周。作业治疗和物理治疗各有其侧重点。物理治疗着重于恢复运动功能，应用增强肌力、耐力、关节活动度、协调平衡和心肺功能活动进行训练，与自理和生产技能的关系不密切，在康复治疗中介入较早。作业治疗在骨折牢固固定的前提下，侧重于恢复患者的认知、操作和生活自理能力。应用认知和感知觉训练比重大，精细运动比重大，粗大运动比重小，与自理和生产技能的关系密切。采用的训练工具包括自理 ADL 用品用具、生产性工具、文娱工具、认知训练用品、自行设计制作的矫形器支具等。训练工具在康复治疗中的介入比运动疗法晚，但是在实际工作中物理治疗与作业治疗相互渗透、交叉进行，很难区分。

（二）矫形器的应用

对于骨折和关节脱位的患者，矫形器能起到固定和促进骨折或关节囊、韧带愈合的作用。对于稳定性骨折，矫形器可取代石膏进行单纯的外固定，对于不稳定的骨折，矫形器可用于术后的辅助外固定。

1. 肩关节半脱位　偏瘫和臂丛神经损伤患者出现肩关节半脱位可使用肩吊带减轻疼痛和防止肩关节的进一步损伤。肩吊带由肩部固定带和袖套两部分组成，肩部固定带由肩垫和腋带组成，袖套前后各有一条连接带与肩垫连接，可调节松紧。主要材料是皮革、2.5mm 厚的高密度海绵垫或毛巾垫、帆布带、橡皮带、D 形扣、魔术贴、铆钉等。穿戴时先把肩垫放在患侧肩上，调整腋带使肩垫位于肩峰内上方，穿上袖套，调整松紧度使袖套和手臂之间可放入一只手指，把前连接带穿入肩垫上的 D 形环，把肱骨外旋，前屈 10°~15° 后上抬至患侧喙肱距尽量减小到肩关节没有间隙，固定前连接带，然后固定后连接带。白天活动时穿戴，卧床时可以摘除。肩吊带的使用可能会影响上肢静脉回流，应权衡利弊进行使用，如手部肿胀明显者最好不要使用。在制作上可以适当增加袖套的面积，并在其内面加上绒面衬里以增加其与手臂之间的摩擦力，穿戴时不要绑得太紧，见图 13-2。

2. 肱骨颈和肱骨干中段骨折　肱骨筒状矫形器（humeral brace）适用于肱骨中段骨折的保守治疗，可让肩关节和肘关节尽早活动。该矫形器由一块完整的低温热塑

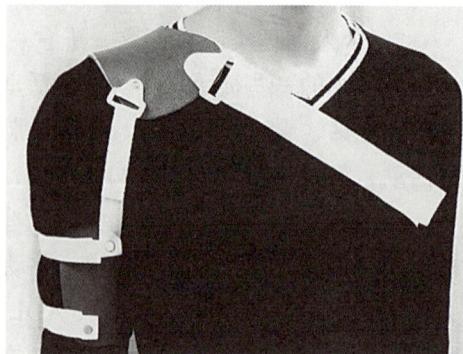

图 13-2　肩吊带的使用

板塑形成一个完整的圆筒状，塑形时上臂自然下垂以地心引力牵引骨折部位，上端包裹住肩峰，下端后方至鹰嘴下方，肘窝和腋窝部位稍短，避免妨碍肘关节屈曲和压迫腋窝处血管和神经。最好用三条以上固定带，使用塑料 D 形环分别调节松紧和 X 光检查。矫形器主要是通过密闭的圆筒状结构对臂部软组织形成一个向中轴的均匀的压力，使肱骨的两个断端能更好地对位对线，肘关节活动时肌肉主动收缩所引起的肌腹增大，可更好地加强上述这种作用。同时，运动带来的血液循环的改善有利于骨折的愈合。故应鼓励患者尽早开始肘部屈伸运动，肩关节则视情况在允许的范围内小幅度地运动（肩关节运动的维度和幅度可通过肩部板材的面积和包裹的程度进行调整）。注意不可同时使用前臂悬吊带。见图 13-3。

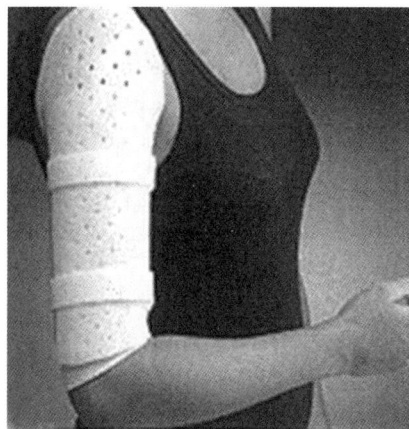

图 13-3　肱骨筒状矫形器

　　3. **肘部骨折**　肱骨下段骨折包括肱骨髁上、肱骨髁间骨折、肱骨外髁骨折和桡尺骨近端骨折一般需要固定肘关节于屈曲位，可使用肘关节屈曲静止型矫形器作为保守治疗或配合手术进行辅助外固定。一般从背后侧固定肘关节于 90°。固定时间根据骨折愈合的情况，一般在 2~3 周后，在治疗师的指导下，每天解开前臂固定带 3~4 次进行循序渐进地肘关节辅助主动屈伸活动，4 周后开始间隙除去矫形器进行肘部屈伸活动，见图 13-4。鹰嘴撕脱性骨折需要固定在伸肘或半屈曲位，一般可屈曲角度不超过 60°。固定 3 周后，可间隙取下矫形器，在 0°~60° 之间进行被动活动。

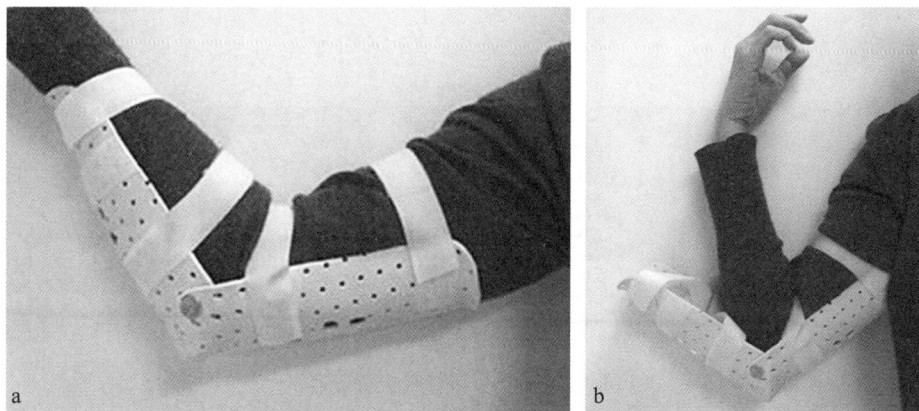

图 13-4　肘关节屈曲静止型矫形器
a. 佩戴屈肘矫形器；b. 解开前臂绑带活动肘关节

　　4. **前臂骨折**　尺桡骨干双骨折骨折端可发生侧方、重叠、成角及旋转移位，必须加以纠正，尤其旋转移位，并保持复位后良好的固定，直至骨折愈合。对于内固定不够坚固的患者和非手术患者，一般术后或伤后 4 周内需用肘腕矫形器加以固定，肘关节于屈曲 90° 位、前臂于半旋前位、腕关节背伸 30° 位以防止发生旋转移位。4 周后可根据骨折部位和骨折愈合情况对矫形器进行适当调整，如果骨折部位靠近肘关节或伴有近端桡尺关节脱位者，矫形器可去掉腕关节部分，改为肘关节矫形器，继续穿戴直到骨折临床愈合。期间，可在白天间歇性地取下矫形器，进行谨慎的屈伸肘活动，以防止肘关节僵硬。也可换成肘关节限动型矫形器（屈曲 70°~110°），并逐渐增加屈伸范围。如果骨折部位靠近远端，可在 4 周后去掉矫形器的肘关节部分，改为腕关节矫形器。中段的单骨骨折抗移位能力较好，通常在复位后或手术后使用前臂管型矫形器，或可分前后两片合成筒型把前臂固定在半旋前位，在下端稍微超过腕关节，并做成小喇叭口允许腕关节在一定范围内活动。

5. 桡尺骨下端骨折　桡尺骨下端骨折可使用腕部矫形器固定腕关节，对于没有移位的骨折，腕关节固定于功能位；有移位的伸直型骨折，复位后固定于腕关节屈曲约20°尺偏5°~10°位4周；有移位的屈曲型骨折，复位后固定于腕关节背伸位4周左右；粉碎性的骨折通常需要手术，手术后也需要使用腕部功能位矫形器固定4~6周，见图13-5。

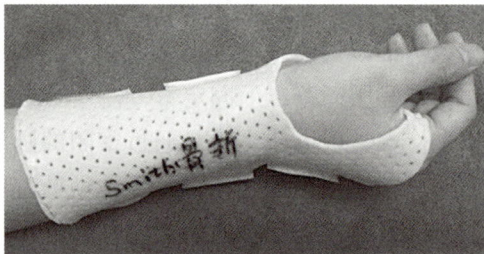

图 13-5　腕部功能位矫形器

6. 腕、指骨骨折

（1）舟骨骨折：需要固定腕关节于中立位并桡偏10°，固定拇指腕掌关节和第一掌指关节于对掌位，允许指间关节自由活动。一般采用2.4mm厚的记忆型热塑板，先塑形开口在背面的管型腕部矫形器，再塑形管状的拇指部分，然后用热风枪把两者连接在一起，见图13-6a。

（2）掌骨骨折：①掌骨颈部骨折仅需固定腕关节于功能位，最好用管型。3~5掌骨骨干骨折仅固定手掌部，腕关节和掌指关节及第一腕掌关节均可自由活动，见图13-6b。②第一掌骨骨折则需固定手掌部及第一掌指关节，手掌和拇指部分均为管型，手掌部分在手背部开口。③第二掌骨骨干骨折必须固定第一和第二掌指关节。

（3）指骨骨折：①近节指骨骨折必须固定掌指关节于屈曲位45°、指间关节屈曲90°位4~6周；②中节指骨骨折向掌侧成角者近端指间关节伸直位、远端指间关节屈曲30°位固定；向背侧成角者近端和远端指间关节伸直位固定4~6周；③远节指骨骨折近端及远端指间关节伸直位固定4~6周，见图13-6c。

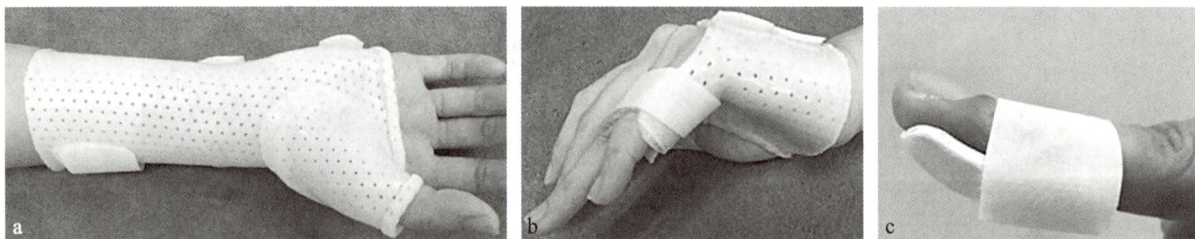

图 13-6　腕、指骨骨折矫形器
a.舟骨骨折矫形器；b.掌骨颈骨折矫形器；c.指骨骨折矫形器

（三）日常生活活动训练

作业治疗前首先要确定患者需要学会的日常生活活动，以及患者在完成这些活动时有什么活动暂时不能做，根据情况选择适当的方法对患者的日常生活活动进行训练。应该鼓励患者主动地去活动受损部位上下方邻近的关节，以及其他所有没有受累的关节。在确保受损部位愈合的同时，教会患者如何安全的去完成一些治疗和力所能及的日常生活活动。

1. 上肢骨折的ADL训练　对于单侧上肢骨折的患者，治疗师可以教会患者一些单手应用的技巧或辅助用具，如教会患者如何利用水龙头去把毛巾拧干。用单手如何挤牙膏和完成刷牙洗漱等活动，必要时在别人的协助下去完成日常生活活动。

2. 下肢骨折的ADL训练　而对于下肢骨折的患者，则是应该教会患者如何正确的使用助行器，拐杖，应如何在保护受累下肢的情况下身体转移到马桶上，用拾物器去完成穿鞋袜和裤子的日常生活活动，安全的完成一些日常生活活动。作业治疗师也可以根据患者的情况去制作一些矫形器代替原来的石膏固定，保护受损的部位，继续维持受损部位良好的对位对线。与此同时在治疗师的协助和支持下（图13-7），让受累的肢体借助重力的作用或减重的情况下，做有节制的主动辅助关节活动，慢慢过渡到全范围的关节活动。

3. **注意事项**　骨折后的作业治疗是在骨折的愈合阶段和骨科治疗的临床路径的基础上开展的，一般情况下作业只能在石膏固定或手术后的第1~2天就开始进行。选择什么类型的活动；活动量和活动的时间也取决于骨折类型和部位。患者的年龄和骨折固定的形式等因素也会影响作业治疗所采取的治疗策略。治疗前要与骨科医生的制动或松动目标和禁忌证保持一致。

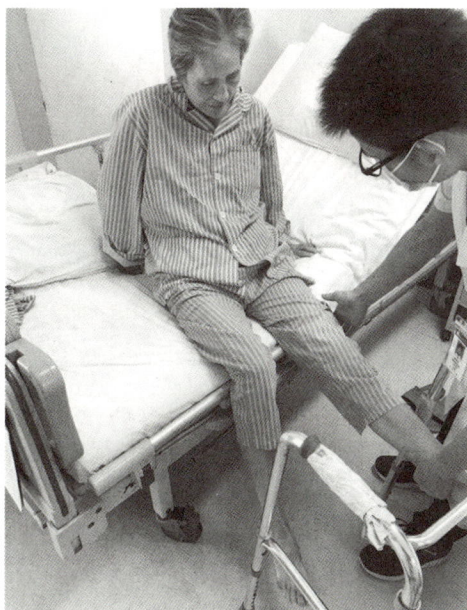

图 13-7　治疗师辅助屈膝

四、　恢复期作业治疗

术后4~8周骨折处肿胀一般不再加重，可能仍有压痛，被动活动时疼痛减轻，是开展康复的重要时期。康复计划包括逐步恢复局部相应关节的活动范围训练，恢复或增加肌力训练，重建神经肌肉控制及全身心肺功能训练等。与急性期一样，可以结合用理疗，药物等措施来帮助控制肿胀和疼痛。教会患者正确地活动患肢，以完成个人生活自理、休闲活动和相关的工作。例如上肢骨折患者可推荐使用进餐类、梳洗修饰类、穿衣类、沐浴类等自助具或使用上肢悬吊架，从而减轻肢体和石膏重量，有利于关节更好活动。对于下肢骨折患者需要采取保护性措施，如使用长柄的穿鞋器、洗澡刷、防滑椅。

五、　后遗症期作业治疗

伤口或术后8~12周或更长时间，是骨折的成熟 - 再塑形期。作业治疗的最终目的是恢复功能活动和重返社会，在这个阶段治疗的重点是在继续强化原有康复训练基础上，强化运动功能，平衡功能，重建神经肌肉控制，进行 ADL 训练以适应职业活动中的需求。对于有工作需求者，再返回到岗位前应进行职业功能评定，确定他们能否胜任以前的工作或适应新的工作。

（刘　刚）

第二节　手部肌腱损伤

一、概述

（一）肌腱的结构与分区

肌腱是肌腹两端的索状或膜状致密结缔组织，附着于骨骼上，起着力传递的作用。腱周组织、滑膜鞘、纤维鞘管或肌腱支持带是保证肌腱滑动，发挥肌腱功能的重要结构。

1. **手指屈肌腱的结构与分区**　手指屈肌腱包括4条指深屈肌腱、4条指浅屈肌腱和1条拇长屈肌腱。手指屈肌腱具有弹性小、血供少、低代谢，和强的耐压性和抗张力和耐摩擦等特点。近端血管来自滑膜鞘近端折返处及手掌内肌腱血管的延续，远侧端由肌腱止点处指骨和短腱钮的血管进入肌腱，中间段由长腱钮供应。肌腱掌侧1/3~1/2的腱实质内基本无血管，仅靠滑膜鞘内滑液扩散供应营养。

屈肌腱分为五区，Ⅰ区（指深屈肌腱抵止区）自中节指骨指浅屈肌腱止点至末节指骨指深屈肌腱止点处，此区只有指深屈肌腱。Ⅱ区（鞘管区）又称"无人区"，起自远侧掌横纹，包括屈肌腱鞘的起始部，止于中节指骨的中段，此区是指浅屈肌腱分裂成两束，然后又合并在一起抵止于中节指骨底，指深屈肌腱由深入浅穿过指浅屈肌腱分叉处，行至远端。该区深浅屈肌腱被包裹在狭小的腱鞘内，伤后容易粘连。由于手术效果差，过去一般放弃手术，现代由于显微外科技术、肌腱缝接技术的改进和早期康复的介入，可以很好地修复腱鞘、腱钮和里面的小血管，保证良好的血供，"无人区"早期肌腱修复的成功率很高。Ⅲ区（手掌区）自腕横韧带远侧缘至掌间关节近侧。此区有屈指深浅两条肌腱，浅肌腱在浅层，屈指深肌腱桡侧有蚓状肌，它常能限制断腱回缩。Ⅳ区（腕管区）有九条肌腱及正中神经通过。此区常易发生多根肌腱断裂及正中神经损伤，有时还可伴有屈腕肌腱断裂及尺神经损伤。术后发生粘连很常见。Ⅴ区（前臂区）位于前臂远侧1/3到腕关节水平，包括指浅/深屈肌的肌肉肌腱接合部。因正中神经、尺神经、桡动脉和尺动脉通过该区域，常伴有神经血管的损伤。此区粘连较轻。

2. **手指伸肌腱的结构与分区**　手指伸肌腱包括指总伸肌腱、示指固有伸肌腱和小指固有伸肌腱、拇长伸肌腱、拇短伸肌腱和拇长展肌腱。伸肌腱在掌骨头背面扩展形成指背腱膜，也称伸肌装置，其主体由伸肌腱（示指和小指还有固有伸肌腱），沿途有蚓状肌、骨间肌和支持韧带的纤维构成。伸肌腱在近节指骨远端分成中间束和两个外侧束。中间束与两侧骨间肌的内侧腱纤维组成中间腱，止于中节指骨底背面。外侧束与骨间外侧束和蚓状肌腱纤维组成两个外侧腱，在中节指骨远端集中交织成终腱，止于远节指骨底背面。伸肌腱比较薄，抗张力性能较差。

伸肌腱分为八个区，远端指间关节对应的区域为Ⅰ区，此区为伸肌腱止点、终腱和连接于两条外侧腱的三角韧带，此区损伤多由切割伤或戳伤引起，损伤后表现为锤状指畸形。中节指骨干对应的区域为Ⅱ区，此区为两个外侧腱。近端指间关节对应区为Ⅲ区，此区为中间腱。近节指骨干背面区域为Ⅳ区，此区伸肌腱分为三束。掌骨头对应的区域为Ⅴ区，此区为腱帽结构，即为由骨间肌浅层纤维形成的连接于伸肌腱的三角形腱膜。掌骨干和掌骨底对应的区域为Ⅵ区。腕关节对应的区域为Ⅶ区，此部肌腱包于滑膜鞘内，有腕背横韧带于其上。前臂远端 1/3 处为Ⅷ区。伸肌支持带又称腕背侧韧带，附着于桡尺骨茎突和腕骨，其深面发出 5 个间隔附着于桡尺骨远端背面，形成 6 个骨纤维隧道，手部 9 条伸肌腱及其滑膜鞘通过这些骨纤维隧道。滑膜鞘各超出韧带上下缘 1~2cm。腱间结合位于掌指关节近侧的指总伸肌腱之间。

（二）肌腱损伤的修复过程

肌腱修复后，其愈合情况进展如下：第一周为纤维架形成期。腱断端 1.0~1.5cm 红肿、周围结缔组织和血管增生，断端间隙由胶样物质充填，由腱鞘、腱周组织、腱外膜及腱内膜生长成纤维细胞，伸入断端，构成纤维样临时支架，腱细胞至 4~5 天后开始生长。第二周到第三周为结缔组织增生期，此期初期水肿仍明显，第八天开始肌腱细胞分泌肌腱纤维，并穿过纤维支架，连接两断端，第三周红肿开始减退，肌腱细胞分裂增殖，直到断端完全由结缔组织和肌腱胶原纤维连接，连接比较坚固并开始与周围组织互相分离。第四到六周为纤维重整及成熟期，此期胶原纤维逐渐增加，肌腱抗拉力性能增强。纤维排列更加有序，新生的组织成分和结构接近正常的肌腱组织，肿胀消退，至此修复过程基本完成。第 7 到 12 周为疤痕收缩期，此期主要为瘢痕重塑，肌腱与周围的粘连逐渐减少，滑动性增加，抗张力性完全恢复。

（三）早期功能活动的作用

损伤轻、创面整齐干净、无感染、良好的血供、高超的显微缝合技术、腱周组织、腱鞘和腱系带的修复、早期的运动都是内源性愈合的基础。如果损伤大，创面污染严重，血供破坏大，缝合技术差，缺乏早期运动则以外源性愈合为主，粘连严重。

早期活动对肌腱愈合和防止粘连有很好的作用：①早期活动可以改善肌腱的血供和腱鞘内滑液的渗透，促进腱外膜细胞增生及合成胶原蛋白。②早期活动通过应力的作用使胶原纤维的排列变得更有条理。③早期活动可以促使腱鞘内透明质酸增加，起润滑剂作用，有利于纤维的滑动。减少肌腱粘连。④新生的肌腱组织因活动所产生的张力而变得更坚韧。⑤早期活动可以防止肌腱等软组织挛缩。当然，早期活动也存在着使肌腱断裂的风险。

二、　作业评定

肌腱损伤后的不同阶段评定的侧重点各不同，应区别对待。

1. 术后一周内为纤维支架形成期，也称炎症期，此期肌腱断端仅为部分的纤维连接，很不牢固，一般此期不检查伤指的主动运动，包括肌力和关节活动度，特别是术后一直没有进行过任何活动的患者，在第 3~7 天肌腱是比较脆弱的，容易断裂。此期来就诊的患者一般有石膏托固定，评定前先了解创伤和手术的相关情况，包括是否一期修复、肌腱缝合方法，术中肌腱断端的活力和肌腱的张力等情况，及目前所处的愈合阶段。拆除石膏前先向患者解释清楚，交代患者不可随意活动手指，保持手部姿势，然后小心地解开固定石膏的绷带，暴露手部，观察手部水肿的程度、伤口渗液、是否红肿、及缝线和甲床的血供情况等，观察手指的粗略姿势判断肌腱的张力和是否断裂，此时也可以评定疼痛的情况和检查手指和手掌部的感觉，判断是否合并神经损伤。检查其他非受伤手指的关节活动度，观察健指是否受到制动的影响。

2. 第二周开始肌腱有一定的纤维连接，开始有一定的抗张力能力，此时除了上述提到的评定外，可以谨慎地观察患者的主动活动情况。对于屈肌腱损伤的患者，治疗师可以把患者的腕关节保持在屈曲位置上，要求患者轻微地屈曲创伤的手指，观察其主动活动的情况，粗略判断粘连的情况和排除肌腱重新断裂。可以被动地屈曲手指，观察关节是否僵硬。由于伸肌腱比较薄，抗张力能力不如屈肌腱，故要更加谨慎，一般不检查其伤指的主动屈伸。

3. 第四周开始肌腱断端连接有一定抗张力性，比较坚固。对于屈肌腱修复术后患者，除了上述情况，还可以评定指间关节的独立活动，观察指浅屈肌腱和指深屈肌腱的相互滑动情况。在保持手指屈曲的情况下检查腕关节屈伸角度。对于伸肌腱损伤患者，可以观察其主动伸指的情况，Ⅰ、Ⅱ区损伤者主要观察 DIP 屈伸情况，其欠伸度如何等；Ⅲ、Ⅳ区患者要观察其是否存在纽扣眼畸形；Ⅴ区以上者则着重观察 MCP 的主动屈伸情况。

4. 第六周开始可以评定关节主被动活动度，屈伸肌腱的长度，总主动活动度和总被动活动度。可以评定肌力，握力和捏力，及手部的精细活动功能。

5. 第九周后可以评定手部在日常生活活动和职业活动中的应用情况。

三、作业治疗

（一）屈肌腱损伤术后的治疗

1. **术后0~3周** 此期康复的重点是保护下活动。此期为纤维支架形成期和结缔组织增生期，一般在手术后当天用厚辅料包裹，并用石膏把腕关节固定在屈曲 30°~40°，掌指关节屈曲 70°，指间关节伸直位。第二天伤口渗液较少，可以去除厚辅料，改为薄敷料覆盖伤口。去除石膏，改用低温热塑矫形器保护，矫形器接触面为前臂及手的背面，形成一个阻挡保护的作用，使损伤的肌腱处于低张力状态，有利于愈合，其限制角度与上述提到的相同。前臂和腕部用魔术贴固定，伤指由连接于指甲与前臂近端橡皮筋提供屈曲的动力，以达到伤指被动屈曲的作用，带动屈肌腱向近端滑动，同时伤指又可以背侧挡板的作用下在安全的范围内进行伸指，带动屈肌腱向远端滑动，有效防止粘连。为了更大有效地使肌腱滑动，要在伤指对应的掌指关节处安装引导橡皮筋方向的滑车，拇指的滑车则安装在近豌豆骨处（图 13-8）。调节橡皮筋的长度和张力，使伤指放松的时候指间关节能完全屈曲，主动伸的时候手指背面可以贴到背侧挡板上。活动量要求如下：10 次/组，5 组/天，活动时连接橡皮筋，不活动时取下橡皮筋，把伤指轻轻固定在手指挡板上，防止由于橡皮筋的牵拉使伤指长时间处于屈曲状态造成屈肌腱挛缩，和影响血液循环。如指间关节 IP 屈曲受限，则应进行被动屈指。如 IP 伸直受限，可以在矫形器的保护下，维持该指列其他关节的屈曲的前提下进行单关节谨慎的被动伸，以防止掌板挛缩。此期要同时注意伤口的处理，必要时可用紫外线、激光和超短波、微波等促进伤口愈合。消肿也是此期的主要任务之一，如果手指肿胀明显，可以用轻柔的向心性按摩手法帮助消肿，如果伤口已经愈合，可以用压力手套帮助消肿。

2. **术后4~6周** 此期重点是主动到轻抗阻活动。此时肌腱具有一定的抗张力性能，允许伤指主动屈曲。如果屈肌腱滑动好（关节屈曲 ROM 大于正常值的 75%），提示修复后瘢痕较轻，需要用防止腕手联合运动的腕指限制带（图 13-9），当腕关节主动背伸的时候，手指在腕指限制带的作用下被动屈曲；当主动伸指时，腕关节在其作用下被动屈曲，以保证屈肌腱不被过度拉伸，造成重新断裂。5 周基本可以去除腕指限制带，进行主动活动。假如肌腱滑动范围小，提示术后瘢痕粘连较重，则直接去除矫形器，进行主动活动，包括单个手指指屈浅和指屈深肌腱的滑动，勾拳、握拳和手内肌收缩模式等练习。

术后 5 周在支具保护下，逐步强化 IP 关节主动屈伸练习。让患者做主动屈指活动时，治疗师用

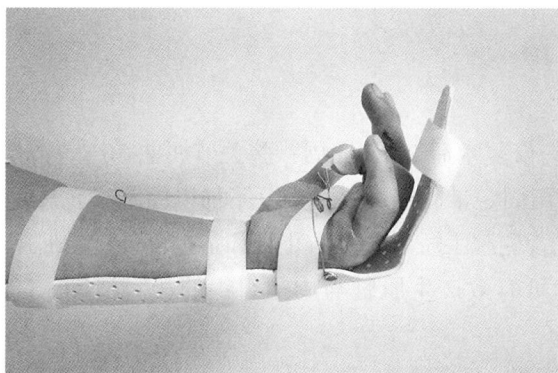

图 13-8　屈肌腱损伤动力型矫形器

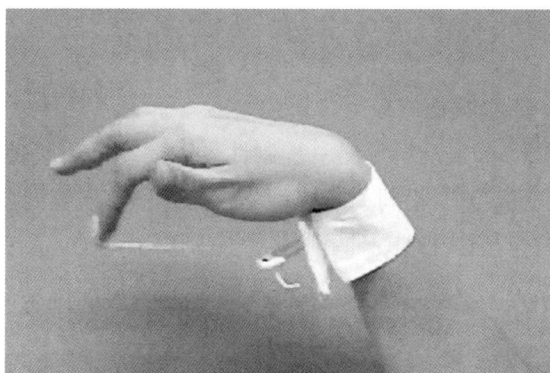

图 13-9　屈肌腱损伤 4 周腕带

两个手指捏住患者的近节手指，保持掌指关节在伸直位，以消除手部蚓状肌屈曲掌指关节的作用，增加指屈肌腱的主动滑动范围。

　　术后 6 周基本允许患手腕和指平放在桌子上，谨慎进行牵伸和轻抗阻活动。进行轻度功能性活动，主要进行患指协调性的练习。如对掌、插板、串珠、套环、健身球类等动作练习。可以把矫形器改为腕和手部都为 0° 位。外出参加活动时和夜间穿戴作为保护，如果屈肌腱挛缩，可以该矫形器轻柔地加以牵伸。

　　此期如果水肿仍未完全消退，仍可以使用压力手套以促进消肿，同时也控制瘢痕。开始进行瘢痕管理手法，促进粘连分离。必要时辅以超声波、音频等抗瘢痕治疗。

　　3. 术后 7~12 周　为渐进抗阻训练期。术后 7 周开始进行渐进抗阻力练习，例如使用不同强度的橡皮泥、海绵球练习抓握，以提高握力；利用镊子、衣夹或橡皮泥进行对指练习。如 IP 屈曲受限应利用各种方法加以提高，握拳手套和弹力屈指圈等有助于改善手指屈曲活动度（图 13-10）。如果伸指角度受限则可以利用柔和的力进行牵伸，或把原来的矫形器修改为伸腕 30°、掌指关节和指间关节 0° 位，进行谨慎地矫正。术后 9 周开始强化抗阻练习，增强肌力、耐力，12 周并进行职业活动训练。

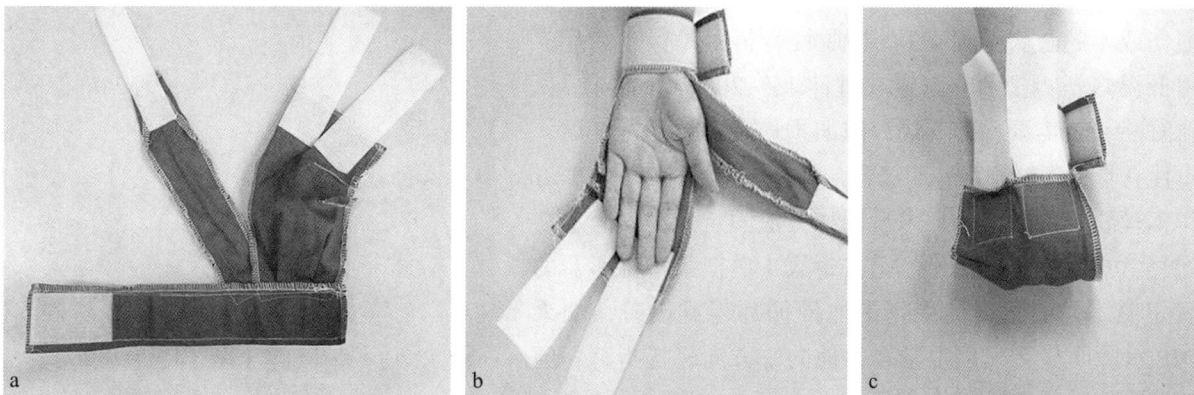

图 13-10　弹力屈指带及使用方法
a. 弹力屈指带，使用方法　b，c. 使用方法

（二）指屈肌腱损伤修复术后矫形器的应用

肌腱损伤修复后 3 周内

（1）限动矫形器＋控制性主动运动：屈肌腱损伤修复术后 2 天 ~3 周：腕关节屈曲 30°、掌指关节屈曲 70°、指间关节伸直位。腕部和掌横纹处分别用固定带固定，手指部分不加以固定，允许手指进行全范围主动屈曲和在限制范围内主动伸。阻挡式背侧腕手矫形器可防止腕和指过度伸展给肌腱断端造成过大张力，影响肌腱愈合。控制性主动运动可有效产生肌腱与周围组织的相对滑动，防止粘连。

（2）动力型矫形器＋控制性被动运动：在背侧阻挡式腕手矫形器的基础上固定也可使用动力型矫形器，有利于术后早期开始肌腱滑动练习。即将橡皮筋一端固定于各指末节或指甲上，另一端通过掌心的滑车固定在前臂的掌侧，于手术后 3~5 天开始在矫形器内进行肌腱滑动练习，见图 13-11。

（3）使用方法：①主动伸直 IP 关节，利用橡皮筋弹性回缩被动屈曲 IP 关节，禁止做主动屈曲 IP 关节、被动伸直 IP 关节的运动；②在练习间隙及夜间用橡皮条固定 PIP 关节，在矫形器内使其保持伸直位，以防止 PIP 关节屈曲挛缩。

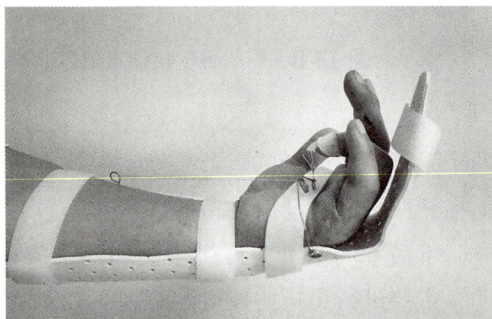
图 13-11　指屈肌腱损伤动力矫形器

（4）注意事项：①弹性带牵引力度是否合适：当手指放松，弹性牵引能将手指牵拉到完全屈曲位，主动伸指不费力，则表明弹性带张力合适。②治疗师应每天检查矫形器是否松动，固定角度有无改变，弹力带张力是否合适等。以避免张力过小，患指达不到牵引屈曲目的，肌腱不能有效的被动滑动而发生粘连；或因牵引松弛，使患指产生主动屈指动作，致使肌腱缝合部断裂。

（三）指伸肌腱损伤修复术后的治疗

不同分区伸肌腱损伤后的处理是不同的，分别叙述。

1. Ⅰ和Ⅱ区损伤

（1）伤后 / 术后 0~6 周：由戳伤引起的闭合性肌腱损伤或不超过关节面 1/3 的撕脱性骨折可以保守治疗，用低温热塑板把 DIP 固定在过伸 15°~20°（图 13-12），新鲜断裂者需要固定 6 周，陈旧损伤者需要固定 8 周。不伴有骨折新鲜切割一期缝合，骨折片超过关节面 1/3 者作钢丝缝合加外固定，术后同样方法固定六周。固定期间经常观察甲床的血供。最好每天 1 次把手指矫形器的固定魔术贴打开，让手指的血液循环得到改善，如果 DIP 水肿明显可以用手指轻柔地向心方向轻抚指背。但打开魔术贴之前要手心朝下放在桌面上，伤指平放在桌

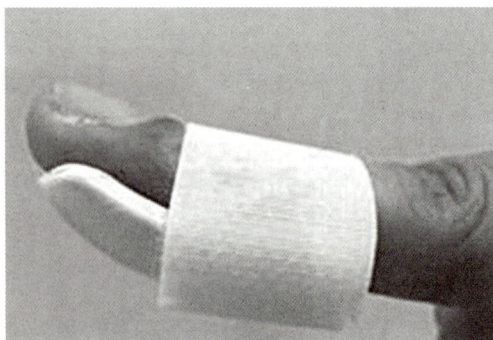
图 13-12　指伸肌腱Ⅰ区、Ⅱ区损伤矫形器

面上，期间避免出现 DIP 屈曲情况。每隔 2~3 天用同样的方法取下矫形器进行清洗和皮肤清洁，注意避免 DIP 屈曲。固定期间注意保持 PIP 的活动。

（2）伤后 / 术后 7~9 周：第 7 周后开始主动屈伸 DIP，如存在欠伸度，则在夜间继续矫形器固定到第 8 周。术后 8~9 周，开始被动 DIP 关节屈曲，或采用屈曲型矫形器。

2. Ⅲ和Ⅳ区损伤

（1）伤/术后0~3周：开放性损伤者需要手术修复，术后用低温热塑矫形器把PIP固定于伸直位，Ⅲ区闭合性损伤可以保守治疗，仅把PIP固定于伸直位，其他关节可自由活动，特别是DIP关节的主动屈（图13-13a）；或用动力型伸PIP矫形器使患指可以小范围抗阻屈曲PIP，利用动力被动伸PIP（图13-13b）。

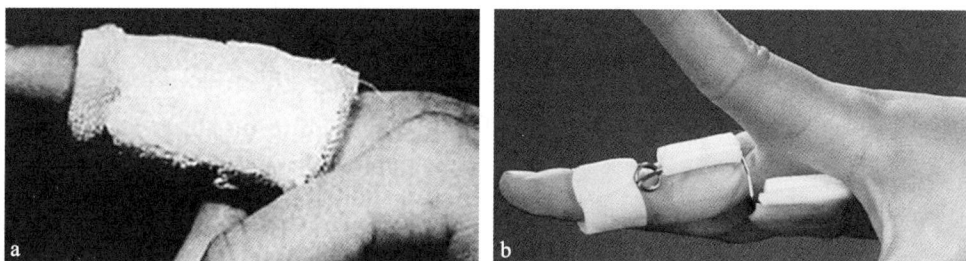

图13-13　指伸肌腱Ⅲ区、Ⅳ区损伤矫形器
a.静态矫形器；b.动态矫形器

（2）术后4~6周：开始间歇地取下矫形器轻柔主动屈曲PIP关节，PIP关节限制在30°范围内屈曲。以后每周增加20°~30°。在非练习时间仍应继续佩戴矫形器。至5~6周开始将MCP关节固定在中立位下进行主动屈、伸PIP关节练习。

（3）术后7~9周：行PIP关节被动屈曲活动。

（4）术后10~12周：开始进行增强手指屈伸肌力的活动练习，如抓握变形球、橡皮泥作业，应用弹力带进行伸指练习等。

3. Ⅴ区~Ⅷ区损伤

（1）术后0~5周：术后2~4天可以把石膏换成矫形器，可以用静态的矫形器固定，Ⅴ区和Ⅵ区患者固定于腕关节背伸30°~45°。伤指MCP屈曲10°~20°、IP伸直位（图13-14）。Ⅶ~Ⅷ区患者固定于腕关节背伸40°~45°、患指MCP伸直位，IP可以自由活动（图13-15a），固定时间为4~5周。第4周开始，Ⅴ区和Ⅵ区术后可以解开矫形器远端的固定带，使MCP和IP可以在矫形器限制范围内进行主动屈伸；Ⅶ~Ⅷ区患者可以间歇脱去矫形器，在伸腕的情况下小范围练习MCP屈伸，大部分时间仍然穿戴矫形器。Ⅴ区~Ⅷ区都可以用动力型矫形器，腕关节固定在背伸45°位，利用弹簧提供伸MCP和IP的动力，通过掌侧

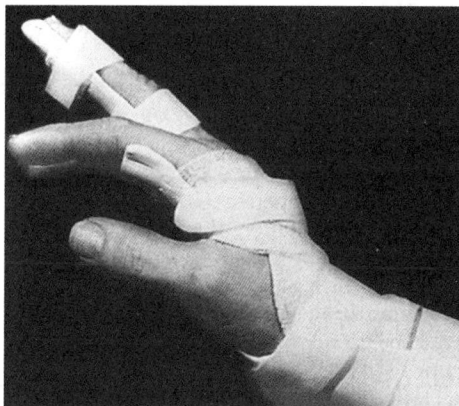

图13-14　指伸肌腱Ⅴ区、Ⅵ区损伤矫形器

挡板限制它们屈曲的最大角度30°~40°（图13-15b）。伤指在动力型矫形器在保护下进行主动伸和被动屈的活动，使用时间为4~5周。

（2）术后6~7周：白天可以脱下矫形器，轻微牵伸伸肌腱，如果MCP和IP屈曲受限，可以进行谨慎地助力或被动的屈曲。进行肌腱滑动训练，特别是手外肌模式和手内肌模式互相转换。进行促进手指屈伸和内收外展的作业活动，如转移小件物品练习，抓纸球、转动核桃、书写练习等。术后7周，可以开始手指和腕同时屈曲的作业活动，如前臂放在斜板上，用手指移动跳棋等。瘢痕会影响进行肌腱滑动，可进行压力治疗和手法治疗。

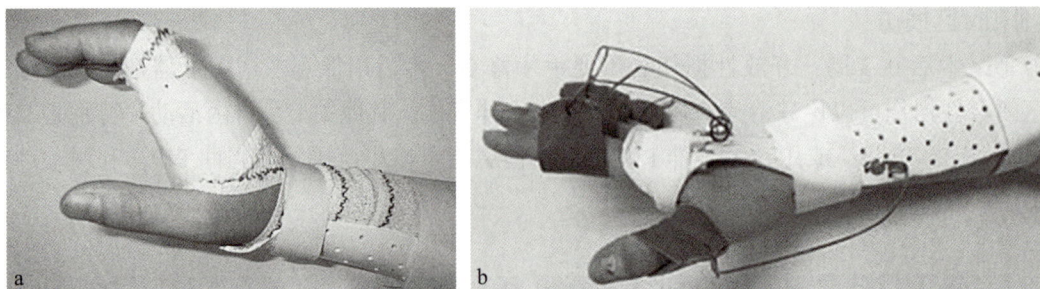

图 13-15　指伸肌腱区Ⅶ区、Ⅷ区损伤矫形器
a.静态矫形器；b.动态矫形器

（3）术后 8~9 周：开始渐进性抗阻的作业活动，如弹钢珠球、弹力带等作业活动以及日常生活活动练习。

（4）术后 10~12 周：开始较大阻力的作业练习，为恢复工作做准备。

（四）肌腱松解术后治疗

虽然有许多措施防止肌腱损伤术后粘连，但肌腱粘连仍是手外伤常见的问题。肌腱修复术后 6 个月功能不再恢复、被动屈曲角度明显大于主动屈曲角度者可考虑进行肌腱松解术。术前应尽量使手部关节被动活动度能达到或接近正常，活动受限者应进行关节松动治疗、肌腱牵伸、瘢痕管理等，为手术准备条件。术后 24 小时就应开始进行全关节活动度范围的主动活动，包括手指屈伸、内收外展及各种肌腱滑动练习。活动受限者应进行被动活动。进行适当的冰敷以缓解水肿和减轻出血和渗液。

（陈少贞）

第三节　上肢功能重建术后

一、概述

上肢功能重建包括非手术和手术方法。非手术方法包括运用康复训练和康复工程，使上肢残存的功能尽可能发挥其作用。手术方法主要包括肌肉肌腱移植、神经移植以及植入式功能性电刺激等。神经移植是利用次要神经（提供神经元和轴突），修复重要神经的去神经支配，实现功能重建，该次要神经需要支配要重建的肌肉功能具有协同作用的肌肉。

对上肢功能障碍的患者功能重建最重要的是：伸肘、拇指侧捏，手部的抓握和释放。上肢功能重建术要先重建主动伸肘功能，再重建关键的手部抓握功能；对于双侧上肢功能障碍者，优先重建功能较好的一侧，两侧相同时，优先重建优势手。双手均瘫痪时，两侧重建功能侧重要有所不同，使重建后的双手具有更广泛的功能；而且双手的功能重建，至少要有一只手具备有效的感觉功能。

常见的上肢功能重建手术包括臂丛神经损伤后股薄肌或部分背阔肌移植重建屈肘屈指功能术、桡神经损伤后掌长肌移位重建伸腕功能术、环指指浅屈肌转位重建伸指功能术等，我们以屈肘功能重建术后及手功能重建术后为例介绍作业治疗的应用。

二、 屈肘功能重建后作业治疗

（一）臂丛神经损伤后背阔肌移植术

臂丛神经损伤是上肢常见的严重损伤，对臂丛神经损伤后患肢功能丧失的患者，一般情况下应坚持先行早期神经修复、后行晚期功能重建的原则。神经修复的手段包括神经松解、神经缝合、神经移植、神经移位等。神经修复一般在伤后六个月内进行可获得较好的效果，臂丛损伤经神经修复后，约需 12~18 个月恢复屈肘功能。因此，在神经修复 12~18 个月后，仍无明显屈肘功能恢复迹象者，可行屈肘功能重建。背阔肌皮瓣切取范围大，血管蒂长，可修复整个上臂，重建屈、伸肘功能具有无法替代的优势。

（二）作业治疗评定

1. 活动度　肘关节正常屈伸活动为 0°~150°，一般认为屈伸活动度应 >90°，伸肘受限不超过 15°~30°。伸肘受限控制在 15°~30° 患者可获得满意的外观，但若患者更注重功能运用，也可考虑控制在 30°~45° 范围内。

2. 肌力　对于肌力的评定临床上广泛使用 Lovett 肌力分级标准和 MRC 六级肌力评定法。也有一些研究者会使用重量来表示，多认为能够提 1kg 或更重的重量屈肘 90° 以上较理想。

3. 稳定性　肘关节的稳定因素主要包括组成肘关节的骨性结构、韧带结构、关节囊以及肘部的肌群等。这些结构的损伤和肌力的不平衡等会造成肘关节功能障碍。

4. 常用的肘关节评定量表采用中华医学会手外科学分会制定的《肘关节功能评定试用标准》（表 13-3）。

表 13-3　肘关节功能评定试用标准

分数	屈曲	肌力	伸直	肌力	前臂旋转
4	>90°	≥M4	0°	≥M4	正常
3	60°~90°	≥M3	<30°	≥M3	轻度受限
2	30°~60°	≥M2	30°~50°	≥M2	重度受限
1	<30°	<M2	>50°	<M2	不能

综合评价分级：优 13~16 分；良 7~9 分；可 4~6 分；差 3 分以下

（三）作业治疗应用

1. 肌力训练

（1）术后 0~6 周：术后应早期康复锻炼以防肘关节僵硬，训练时应注意背阔肌肌皮瓣的血运有无变化并防止肌腱止点撕脱。术后患者在臂内收位屈肘 90° 石膏或支具固定 6~8 周。术后第二天，在治疗师的指导下开始做背阔肌的等长收缩训练，即臂内收动作，以防止肌肉萎缩。

（2）术后 7~10 周：术后 6 周去除石膏后，患手先不持物做抗重力运动，1 周后改为持 1kg 重物的抗阻力运动，以后每隔 2 天递增 0.5kg 重量至 3kg，使背阔肌得到等张收缩训练。除加强背阔肌收缩运动，还要令患者做主动的肘关节伸展动作，可以在治疗师的帮助下做被动的肘关节屈伸动作。治疗时，可以让患者一边主动收缩被转位的背阔肌，一边做被动肘关节屈曲动作，让患者注视、体验肌肉收缩产生的新的关节运动，鼓励患者通过大脑想象背阔肌收缩会使肘关节屈曲和前臂旋后，促使大脑皮层运动支配中枢功能转换，肌肉接受、适应和执行新的功能。逐渐过渡到患者主动做肘关节屈曲动作。

（3）术后11周：逐渐加大肘关节伸展的活动度，并进行一些抗重力和抗阻力训练，增强背阔肌的肌力。肌力达到4级后，指导患者进行一些日常生活能力和其他作业活动的训练，训练肌肉的协调性，改善患者的日常生活能力。

2. 疼痛处理　疼痛是该手术后的主要临床表现，也是导致移植皮瓣血管痉挛造成手术失败的重要原因。因此，术后镇痛是整个护理过程的重要环节。一般术后24小时患者伤口疼痛剧烈，最有效的方法是药物止痛。

由于患肢制动引起的全身肌肉酸痛，应尽可能地保持患者的体位舒适，如前臂垫软枕，无痛水平移动肢体，按摩肌肉及支具边缘垫毛巾等。对于疼痛引起的心理状态的改变和躯体的反应，如出现烦躁不安，精神紧张，焦虑，心率加快等，也可以适当应用镇痛剂。

3. 压疮预防　由于患者术后需绝对卧床10~14天，手术创伤范围大，留置管道多，大多数患者会因疼痛、担心管道脱落与影响移植肌皮瓣存活而不愿意活动，容易导致压疮发生。为预防压疮，应向患者讲解定时翻身的重要性及配合注意事项，取得患者及家属的理解与配合；保持床单位及衣物清洁、干燥、平整，臀下垫液垫，必要时卧气垫床；定期翻身，每1~2小时翻身1次，翻身时左右斜30°，避免拖、拉、推等动作，禁止患侧卧位并保护好皮瓣区；床上浴每日1次，注意观察石膏边缘的皮肤，并做好局部防受压及防摩擦，必要时予安普贴外贴保护。教会患者抬臂功能训练，每2小时一次。

（四）出院后指导

患者出院后指导自身锻炼也是本手术后的重要内容。教会患者用力屈指及屈腕等关节活动，循序渐进，再练屈肘活动，逐渐屈曲手指及腕关节以带动屈曲肘关节的活动。一般术后5个月可见到肱二头肌有收缩活动。但应告知患者康复是一个长期的过程，可能会持续到3~5年，所以嘱患者定时到医院复诊指导并做进一步的康复治疗，直到屈肘达90°以上。

三、桡神经损伤后手功能重建术后作业治疗

桡神经损伤后多继发肢体外伤后，损伤后多采用神经修复，但对损伤严重、失去修复可能或早期修复欠佳，伴伸腕、伸拇及伸指功能障碍者，可采用肌腱移位术重建手功能。对于进行手功能重建术的时机，在桡神经损伤后应尽快探查并行神经修复，但临床上神经损伤或修复后，要确定肌肉终板是否可逆程度较大，然后根据损伤或修复时间估计。除了考虑时机，还应合理选择移位肌腱，移位肌腱的张力不宜过紧或过松。

（一）作业治疗评定

1. 运动功能评定

（1）关节活动度评定、肌力评定。

（2）手指总的主动活动度测量：可以采用1975年美国手外科学会推荐的总主动活动度（total active Movement，TAM）系统评定方法，即总主动活动度测定法。

总主动活动度 = 各关节屈曲度之和 – 各关节伸直受限度之和

即 TAM=（掌指关节、近指间关节与远指间关节最大屈曲度之和）–（掌指关节、近指间关节与远指间关节最大伸直度之和）。

2．**感觉功能评定**　感觉评定包括痛觉、触觉、温度觉、运动觉、两点辨别觉和振动觉等。

3．**职业评定和手部活动评定**

（1）职业评定是指对由上肢和手参与的职业能力进行科学的评定，如手损伤后恢复工作情况评定简表。

（2）手部活动评定常采用日常生活活动进行评定，如解纽扣、写字、使用勺子、刷牙、洗脸和系鞋带等。

4．**工具评定**

（1）Jebesen 手功能测试：整套测试共有 7 项计时的项目，包括书写文字、模拟翻树叶、捡拾细小的物品、模拟进食、摆放物品、挪动空的盛物罐、挪动重的盛物罐。测试结果以单项测试的计时以及完成全部测试的时间总和表示。

（2）Purdue 钉拴板测验：该试验主要用于评定手部进行精细动作的操作能力。由 4 个分测验组成：①右手操作；②左手操作；③左、右手同时操作；④装配。

（3）明尼苏达协调性动作测试：此测试主要评定手部及上肢粗大活动的协调与灵活性。由 5 部分组成：上肢和手部前伸放置物件、翻转物件、拿起物件、单手翻转和放置物件、双手翻转和放置物件。测试结果以操作的速度和放置物件的准确性表示。

（二）作业治疗应用

1．**术后 1~2 周**　在术后的几天内要注意患肢肿胀的处理，如将患肢抬高、向心性推拿；指导患者肘关节屈伸活动，防止关节僵硬和肌肉萎缩；术后 3~5 天后将石膏改为支具固定，指导其在疼痛耐受范围内轻轻的做 2~5 指指间关节被动屈伸练习，循序渐进。

2．**术后 3~6 周**　主要进行神经肌肉功能再训练以获得伸指、伸拇及伸腕功能。如①旋前圆肌转位桡侧腕伸肌术后的患者，需要保持指间关节和腕关节中立位，屈曲掌指关节 40°~60°，指导患者在该姿势下屈曲指间关节、伸拇指，主动做腕关节由中立位到完全背伸位的练习，避免同时屈腕屈指的联合动作，避免移位肌肉肌腱的过度牵拉；②尺侧腕屈肌转位指总伸肌腱术后的患者，作轻度尺偏屈腕动作的同时，练习伸掌指关节。

3．**术后 7~8 周**　主要进行伸腕、伸指和伸拇的联合活动的训练，减少支具的使用时间，仅在夜间或保护情况下使用。术后第 8 周不再使用保护性支具，指导患者循序渐进做抗阻运动练习，如伸指运动、伸拇运动、伸腕运动等，遵循循序渐进的原则。

（三）出院后指导

神经损伤后手功能恢复的重点为重建新的运动模式，即能够精确控制伸腕、伸指、伸拇功能。出院前应教会患者掌握手功能康复的锻炼方法，包括取得患者家属的支持，共同参与。出院后患者的锻炼应当循序渐进，逐步增加活动幅度，否则会导致再次损伤，同时告知患者恢复时间较长，应定期到医院复诊指导并做进一步的康复治疗，直到手部功能基本恢复。

（刘晓丹）

第四节　断　肢　再　植

一、概述

断肢再植是指通过骨科与显微外科手术重建离断肢体血液循环并促使肢体获得再生。再植的目的不仅是使肢体存活，更重要的是最大限度的恢复肢体的功能。

（一）肢体断离的性质

1. **切割性断离**　由锐器所造成，如切纸机、铣床、剪刀车、铡刀、利刀、玻璃和某些冲床等，再植手术的成功率较大。对于多刃性损伤，如飞轮、电锯、风扇、钢索、收割机等所造成的严重切割伤，截断面附近组织损伤较严重，虽然再植手术的困难较大，但经过努力也可成功。

2. **辗轧性断离**　由火车轮、汽车轮或机器齿轮等钝器伤所致。辗轧后仍有一圈辗伤的皮肤连接被轧断的肢体，表面看来似乎仍相连，实际上皮肤已被严重挤压，而且被压得很薄，失去活力，应视为完全性肢体断离。

3. **挤压性断离**　由笨重的机器、石块、铁板或由搅拌机及重物挤压所致。断离平面不规则，组织损伤严重，常有大量异物挤入断面与组织间隙中，不易去净，静脉常发生血栓形成，再植难度较高。

4. **撕裂性断离**　是肢体被连续急速转动的机器轴心皮带筋或滚筒（如车床、脱粒机）或电动机转轴卷断而引起。撕裂性肢体断离，在血管离断的远近段，往往有严重的血管痉挛和潜在的血管内膜损伤，给血液循环的重建带来一定困难。

5. **爆炸性、高温滚筒引起的断离**　由于肢体炸成若干碎块，肢体残缺不齐，或因高热而使蛋白质凝固，难以行断离肢体的再植。

（二）肢体断离的程度

1. **完全性断离**　断离肢体的远侧部分完全离体，无任何组织相连，称为完全性断离。

2. **大部断离**　肢体局部组织绝大部分已断离，并有骨折或脱位残留有活力的相连软组织少于该断面软组织总量的1/4，主要血管断裂或栓塞，肢体的远侧无血液循环或严重缺血，不接血管将引起肢体坏死者，称之为大部断离。

3. **再植的时限**　于常温下（20℃）肢体缺血不超过6~7小时者，基本上可以恢复，超过10~20小时，大多数演变为不可逆的变性。

4. **再植的断肢要能恢复一定的功能。**

鉴于断肢再植的复杂性，本节以断指再植后作业治疗为例讲述断肢再植后作业治疗的细节。

二、作业评定

外伤致手指离断，没有任何组织相连或虽有组织相连，但在清创时必须切除的，称为完全离断；

手指骨折或脱位伴 2/3 以上组织离断、主要血管断裂，不修复血管将引起离断远端发生坏死的称为不完全离断。断指再术后涉及骨折、肌腱和神经的康复。作业治疗的目的在于：

1. 侧重于手功能训练和影响手功能恢复的常见问题，如肿胀、疼痛、过敏、肌腱粘连以及关节活动度受限等。

2. 保护再植指，防治组织粘连，关节挛缩，促进神经恢复，减轻再植指的功能障碍。

常用的评定方法为中华医学会手外科学分会断指再植功能评定试用标准（表 13-4）。

表 13-4　断指再植功能评定试用标准

一、运动功能

用 TAM 系统评定标准(20 分)

1. 拇指：A：拇指对指(10 分)

可以	10 分
困难	5 分
不能	0 分

B：拇指关节自主活动度(10 分)

掌指关节 ROM+ 指间关节 ROM= 总 ROM	评分
>90°	10 分
<90°	5 分
强直	0 分

2. 手指：关节自主活动度

掌指关节 + 近位指间关节 + 远位指间关节总屈曲度 − 总欠伸度 = 总 TAM	评分
260°~200°	20~16 分
190°~130°	15~11 分
130°~100°	10~6 分
<100°	5~0 分

二、日常生活活动：ADL(20 分)

1. 捡针(指甲捏)　2. 捡分币(指腹捏)　3. 写字(三指捏)　4. 提(提箱柄,壶柄等重物)　5. 拿大茶缸(握)　6. 锤钉子(强力握持)　7. 上螺丝(中央握持)　8. 系鞋带(综合细动作)　9. 扣纽扣(综合细动作)　10. 开广口瓶(综合强力握持和精细握持)

每项评分：

完成良好	2 分
可以完成,动作不太好	1 分
不能完成	0 分

三、感觉恢复(20 分)

按照英国医学研究会评定标准(1954)

分级	评分
S4 感觉恢复正常,两点分辨觉 <6mm	20 分
S3+ 除 S3 外,尚有部分两点分辨觉存在	16 分
S3 浅感觉与触觉完全恢复,没有过敏	12 分
S2 浅感觉与触觉有少许恢复	8 分

S1 皮肤深痛觉恢复	4分
S0 神经管辖区无任何感觉	0分

四、血液循环状态(10分)

分级	评分
优:皮肤色泽、温度正常,不需要特殊保护	10分
良:色泽稍差,温度略低,怕冷	8分
差:肤色苍白或发绀,温度明显发凉,特别怕冷	4分
劣:肤色灰暗或发绀,冷天不敢外露	2分

五、外观(20分)

分级	评分
优:再植指没有旋转、非功能成角畸形,外形丰满短缩<1cm,无明显功能障碍	20分
良:再植指轻度旋转、非功能成角畸形,轻度萎缩,短缩<1.5cm,无明显功能障碍	16分
差:旋转、成角畸形影响功能,有萎缩,短缩不超过2cm	8分
劣:畸形明显,短缩超过2cm,严重影响功能及外观	4分

六、恢复工作情况(10分)

分级	评分
优:恢复原工作	10分
良:参加轻工作	7分
差:不能工作,但能自理生活	3分
劣:不能工作,不能自理生活	0分
根据以上六项评分,等级分值:	
优	100~80分
良	79~60分
差	59~40分
劣	<40分

说明:

1. 多指离断时,对于关节活动各指各个关节独立检查,然后相加,除以指数,取其平均值
2. TAM=total active motion 总主动活动度
3. ADL=activies of daily living 日常生活活动

三、 作业治疗应用

1. 术后0~4天

（1）监测再植手指的颜色和温度,如果出现再植指体发绀、苍白或温度降低,应及时向手术医生汇报。

（2）患手抬高过心脏,但避免过度抬高,以免动脉血供应不足。

（3）保暖。

（4）宣教:告知患者香烟内含有的尼古丁成分,会刺激血管收缩,造成血管危象,影响到再植

指的成活。

2. 术后5~14天

（1）使用背侧保护性支具，将腕关节放在中立位，掌指关节屈曲40°~50°，近侧指间关节和远侧指间关节伸直位。最初很难将手固定在这个位置上，需要调整支具的位置。

（2）经得手术医生同意可以开始伤口护理。减少敷料包扎，包扎时手法要轻，防止血管痉挛，敷料包扎宜松，注意有无感染迹象。

（3）开始早起保护性活动：主动屈腕手指自然伸直；主动伸腕手指自然屈曲；所有未受伤关节进行主动和被动关节活动练习。

3. 术后3~6周 在治疗师帮助下被动活动再植指，促进再植指关节活动及肌腱滑动以防治粘连，治疗结束后仍然需要固定再植指。活动中动作要轻柔，以免拉伤修复的组织。

4. 术后6~12周 治疗师设计作业活动重点是练习IP关节的屈、伸和勾拳、握拳；拇指外展及对掌活动等。拇指及手部肌力练习可用变形球和橡筋网做抗阻练习。可设计从轻至重的分级抗阻活动，让肌肉尽最大能力收缩，每一动作维持3~5秒钟，重复10次或至肌肉适度疲劳，每日1~2次。

5. 术后12周 可设计改善手部灵活性的活动、器具操作及工作能力训练。练习用各种握持方式持物，如捏持积木、纸片、茶杯、笔等；练习各种作业操作，如穿脱衣服、进食、写字、打字、编结等；练习使用各种工具，如剪子、刀子、锤子、扳手等。

6. 术后12周以后 开始模拟工作训练；继续根据需要使用动力型支具帮助增加关节的活动度；坚持感觉再教育和脱敏治疗，每5~6周进行一次感觉测试。

四、 感觉再教育

感觉再教育是发展中枢感知能力和重塑感觉准确性的一种技术，可以降低感觉阈值，提高患者对物体的感知能力。这种训练是大脑对感觉的再学习、再认识过程。感觉再教育也常常被用于断肢再植后作业治疗。

1. 安全教育 了解患者特殊的感觉缺失，教会患者在日常生活活动中的安全知识。在有潜在危险的活动中避免使用患肢。

2. 保护觉训练 治疗师先用针刺、冷、热、深压刺激等手段，让患者体会每一种感觉的特点。然后，让患者按闭眼—睁眼—闭眼的过程反复训练。通过再训练，使患者重新建立感觉信息处理系统。

3. 触觉训练

（1）当受伤部位尚无感觉时，可进行如下训练：①用与患侧感觉缺失相同部位的健侧手指触摸患侧；②用毛刷等物刺激患侧并认真观察体会。旨在刺激受伤部位在大脑的投射区，重新建立感觉信息处理系统。

（2）当患者感觉有所恢复时，可进行以下训练。①镜像训练：在患者面前正中央放一面镜子，将患侧手放在镜子背面，健侧相应手指触摸（拿）熟悉的物品，患者认真观看镜子里的画面。从镜子里看到的画面会让大脑认为是患侧手在做相应的动作。有利于刺激受伤部位在大脑的投射区，重新建立感觉信息处理系统。②先闭眼用患侧手触摸物体，仔细辨别物体的质地、外形、大小后，再用健侧手找出与其相同的物体。如果难度较大，可在睁眼的情况下训练，然后再闭眼训练。采用闭眼—睁眼—闭眼的反馈方式重复强化训练。综合视觉和感觉传入信息进行训练，重新建立感觉信息处理系统。③用橡皮头（笔头）触及患部皮肤，然后触及正常感觉部位的皮肤，比较两者的差别。先睁开眼睛看着训练，然后闭眼训练，直到能感受到所触及的部位。④当触觉定位能力提高后，开始训练触摸并用心体会各种常用物品（如钥匙、手机、笔、梳子、硬币、毛巾等）的大小、形状和质地等。可采用闭眼—睁眼—闭眼的反馈方式反复地训练。

4. 脱敏技术 脱敏技术主要是在敏感区逐渐增加刺激。首先用棉花摩擦敏感区，每天5次，每次1~2分钟。当患者适应后，改用棉布或质地较粗糙的毛巾布摩擦敏感区，然后使用分级脱敏治疗。例如，①旋涡水浴15~20分钟，开始慢速，然后逐步加快，使患者逐渐适应水的旋动；②按摩、涂油后作环形按摩10分钟；③用毛巾类针织物摩擦10~30分钟，待患者能耐受触觉刺激后，让患者触摸不同材料，如碎粒、黄沙、米粒、珠子等；④振动，如使用电动震动器刺激局部皮肤，以巩固患者的脱敏；⑤叩击，如用铅笔端叩击敏感区以增加耐受力；⑥假如患者存在痛性神经瘤，则需手术切除神经瘤。训练计划需要患者积极合作，并结合日常活动内容进行训练。

5. 注意事项

（1）再植手术后，若病情许可应及早开始感觉重塑训练。

（2）感觉训练时间不宜过长、过多，以每日3次，每次10~15分钟为宜。

（3）必要时，教会患者患指感觉丧失后的代偿技术，如用视觉来代偿皮肤感觉的丧失。

（4）如果存在感觉过敏则进行脱敏训练。

（5）训练前后行感觉评定训练前要求患者在手上画出感觉缺失区域。感觉训练后的评定，每月1次。

（刘晓丹）

第五节 截 肢

一、概述

因疾病或外伤导致肢体血运丧失，肢体不可重建和恢复时是截肢手术的绝对适应证；或肢体有不可恢复的严重功能障碍，截肢后的功能优于保留肢体时；肢体严重感染威胁患者生命时；是截肢手术的适应证。在我国，因外伤而截肢者占截肢原因的首位。在美国，血管疾病作为导致截肢的最主要原因，血管疾病以及糖尿病并发症导致截肢的比例在不断上升。

截肢根据截肢部位可分为上肢截肢和下肢截肢。上肢截肢包括肩关节离断截肢、经肱截肢、肘关节离断、经桡截肢、腕关节离断截肢、掌骨截肢和指骨截肢；下肢截肢包括半骨盆截肢、经骨盆截肢、髋关节离断、大腿截肢、膝关节离断、小腿截肢、足部截肢。截肢的水平选择一般原则为在达到截肢目的的前提下，尽可能地保留残肢长度，使其功能得到最大限度的发挥。进行截肢手术不仅要从病理学，解剖学以及外科因素等方面考虑，还要考虑截肢水平对患者术后适配假肢以及功能恢复情况等的影响。因此，手术之前康复就要介入，考虑患者的功能情况、个人及环境因素，使患者在截肢后能达到最好的功能水平，重返工作和社会。

二、 作业评定

截肢后患者面临的不仅是肢体的残疾与缺陷，不能只考虑他们在功能和能力上的恢复。还要考虑到患者的年龄、生活经历、工作情况以及社会背景，还有他们的日常生活和娱乐活动等方面的影响。因此，康复评定的选择、康复目标的制定以及训练计划的设计，必须根据患者的情况，制定个性化的方案。

（一）基本情况的评定

了解患者的一般状况，现病史、既往史、截肢部位、个人目标、受教育水平、兴趣爱好、家庭环境、职业与工作环境、生活方式、活动水平以及经济收入等情况。

（二）残肢的评定

残肢的评定包括：①外观，包括形状、长度、周径，残肢皮肤是否完好，皮肤瘢痕情况，有无异常肿块和肿胀；②疼痛，包括确切的痛点和幻肢；③关节活动度有无受限；④残端的肌力；⑤有无其他感觉异常；⑥有无并发症。

（三）假肢的评定

1. 上肢假肢　包括穿用感觉，各关节活动是否正常，假肢对线是否符合人体力线，肘关节屈曲 90°时对假肢的操纵能力，控制系统的操纵效率等。

2. 下肢假肢　要在站立位，坐位，步行时以及脱下假肢后进行评定。内容包括假肢对线情况，假肢长度，悬吊功能，假肢承重功能，步态有无异常等。

（四）日常生活能力的评价

1. 健康调查简表（the MOS item short from health survey，SF-36）　可供测量多数人群的生存质量，主要内容包括身体健康，疼痛，睡眠，情感问题，活动限制等。此量表主要是为一般人群设计，没有专门针对肢体缺失造成问题设定条目。

2. Barthel 指数（Barthel index）　此量表最初用于评价神经系统疾病的功能状态，现在也可用于截肢患者，对于一侧假手主要观察其辅助正常手动作的功能。

3. Trinity 截肢和假肢体验量表（Trinity Amputation and Prosthesis Experience Scales，TAPES）　此量表专门针对截肢者设计，TAPES 包括个人基本资料、截肢和假肢体验量表和伴随症状及其影响等内容。截肢和假肢体验量表为量表的主体，包括心理社会适应，活动障碍和假肢满意度三个分量表。各分量表分数越高表示适应度越好，活动限制越高，截肢满意度越好。应用于上肢截肢者和下肢截肢者时，各分量表下的亚量表的条目又会有所不同。

4. 假肢评价问卷（Prosthesis Evaluation Questionnaire，PEQ）　此问卷评价截肢患者在过去四个星期内与假肢相关的生活质量，被调查者通过在一条长 10 厘米的线上标记来回答问题。问卷共包括七组问题，使用时可以让被调查者回答全部或是某一部分的问题。该问卷对于评价截肢者的变化非常有效，但是不与功能相关联，也不能表现出不同假肢组件间的差异。

（五）使用假肢后的整体功能评价

见表 13-5。

表 13-5 使用假肢后的整体功能评价

级别	整体功能
Ⅰ级:完全康复	仅略有不适感,能完全自理生活,恢复原工作,照常参加社会活动
Ⅱ级:部分康复	仍有轻微功能障碍,生活能自理,但不能恢复原工作,需改换工种
Ⅲ级:完全自理	生活能完全自理,但不能参加正常工作
Ⅳ级:部分自理	生活仅能部分自理,相当部分需要依赖他人
Ⅴ级:仅外观	改观美容,功能无改善

三、 作业治疗应用

为了最大的减轻患者回归家庭时的功能障碍,截肢后的康复必须早期介入。整个康复过程需要康复小组共同合作,包括医师,护士,假肢技师,物理治疗师,作业治疗师,心理工作者,社会工作者,职业顾问以及患者及其家属。截肢后的康复包括从截肢手术到术后处理,功能性训练,假肢的安装与使用,以及重返家庭与社会。

1. **截肢手术前康复** 开始时要考虑手术本身和假肢适配的基础要求。手术的好坏以及截肢的水平会影响患者截肢后的康复情况。因此,康复应在手术之前介入,了解患者情况,根据他们的个人和环境因素,和医生进行讨论,选择最合适的截肢水平。

2. **术后处理** 截肢手术后康复主要针对于预防次发的损伤和并发症,促进患者功能恢复,为假肢的装配做准备。

（1）伤口处理:术后伤口要保持清洁,并避免摩擦或碰触而致破皮。伤口愈合后要注意疤痕增生及粘连,可采用按摩手法处理,软化疤痕组织,预防粘连。

（2）水肿控制和残肢塑性:残肢水肿或软组织包覆形状不均,在术后初期是很常见的。为使日后义肢能顺利穿戴,残肢水肿的控制及塑性相当重要。包括:①弹力绷带包扎的应用:为了控制残端肿胀和预防皮下脂肪的淤积,可以采用弹力绷带包裹残端,在缠绕绷带时,先沿残端长轴方向缠绕2~3次,然后采用斜行缠绕,内外侧交替,呈8字型缠绕,大腿残端应缠至骨盆部位,夜间不能除去,弹力绷带的压力以远端比近端大为宜,凡是穿假肢的患者,只要是脱掉假肢,就要用弹力绷带包扎残肢;②塑性袜套的应用:为方便包扎塑性残肢,有不同尺寸的弹性袜套供选择,用来套扎残肢;③临时假肢的使用:临时假肢在伤口愈合后2~4周进行,目的是消除水肿,促进残端定型,让患者可以早期进行必要的生活起居训练。

（3）保持合理的体位,避免残肢长时间处于同一位置,造成关节挛缩,不利于后期假肢的装配。

（4）减敏感训练:有些患者因残肢端的神经瘤或神经的问题而变得过度敏感,应使用减敏感法,使患者减轻皮肤的敏感性。患者幻肢痛也可借助超音波、电疗、冰敷、推拿等方法来减轻疼痛。

（5）维持关节活动度:截肢后由于屈侧肌肉肌力比伸侧肌肉强,因此截肢后残肢常呈屈曲姿势,若不能维持好关节活动度,容易造成屈曲挛缩。

（6）肌力训练：术后要早期进行肌肉的收缩练习，对于最靠近截肢部位的关节可进行一定的等长收缩训练，周围其他关节若没有疼痛就要尽早活动。不仅要对残肢进行肌力训练，健肢和躯干的力量也要增强。

（7）日常生活能力训练：截肢术后早期，可进行一些日常活动能力的练习，如吃饭、穿衣、转移、如厕等。上肢截肢若截除的为利手，可训练另一只手的灵活度和力量，用好手进行一些日常生活活动的练习。下肢截肢则需进行一定的负重训练和转移等技巧的训练。

（8）适配正式假肢后的训练：包括假肢的穿戴训练，控制和使用。上肢假肢的使用训练包括基本训练和技巧性的训练。基本训练包括接近、抓住和放松物体。患者先进行一些日常生活活动的训练，然后逐渐进行一些职业性训练。

（9）职业前训练：根据患者的职业及对患者目前情况的评定，有针对性地进行一些工作强化训练，工作模拟训练，职业培训等内容，使患者能够更好地适应工作岗位，回归工作和社会。

（刘晓丹）

第六节　人工关节置换术后

一、概述

人工关节置换是运用人工制造的关节代替疼痛且丧失功能的节的方法。常用于髋及膝。制作人工关节设计上要求符合生物力学的仿生体形状的材料并且具有高强度、耐磨损、抗腐蚀、生物相容性好、无毒性等特质。常用材料有钛合金、碳素、微晶陶瓷及硅胶等。置换的骨骼已有髋关节、膝关节、肱骨头、肘关节、椎体、骨盆、舟骨、月骨及桡骨远端等，已用于全身各关节。关节置换的适应证有骨坏死、粉碎性骨折脱位不能复位者、疼痛及活动障碍的骨关节病、僵直或活动困难的类风湿关节炎以及骨肿瘤等。

二、作业评定

人工关节置换术预后，与患者的年龄，性别，体重，活动度，肌力，活动转移能力，步态以及并发症等因素有关。术前术后都需要记录。除了一般内容的评定外，人工关节置换术后本身决定康复的进程，治疗师还应了解手术的详细情况，假体的位置，手术入路也需记载。髋关节置换选择 Harris 和 Charnley 标准评分法，可分别在术前，术后 1~2 天，术后 1 周，2 周住院患者以及术后 1 个月，三个月和半年门诊患者进行评测。内容包括疼痛，功能，ROM 及畸形 4 方面。90~100 分为优，80~89 分为良，70~79 分为中，70 分以下为差，见表 13-6。

膝关节置换术后使用 HSS 膝关节评分系统，满分是 100，>85 分为优，良（84~70 分），中（69~60 分）和差（<59 分），见表 13-7。

表 13-6　人工全髋关节置换 Harris 评分（满分 100 分）

随访内容	分数	随访内容	分数
1. 疼痛		5. 系鞋带，穿袜子	
无	44	容易	4
活动后稍有疼痛，但不需服止痛药	40	困难	2
活动后轻度疼痛，偶尔需服止痛药	30	不能	0
活动后中度疼痛，需经常服止痛药	20	6. 坐椅子	
稍微活动后明显疼痛，偶服强烈止痛药	10	任何高度的椅子 1 小时以上	5
卧床不敢活动，经常服强烈止痛药	0	只能坐高椅子 0.5 小时以上	3
2. 无畸形，无下列畸形		坐椅不能超过 0.5 小时	0
固定性内收畸形 <10°	4	7. 上汽车	
固定性伸直位内旋畸形 <10°		能	1
双下肢长度差异≤3.2cm		不能	0
固定性屈曲畸形 <30°		8. 跛行	
3. 活动度（屈 + 内收 + 外展 + 内旋）		无	11
210°~300°	5	轻	8
160°~209°	4	中	5
100°~159°	3	重	0
60°~99°	2	9. 行走距离	
30°~59°	1	不受限	11
0°~29°	0	1km 以上	8
4. 行走时辅助		500m 以上	5
不用	11	只能卧床，不能行走	0
走长路时需用手杖	7	10. 爬楼梯	
走路时总要用手杖	5	自如	4
用单拐	4	基本自如，但需扶栏杆	2
用两根手杖	2	勉强能上楼	1
用双拐	0	不能	0
用双拐也能行走	0		

310

表 13-7 HSS 膝关节评分标准

内容	分数	内容	分数
疼痛(30 分)		肌力(10 分)	
任何时候均无疼痛	30	优:完全能对抗阻力	10
行走时无疼痛	15	良:部分对抗阻力	8
行走时轻微疼痛	10	中:能带动关节活动	4
行走时中度疼痛	5	差:不能带动关节活动	0
行走时严重疼痛	0	屈膝畸形(10 分)	
休息无疼痛	15	无畸形	10
休息时轻微疼痛	10	小于 5°	8
休息时中度疼痛	5	5°~10°	5
休息时重度疼痛	0	大于 5°	0
功能(22 分)		稳定性(10 分)	
行走、站立无限制	12	正常	10
行走 2500~5000m	10	轻微不稳	8
行走 500~2500m	8	中度不稳	5
行走少于 500m	4	重度不稳	0
不能行走	0	减分项目	
能上楼梯	5	单手杖	−1
能上楼梯,但需支具	2	单拐杖	−2
屋内行走,无需支具	5	双拐杖	−3
屋内行走,需要支具	2	伸直滞缺 5°	−2
活动度(18 分)		伸直滞缺 10°	−3
每活动 8°得 1 分,最高 18 分	18	伸直滞缺 15°	−5
		每 5°外翻扣 1 分	−1
		每 5°内翻扣 1 分	−1

三、 急性期作业治疗

(一)负重与辅助具的应用

一般在急性期住院时间为 2~3 周,此期间的康复计划以静养,斜躺,床边训练,轮椅转位及如厕动作,助行器等辅助使用进行 ADL,步行应用训练。负重练习需要依据骨科手术式及患者基本情况如年龄,骨质密度等综合考虑,需要手术医生指示下进行,非骨水泥全髋置换患者需要 6~8 周后才可负重.有骨水泥的全髋置换患者术后无特殊不适和异常疼痛第 2~3 天即可下地在助行器辅助下部分负重站立及行走。髋部术后负重的进程见表 13-8。

表 13-8 髋部手术后负重的进程

负重状况	手术侧下肢负重的体重	助步器具
非负重	0	步行器（walk）
接触式负重	10~15	步行器具或拐杖
部分负重	30	步行器具或拐杖
50%负重	50	手杖
全负重	75~100	手杖或不需要

1. 术后 1~2 天　保持患肢外展站立位，避免手术部位屈曲超过 90 度，内收超过中立线，内旋，避免人工关节脱位。

2. 术后 2 天　可作半坐卧式，床头低于 30 度。踝泵训练，大腿等长肌力训练。

3. 术后 3 天　CPM 治疗 2 次／天，30 分钟后立刻冰敷。体位转移训练：从高椅子 - 坐 - 站起，为下地行走做准备。

4. 术后 4 天　利用辅具进行交替性负重练习，不能负重者学会使用拐杖步行。

5. 术后 4 天～出院　熟练运用拐杖行走 30 米，教导患者高坐位上厕所，教导患者独立上下楼梯。表 13-9 可见人工髋关节置换术后需采用的辅助具。

表 13-9 人工髋关节置换术后需采用的辅助具

生活所需活动	辅助具
沐浴时足出入浴盆	长柄洗澡海绵,防滑垫、扶手、洗澡凳
穿脱袜子	穿袜器
穿脱鞋	伸展型鞋钩器
穿脱裤子	穿衣裤棒棍
厕所、椅子、床之间转移	加高厕所底座,增高椅子和床高度
起坐椅子	椅背加置楔形靠垫
开闭橱柜	辅助拉近物件器具以消除屈曲动作,使用持物器

（二）患者教育

1. 建议患者睡在坚硬且较高的床上。

2. 仰卧位时，将患腿用垫子抬高，同时在两腿间放置一外展梯形枕（图 13-16），防止双腿交叉，同时在患腿外侧放枕头防止髋关节外旋。

3. 侧卧位时可微曲膝关节，避免患侧卧位，在两腿间放置一硬枕头，防止双腿交叉；身时需夹着枕头将身体作为一个整体来翻转。

4. 注意患者夜间熟睡后姿势，防止因肌肉松弛和一些不良习惯引起患肢体位不良，从而导致假体脱落。

（三）日常生活指导

在全髋关节置换术术后三个月内，应遵循以下日常生活指导：

1. 坐位转移

（1）建议坐在有扶手的椅子上。

（2）避免矮凳（膝盖应低于髋部），如有需要可通过坐垫增加椅面高度。

（3）支撑座椅扶手站起来和坐下，避免支撑助行器站起或坐下。

（4）转移过程中保持患腿伸直。

2. 步行

（1）助行器步行使用方法：将助行器推至前方，患腿摆动至助行器区域中间，健腿摆动不超过助行器前轮。

（2）控制小步幅，且健侧腿和患侧腿步幅尽量一致。

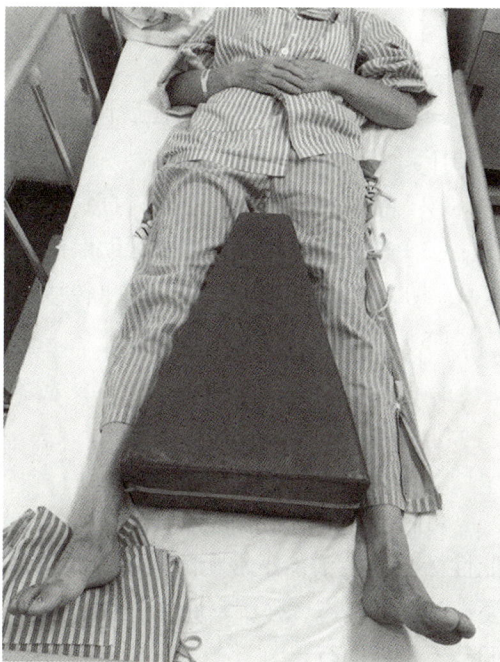

图 13-16　梯形枕

（3）避免行走过程中回头、转动上身转向和助行器未停稳便跨步。

3. 上下楼梯

（1）上楼梯时，使用扶手或拐杖，健腿先上楼梯，然后患腿上到同一台阶上。

（2）下楼梯时患腿先上，健腿后下。

4. 上床

（1）患者背对床移动至床侧边中央。

（2）缓慢地坐在床边上，过程中保持患腿伸直，膝盖低于髋部。

（3）借助手杖/毛巾等或寻求照顾者帮助，将患腿转移至床上。

（4）将健侧腿也转移到床上。

5. 起床

（1）将髋部转移至床边，缓慢坐起，先将健腿放到地面上（避免患腿采取禁忌证中的动作）。

（2）需要时使用手杖等器具将患腿放在地板上。

（3）不可身体前屈整理被子。

6. 淋浴

（1）将所需的洗浴用品放在身旁合适的位置。

（2）初次淋浴时可有照顾者在旁帮助。

（3）墙上安置扶手，预防跌倒。

（4）尽量保持坐位洗澡，座椅带靠背，洗澡时面向淋浴头。

（5）使用长柄海绵，在避免弯腰和旋转的前提下，清洗后背和脚背。

7. 如厕　建议患者使用便椅，坐便增高器，扶手等改造厕所环境。

8. 穿衣（穿脱袜子/鞋子/裤子）

（1）坐在稳固的支撑面，握住穿袜器/鞋拔/长柄取物器等辅具。

（2）在穿袜器/鞋拔/长柄取物器的帮助下穿脱袜子/鞋子/裤子（避免患腿采取禁忌证中的

动作）。

9. 上下车

（1）将车内座椅尽可能往后调，并将椅背后倾，确保放置患腿的位置，并确保在车内不作禁忌证动作。

（2）移动到车边，背对车，直到腿后方接触到车子。

（3）抓住稳定物如椅背等帮助保持平衡，将患腿伸直，缓慢降低重心坐到椅子上，小心头部。

（4）借助手杖等工具帮助患腿转移至车内。

（5）下车则按相反步骤进行。

四、 术后恢复期作业治疗

可将急性期既定的目标强化及巩固。监测疼痛水平，恢复正常步态，增强柔韧性及肌力，结合功能性活动让生活能正常无障碍。开始门诊复诊拆线，作业治疗师可评定患者康复进程，指导恰当坐姿、站姿及步态，强调家庭安全防止脱位及跌倒。术后3~4周后可以不用拐杖行走，开始练习斜面及凹凸不平地面行走。

根据患者恢复程度，身体状况对其恢复工作提出建议。作业治疗师也可提供职业咨询。但跑步，滑水，篮球，足球，空手道等高强度训练是禁止，可以进行低强度有氧运动，散步，广场舞。

五、 膝关节置换术后作业治疗

（一）急性期治疗

1. 关节活动 在术后1~5天内，作业治疗介入可帮助患者尽早离床恢复功能独立。ADL干预和髋关节置换相似，只是髋关节的屈曲不受影响，并且鼓励膝关节屈曲，不允许在髋、膝关节最大屈曲时伴内旋和外旋。

2. 床上良肢位 仰卧位下术腿佩戴膝支具用枕头垫高帮助水肿消散，睡觉时不能压住术腿。

3. 转移 术后可以尽量弯曲髋关节以代替不能屈膝的角度，对于负重耐力差膝屈曲角度不够的患者建议使用扶手椅，淋浴椅，长凳转移到浴室淋浴。

4. 穿衣和洗澡 对于不能够到脚趾的患者来说，穿裤子比较困难，需要抬高下肢将腿放到床上或者使用辅具去完成。洗澡时需要注意避开伤口。

（二）术后恢复期

术后2~8周，目标仍然是减轻水肿，尽量恢复ROM，改善下肢力量，尽量恢复正常步态及步行平衡。增强独立从事各种功能活动的能力和继续独立家庭活动，关节活动度达到80°（图13-17）后可以开始进行阶梯训练。

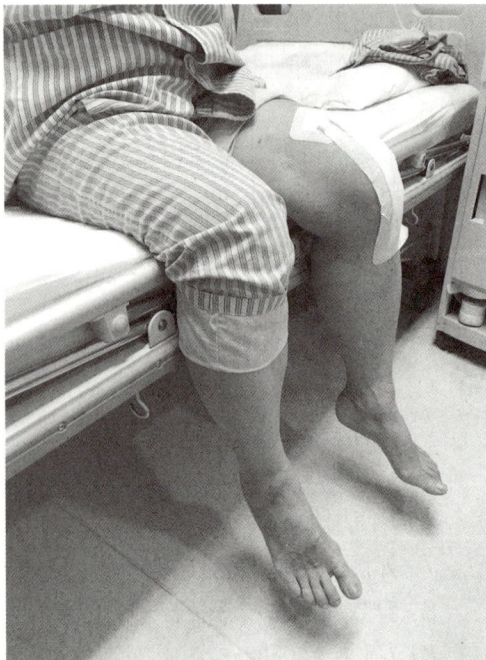

图13-17　关节活动80°

（三）术后后遗症期

术后 9~16 周，该阶段患者活动度得到最大限度改善大于 110 度，以便患者能够完成更高级的功能活动，如上下楼梯和正常日常生活。股四头肌力量足够让患者迈上 15~20cm 高台阶，及从正常高度座椅起身坐下无偏移。根据医生的复查结果开始重返工作或体育运动（网球，骑车，徒步等）。表 13-10 为功能活动中，膝关节所必需的屈曲角度。

表 13-10 功能活动所需角度

活动	膝屈曲（ROM）	活动	膝屈曲（ROM）
行走	67°	系鞋带	106°
上 / 下楼梯	83°	举物品	117°
坐	93°		

（刘　刚）

上一章介绍了骨骼肌肉系统创伤的作业治疗，主要涉及的是骨骼肌肉系统常见的急性损伤或术后的作业治疗。本章将介绍骨骼肌肉系统常见的疾病，如类风湿关节炎、强直性脊柱炎等，或慢性的累积性损伤，如网球肘、高尔夫球肘、狭窄性腱鞘炎等。这些疾病的共同点就是起病隐匿，病程较长，往往引起各种功能障碍，不同程度影响日常生活活动、职业活动和休闲娱乐活动。本章将侧重介绍如何开展作业评定与治疗。

第一节　上肢慢性伤病

一、概述

慢性损伤往往隐匿起病，无明显的外伤史，缓慢发展，或由某次超负荷的活动诱发。致病原因多为长期、持续、反复和过度的活动。常见慢性损伤包括：

1. **软组织慢性损伤**　肌肉、肌腱、腱鞘、韧带和滑囊的慢性损伤。
2. **骨的慢性损伤**　骨结构较为纤细和较易产生应力集中的部位疲劳性骨折。
3. **软骨的慢性损伤**　包括关节软骨和骨骺软骨的慢性损伤。
4. **周围神经卡压伤**。

这些慢性损伤的共同临床表现：①某部位长期疼痛，无明显外伤史，局部炎症不明显；②特定部位有压痛或包块，常有特殊的体征；③近期有与疼痛相关的过度活动史；④部分患者可有产生慢性损伤的职业史。

上肢常见的慢性损伤有网球肘、高尔夫球肘、腕管综合征、狭窄性腱鞘炎等。

（一）上髁炎

上髁炎（epicondylitis）是肘部常见的慢性损伤，包括肱骨外上髁炎（lateral epicondylitis）和肱骨内上髁炎（medial epicondylitis）。

1. **病因**　肱骨外上髁炎也称为网球肘（tennis elbow），主要是由于腕部伸肌群和旋后肌群的过度使用，造成伸肌腱附点肱骨外上髁处疼痛，桡侧伸腕短肌腱附着点是最常受影响的，其次是伸指总肌；肱骨内上髁炎也称高尔夫球肘（golf elbow），主要是因为桡侧腕屈肌、旋前圆肌等反复收缩或过度使用造成。

上髁炎好发年龄为45~54岁，肱骨外上髁炎的发病率为1%~3%，人群中约有40%在一生中曾经患有网球肘；肱骨内上髁炎的发病率则比网球肘小很多，约为0.4%。

2. 网球肘的临床特征

（1）临床表现：肘关节外侧酸痛，大多缓慢起病，疼痛常发生在旋转伸腕时，提拉重物时更明显，并向沿着前臂伸肌往远端放射。严重时，逐渐变为持续性疼痛，甚至夜间痛。局部可有轻度肿胀。肱骨外上髁、伸肌腱止点、桡骨小头、肱桡关节间隙处压痛，肱骨外上髁前下方联合腱等处可有压痛。外上髁处有时可扪及隆起的骨嵴样物。

（2）特殊检查：①旋臂屈腕试验（mill 征）：肘关节伸直，腕关节掌屈，手握拳，然后将前臂旋前，在肱骨外上髁及其周围激发剧烈疼痛者为阳性（图 14-1）。②伸肌紧张试验：患者握拳屈曲，检查者一手抓住患侧前臂，一手在其手背和手指背面施加阻力，让患者抗阻背伸腕伸指，如发生肘外侧疼痛为阳性。

肱骨外上髁炎的诊断主要依据临床症状和特殊检查。

3. 高尔夫球肘的临床诊断

（1）临床表现：逐渐发生肘关节内侧疼痛，握力变小或因疼痛而无法用力抓握，提重物、打字等动作受到影

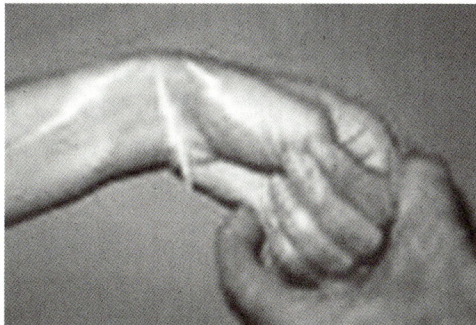

图 14-1　mill 征

响。肱骨外髁屈肌起点处常有压痛感，尤其是旋前圆肌、桡侧屈腕肌及内上髁中点前方 5~10mm 处，有时局部会轻度肿胀发热。

（2）特殊检查：超声波检查和磁共振检查对内上髁炎有高度的敏感性，影像学表现包括超声低回声区、肌腱增厚、新生毛细血管、肌腱纤维断裂。如果断裂超过 6mm，提示保守治疗效果欠佳，需要手术治疗。

（二）狭窄性腱鞘炎

腱鞘炎（tenosynovitis）是腕手部常见的慢性累积性损伤，在超负荷的情况下肌腱在腱鞘里反复滑动、摩擦，导致腱鞘逐渐增厚、狭窄，肌腱水肿等，产生该肌腱的滑动受阻，此为腱鞘炎，又称为狭窄性腱鞘炎。腱鞘炎可发生于任何年龄，但以 38 岁以上女性多见，特别是家庭妇女、孕妇、哺乳期母亲和手工操作者，男女比例约 1∶6。最常见的是桡骨茎突的桡骨茎突狭窄性腱鞘炎、弹响指和弹响拇。

1. 桡骨茎突狭窄性腱鞘炎也称 De Quervain Syndrome 病。其临床表现为桡骨茎突处隆起、疼痛，可向前臂及拇指放射，腕部活动，特别是腕关节桡尺偏时及拇指屈伸、外展时疼痛加重，不能提重物。检查时桡骨茎突处明显压痛，有时可触及随着拇指屈伸而滑动的痛性硬结节，腕和拇指活动稍受限。握拳尺偏试验（Finkelstein 征）阳性，即把拇指紧握在其他四指内，做腕关节尺偏动作，桡骨茎突处出现剧烈疼痛。

2. 屈指肌腱狭窄性腱鞘炎好发生于拇指、中指和环指，又称"弹响拇 / 指"或"扳机拇 / 指"。发病年龄一般在 40 岁以上。表现为患指屈曲到一定的角度时，开始出现被卡住的感觉并疼痛，用力屈曲后有一种突破感，同时疼痛减轻，但在伸直时又有受阻和疼痛，用力伸直时有突破感同时疼痛减轻。这种现象在早晨最为明显。患指局部有压痛和硬结，常在掌指关节屈侧，少数可在近节指骨掌侧，严重时可产生弹响。

根据病情严重程度，将屈指肌腱狭窄性腱鞘炎分为Ⅲ度。Ⅰ度：患指仅表现为晨僵，局部疼痛及触压痛，无弹响及交锁。Ⅱ度：局部疼痛，可扪及腱鞘的肿胀及结节，但可独立完成伸屈功能。Ⅲ度：症状进一步加重，局部结节增大，出现频繁的交锁与弹响，患指需借外力完成屈伸动作。

二、 作业评定

（一）上髁炎的评定

网球肘的评定常用的有网球肘严重程度自测量表（The Patient Rated Tennis Elbow Evaluation, PRTEE），包括休息、反复屈伸肘等状态下的疼痛程度、疼痛的最轻和最重时的得分；提重物、拧毛巾、开门、穿牛仔裤、端杯子喝水、开瓶盖六个特殊活动完成的困难程度；个人卫生、家务、工作和休闲娱乐活动完成的困难程度。共有 15 个条目，由患者自我评定来完成。每个条目分数 0~10 分，0 分为无痛和无出现功能障碍，10 分为最严重的疼痛和上肢功能受到严重影响。11 分以上的改变被认为是临床有疗效的基本标准。总分 54 分以下被认为是病情较轻，预后较好。54 分以上者病情较重，预后较差。

此外，无痛握力也是网球肘常用的评定指标，具有较高的信度和效度，比最大握力有更高的敏感度。其测量方法为患者平卧、肘伸直、前臂旋前，用手抓握液压握力计直到疼痛刚开始出现，重复测 3 次，每次间隔 1 分钟，取平均值。

（二）狭窄性腱鞘炎的评定

狭窄性腱鞘炎的评定主要包括：疼痛程度和疼痛对各种活动的影响，患指是否有粘连，关节活动是否受限和肌肉是否萎缩等。

疼痛弧的评定对治疗有重要意义，狭窄性腱鞘炎的疼痛弧发生在肌腱肿胀和产生结节的部位通过狭窄的滑车时，结节穿过滑车后疼痛即刻缓解。拇指狭窄性腱鞘炎主要是由于拇长屈肌腱水肿的部位和增生的结节穿过腱鞘入口处环状滑车时被卡压而产生疼痛，其疼痛弧一般在指间关节屈曲 30°~60° 期间，而拇指掌指关节的活动并不需要拇长屈肌腱的滑动，故并不会引起疼痛。评定疼痛弧的方法：检查者一手固定患者 MCP，另一手用示指和拇指轻轻捏住患指中节指骨，让患者缓慢地单独屈曲 PIP 直到出现疼痛，记下其开始出现疼痛的角度，让其继续屈曲直到疼痛结束，记下疼痛结束的角度，此为疼痛弧。以此类推，在固定 MCP 和 PIP 于伸直位时检查 DIP，在固定 PIP 于屈曲 30°、DIP 于 20° 的姿势下检查 MCP。观察疼痛对活动的影响，或活动引起疼痛的情况，哪个姿势、哪个活动范围可以避开疼痛。

三、 作业治疗

（一）上髁炎的治疗

上髁炎以非手术治疗为主，其目标在于消除炎症、减轻疼痛、促进组织愈合，恢复运动功能。

1. 生活调适

（1）停止引起疼痛的运动：在急性期疼痛明显，此时应停止一切诱发疼痛的动作，如用力伸腕、提重物、抗阻旋后等，但仍应进行不引起疼痛的活动，以免肌肉萎缩。

（2）上髁炎急性期：患者可自行冰敷，每天 2 次，每次 10 分钟，除了肘关节内侧或外侧，还可以冰敷前臂屈肌或伸肌以减少渗出、缓解肌肉痉挛、减轻疼痛。如果疼痛超过 1 周，可行热敷，可以用热敷包自行热敷，如把"暖宝宝"贴敷在贴身衣服袖子对应疼痛的部位。或自行用决明子热敷包放在微波炉加热 1~2 分钟后，放在疼痛部位及前臂部位进行热敷。

2. 矫形器 疼痛明显期间，夜间使用肘关节屈曲 30°~45° 的矫形器（图 14-2a），使肌肉得到放松。白天运动时使用前臂束带（图 14-2b）限制肌肉最大收缩时的膨胀程度，减少肌肉内部张力，减少对肌腱及其附着点的牵拉作用，以减轻疼痛。

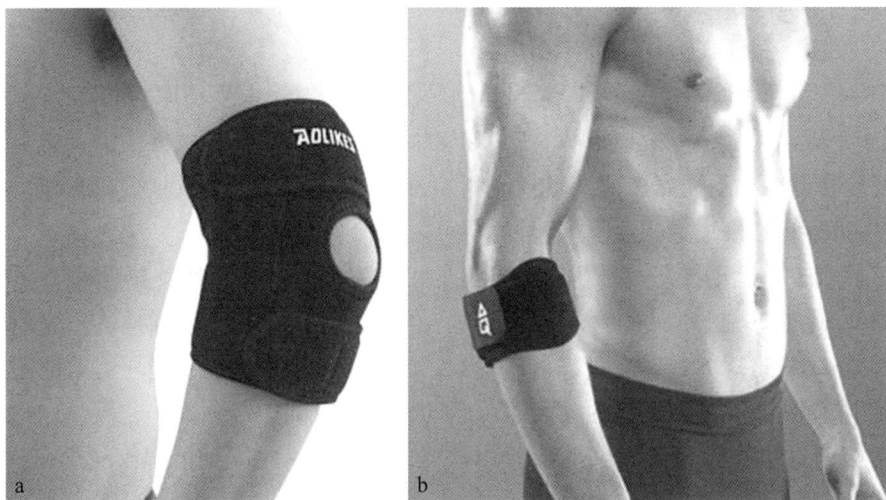

图 14-2　网球肘或高尔夫球肘的矫形器
a. 夜间使用肘关节屈曲 30°~45° 的矫形器动时使用；b. 白天运动时使用

（1）制作材料与方法：护具由低温热塑板、高密度海绵垫、橡皮筋、魔术贴和 D 形扣制成，板材长度为前臂 1/4，宽度为包裹到前臂前侧的一半、后部至于尺骨干处为佳，塑形时前臂保持在半旋前位置，让伸肌放松，塑形后在板材内面加上海绵垫，用双层的橡皮筋做固定带，这样才能在活动中肌肉体积改变时提供弹力。

（2）注意事项：①护具必须佩戴在前臂直径最大处伸肌的位置上而不是疼痛部位；②注意绑带的松紧度以免影响血液循环；③腕管综合征、周围神经损伤和上肢血液回流障碍的患者慎用。

3. 关节松动治疗 对肘关节进行 Mulligian 的动态关节松动术对提高无痛握力有即时作用。也有报道对第 3、4 颈椎施行关节松动治疗对颈源性网球肘有较好疗效，对腕关节进行松动治疗（舟骨的后前向滑动）可以显著改善疼痛。

4. 治疗性作业活动 疼痛缓解后，要进行无痛范围的关节活动度训练，包括腕屈伸及前臂旋前、旋后动作，进行这些活动时，肘关节要保持在半屈曲状态以减轻疼痛；随着症状的改善，可慢慢增加肘关节伸直的程度。疼痛减轻后可开始进行离心性抗阻收缩训练：

（1）Theraband 等橡胶棒进行训练：高尔夫球肘患者患侧上肢前臂旋后、腕屈曲握住橡胶棒一端保持不动，另一侧前臂旋前、握住橡皮棒另一端，朝下扭橡皮棒直到其发生麻花样扭转，健手保持不动，患手开始慢慢背伸手腕，使橡胶棒恢复原样。网球肘患者则患侧前臂旋前，伸腕握住橡皮棒的一端保持不动，另一手同法扭转橡皮棒后保持不动，患手慢慢地屈腕直到橡胶棒还原。

（2）利用矿泉水瓶 /2~3 磅哑铃进行抗阻离心性收缩训练：网球肘患者桌前坐位，患侧前臂旋前、伸腕，健手把装有水的矿泉水瓶放到患侧手中，患手抓住矿泉水瓶慢慢往下屈腕，健手取出矿泉水瓶，患侧空手垂腕重复上述动作。高尔夫球肘患者同法患侧前臂旋后、屈腕，抓住矿泉水瓶然后伸腕，健手把矿泉水瓶取出，患侧空手屈腕重复上述负重伸腕的动作。反复 10 次 / 组，每天 3 组。

（3）徒手抗阻离心性收缩训练：具体做法是网球肘患者患侧腕关节背伸，用健手压住患侧手背并施加一个掌向的力，患手在与之对抗的过程中慢慢做屈腕动作。高尔夫球肘患者起始位置为屈腕，同法在对抗中慢慢伸腕。

（4）自我牵伸：疼痛有所缓解后可以进行自我牵伸。肱骨外上髁炎患者伸直患侧肘关节、前臂旋前，用健手放在患侧手背缓慢地把患侧腕关节屈曲，直到出现疼痛出现的临界点，维持10秒。肱骨内上髁炎患者伸直患侧肘关节、前臂旋后，用健手放在患侧手掌缓慢地把患侧腕关节背伸，维持10秒。每组5~10次，每天3组。

（5）力量性作业活动训练：肩肘部联合进行，如推轨道斜板、手功率自行车等，有助于提高肩肘部肌力，对腕手部运动提供一个稳定的基础，提高力学效率，减少再次创伤的可能。

5. 复工或复赛训练 当无痛握力恢复到健侧的80%时，逐渐恢复职业活动或进行赛前训练，注意循序渐进，每天运动强度增加幅度不可超过5%。

6. 改良工具和改善运动技巧 分析有无不良的工作习惯、姿势、纠正错误的工作和运动姿势，选择合适的球拍，比如球拍的把手选择稍微粗一些、有较软的海绵垫，网球拍的拉线不要太紧，以缓冲冲击力。学习正确的击球方式，以腿部带动躯干，以躯干带动肩部和手臂。运动员还必须增强核心肌群的肌力，和腰背肌力，整体运动的灵活性。运动时仍用肘部护带保护。

7. 慢性疼痛管理 有部分患者网球肘难以痊愈，或反复发作。此类患者应学会与疼痛和平相处，进行适当的心理治疗，疼痛缓解时进行适当活动。

80%~95%的网球肘患者通过保守治疗能得到治愈，严重的网球肘需要手术。

（二）狭窄性腱鞘炎的治疗

1. 生活调适 ①在急性炎症期应适当休息，避免引起疼痛的动作，但是如果完全制动可导致肌腱和腱鞘之间出现粘连，因此并不鼓励完全制动，每隔1小时左右进行数次手指屈伸。②冰敷可以较好缓解疼痛。持续冰敷1分钟后即需休息20秒，共10分钟/次，3次/天。③自我牵伸和按摩：对受累的肌肉进行牵伸，使患者伸腕伸指，维持10秒，休息2秒，重复数次。在牵伸的同时，顺着肌腱和肌肉的走行方向从远端向近端轻柔的推按手指屈肌。也可在手掌的掌指关节硬节处轻柔按摩，但避免重手法和长时间按摩，按摩后进行冰敷。桡骨茎突狭窄性腱鞘炎患者在疼痛缓解后应进行握拳尺偏，有利于牵伸拇长展肌和拇短伸肌。

2. 矫形器的应用 最好能够根据疼痛弧来设计矫形器，使得矫形器能适当限制患指的活动范围，使其在无痛范围内活动。比如拇指狭窄性腱鞘炎只需限制指间关节过度屈曲，而允许其在0°~35°之间屈伸，MCP不加任何限制（图14-3），患者可以在指间关节屈曲限动型矫形器的保护下进行日常生活活动而不引起疼痛。2~5指的狭窄性腱鞘炎患者夜间要穿戴MCP和IP伸直位矫形器，使手指得到充分休息，并且可以避免患指在夜间处于屈曲位。白天则根据疼痛弧选用合适的矫形器，一般最常用的是MCP固定型矫形器（图14-4a），IP可以自由活动，并进行肌腱滑动，这个矫形器一般用在A1狭窄，第一期和第二期都可以用；有些患者需要把IP固定于微屈位，仅仅允许MCP小范围屈伸（图14-4b），这种方法一般用于A2狭窄或早期肿痛很明显时。如上述矫形器仍无法避免疼痛，则需完全固定MCP和IP于伸直位。桡骨茎突狭窄性腱鞘炎则需固定

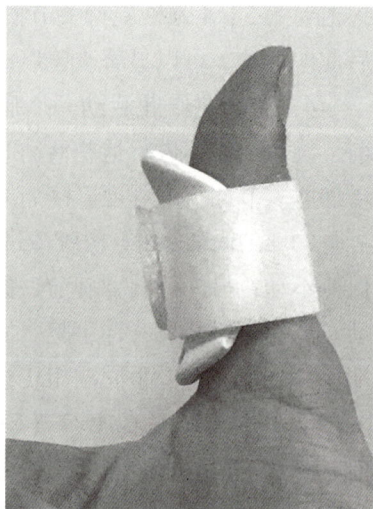

图14-3 弹响拇矫形器

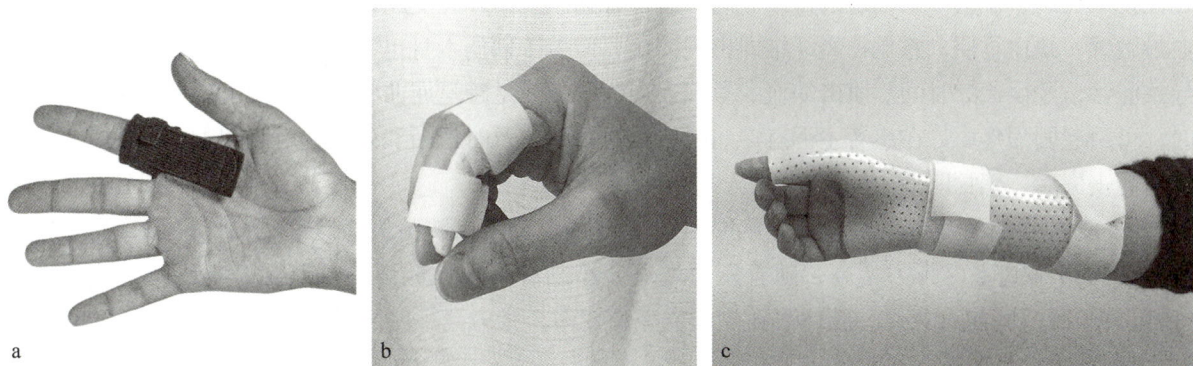

图 14-4　狭窄性腱鞘炎矫形器
a. 弹响指矫形器 1；b. 弹响指矫形器 2；c. 桡骨茎突狭窄性腱鞘炎矫形器

腕关节在功能位、拇指腕掌关节于外展偏对掌位、掌指关节屈曲 20° 位（图 14-4c）。狭窄性腱鞘炎一般需要穿戴矫形器 6 周。

3. 治疗性作业活动　弹响指 / 拇在疼痛缓解后要进行手指的运动训练：①手掌朝下放在桌上，手指轮流上抬。各 10 次；②五指撮拢，在手指上套上橡皮筋，用五指把橡皮筋撑开，重复 15~20 次；③抓握海绵球，重复 15~20 次；④手指外展内收训练，重复 15~20 次；⑤勾拳 - 直拳 - 全握拳交替运动，重复 15~20 次。

（陈少贞）

第二节　前臂缺血性肌挛缩

一、概述

骨筋膜室（osteofascial compartment）是由骨、骨间膜、肌间隔和深筋膜形成的一个致密的骨和纤维管道。骨筋膜室综合征（osteofascial compartment syndrome，OCS）是指骨筋膜室内的肌肉和神经因急性缺血、缺氧而产生的一系列早期症候群，又称急性筋膜间室综合征、骨筋膜间隔区综合征。最多见于前臂掌侧和小腿。前臂缺血性肌挛缩则是由于前臂骨筋膜室综合征引起的前臂肌肉变性、坏死，继而形成瘢痕、挛缩，神经受损而影响肢体功能的病征，或称为 Volkmanns 缺血性肌挛缩。

任何引起容积减少或筋膜室内容物增加的因素均可引起急性筋膜室综合征，常见原因有肱骨髁上骨折或前臂骨折而复位不佳或未经复位者，亦可见于血管损伤、前臂软组织严重损伤、昏迷后肢体受压、肘部或前臂过紧的外敷料包扎或外固定物（如石膏、小夹板等）的捆绑过紧或烧伤焦痂等因素。本病可发生于任何年龄或性别。

骨筋膜室综合征的早期临床表现以局部为主，如不及时处理，肌肉发生广泛坏死时，会引起全身症状，如体温升高、脉率增快、血压下降，白细胞计数增多，血沉加快，尿中出现肌球蛋白等，严重者可造成急性肾衰竭。

1. 剧烈疼痛　与创伤不相符的持续性剧痛，且进行性加剧，为本征最早期的症状。疼痛的性质往往是深在的、位置不太确定的持续疼痛，这是骨筋膜室内神经受压缺血的主要表现。神经组织对缺血最敏感，缺血早期，感觉神经纤维即出现症状，但由于创伤本身也有疼痛，常不被临床医生重视，导致漏诊，贻误治疗时间。肌肉缺血的早期表现为手指或足趾呈屈曲状，肌力减弱。被动牵伸指或趾时，可引起剧烈疼痛。在患者主诉有疼痛时应及时关注，及时诊断和处理。至晚期，当缺血严重，神经功能丧失后，感觉即消失，无疼痛。

2. 皮肤颜色改变 早期静脉受压回流较差，肢体表面皮肤暗红，温度稍高，肿胀，有严重压痛，触诊可感到室内张力增高，随着压力增高，小动脉受压，肢体血供不足，皮肤颜色变为苍白（pallor），或呈大理石花纹。肢体表面皮肤发亮，变薄，张力高，触之发硬，有的患者表面出现张力性水疱。

3. 动脉搏动减弱或无脉搏 骨筋膜室内压力达到一定程度时，供养肌肉的小动脉即可关闭，前臂为8.66kPa（65mmHg）、小腿为7.33kPa（55mmHg），由于此压力远远小于动脉压，故此时远侧动脉搏动仍然存在，指、趾毛细血管充盈时间仍属正常，但肌肉已发生缺血。所以肢体远侧动脉搏动存在并不是安全的指标，应尽早进行筋膜室测压，或结合其他临床表现进行观察分析，协助诊断。继续发展将出现腕部桡动脉或足背动脉搏动消失。

4. 感觉障碍或麻木 常有针刺感，如不及时处理，随着神经损伤的加重，疼痛转为麻木，甚至感觉消退。

5. 肌肉麻痹 如果不及时减压，肌肉将出现缺血性坏死，肢体无力。

上述骨筋膜室综合征的早期五大临床表现，称之为"5P"征。晚期肢体出现典型的Volkmanns缺血性肌挛缩，前臂肌肉萎缩、肌肉纤维化，以肌腹的中间三分之一最为明显，部分出现钙化。Volkmann挛缩以前臂肌的屈肌群，尤其是拇长屈肌和指深屈肌的纤维化和缩短为明显，加上手内肌瘫痪，故患者前臂处于旋前位、腕及手指屈曲、拇内收、掌指关节过伸，呈爪形手畸形（图14-5）。如果合并手部骨筋膜室综合征，可同时出现手内肌挛缩，此类患者手部表现为掌指关节屈曲、指间关节伸直位畸形。患者腕手部关节囊出现不同程度的挛缩或关节僵硬。除了肌肉坏死以外，神经也受到损伤，尤以正中神经和尺神经为明显，部分患者桡神经也受到损害。由于神经损伤，手臂和手部感觉减退或消失，皮肤颜色呈暗红色、皮肤变薄、或角质化明显，骨突部位常出现压疮。

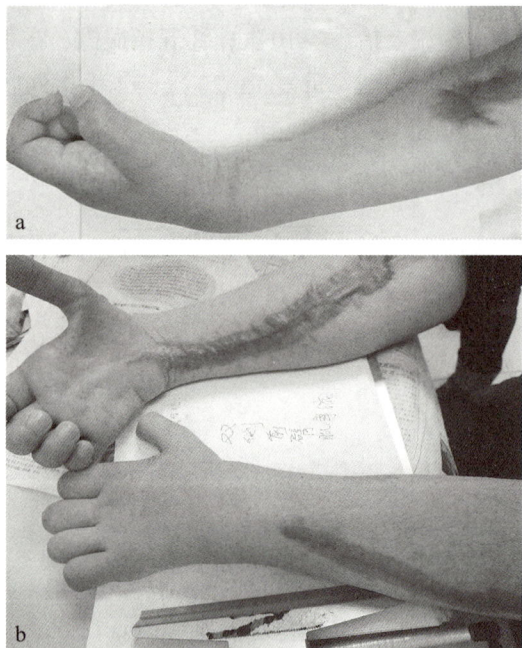

图14-5 前臂缺血性肌挛缩表现
a. 5岁男孩因肱骨髁上骨折小夹板固定致左前臂缺血性肌挛缩；b. 男性19岁因癫痫大发作用约束带约束导致双侧前臂骨筋膜室综合征，行松解术后半年，双侧爪形手

二、作业评定

在解除压迫，纠正水电解质紊乱等临床治疗后，作业治疗前、中、后应对瘢痕、肌肉弹性、肌肉萎缩程度、关节活动度、肌腱长度、肌力、感觉功能、手部精细功能和日常生活活动进行详细评定，拟定和修改治疗方案和评价疗效。

三、 作业治疗

（一）矫形器的应用

1. **伸指矫形器** 病程较短或病情较轻者关节僵硬并不明显，其主要障碍表现为手指屈肌萎缩和肌腱挛缩，屈腕肌腱挛缩不明显。手指屈肌肌力 3 级以上者，白天可持续佩戴腕关节背伸 30°、用弹簧或弹力丝提供伸指动力的腕手矫形器（图 14-6），每日取下 3~4 次进行腕关节活动，夜间佩戴静态伸腕伸指矫形器（图 14-7）。注意腕部和近端指间关节背面是受力集中的部位，应加海绵垫并密切观察皮肤情况。

2. **屈曲矫形器** 腕屈肌和手指屈肌挛缩较轻，但手内肌功能明显障碍的患者，表现为掌指关节无法主动屈曲，拇指无法对指，白天佩戴功能型矫形器，提供动力

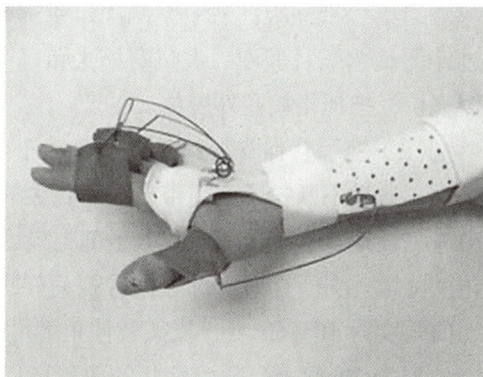

图 14-6 动力型伸指矫形器

改善掌指关节屈曲，并把虎口打开使拇指放在对掌位（图 14-8），一般地，患者桡神经受损比较轻，伸指肌力部分保留，动力型矫形器可以帮助患者进行功能性活动。如果掌指关节僵硬可以利用动力型屈掌指关节矫形器牵伸掌指关节（图 14-9），改善屈曲角度。夜间佩戴伸腕伸指矫形器牵伸手指

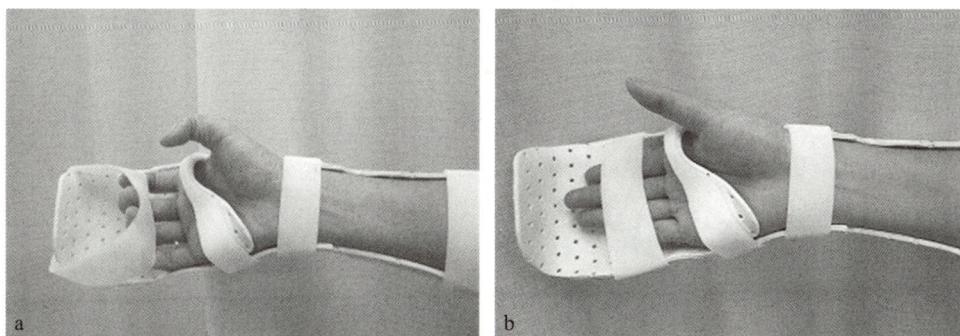

图 14-7 静态伸腕伸指矫形器
a. 手指屈曲较严重时，手指的牵引带绑在矫形器远端以使牵引带垂直于手指中远指节；b. 当手指屈曲较轻时，牵引带绑往近端移位，以确保牵引带与手指的垂直

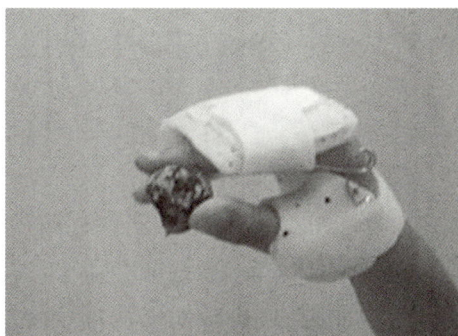

图 14-8 前臂缺血性肌挛缩功能性矫形器

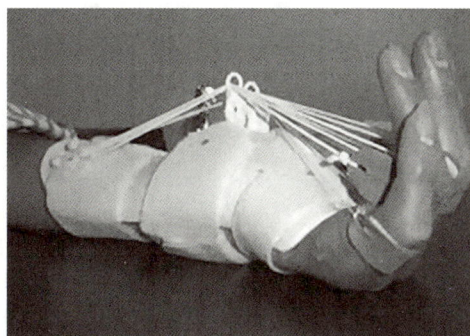

图 14-9 动力型屈掌指关节矫形器

屈肌。

3. 组合式伸腕伸指矫形器 病情严重者手指屈肌腱挛缩明显，屈腕肌腱也出现明显挛缩，而且往往伴有关节僵硬，主要表现为腕关节屈曲和掌指关节过伸挛缩。指间关节屈曲通常是由于屈肌腱挛缩造成的，关节本身挛缩不太严重。对于这种患者只能用组合式伸腕伸指矫形器进行矫正。组合式伸腕伸指矫形器分为手部夹板和腕手部背伸支架两部分。

（1）手部夹板：从手掌侧固定手部与 MCP 和 IP 伸直位、虎口尽量打开拇指伸直位；对于 MCP 过伸僵硬挛缩且僵硬、虎口挛缩大鱼际萎缩明显的爪形手，要把手部夹板处理为 MCP 屈曲 70°、IP 伸直位，把拇指放在外展位。

（2）腕手背伸支架：手臂部分固于前臂背面，支架的手部段通过可调节长度的牵引带连接手部夹板，通过不断拉紧牵引带来提高腕关节背伸的角度。

一般地，在给患者穿戴上手部夹板后，由于 MCP 和 IP 被拉直了，腕关节会因为代偿表现为屈曲角度陡增。对于穿戴手部夹板后腕关节屈曲角度大于 60°者，腕手背伸支架背伸角度应处理为 0°；腕屈曲角度为 30°~60°者，支架背伸角度可以处理为背伸 30°；腕屈曲角度小于 30°者，支架背伸角度可以处理为 70°以上。随着症状的改善可以慢慢调高背伸的角度。固定于 MCP 屈曲位的患者，如果其腕关节被动的背伸角度可以达到 45°以上，掌指关节被动屈曲角度能达到 60°以上，可以把手部夹板改为 MCP 伸直位，继续利用组合式矫形器牵伸屈指肌腱（图 14-10）。

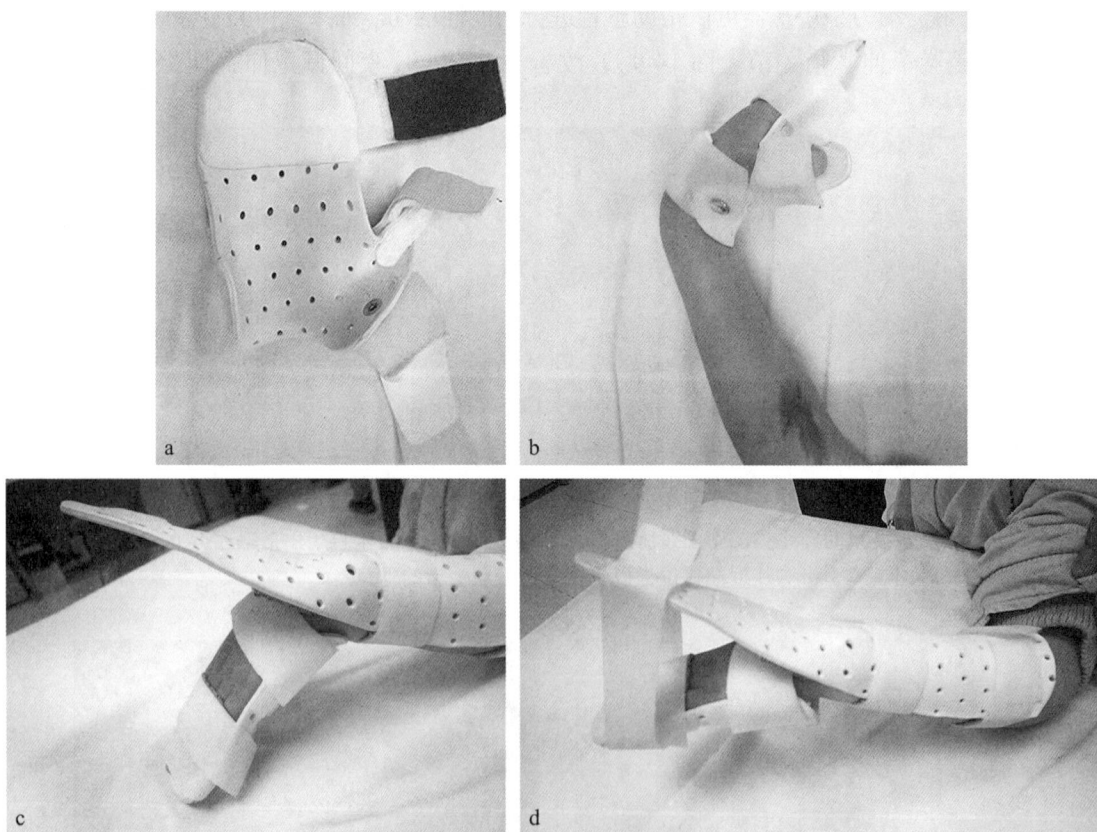

图 14-10 组合式矫形器
a. 组合式矫形器手部组件；b. 戴上手部组件后手指伸直了，腕关节屈曲的角度增加了；c. 戴上腕手背伸支架；d. 用可调节牵引带连接腕手背伸支架和手部组件，使腕关节尽可能地背伸，并每隔一段时间调节腕关节背伸的角度

（二）治疗性作业活动

教会患者自我牵伸、肌腱和神经滑移及手部肌力训练。

1. 肌腱滑动技术

（1）屈掌指关节和近端指间关节而远端指间关节伸直的动作称为直拳，有利于指浅屈肌腱相对于指骨的滑动。

（2）勾拳有助于指深浅屈肌之间和指深肌腱与指骨之间滑动。

（3）全握拳可使指深屈肌腱相对于腱鞘和指深、浅屈肌腱之间进行滑动。

（4）掌指关节屈曲指间关节伸直的"七字掌"与勾拳交替有助于手内肌和手外肌之间的滑动。

（5）屈曲单指和兰花指动作有利于指总伸肌腱之间和指总伸肌腱和固有伸肌腱指间的滑动。

骨筋膜室综合征筋膜切开术后，肿胀消退应开始进行肌腱滑动练习，以防止粘连，晚期多有不同程度的粘连，进行肌腱滑动有困难，可在主动活动的基础上用健手进行辅助。

2. 自我牵伸

（1）腕屈伸：患者坐位前臂旋前放在桌面上，手部垂出桌沿，利用健手压患侧手背以改善屈腕角度；前臂旋后利用同样方法或合掌用健手压患手可改善患腕背伸活动度。站立位伸肘，手掌或手背放在桌面的枕头上，用力向下压，以改善腕背伸或屈曲活动度。

（2）拇指外展：手掌朝下放在桌面上，拇指垂出桌沿，健手抓住拇指及第一掌骨用力向下拉，可增加拇外展活动度。

（3）掌指关节屈曲：手掌朝下放在桌面上，手指伸出桌沿，用健手手掌压住患手手指，使之屈曲。

3. 神经松动

（1）正中神经滑动：观察神经粘连的部位，通常发生在前臂部分，进行前臂区正中神经的滑动有助于松解肌肉与神经之间的粘连，具体方法为屈肘时伸腕，伸肘时屈腕，交替进行，先在被动下进行，然后主动进行。从小幅度开始，逐渐加大活动幅度，然后换成其他手指（图14-11）。

（2）正中神经牵张：正中神经远端滑移的牵张的姿势为肩外展90°、伸肘、前臂中立位、伸腕伸指，头向对侧侧屈。进行神经牵张之前，先评定神经张力，牵张必须在不引起神经感觉支配区出现麻木或在原来麻木的基础上加重或有异常感觉为度，缓慢进行。

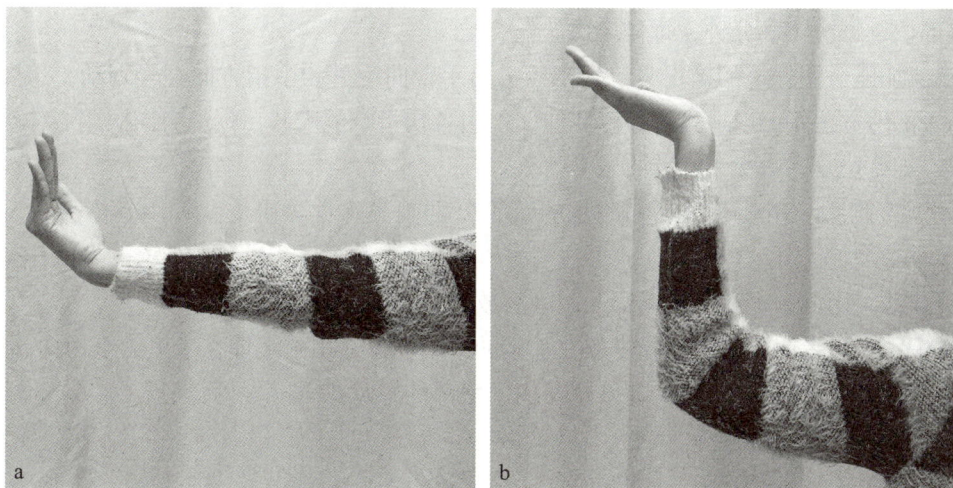

图 14-11 正中神经松动

（3）尺神经滑动：尺神经前臂部分的滑动操作为：伸肘时伸腕，屈肘时屈腕，缓慢交替。

（4）尺神经牵张：其标准动作为肩关节外展90°、屈肘、前臂旋前、伸腕伸指，类似推铅球的动作。同样进行牵张之前进行神经张力检查，每次牵张应在出现神经症状之前停住。重复数次后根据神经张力的再次检查来逐渐加大幅度。

（5）桡神经滑动与牵张：在治疗师的指导下，必要时也应进行。

4. 手肌肌力训练

（1）提高手内肌肌力：交叉双手互相夹手指、用两个手指夹挤橡皮泥或撑开橡皮筋等练习能有效提高骨间肌肌力。可用健手四指固定患侧掌指关节于屈曲位，健手拇指平放在患手四个手指的中间指节背面上施加阻力，进行伸指间关节抗阻训练，有效提高蚓状肌和骨间肌肌力。

（2）增加手外肌肌力：双手合掌对抗屈指，双手互相钩住手指对抗拉开等。

5. 手部精细功能训练

（1）拧毛巾：对提高腕部屈伸功能和手部抓握功能有帮助。

（2）抓纸球练习：手部悬空地把一中等大小的报纸揉抓成一个结实的小纸团，要求另一只手不能帮忙，也不能借助身体其他部位或桌面等。抓实后可打开重新利用。这对手部的灵活性、协调性和手部肌力的提高都有帮助。

（3）掌心朝下张开手指抓放大圆盘练习：通过圆盘的重力提供阻力对手指屈肌功能进行训练，也有助于提高掌指关节伸和展的角度（图14-12）。

（4）对指捏住大圆盘边缘提起圆盘：有利于提高拇指对指肌力和手内肌肌力，提高捏力。

（5）捡小物件、打开和关上瓶盖、扭螺丝、绘画和书写、打字等练习，有助于提高手的灵活性和协调性。

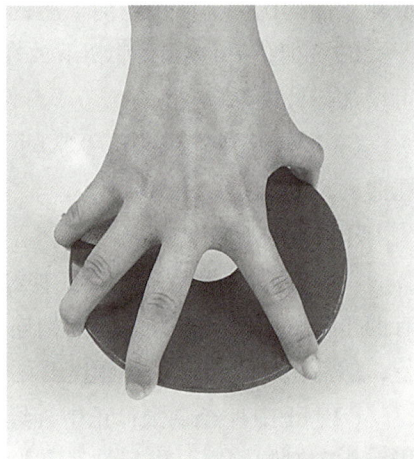

图14-12　抓放大圆盘

（三）感觉再教育

感觉功能恢复先从痛觉和温度觉开始，随后低频率振动觉、移动触觉、连续触觉、最后是256Hz的高频率振动觉。感觉再教育的方法如下。

1. 刷子或指尖叩击　可用中等硬度的刷子刷或用手指尖叩击感觉障碍部位，每次1~2分钟，每日多次。

2. 橡皮头加压　用铅笔的橡皮头以适当压力沿手臂向手掌和手指方向轻轻划动，患者闭眼用心体会刺激与否的感觉差别，以适当压力触压或叩击患者伤指掌侧皮肤，嘱患者闭眼用心体会刺激与不刺激的差异，如此反复，每次10分钟，2次/天。

3. 不同温度刺激　用装有温水和冰水的试管分别刺激感觉障碍皮肤，用心体会或可进行健侧对照。

4. 音叉震动　用低频率和高频率音叉震动后放置在骨突和关节处。

5. 物件识别　患者闭眼体会和分辨放在手里的不同物件，用手把埋在米里的小物件寻找出来。

一般来说，前臂的感觉恢复发生在6个月内，手部的感觉在12个月后恢复。

（陈少贞）

第三节　类风湿关节炎

一、概述

类风湿关节炎（rheumatoid arthritis，RA）是一种以对称性、多发性关节滑膜炎为特征的慢性多系统受累的自身免疫疾病。该病受累关节以手、足等小关节为主，逐渐向上侵犯腕、肘、肩及踝、膝、髋等关节。在我国，类风湿关节炎患病率为 0.3% 左右，本病的病因尚不清楚，可能与遗传或某些病毒、支原体、细菌感染后引起的自身免疫及精神因素有关。约 80% 患者的发病年龄在 20~45 岁，以青壮年为多，男女比例为 1∶2~4，本病虽不直接引起死亡，但发病率高、致残率高，造成严重残疾，需要作业治疗的早期干预，达到保护关节功能、预防关节畸形、增强活动能力、缓解症状，最大限度地提高患者的生活质量。

根据其临床表现，可分为急性活动期、亚急性活动期、慢性迁延期、稳定期，呈现出不同的功能障碍。

1. **全身表现**　类风湿关节炎多以缓慢而隐匿的方式起病，在出现明显关节症状前可出现不典型的前驱症状，如低热、乏力、全身不适、食欲减退、体重下降等表现。

2. **关节表现**　分为关节滑膜症状和关节破坏症状，前者经治疗后有一定的可逆性，但后者一旦出现病情很难逆转。

（1）晨僵：病损的关节在夜间长时间不活动后出现的僵硬、如黏着样的感觉，即为晨僵。在发病开始时，先有晨起关节僵硬、肌肉酸痛，适度活动后僵硬现象减轻。晨僵在 RA 患者中很常见，约 95% 以上的患者可出现，是 RA 的典型特征之一，常在关节疼痛之前出现，晨僵的严重程度及持续时间可作为对病情活动性判断指标之一。

（2）关节肿胀：关节肿胀多由关节腔积液、滑膜增生变厚及组织水肿而致，以双手近端指间关节、掌指关节、腕关节及膝关节最常受累，多为对称性。关节肿胀时局部有压痛，可伴有皮温升高，但不一定发红。

（3）关节疼痛及压痛：常见受累的部位是近端指间关节、掌指关节、腕关节、趾间关节，其次为膝关节、踝关节、肘关节、肩关节。在寒冷、潮湿、劳累后关节疼痛加重，多呈对称性、持续性，时轻时重，受累的关节常伴有压痛，皮肤有色素沉着。

（4）关节畸形：多见于晚期患者，由于滑膜炎、软骨破坏、关节周围支持性肌肉的萎缩及韧带牵拉的综合作用引起关节半脱位或脱位，出现关节破坏和畸形。关节畸形最常见于近端指间关节、掌指关节及腕关节。最多见的是手指天鹅颈畸形（掌指关节屈曲，近端指间关节过度伸展，远端指间关节过度屈曲，侧面看手指的形状就像鹅的颈部，所以称天鹅颈畸形）及纽扣样畸形（近端指间关节屈曲，远端指间关节过伸，手呈扣眼状）、掌指关节半脱位或尺侧偏斜等。

（5）骨质疏松：骨质疏松在本病患者中很常见，发病率随病情加重而提高。

3. **关节外表现**　除关节症状外，本病患者还会出现类风湿结节及身体其他系统损害，如血管炎、肺间质病变和结节样改变、心包炎、胃肠道症状、神经系统病变等。

二、 作业评定

（一）疼痛

疼痛的程度可根据在活动中的表现加以判断，仅在提取重物时感到疼痛为轻度疼痛，主动运动时出现疼痛为中等度疼痛，即使在休息时也感到疼痛为重度疼痛。可采用 McGill 疼痛问卷调查了解疼痛的性质，用视觉模拟评分法（VAS）、数字评分法（NRS）、口述分级评分法（VRS）等进行疼痛的程度评定，注意治疗前后的对比。

（二）关节活动度（ROM）与稳定性

关节活动度的评定是类风湿关节炎功能评定的重要方面，一旦关节活动受限，应做 ROM 评定，对 ROM 的评定可以了解患者日常生活中功能障碍的情况，了解病变关节是否具备功能性运动最低要求，同时需对受累关节进行关节稳定性、晨僵持续时间的评定。从而了解患者的预后，帮助治疗师制订康复方案。

（三）肌力和耐力

对肌力的评定目的在于了解肌力对残疾的影响，本病患者的肌力评定一般采用徒手肌力评定，对手进行肌力评定一般采用握力计法，在检查肌力时应将围绕关节的不同肌群进行比较以查明是否存在力量失衡的情况。检查耐力时，应记录患者在进行日常活动时的耐受极限，建议患者掌握自查耐力的方法。在关节有明显疼痛、肿胀或关节活动度明显受限、关节明显畸形时不宜进行肌力和耐力评定。

（四）步态

本病下肢关节受累的患者会出现各种异常步态，如疼痛步态、肌无力步态、关节活动受限步态、关节挛缩步态等，应通过步态分析加以评定。

（五）功能活动

对患者的日常生活活动能力（ADL）进行评定，可帮助治疗师制定具体的康复方案。可采用功能病损信号评定法（SOFI 评定法）、Fries 功能障碍调查表、MBI、FIM、PULSES、Katz 指数等方法加以评定。

三、 作业治疗

对类风湿关节炎患者，自我的残存功能评价较低，且病变在四肢，日常生活能力受损，应进行作业治疗和使用自助具以使患者独立完成日常生活所需的动作。

（一）合理的休息及正确的体位

1. **合理的休息** 无论患者处于疾病的活动期还是稳定期，均需要合理休息。运动过多会使病情加重，而过长时间卧床又会造成肌肉萎缩、关节活动受限，这些对于疾病恢复都极其不利。因此，正确合理的安排每日的休息与活动非常重要。多次短时间的休息要比少而长时间的休息更有益处。每日睡眠不少于 8 小时，养成良好的午休习惯。

2. 正确的体位 当卧位和坐位时，关节应该有很好的支持。一般急性活动期患者需卧床休息 2~3 周，严重者严格卧床，鼓励患者俯卧（此时应避免踝关节因体位导致过伸），每天取 2~3 次俯卧位，每次 10~20 分钟，以预防髋关节和膝关节屈曲畸形。枕头不宜过高，避免颈椎过度前屈所致畸形。除头部用枕外，其他部位均不宜用。床垫不应过硬或过软，应质地较致密松软。使用颈部有支撑的低枕，手部轻握毛巾卷，仰卧时前臂保持旋后位，髋关节、膝关节尽量保持伸展位，尤其是在夜间，踝关节保持零度位置。长期卧床患者，避免因被子下压使双足下垂，鼓励患者交替采用仰卧和侧卧位，定时以足部蹬于床端横档处，用于纠正和预防足下垂。为使下肢获得良好的支撑，椅子应该高度合适，保持髋膝踝 90°。关节腔有急性炎性积液时，关节可用夹板或支架短期固定，制动时间不超过 2 周，且每天应解除制动数次，做主动式或主动辅助式 ROM 训练。

3. 应避免的体位 一些关节在特定体位下，关节内部压力较低，可以减痛。但非功能位。一旦这种位置保持超过 8 周，因关节囊粘连、挛缩等原因就难以恢复正常。如髋屈曲外旋位、膝屈曲 40° 位、肘屈曲 90° 位，虽能减痛，均应避免。

（二）常用的作业治疗方法

常用的作业活动有：高硬度的橡皮泥作业、抓纸球、编织、豆贴画、蛋壳画、折纸、麻将、下棋、书法、园艺、扑克、剪纸、刺绣等。在进行作业活动时，其方法及注意事项如下：

1. 橡皮泥训练 可改善手指的伸展、对指、内收、外展动作，增加手指的肌力和精细动作的灵巧性，通过设计出形状各异的作品，提高患者的训练兴趣。可以通过橡皮泥的硬度来提供不同的阻力，以渐进地训练手部肌力。抓纸球活动可调整纸张的厚度来进行训练。

2. 编织 是一项有趣的作业活动，可以维持和扩大上肢关节的活动度、增强上肢肌力、改善手指和双手的协调性，还可缓解精神紧张、培养耐心，受到很多女性患者的欢迎。如有条件可以设计编织"中国结"，提高患者上肢伸展、屈曲、内旋、外旋等动作的能力，增强手指的握力和捏力。

3. 豆贴画、蛋壳画 一般由患者按照自己设计的图案，将各种颜色、大小不一的豆类、蛋壳等，用专用的镊子在三合板上粘贴成各种精美的装饰品。通过此项活动，可以改善手指的精细动作，还可提高患者的耐心和耐力，转移注意力，减轻疼痛、增强患者的信心。

4. 书法练习 可以陶冶情操，改善手指的灵巧性、协调性，要注意针对不同患者可进行工具、位置、姿势的调整。

5. 园艺活动 也受到很多患者欢迎，如种植蔬菜、花卉，常见易栽培的品种有多肉、万年青、长寿花、绿萝、吊兰、非洲堇、水仙、蜡梅等，园艺活动可锻炼患者全身肌力，扩大和维持关节活动范围，还可转移注意力，减轻疼痛，培养患者对生活的热爱。

6. 玩扑克时，应避免左手长时间持牌加重手指纽扣眼畸形和拇指 Z 字畸形，可使用持牌架或把牌反过来放桌上。

7. 刺绣 是更加精细的手工活动，持针时的姿势也会加重纽扣眼畸形，患者应选用纺织较为疏松的布，并注意每 10 分钟休息一下手指，并做 5~10 次全范围手指屈伸活动。

8. 由于长期患病，患者不仅在身体功能方面，而且在心理、社交方面都出现不同程度的障碍，游戏、文娱活动、旅游等可以使这些障碍得到一定程度的改善，如下象棋、跳棋、合唱、团体演奏、舞蹈、集体郊游等，不但可以提高患者的耐力、精细动作，还可以在患者心理、社交方面收到较好的效果，让患者真正融入家庭、融入社区、回归社会。

9. 注意事项 给患者设计作业活动时应注意以下几点：

（1）时间的设定：应防止类风湿关节炎患者长期持续的做一种作业活动，可以让其保持做30分钟的轻松的作业活动，以患者不疲劳为度。

（2）关节的保护：应根据患者的功能情况选择适合的作业活动，对于皮革类精细的作业活动，容易导致手部的负担加重，要在关节保护措施到位下进行。

（3）环境与工具：患者所在的作业环境应宽敞明亮，具有轻松欢快的氛围，让患者保持心情愉快，提高参与积极性，有利于减轻疼痛。患者所用的工具及采用的姿势，应不使其感到疲劳、防止变形为目的。

（三）ADL 训练与自助具的应用

鼓励患者完成生活自理活动和力所能及的家务活动，必要时借助辅助器具，如带弹簧的筷子、粗柄勺或带 C 形器的勺子、长的弯柄梳等，详见本书第九章相关内容。ADL 中有关注意的问题如下。

1. 穿衣

（1）因肩关节功能障碍导致穿衣困难者，尽量避免穿套头衣服。

（2）手部畸形、扣扣子有困难的患者应选用扣眼和扣子较大或有尼龙搭扣、魔术贴的衣服。

（3）选用鞋头较宽、带有足弓垫和后跟杯、鞋面有较多包裹的鞋子，后跟可比前足高 2~3cm。

（4）踝关节已经出现畸形者可到专业部门定制矫形鞋。

（5）穿鞋不便者可以使用长柄鞋拔。

（6）用两个连接几个皮圈的塑料钩钩住裤子两侧皮带祥，手功能受限的患者只需将两侧前臂伸入皮圈即可拉上裤子。

2. 个人卫生和修饰

（1）牙膏口小的小支装牙膏挤出来比较困难，容易加重手指纽扣眼畸形，所以应该选用管口大的牙膏瓶以减轻挤压的力，使用时把牙膏口对着桌边平放，用手掌代替手指挤牙膏。

（2）洗脸和洗澡扭毛巾的动作也比较容易加重腕关节畸形，可改用容易挤干的海绵。

（3）抓握困难的患者可使用加粗柄的梳子和牙刷，因肩周关节活动困难而导致梳头困难者可使用长柄梳。

（4）水龙头选用杠杆提压式，而不是扭转式的。

（5）手指弯曲困难的患者洗头时可用专门的洗头梳。

（6）指甲钳选用一侧有固定板，带有加长和加宽把手的。

（7）用两头带有环状带的长毛巾洗澡，用按压式的沐浴露和洗发水。

3. 写字和打电话

（1）可将笔横插在粗短的木棒、橡胶棒或球形物中，作为持笔器，供握笔困难患者使用。

（2）如果患者按电话号码键有困难时，可改用粗笔杆代替，也可用语音识别手机代替键盘。

4. 座椅与如厕

（1）膝关节屈曲受限的患者应选用较高的座椅。

（2）坐厕上加增高的坐垫以方便站起，或在马桶上安放有辅助站立装置的马桶扶手椅。

5. 家务

（1）尽量简化家务的动作，缩短患者移动的距离。

（2）使用双耳的轻质炒锅、用托盘端菜。

（3）切菜刀的把手最好是垂直式而不是常用的水平式，避免腕部受到过多尺偏的力。

6. 运动
乒乓球拍和羽毛球拍的把手要缠上一层稍厚海绵垫。运动前先做全身准备活动，每次时间不要太长，中途休息时要按摩手部和牵伸。

（四）环境的改造

通过环境评定了解患者实际生活和工作环境，并根据人体工效学对家居和工作环境进行改造，以节约体能、保护关节为原则调整室内物件的摆放及改良常用器具，能有效加大患者的活动空间，提高患者日常生活能力的水平。

如房门应便于轮椅出入，将高台阶改为低坡道，合理布局厨房设施，将炊具、洗涤池、冰箱等集中放置，常用物品放在易于拿取的地方。电源插座高度适宜，室内电源开关改为按压式，刀叉匙等延长或增粗把手便于掌握，门窗把手采用杠杆式，窗帘拉线下端系以大环便于手拉。提高床或椅子的高度以减少站起时作用于髋关节和膝关节关节面上的压力，因而减少了站起时所需付出的努力，在床边、浴室及楼梯上安装扶手也是提高患者能力和独立性的手段。桌凳高低能调整、椅扶手应便于抓握且与肘部同高。常使用电脑的患者可以使用腕关节支具缓解疼痛，符合人体工效学的键盘等。浴室及卫生间安装扶手，备有防滑设施，坐便器配备智能马桶盖，可自动冲洗、烘干。

（五）关节的保护

1. **关注疼痛信号** 患者应该对疼痛的水平有一个认识，如果生活或治疗过程中忽视疼痛，有可能导致将来关节损害和疼痛的加剧。而对疼痛过于敏感，容易引起运动的减少、肌肉的萎缩、关节的不稳定，患者应适当对活动进行调整。如果采取减少活动措施后，疼痛仍然持续1小时以上，就需要进一步减少活动量，所以在进行作业活动时应关注疼痛信号，记录疼痛情况。

2. **保持正确的身体力线、尽量避免有害姿势** 使用电脑或看书时，应使用有靠背的座椅使腰部有一定的支撑，座椅的高度应调节到适当的位置，使足部能够平放在地面，双下肢不应悬空呈足下垂位，髋关节和膝关节处于90°。调节椅子与桌子之间的距离，使打字和书写时前臂有足够的支撑，这样能使肩部放松，使用有水囊的鼠标垫使腕关节有适当支撑。调节显示屏的高度和角度，使其中心与视线平齐，显示屏略朝上倾斜，使其表面垂直于视线。阅读时可使用阅读书架，把书稍微竖起，这样可以避免过度低头。

3. **经常变换体位和姿势** 无论休息还是工作，都不要长时间地保持某一个姿势，防止肌肉僵硬，建议每隔20~30分钟变换姿势和体位，转换双脚位置，或适当起来走动。不要长时间站立，在适当时候坐下来休息。

4. **避免手指长时间屈曲** 定时地活动双手，避免连续不断地书写。当写字、画画、刺绣等需用手持小物品时，每隔10分钟应停下来活动手指，做握拳伸指交替动作，或双手十指交叉做搓手动作。

5. **使用弹力指套** 手指关节疼痛和肿胀时可以穿戴有弹性的指套帮助消肿和减轻疼痛。

6. **避免小关节用力，尽量使用较大、较强壮的关节来替代小关节的活动** 提重物时使用肘关节或手掌用力而不是手指提取；女性患者最好使用肩挎包而不是手拎包；利用手掌或拳头的侧面去按压水龙头，而不是用手指；使用开瓶器拧开瓶盖，避免手指扭动的动作；喝水时尽量不使用单耳杯，而是用双耳杯或直接用一只手握持杯体，另一只手掌托住杯底。用两个手的掌心托起盘子、圆筒形杯子、端碗等，手指要保持伸展的位置。起身时，尽量用手掌根部或手腕及前臂支撑，避免用手指支撑体重。关门或抽屉时使用手臂力量或侧身用力代替手推。

7. **避免使手部处于容易畸形的姿势** 用力捏持物，如使用衣夹、指甲钳等动作可引起或加重纽扣眼畸形，应注意避免。拧毛巾的动作容易引起腕关节偏侧畸形，所以洗脸或洗澡时用手挤压毛巾，而不是用手拧毛巾。避免使用单手操作的长柄锅做菜而是用双耳锅轻质锅，端长柄锅容易对腕关节造成过多尺偏的压力。

（六）节省体能

患者进行各项作业活动时均应以节约体能为原则，有效地减少关节活动次数和躯干的摆动幅度，从而起到节省体力、保护关节、预防继发损害的作用，主要原则如下：

1. 运用正确的身体姿势和姿势平衡保持能量，这种好的姿势可以使头和躯干的重量维持在骨骼的重力线上，因为重心将有助于维持正常的姿势。若患者在不正确的姿势下活动，如耸起的肩部，前伸的颈部和屈曲的背部，将导致肌肉的张力增高、疼痛和劳累。

2. 一个正常的工作高度将会使头和颈部得到伸展，当肩关节放松时工作台面应该比肘关节低2cm，可以这样通过调整高度来改变工作台面。

3. 应教会患者进行简单的动作分析，帮助他们知道在家里如何进行省力地进行正常的活动。

（七）矫形器的使用

矫形器在类风湿关节炎康复治疗中很有必要，它不仅有助于减轻炎症和缓解疼痛，而且能够保护关节，保持解剖对线，防止由于关节的不稳定而加重受损。在急性期，矫形器的使用目的是固定病变关节于功能位，慢性期，矫形器主要应用于畸形的预防和矫正。

1. 肩内收内旋畸形　患者睡觉时把前臂放在枕头上，使肩关节适度外展和外旋，并在腋下身体两侧放置大的海绵枕。

2. 夜用休息位矫形器　腕关节保持在10°~30°背伸，轻度尺偏，手指略微屈曲自然排列（图14-13）。轻度腕关节滑膜炎使用腕关节夹板即可，使拇指能够自由活动（图14-14），可常规使用。

3. 肘关节屈曲或伸直位强直畸形　患者可以在夜间或休息时间歇使用肘关节动力型矫形器来提高关节活动度。

4. 桡尺关节远端半脱位、腕管综合征　功能性腕部矫形器可防止腕关节屈曲，腕关节尺偏矫形器可防止腕关节尺侧偏。可日夜佩戴，间歇取下进行适当的ROM训练（图14-15），患者利用腕部矫形器能有效的纠正桡尺关节远端半脱位。

5. 掌指关节尺偏　患者使用活动型的防尺偏掌指关节矫形器，既能纠正尺偏又不限制掌指关节屈伸（图14-16）。

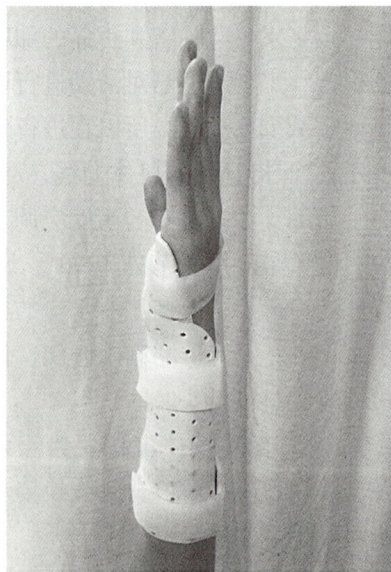

图 14-13　夜用休息位矫形器

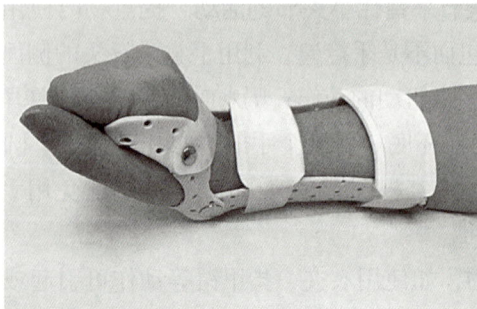

图 14-14　腕关节夹板

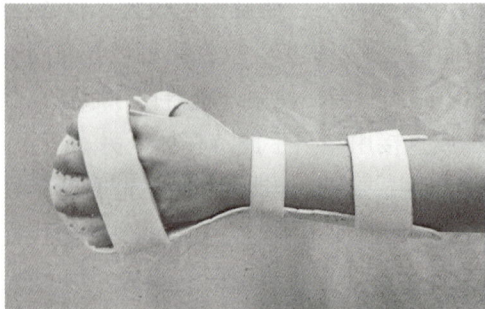

图 14-15　腕关节尺偏矫形器

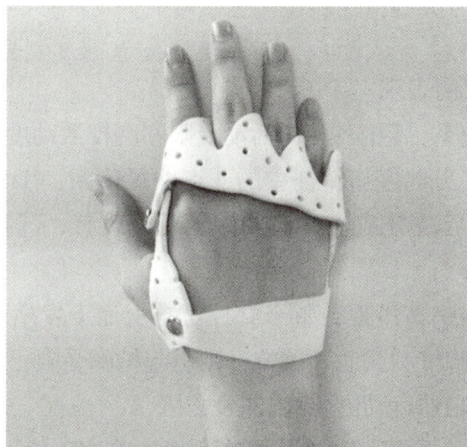

图 14-16　掌指关节尺偏矫形器

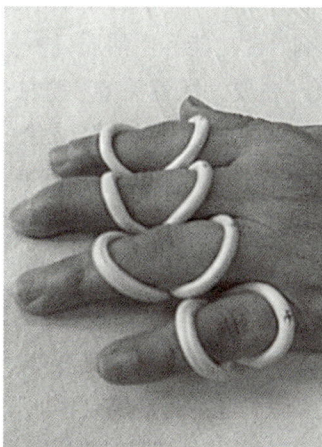

图 14-17　"8"字形矫形器

6. "8"字形矫形器能有效控制和矫正纽扣眼畸形和天鹅颈畸形（图 14-17）。

7. 对于手部变形的患者，夜间可用腕手休息位矫形器。

8. 踝足矫形器　可纠正踝部畸形和足部畸形，单纯的足部畸形（足内外翻、足弓塌陷等）可穿戴短的足部矫形器或仅应用矫形鞋垫，跖骨垫可避免跖趾关节的负重，减轻疼痛。

9. 膝关节屈曲畸形　患者在夜间使用伸直位膝关节矫形器，矫形器的类型、位置以及佩戴时间应根据使用的目的进行设计。在急性期，固定夹板可昼夜使用，定时卸下进行关节活动，情况改善时，应缩短佩戴时间。必须提醒一点的是，矫形器的使用一定要与运动治疗相结合，并尽量能避免矫形器影响日常活动。使用得当，矫形器能取得超乎想象的效果。

（古月明）

第四节　强直性脊柱炎

一、概述

强直性脊柱炎（ankylosing spondylitis，AS）是一种主要侵犯脊柱、骶髂关节和周围关节的慢性进行性炎性疾病，也可累及内脏及其他组织。本病的特征性病理变化为关节囊、肌腱、韧带附着点炎症。X 线片显示单侧或双侧骶髂关节、脊柱小关节模糊、椎体方形变、韧带钙化、脊柱"竹节样"变。本病多见于青壮年，有明显的家族聚集倾向，和 HLA-B27 高度相关，但病因尚不清楚，一般认为与遗传、环境、感染、免疫、理化因素有关，是一种全身性自身免疫性疾病。我国 AS 的患病率为 0.3% 左右，男性较女性多发，女性发病较缓慢且病情较轻，发病年龄多在 15 岁以后，20~30 岁为高发年龄。

临床特征

1. **全身表现**　本病起病大多缓慢而隐匿，全身表现一般不重，少数重症者有发热、疲倦、消瘦、贫血或其他器官受累。本病若早期未及时有效的治疗，则多年后会出现脊柱强直、畸形，病情不能逆转，严重影响脊柱功能和生活质量。

2. 关节表现　主要为骶髂关节和脊柱受累的表现。

（1）疼痛和晨僵：典型症状为腰背痛、晨僵、腰椎各方向活动受限和胸椎活动度减小。

本病的腰背痛为炎性疼痛，符合以下5点炎性疼痛特征中的4点即可诊断：①背部不适发生在40岁以前；②隐匿起病；③背部不适在活动后减轻或消失；④休息后无改善；⑤夜间痛（起床后改善）。

（2）脊柱曲度变化及运动功能障碍：随着病情进展，整个脊柱可自上而下发生强直，腰椎前凸消失，驼背畸形，颈椎活动受限。病变如累及胸椎和胸肋骨关节，则引起扩胸受限，胸肋连接融合，胸廓变硬，呼吸靠膈肌运动，心肺功能下降，影响运动的耐力。

3. 关节外表现　关节外症状包括眼葡萄膜炎、结膜炎、肺上叶纤维化、升主动脉和主动脉瓣膜病变及心脏传导系统受累等。肢体麻木、感觉异常以及肌肉萎缩也常见。晚期出现骨质疏松，易发生骨折。

常见体征为骶髂关节压痛，骨盆挤压试验和分离试验可出现阳性，脊柱活动度和胸廓活动度减小，"4"字试验阳性。

4. 感觉功能障碍　若未及时诊断治疗，患者脊柱病变严重，可出现脊神经根受压而出现肢体相应的部位的感觉障碍，神经肌肉系统表现主要有下肢麻木、感觉异常及肌肉萎缩等。

5. 心理功能障碍　由于本病出现腰背痛较明显，甚至患者常在夜间痛醒，影响睡眠质量，患者长期睡眠状况差，加上病情反复持久，特别是出现畸形、功能障碍等影响患者日常生活及工作，易引起患者焦虑、抑郁等心理功能障碍表现。

二、作业评定

（一）疼痛评定

1. 采用视觉模拟评分法（VAS）或简式MPQ疼痛问卷量表（SF-MPQ）进行疼痛评定，具体评定参考《康复功能评定学》。

2. 采用夜间痛评定法　根据夜间疼痛发作的频率和程度分为4个等级：0分为总体上无疼痛；1分为有时有疼痛；2分为经常疼痛或断断续续疼痛；3分为夜间持续疼痛，明显干扰睡眠。

（二）运动功能评定

主要评定脊柱活动度、受累关节的活动度。同时应注意观察有无肌肉萎缩，必要时应用MMT评定肌力水平。但当肢体关节有明显畸形、疼痛的患者不宜测定肌力。此外，记录下晨僵的持续时间等。

1. 脊柱活动度的评定

（1）Schober试验（腰椎活动度试验）：患者直立，在背部正中线与髂嵴水平交叉点向上10cm、向下5cm各做一标记，然后嘱患者尽量弯腰前屈（保持双膝直立位），测量两个标记间距离的变化，记录测量距离的增加值（以cm计，最小刻度为0.1cm），以此测量脊柱最大前屈度。正常移动可增加5cm以上，不足4cm说明腰椎前屈受限。

（2）枕壁试验：测量颈、胸椎后凸度程度。患者直立位，双足跟、臀部紧靠墙壁，测定后枕部与墙壁距离，正常人后枕部应贴近墙壁而无间隙。而颈椎活动受限和胸椎后凸畸形者该间隙增大至几厘米以上，使枕部不能贴近墙壁。

（3）指 - 地距离：此项为脊柱前屈活动度评定，患者直立，膝关节伸直，向前用力弯腰以中指触地，测量中指尖与地面距离，正常为 0~10cm，距离越大说明脊柱前屈功能障碍越严重。应注意髋关节病变将影响结果。

（4）脊柱的后伸活动度：患者取俯卧位，两手撑地，保持骨盆接触地面，尽力上抬上身，测定胸骨上缘与地面的垂直距离。

2. **关节活动度（ROM）检查**　强直性脊柱炎常可累及髋关节和膝关节，出现关节疼痛、僵硬、活动受限，可用通用量角器进行 ROM 检查。

3. **胸廓活动度**　在第 4 肋间水平（女性乳房下缘）测定患者深呼气和深吸气时胸围扩展差值，正常时此值不低于 2.5cm，而有肋骨和脊椎广泛受累者则使胸廓扩张减少。

4. **步态分析**　下肢关节受累时出现疼痛、关节挛缩畸形，常会引起步态异常，可表现为疼痛步态、短腿步态等。此外，下肢肌无力也可导致异常步态。

（三）日常生活活动能力评定

1. **直接观察**　通过直接观察患者的实际操作和间接询问两种方式，对患者包括运动、自理、交流、家务活动和娱乐活动等方面的能力进行评定。

2. **巴氏强直性脊柱炎功能指数（BASFI）量表**　这是 AS 专项评定量表，对患者日常生活功能状况包括头部前屈、头部后仰、旋转运动、穿袜、弯腰拾笔、触及高处、坐位站立、平卧位起床 8 项指标进行积分记录。

（四）社会参与能力评定

主要是生活质量评定，指人类个体在生理、心理、精神和社会方面的主观感觉和总的满意程度的评定。对 AS 患者生活质量的评价可采用中文版健康状况调查问卷（SF-36），具体方法参考本套教材之《康复功能评定学》。

三、 作业治疗

（一）健康宣教

健康宣教是治疗成功的基础，患者对 AS 的了解有助于早期诊断和治疗，让患者了解本病的发生、发展规律和预后，认识治疗的意义和长期性，帮助患者认识正确的行为、体位和姿势对于保持关节功能的重要性，鼓励患者保持乐观精神和健康心态，对患者和家属进行疾病相关知识的教育，宣传康复治疗知识及治疗成功案例，指导他们保持乐观情绪，积极配合治疗。

目前的临床经验表明，本病并非不可战胜，只要早期诊断，坚持合理治疗，大部分患者预后良好，并不发生畸形或残疾，即使发生轻度的畸形，对正常生活和工作也不会有大影响。除少数病例未及时合理治疗，病情反复活动、迁延不愈以致发生严重畸形。严重病例大多与对疾病的认识不足、由于疼痛或抑郁等不坚持治疗、不懂得自我照顾有关，即使个别急性进展型病例，如果坚持合理治疗，懂得自我照顾，也可减缓病情，改善畸形程度。

（二）合理的休息及正确的体位

1. **合理的休息**　急性期患者要卧床休息，或针对疾病的部位进行适当的局部休息，如果背部疼痛又需要站立行走时，可暂时使用护腰。卧床时要注意体位，保持良好的睡眠姿势。

2. **正确的姿势和体位**　强直性脊柱炎早期腰背活动受限、腰部僵硬多是可逆的，因此患者在日常生活中应时刻注意保持正确的姿势和体位、纠正不良习惯，不论坐、站、走都应记住挺身抬头，保持脊柱的伸直位并保证脊柱正常生理弧度的存在，这对于防治脊柱及躯干大关节的畸形有着药物、理疗等无法替代的作用，患者对此应予以重视。

（1）卧位：宜睡硬板床，避免软床垫，以免臀部下沉引起髋关节屈曲畸形。采用仰卧位或俯卧位，避免侧卧位，特别是屈腿侧卧位，即避免颈、胸椎前屈体位。每天还可于早、中、晚睡前或起床后采取俯卧位，时间5~10分钟，有利于预防或矫正脊椎、髋、膝关节的屈曲畸形，俯卧位时应将双脚悬置床外，避免引起或加重足下垂（图14-18）。注意卧位时避免长期采用一种体位，各种体位应交替进行。患者如无颈椎受累，可垫低枕（10cm左右）或不垫枕头入睡，如已感到颈部伸直有问题，则应停用枕头或用特制薄枕头，枕头尽量放在颈部中段，枕部不要垫枕头，可防止胸段脊柱后凸畸形发生。枕头的高度以能保持颈椎的正常前弓度而又不至增加上胸椎后凸为度。

仰卧位时，如脊柱生理曲度已经消失或已有强直者，可于背部垫置一枕头，以防或延缓脊柱后凸畸形的形成（图14-19）；侧卧位时，将一只枕头夹在双膝间，以免髋部过分向前滑动，并将一只长枕头靠在胸前；俯卧位时，用一只枕头放在两脚下，另一只放在腹部下，使脊柱保持直线。

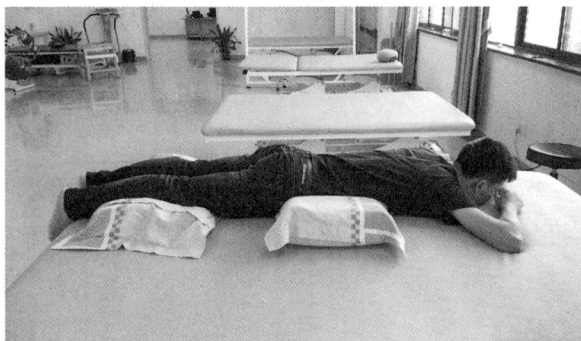

图14-18　俯卧位　　　　　　　　　　图14-19　仰卧位

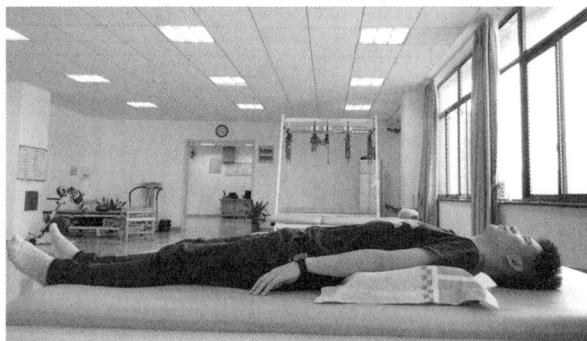

（2）坐位：宜使用直角硬靠椅为好，椅子的高度为坐下时双脚刚好置于地面，上身挺直收腹，尽可能向后靠紧椅背，髋、膝屈曲呈90°，将重心放在臀部和大腿上方，两腿不要交叉，以避免脊柱扭曲。平时看书、读报、写字、使用电脑时，腰背部挺直，可在腰部垫一个长方形软垫，肩部朝后下方放松，头部挺直，下颌略收，视线应与书本或电脑保持平行高度，避免颈椎过久后仰或前倾（图14-20）。不宜长期坐沙发或过软的椅子，尤其是躺椅或斜面后仰椅，同时避免坐矮凳或高椅子配矮桌子，以免长时间处于弯腰姿势。

（3）站位：日常生活中站立及行走时尽量挺胸、收腹，头部保持中立位，下颌微收，肩部取自然位，不下垂不耸肩，保持躯干挺直，必要时可进行四点贴墙进行站立训练，即足跟、臀部、肩部、枕部四点靠墙（图14-21）。

应注意日常生活中不可长时间采用同一种体位和姿势，应适当变换体位，例如伏案工作时不宜持续太长时间，每1小时要起来进行身体活动，长途驾车时也应定时休息，下车活动腰部，做伸展运动，以维持脊柱的正常生理曲度，防止畸形的加重。

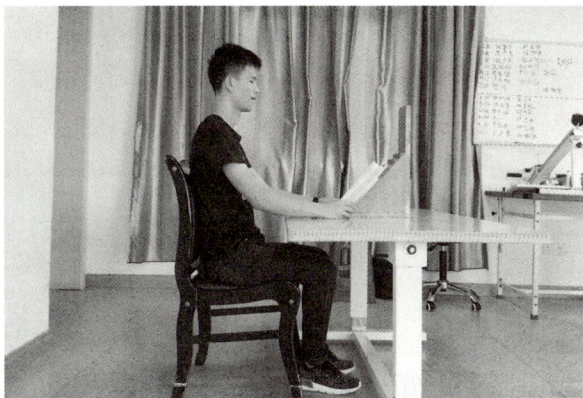
图 14-20 坐位

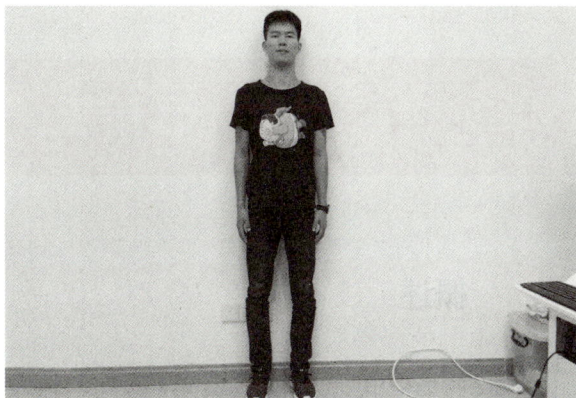
图 14-21 站立位

（三）ADL 训练

1. 步行 髋关节受累的患者可发生行走困难。应动员和指导患者用辅助步行的用具，如平行杠、步行器、拐杖、手杖，使用辅助具可以减轻脊柱、髋、膝、踝等负重关节的压力，有利于炎症恢复和患者起床活动，避免肌肉因废用而萎缩。这对急性期患者，尤其髋、膝关节受累者尤为重要。

2. 如厕 当患者出现下蹲、弯腰困难时，宜将蹲式便器改为坐式便器。如髋关节受累，可将坐便器垫高。

3. 穿、脱衣裤 患者穿、脱衣服一般问题不大。穿、脱鞋如因弯腰困难而有问题，可采用自助工具如卡柄取物器、鞋拔等。

（四）自我照顾训练、环境

由于本病病程较长，其康复治疗也是一个长期的过程，因此，患者院外长期坚持自我照顾及居家康复非常重要。

1. 环境 在起居中要注意保暖、避免潮湿，室内经常通风，保持干燥，工作中也应注意避免久处潮湿环境，注意防寒保暖。

2. 饮食 注意生活规律及饮食卫生，戒烟酒、少食生冷硬辣食物，饮食应均衡易消化以便有足够营养维持身体健康，增强免疫力，以防感冒或生病加重病情。过度肥胖患者应注意控制饮食，并增加活动量，适当减重，以免对患病关节增加过负荷的压力。本病患者常有骨质疏松，应注意补充钙及维生素 D。

3. 生活方式 健康积极的生活方式有利于疾病的康复。随着病情进展 AS 患者的工作能力逐渐受到影响，建议有条件者不要轻易放弃工作，以体现自身的价值，增强生活自信心，但要减少或停止引起持续性疼痛的体力活动，避免搬运重物及过度劳累。鼓励患者多参加集体活动和社区活动，融入社会，感到自己与正常人一样，不要因为自己是 AS 患者而产生自卑心理，消极对待生活。定期测量身高是防止不易发现的早期脊柱弯曲的好方法。

4. 心理治疗及疏导 心理治疗及疏导对本病患者及其家属很重要，由于本病为慢性进行性疾病，发病年龄低，病程较长，病情严重时连自我照顾都出现困难，且目前无根治良方，患者反复求医，容易出现情绪低落、焦虑、郁郁寡欢、消极等表现。故应及时关注患者的心理状态，给予相应的疏导和帮助，或转介心理咨询师。

（古月明）

第五节 颈 椎 病

一、 概述

颈椎病是指由于颈椎间盘退变、突出，颈椎骨质增生、韧带增厚、钙化等退行性变刺激或压迫其周围的肌肉、血管、神经、脊髓等，导致脊髓、神经根、椎动脉、交感神经受累而引起的一系列临床症状和体征。仅有颈椎的退变而无临床表现者，则称为颈椎退行性改变。颈椎病是一种常见病，多发病，40~60 岁为高发年龄，男性多于女性，本病的病因有颈椎间盘退变、骨质增生、急慢性损伤、椎动脉受压、颈椎先天性椎管狭窄等。比较易患颈椎病的人群主要有中老年人、长期低头伏案工作者、有头颈部外伤史者、颈椎先天性畸形者。颈椎病的临床症状较为复杂，主要有颈肩痛、头晕头痛、上肢麻木无力、下肢乏力，严重者恶心、呕吐、甚至视物模糊、心动过速、行走困难。近年来发现，颈椎病的发病率有年轻化的趋势，这与现代人工作和生活中姿势不当，尤其是"低头一族"人数的增长有很大的关系。

颈椎病的临床分类及功能障碍特点如下：

1. **颈型** 又称局部型颈椎病，是指症状主要集中在颈部，表现为颈肩部僵硬、不适、酸胀、疼痛，具有头、肩、颈、臂的疼痛及相应的压痛点，X 线片上没有椎间隙狭窄等明显的退行性改变，但可以有颈椎生理曲线的改变，椎体间不稳定及轻度骨质增生等变化，是最早期的颈椎病。

2. **神经根型** 各型中最常见，约占 50%~60%，主要是由退行性改变的椎间盘发生向后外侧突出，椎间关节增生肥大等，压迫或刺激神经根所致，多见于 C_4~C_7。患者颈痛和颈部发僵是最早出现的症状，短期内加重，并向上肢、手部放射；皮肤可有麻木、过敏等异常感觉，同时可有上肢乏力、手指动作不灵活。患者在活动颈部、咳嗽、喷嚏用力呼吸时，疼痛可加重，病史长者上肢肌可萎缩。臂丛神经牵拉实验（Eaton 实验）阳性：术者一手扶患侧颈部，一手握患腕，向相反方向牵拉。此时因臂丛神经被牵拉，刺激已受压之神经根源出现放射痛。椎间孔压缩（压头）实验阳性：患者端坐，头后仰并偏向患侧，术者用手掌在其头顶加压，出现颈痛并向患者放射。

3. **脊髓型** 占 10%~15%，既有脊髓损害引起的功能障碍，又有神经根受损出现的功能障碍。X 线片显示椎体后缘骨质增生、椎管狭窄，影像学证实存在脊髓压迫。早期颈肩痛不明显，而以四肢乏力、行走困难、持物不稳为最先出现的症状，继之一侧或双侧手感觉障碍，如麻木、或运动障碍、手无力不灵活，持物易坠落。随病情发展，出现步态不稳，行走双脚有踩棉花样感，严重者下肢痉挛、卧床不起、生活不能自理。

4. **椎动脉型** 由于颈椎椎间不稳及椎间隙狭窄，使同侧椎动脉受压，对侧受到牵张，甚至头后伸时椎动脉的血流都减少，钩椎关节和关节突关节增生肥大压迫椎动脉，或刺激周围的交感神经使其痉挛，管腔变细，血流量减少，出现脑干供血不足的功能障碍。主要症状为椎动脉受压迫或刺激而引起的一系列症状，表现为颈性眩晕、头痛、视觉障碍、猝倒等表现，有时可有恶心，呕吐、耳鸣或失聪，这些症状多与颈部体位改变有关。旋颈试验阳性。

5. **交感神经型颈椎病** 主要因颈椎病变累及交感神经系统所致，主要有交感神经兴奋或抑制症状。X 线、CT、MRI 等检查结果与神经根型颈椎病相似。由于颈椎关节变性不但能刺激躯体神经，且能直接或反射性的刺激交感神经，所以其他类型的脊椎病，多有交感神经紊乱的症状。此型功能障碍最复杂，交感神经兴奋症状有头痛、头晕、眼花或视力下降、肢体发凉畏冷、发汗障碍、心律失常、霍纳征（＋）等。交感神经抑制症状有头昏、鼻塞、眼睑下垂、心动过缓、胃肠胀气、霍纳征（＋）等。

二、 作业评定

（一）躯体功能评定

1. **疼痛评定** 可用 MacGill 疼痛问卷、视觉模拟评分法（VAS）。
2. **颈部关节活动度评定** 可用颈椎活动测角器，测量颈椎在不同方向的活动，了解有无活动受限及其程度。
3. **四肢及躯干肌力评定** 四肢肌力通常可用徒手肌力评定法（MMT），背部肌力可用拉力计测量，手部肌力可用握力计测量。
4. **四肢深浅感觉评定** 可用棉签、软刷、大头针、音叉等对四肢的浅感觉和深感觉进行评定。
5. **手功能测试** 如果手功能明显受限，可以通过以下方法来评定手功能：钩状抓握、圆筒状抓握、握拳样抓握、球状抓握、指尖抓握、侧面抓握。此外，也可以用 Jebsen 手功能测试或九孔柱测试。

（二）活动能力评定

可用改良 Barthel 指数（MBI）或功能独立性评定量表（FIM）来评定。

（三）家居环境和工作环境

如果患者出现行走困难、截瘫或四肢瘫痪，还需要对患者的家居环境和工作环境进行评定，以了解是否需要辅助用具或对环境进行改造。

三、 作业治疗

（一）正确的体位

1. **坐姿** 指导尽可能保持自然端坐位，头部保持略微前倾。宜选择高度适中、稳固及有靠背的椅子。如果需要长时间伏案工作，应调整工作台的高度与倾斜度，电脑屏幕位置应在视线以下10°~20°，眼睛与屏幕的距离应在40~50cm。如果桌面过高，则使头颈部呈仰伸状，过低则呈屈颈状。尤其是有颈椎病症状者，避免过度低头屈颈，桌面宁高勿低，半坡式斜面桌更为有利，一般可倾斜 10~30 度，这种斜面桌比调节座椅和桌面的高度更为方便有效。

一般坐姿分前位坐姿和后位坐姿两种：

前位坐姿时，躯干挺直，不可弯腰驼背，并略微前倾约15°，头再从躯干前倾15°，腰部轻靠椅背，前臂放于桌上，双腿放松，略微分开平踏于地上。这种体位既可满足伏案工作的需要，又可减少疲劳。最好使用可以调节高低的椅子，使膝关节屈曲略大于90°，腘窝水平略高于臀部水平，这样可以避免腿部血管受压，有利于下肢血液回流。

后位坐姿时，身体微微向后倾，重心线在坐骨结节的后方，此坐姿不易疲劳，较适合于休息放松，但不适合于伏案工作。采用此坐姿时要求有较高的座椅靠背，并在颈部有护颈枕支托，避免颈部疲劳，可在腰部放一个薄枕维持腰部生理弯曲，手臂自然下垂，放松肩部肌肉，前臂放在扶手或大腿上，这样减少手臂因用力维持自身位置而疲劳。

2. **站姿** 指导站立时收腹挺胸，双肩撑开并稍向后展，双上肢自然下垂；头部要保持水平位置，目光平视，下颌微收，使颈部稳定及肌肉松弛，后腰收紧，骨盆上提，腿部肌肉绷紧、膝盖内侧夹紧，使脊柱保持正常生理曲线。从侧面看，耳、肩、髋、膝与踝应于一条垂线。正确的站姿可从背贴墙面开始训练，每天早、晚各一次，每次15分钟，头上可放一本书。

3. **卧姿** 指导正常人仰卧位时枕高应在12cm左右，侧卧与肩等高，枕头的高低因人而异，约与个人拳头等高，宽度超过自己的肩宽10~20厘米。避免枕头过高，如枕头过高，颈椎始终处于前屈位置，颈部肌肉长时间得不到休息，枕头应是柔软度适中。此外，避免长时间的俯卧或半俯卧，此时颈椎及颈部肌肉长时间扭向一侧，颈部呈紧张状态，易引起颈部肌肉、韧带关节等的劳损和退行性改变。枕头的位置要放在脖子后方，用以衬托颈椎的生理弯曲，不要放在后枕部，使颈部落空，肌肉疲劳，长时间可导致颈曲变直或反张。

（二）合理的休息

应注意任何坐姿持续时间都不宜太长，应定期改变体位，安排间歇休息，一般工作50~60分钟应改变一下姿势做短暂的颈部前屈、后伸、左右旋转及回环活动，可改善颈肌疲劳，恢复最佳应力。如果长期低头工作或使用手机，由于颈椎前屈，使椎间盘内的压力持续升高，一旦超过椎间盘本身代偿限度时，必然产生髓核后移，重者可后突，穿过后纵韧带进入椎管。合理的休息、定期改变体位则可避免椎间隙内压持续升高，如感到颈部不适，应立刻停止伏案工作，让颈部放松。

（三）生活重整

1. **正确使用电脑、手机等电子产品** 现代人的阅读习惯由纸媒转向互联网，加上电脑游戏的普及，许多学生和上班族在电脑前久坐，加上姿势不正确，容易诱发颈椎病，除了保持正确的体位外，应适当减少使用时间。此外，现代人对手机的依赖也相当严重，微信的使用和手机游戏的流行，使我们在地铁上、公交车里、候机室、聚餐的餐桌上，到处都可以见到"低头族"。为了防止颈椎病的发生，应该用正确的姿势使用手机或减少使用时间，使用手机时保持正确的坐姿，腰背挺直，颈部略微前屈15°，把手机适当放高一点，避免过度低头屈颈。

2. **日常生活中的注意事项** 在日常生活中应坚持体育活动，游泳、篮球、打羽毛球、广场舞等活动能有效改善颈部活动度和颈椎肌肉的血液供应，改善颈椎生理弯曲，预防颈椎病。每天坚持适当的颈部运动，可松弛颈部肌肉，增加颈椎的灵活性以及强化肌肉，从而达到保护颈椎的效果，有助减慢颈椎退化过程。如果有条件，应坚持早晚锻炼及做工间操，包括颈椎保健操。平时尽量使用双肩包，在使用单肩背包时请采取斜跨式。部分学生的双肩书包重量超标，导致学生在背书包时不由自主采用驼背和颈部前倾的姿势，很容易导致颈椎病，可使用手拉杆书包减轻肩部负担。

3. **护颈枕的使用** 护颈枕是根据人体工学及人体磁场原理设计的，一般采用慢回弹材料制成，慢回弹时间是3~5秒，优质的护颈枕拥有自动塑型的能力可以固定头颈，填充肩膀空隙，符合人体曲线，减少落枕使颈椎处于放松自然状态，减轻颈椎病的影响或预防颈椎病的发生，并可使睡眠更加放松舒适。

目前市面上的枕头种类五花八门，有U形护颈枕（图14-22）、长方形护颈枕、正方形护颈枕、骨头形护颈枕（图14-23）等种类，护颈枕材料有荞麦皮、谷糠、天然乳胶、记忆棉等。

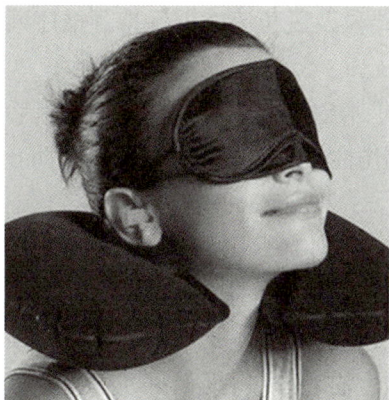

图 14-22　U 形护颈枕

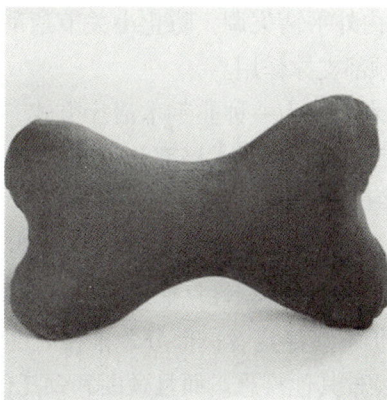

图 14-23　骨头形护颈枕

U 形护颈枕使用蝶形凹槽回波式设计，贴合颈椎生理曲线，并在头部后仰的重力拉伸下，形成自然牵引。可以托颈衬肩、调平视角，减轻颈部疲劳，贴合身体曲线，保持与身体紧密贴合，一般在看电视、长途乘车、坐长途飞机、使用电脑、办公室午休以及颈椎病日常护理中使用。一个舒适的护颈枕可使驾乘者头部调整 15~20 度，避免颈静脉的压迫，减缓疲劳，并且可有效保障驾乘人员的安全。

总的来说，护颈枕在生产和设计上使颈、肩、头部有合理的着力点，有效地保护颈椎正常的生理弯曲。目前市面上的护颈枕使用范围极其广泛，适用于各类人群，可改善睡姿不良的情况，有效预防颈椎病的发生。

（四）矫形器的应用

在颈椎病患者的治疗中，常使用石膏、支架、颈围图（图 14-24）、颈托（图 14-25）等，用于固定和保护颈椎，矫正颈椎的异常力学关系，使颈椎获得稳定状态而达到治疗的目的，一般常用的为颈围、颈托，其主要作用如下：

1. 固定颈椎于适当的位置，改变不良体位，以保持正常体位。通过支撑作用使颈部肌肉得以休息，缓解肌肉痉挛，减轻局部疼痛。

2. 限制颈部过伸、过屈、过度转动以保持局部稳定，减少脊髓、神经根、血管及关节面之间的互相刺激、摩擦所产生的创伤性炎症反应，有助于组织的修复和症状的缓解。

3. 缓解与改善锥间隙的压力状态，减少颈椎间盘的劳损、退变，有助于尽快康复，并可避免可能的外伤。

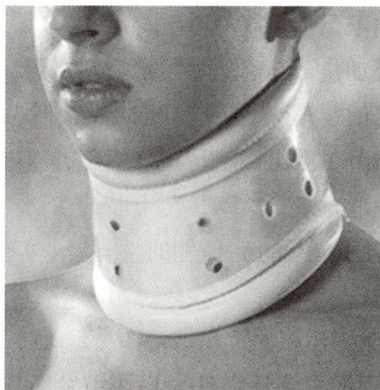

图 14-24　颈围

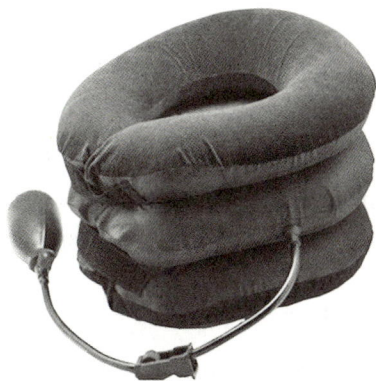

图 14-25　（充气式）颈托

4. 纠正颈椎内外平衡失调，防止小关节紊乱、错位及脱位等，以保持颈椎序列及椎体间、关节间的稳定，加强颈部支撑作用。

5. 在施行手术前作为一种非手术治疗方式，为手术创造必要的条件，也为术后采取固定、制动措施作准备。术后则可减轻手术局部及邻近部位的创伤性反应，限制颈部活动以防止植骨块的压缩或脱出，促进骨融合和患部软组织愈合。

需要注意的是，颈围和颈托的使用有一定的适应证。使用颈围的具体适应证如下：急性期神经根型或椎动脉型伴有严重神经根性疼痛或眩晕症状者；外伤后颈椎病有较重的颈部、肩臂部症状者；经手法治疗后患椎仍不够稳定者；部分颈椎椎管明显狭窄的脊髓型及手术后患者；颈椎骨折、颈根滑脱、颈椎结核等颈椎其他疾患。而且颈围和颈托仅作为辅助治疗手段，不能根除疾病，长期应用可引起颈背部肌肉萎缩，关节僵硬，非但无益，反而有害，所以穿戴时间不可过久，在症状逐渐减轻后，应及时除去，加强肌肉锻炼。

（古月明）

第六节 腰 腿 痛

一、概述

腰腿痛不是疾病的名称，而是以腰或下背部疼痛以及腿痛为主要特征的一组临床常见的症状综合征，由于腰痛常与腿痛同时存在，习惯上称为腰腿痛。腰腿痛发病率高，易复发，很多局部及系统性疾病均可出现腰腿痛，以30~60岁长期体力劳动或长期久坐人群为多发。腰腿痛的病因复杂，有先天性的，有外伤、身体机能退变造成的，还有一些内脏疾病也可表现为腰腿痛、甚至心理因素引起的腰腿痛。如果按病种统计，年轻人以急性腰扭伤、强直性脊柱炎多见，中年人以腰椎间盘突出症、慢性劳损、退变增生及肌筋膜炎患者居多，而老年人则以骨关节炎、骨质疏松较多。

根据起病急缓可将腰腿痛分为急性腰腿痛和慢性腰腿痛，大部分急性腰腿痛患者经过积极的治疗后，基本可以痊愈，但如果治疗不当，没有注意预防反复发作，则可转变为慢性腰腿疼痛。腰腿痛功能障碍的最大特点是疼痛和活动受限，以上两种腰腿痛具有不同的特点。

（一）急性腰腿痛

疼痛突然发生，患者自觉腰部疼痛难忍，并随活动加重，休息后常可缓解。严重者卧床不起，在各种体位均疼痛，只能侧卧屈髋屈膝以缓解症状。如为急性腰椎间盘突出，会导致腰部活动受限，可能是某一个方向的动作受到限制，也可能是多个方向的。检查时常可以发现比较明确的压痛点，位置比较固定，也可以向大腿部放射，腰部肌肉张力增高和肌肉痉挛，腰椎活动甚至下肢的活动均可引起疼痛。在较为严重的腰椎间盘突出患者中，不仅患侧的直腿抬高试验呈阳性，健侧的直腿抬高实验也可以为阳性。

（二）慢性腰腿痛

疼痛反复发作，多是程度较轻或时重时轻，其活动受限多逐渐发生，缓慢发展，劳累后较明显，休息后减轻。如果是腰椎间盘突出引起的慢性腰腿痛，局部压痛和叩痛时可引起明显的放射痛，可以向周围放射至下腹部、腹股沟及大腿等部位。一切使脑脊液压力增高的动作，如咳嗽、喷嚏和排便等，都可加重腰痛和放射痛。体格检查可以发现局部有压痛、叩痛。

二、作业评定

（一）疼痛评定

注意疼痛的部位、性质、发作次数、寻找压痛点等，评定量表可用 McGill 疼痛问卷、视觉模拟评分法（VAS）。

（二）肌力评定

包括腰背部和下肢肌肉力量的评定。腰背部的肌力可用拉力计测量，但腰痛患者做拉力测定常可使症状加重，可用背肌耐力测定来代替，方法为：患者俯卧位，双手放在头后部，上身抬起。计算能保持这一姿势的时间，60 秒以上为正常。下肢肌力通常可用徒手肌力评定法（MMT）。

（三）腰椎和下肢活动度的评定

可用 Schober 法和距离测定法、电子测量器法等测量腰椎的前屈、后伸、侧弯及旋转角度。直腿抬高试验（又称 Lasegue 试验）阳性常见于腰椎间盘突出症，试验方法为患者仰卧位，双下肢伸直，检查者一手扶住患者膝部使其膝关节伸直，另一手握住踝部并将之抬高，直至患者产生下肢放射痛为止，记录下此时下肢与床面的角度，即为直腿抬高角度。正常人可达 70 度左右，且无放射痛，若抬高不足 70 度，且伴有下肢后侧的放射痛，则为阳性。

（四）功能评定

由于腰腿痛反复发作的特点，腰腿痛对患者的功能活动甚至工作的影响很大，需进行功能评定，常用的功能评定量表为 Oswestry 功能障碍指数（Oswestry disability index，ODI），该量表由 10 个问题组成，包括疼痛强度、生活自理、提物、步行、坐位、站立、睡眠、性生活、社会生活、旅游等 10 个方面的情况，每个问题 6 个选项，每个问题的最高得分为 5 分，选择第一个选项得分为 0 分。

三、作业治疗

（一）正确的体位

坐姿指导、站姿指导、卧姿指导可参考本章第七节颈椎病的作业治疗相关内容。

（二）合理的休息

可参考本章第七节颈椎病的作业治疗相关内容。

（三）生活重整

1. 保持正确姿势，减少腰部受力

（1）日常生活中弯腰可以使脊柱处于高负荷状态，因此，有腰痛病史者应避免弯腰取物，可通

过屈髋、屈膝下蹲来完成，应用髋部大肌肉的力量来对抗负重，减少腰部的受力。

（2）提取重物时，要注意避免损害腰背部，将身体尽量贴近要完成的任务，将身体向前靠拢、屈膝、屈髋，并在抬起的同时，膝及髋关节逐渐伸直，充分利用腿部和肩部的力量，以减轻腰部肌肉的负担。如果取放位置高过头部的物品时，应站在凳子上，避免伸腰抬腿去取放。以上方法可避免脊柱的弯曲和旋转，减少脊柱负担。

（3）避免旋转，旋转会引起脊柱韧带和小肌肉的紧张，若要转身时，不可扭腰，应向适当方向踏步。

（4）对急性腰腿痛的患者，上下床时不可只用腰力，上床时应先坐在床边再躺下，起床时也要先转身，将双脚放在床边，再利用手臂力量把身体支撑起来。

（5）慢性腰腿痛仰卧时，可将毛巾卷放在腰部下方，或使用护腰垫，以保持腰部的生理弧度。

（6）女性患者不宜穿高跟鞋，因穿高跟鞋会增加腰椎的前凸，使骨盆的前倾角增大，降低了腰椎的稳定性。

2. 改善工作环境　如果所从事的职业是腰腿痛的高发职业，应将人体工效学应用于改善工作环境，设计出符合人体工效学的工作环境，如桌椅的高度，显示屏及键盘、鼠标的要求，手工具的设计等，降低职业伤害，减少因工作所产生的精神压力及各项肌肉和骨骼系统的损伤，预防腰腿痛的产生。

（四）矫形器的应用

护腰（又称腰围）可支持或保护经常负重工作者的腰部，起到加压、支撑、保温等作用，可缓解腰部肌肉疲劳、使用方便，应用广泛，适用于腰椎间盘突出、产后保护、腰肌劳损、腰椎病等人群。但护腰仅作为急性期的一种辅助治疗方法，不宜长期使用，若长期使用可能引起腰部肌肉失用性萎缩，应在症状逐渐减轻后，及时除去，加强腰背部肌肉锻炼。

（古月明）

第十五章
精神障碍作业治疗

第一节 概　　述

一、基本概念

1. **精神健康**　精神健康（mental health）是健康的主要内容之一，生物模式观点认为精神健康就是没有精神疾病，但近年越来越多学者认为精神健康是个人与环境互动的结果。美国精神疾病学会给出的定义是"精神健康是具有成熟的心态，同时具备成功的工作能力、爱的能力、创造力，并能灵活解决本能、良知、人际关系及现实的冲突。"

2. **精神障碍**　精神障碍（mental disorder）又称精神疾病（mental illness），是指由于体内、外各种有害因素，如先天遗传、个性特征及躯体因素、精神刺激、社会环境因素等作用于人体，引起人的高级神经活动失调，精神状态及行为异常的疾病。美国精神疾病学会给出的定义是"精神障碍是一种痛苦的、社会功能受损、死亡或致残风险增加的心理或行为异常综合征。"

3. **精神障碍康复**　Gagne 等认为精神障碍康复指缓解症状，过上有意义的生活，强调扮演各种生活角色的重要性。美国药物滥用和精神卫生服务管理局（SAMHSA）给出的定义是"精神障碍康复是一种修复和转型的过程，使一个精神障碍患者能在一个社区中过着有意义的生活，同时为实现自己的潜力而不断努力。"其中包含以下要素：①患者自己制定生活目标，自主选择康复方案；②以个体为中心的康复需要综合考虑患者的个体优势、需求、喜好、经历及文化背景等；③康复包含心理、身体、精神等的康复；④康复是非线性变化的过程；⑤康复需要着重考虑患者的优势，比如多元能力、天赋及抗压力等；⑥同伴支持；⑦确保患者受到尊重，能重回生活的方方面面；⑧患者有照顾自己和使自己康复的责任；⑨康复为未来美好生活提供了希望。促进和阻碍精神康复的因素见表 15-1。

二、作业评定

（一）人的评定

1. **认知功能**　详见第七章评定有关内容。

2. **认知信念**　治疗师常通过面谈法，以互动的方式向患者提出以下问题：患者的哪些信念促进或阻碍作业表现？患者对于能够成功实施干预的信念如何？患者对干预结果的预期如何？患者具有哪些非正常的信念？患者的哪些生理或情绪反应引起了非正常的信念？在作业治疗领域，正规的认知信

表 15-1 精神障碍康复的影响因素

因素	促进因素	阻碍因素
自身因素	• 积极的态度 • 依靠自己,充满能量	• 消极的态度 • 自己不承担责任
基本资源	• 有能支持生活的薪水 • 安全的居住环境 • 交通便利	• 贫穷 • 不安全的居住环境 • 交通不便利
希望、目标	• 能制定有意义的目标 • 基于现实的乐观主义 • 充满希望 • 承认精神性的作用	• 做梦和空想的目标 • 悲观主义 • 绝望 • 否认或忽略精神性的作用
选择	• 能自主选择是否参与及如何参与治疗 • 能自己做出选择 • 个体化的服务和治疗方案 • 更多的工作机会	• 被迫接受治疗 • 受家人和专业人士的控制 • 供选择的治疗方案有限 • 无工作机会
社会关系	• 广泛的社交网络,有很多的朋友 • 充满支持和接受的氛围	• 没有社交网络,比较孤立 • 控制欲强的家庭氛围
有意义的活动	• 有很多充满意义的工作可供选择 • 有很多先进的教育 • 有意义的志愿活动 • 参与受到支持	• 无工作,失去社会角色 • 没有受教育机会 • 无志愿活动 • 参与受到歧视或不公平对待
治疗师	• 充满希望和积极期待,相信康复的可能性 • 愿意倾听,相信患者	• 觉得康复的希望不大 • 权威性,不懂得倾听,不理解患者的忧虑

念评定工具仅有自我效能量表（Self-Efficacy Gauge）。

3. **感觉功能** 通过治疗师与患者直接接触，执行给定的作业活动，治疗师通过观察完成作业活动的过程评定其感觉功能。一些正规的评定工具有助于发现患者的感觉功能异常对日常活动的影响，比如学校功能评定，动作及处理技巧评定（assessment of motor and process skills，AMPS），自我照顾技能评定量表（Performance Assessment of Self-care Skills，PASS）等。

4. **交流和社会功能**

（1）沟通与互动技巧评定工具（Assessments and Communication of Interaction Skill，ACIS）：由 Forsyth 等于 1998 年以 MOHO 为理论基础而研发的社交技巧评定工具。治疗师在患者生活的真实情境中观察其社交表现，包括其优势和劣势。观察时间为 15~45 分钟，评定时间为 15~25 分钟。

（2）社会互动量表（Social Interaction Scale，SIS）：由 William 和 Bloomer 两位作业治疗师在 1987 年制定，属于 Bay 区功能行为评定的一部分。SIS 通过观察患者在 5 种不同的社交场景的活动，评定 7 个维度的社交功能，最终评定其社交互动能力水平。

（3）作业治疗综合评定量表（Comprehensive Occupational Therapy Evaluation，COTE）：由 5 位作业治疗师、1 位精神病医生及 1 位心理学家在 1975 年共同制定。COTE 是一个涵盖了认知知觉、社交互动及感觉动作等多元素的评定量表，治疗师通过观察患者的活动参与，根据项目的定义，评定患者在各元素上的分数。

5. **应对技巧**

（1）自我报告：评定应激和压力的工具包括社会再适应量表（Social Readjustment Rating Scale，

SRRS）、近期生活变化问卷（Recent Life Changes Questionnaire，RLCQ）、生活事件调查表及压力管理问卷（Stress Management Questionnaire，SMQ）等。评定应对压力技巧的工具包括应对方式问卷（Ways of Coping Checklist，WCC）、应对策略量表（Coping Strategies Inventory，CSI）、简易应对方式问卷（Simplified Coping Style Questionnaire）及COPE问卷等。

（2）访谈：通过和患者面对面的交流，治疗师能获取更多有用的信息，比如压力源、压力感知、压力应对方式及压力缓解情况等。根据访谈的时间、地点、内容和目的是否事先确立，访谈可以分为结构化访谈、非结构化访谈及半结构化访谈。结构化访谈事先计划好面谈时间、地点和内容，针对性强。非结构化访谈是根据访谈者的情况探索性地提问和交谈，访谈时间、地点和内容事先并不确定。半结构化访谈介于上述两者之间，一部分内容事先确定，另一部分内容为探索性访谈。

（3）生理测量：应激和压力与生理密切相关，一些生理指标如心律、血压、皮温、皮肤电等可以间接反映应激强度和压力大小。

（4）观察法：观察患者在压力情境下的反应与行为表现，这可能受到很多因素的影响，比如患者的情绪状态、精神疾病、药物、和治疗师的关系等。

6. **动机常用的评定工具** 包括行为抑制/激活系统量表（Behavioral Inhibition/Activation System，BIS/BAS）、目标实现量表（Goal Attainment Scaling，GAS）、休闲动机量表（Leisure Motivation Scale，LMS）、意志问卷（Volitional Questionnaire）和儿童意志问卷（Pediatric Volitional Questionnaire）等。

7. **情绪调节标准化的情绪调节评定工具** 相对较少。Gratz和Roemer基于情绪功能主义的观点，提出了情绪调节的6个维度，包括情绪知觉、情绪理解、情绪反应的接受、情绪冲动的控制、目标指向性行为的激发和情绪调节策略的有效使用，并据此编制了情绪调节困难量表（Difficulties in Emotion Regulation Scale，DERS）用于评定个体在情绪调节上存在的问题和困难。

8. **疼痛调节**

（1）视觉模拟评分法：在中国临床使用较为广泛，基本的方法是使用一条长约10cm的直线，直线的一端标有"无痛"，另一端标有"剧烈疼痛"，治疗师让患者在直线上标出能代表自己疼痛程度的相应位置，然后根据标出的位置与"无痛"端的距离得出其疼痛分。

（2）描述性疼痛分级法：由4~15个描述词及相应的数字组成，比如0代表"无痛"，1代表"有点痛"，2代表"中度疼痛"，3代表"很痛"，4代表"剧痛"等。被测者从中选择一个最能代表其疼痛程度的描述词。

（3）McGill疼痛问卷：由四类20组疼痛描述词组成，每组词按疼痛程度递增的顺序排列，其中第1~10组为感觉类，11~15组为情感类，16组为评价类，17~20组为其他相关类。被测者在每组词中选择一个与自己疼痛程度相同的词。

（4）简明疼痛问卷（Brief Pain Inventory）：评定疼痛的原因、性质、程度和部位，及其对生活的影响。被测者用0~10描述疼痛的影响，0代表"无影响"，10代表"严重影响"。

（二）环境的评定

1. **文化环境** 信仰、社会角色、社会期待等。

2. **物理环境** 声音、光线、是否嘈杂、是否易受干扰、居住条件、交通设施、小区、学校和单位环境等。

3. **社会环境** 个人的关系网络大小，比如有多少家人、朋友、同事等，以及关系网络的质量，比如和家人、朋友等的关系是否良好，家人、朋友等是否给予无条件关爱和支持。

4. **精神环境**　宗教信仰和宗教活动等。

5. **个人环境**　年龄、性别、社会经济地位、受教育程度等。

6. **时间环境**　人生阶段、症状好发的季节、症状持续时间等。

7. **虚拟环境**　网络、聊天室、短信或微信留言等。

（三）作业评定

1. 日常生活能力

（1）自身照顾能力：进食、排泄、睡眠、修饰、更衣、如厕、入浴等。

（2）生活管理能力：金钱、时间、贵重物品、安全、服药等。

（3）家务能力：扫除、洗衣、做饭、照顾小孩等。

（4）其他：闲暇时间的利用、生活节律、生活习惯、一天的安排等。

2. 职业相关能力

（1）认知方面：对流程的理解、现状的把握、作业活动的学习等。

（2）身体方面：作业活动的耐力、协调性等。

（3）心理方面：耐性、情感的控制、冲动性等。

（4）任务执行：作业活动的正确性、准确性、速度等。

3. 休闲和放松能力　放松方式、业余爱好、玩等。

三、 作业治疗应用

（一）目的与原则

精神障碍患者，尤其是慢性精神障碍患者，其自我照顾能力变差，需要依赖家庭照顾，往往造成家庭及社会的负担。作业治疗可以协助精神障碍患者在症状稳定之外，提升能力与技巧，支持其恢复信心、工作和生活，参与有意义的活动，积极适应和融入生活，最终回归家庭和社会。具体来说包括以下几点：

1. 缓解症状，减轻病情。

2. 恢复或改善躯体和心理的功能。

3. 帮助学习和掌握如何适应生活及工作的技巧。

4. 促进及维持全身健康状况。

5. 回归及融入社会。

精神障碍的作业治疗原则除了与其他身体障碍疾病一样，根据患者的具体评定结果制订合适的治疗计划，并按计划实施治疗措施。此外，根据精神疾病本身的病程特点，干预的侧重点有所不同。

（二）认知行为治疗

1. 概况　认知行为治疗（cognitive behavioral therapy，CBT）最初由 Beck 在 20 世纪 60 年代发展起来的一类结构化、短程、认知取向的心理治疗方法，是当前比较流行且实证最有效的精神障碍治疗方法之一，对治疗抑郁症、焦虑症、强迫症等精神障碍有显著疗效，对进食障碍和精神分裂症亦有效。

CBT 关注生活的五个层面：思维、情绪、生理反应、行为及环境。这里的环境是广义的，不仅包括自然环境，也包括社会、家庭、文化和经济环境，在此环境的大框架下，其他四个层面相互影响、相互制约，改变其中任何一个层面都会导致其他层面的改变。见图 15-1。

2. **治疗程序** CBT 的核心技术是 ABC。A（activating）指激活事件，它可以是已经发生了的生活事件，比如丢掉工作，也可以是预测将要发生的事件，比如"我要被炒鱿鱼了"。B（belief）指对事件的信念及赋予其的含义。C（consequence）指对激发事件做出的情绪和行为反应。ABC 认为想法或信念是关键，是事件与情绪和行为之间的桥梁。即 A（激发事件）+B（想法或思维）=C（情绪和行为结果）。同样的事件 A 会引起不同的结果 C，关键取决于想法或信念 B。CBT 就是通过识别有问题的想法或思维 B，改善或替代 B，最终达到改善 C 的结果。

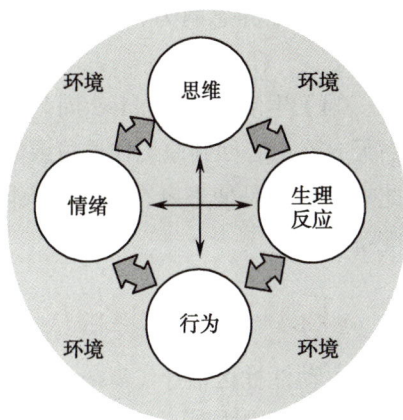

图 15-1 认知行为疗法

3. **CBT 的特点**

（1）合作性：治疗师和患者在治疗过程中具有合作关系，双方都积极参与。

（2）结构化：治疗师设定明确的日程，然后按照它实施治疗。

（3）高效性：治疗次数控制在 6~20 次，每一至两星期一次，每次约 30~60 分钟。

（4）问题导向性：以解决患者的问题为目标，问题可能是情绪低落、交际困难、行为无助及职业问题等。

（5）行为干预：治疗过程的很多作业都包括行为任务，它们常用来检验在治疗过程中产生的新观念，以增强认知，同时也鼓励患者将其推广到日常生活中去。

（三）森田疗法

1. **概况** 森田疗法（morita therapy）是日本森田马正教授从他亲身的神经症体验和多年的医疗实践中总结出来的特殊疗法，主要适应证包括神经症、焦虑症、恐怖症、强迫症、疑病症、神经症性睡眠障碍等。森田疗法的治疗原则是顺其自然和为所当为。顺其自然的含义是患者要正视消极体验，接受症状的存在及与之相伴的苦恼焦虑，认识到抵抗和压抑是徒劳的。为所当为指患者应该把心思放到应该去做的事情上，要靠原来就存在的求生愿望进行建设性的活动。

2. **治疗方法** 森田疗法的基本方法是住院治疗，分为以下四期：

（1）绝对卧床期：3~7 天，可延长至 10 天~2 周。隔离患者，禁止患者与他人会面或谈话、看书、听收音机、看电视、吸烟及其他娱乐活动。除进食、洗漱、大小便外，保证绝对卧床。治疗师需要监督患者按以上各项要求去做，此期的重点在于解除患者精神上的烦闷和苦恼。

（2）轻作业期：3~7 天。患者同样禁止交际、谈话、外出，夜间卧床时间限制在 7~8 小时，白天做一些轻微的活动和劳动，比如书法、绘画、糊纸袋等室内活动和扫院子、擦玻璃等劳动。此期开始写治疗日记。治疗师不问症状与病情，对患者倾诉症状及苦恼采取淡然的方式应对，注重鼓励患者行动。由于患者解除了对症状的关注，症状的感觉减轻，对劳动有兴趣，渴望得到较重的工作，达到此标准即可转入第三期。

（3）重作业期：3~7 天，可延长至 2 周。此期作业强度、作业量均已增加，作业包括除草、帮厨、打扫环境卫生、做农活、木工活等。此期目的在于通过努力工作，使患者体验完成工作后的喜悦，培养忍耐力，在此过程中学会对症状置之不理，进一步将精神活动能量和注意转向外部世界。

（4）生活训练期：1~2周。此期为患者出院做准备，要指导患者回归社会，恢复原有社会角色。白天允许患者回到原工作单位或学校，或在医院参加某些较为复杂的工作，晚上要求患者回到病房。此期的目的是使患者在工作、人际交往及社会实践中进一步体验顺应自然的原则，为回归社会做好准备。

（四）主动性社区治疗

主动性社区治疗（assertive community treatment，ACT）以社区为中心，旨在为患有严重精神疾病的患者提供协助，主要目标包括降低精神疾病患者的住院率、发展精神疾病患者的社区生活技巧、提高精神健康服务的使用率。ACT 医疗团队包括作业治疗师、社会福利人员、护士、心理医生、精神科医生、行政人员等，ACT 医疗团队共同合作，提供 24 小时全年无休的服务，服务内容包括以下方面：①加护治疗，比如医药协助、个别治疗、即时危机支援、安排住院等；②康复服务，比如教授生活技能、协助就业和参与其他活动、协助重返校园等；③支援服务，比如向病患家属提供心理支援和技术支援、协助经济弱势群体、协助其他有关法律、政府相关计划、住房、交通、就医等。ACT 的治疗对象主要是患有严重慢性精神疾病的患者，比如精神分裂症、躁郁症等。

（五）改变惯性训练

改变惯性训练（action over inertia）帮助精神障碍患者找回参与日常活动的意义和愉悦感，具体包以下干预内容：①收集患者在过去几天的日常活动信息，具体到几点钟在哪里做了什么；②思考自己每天如何利用时间，比如讨论时间分配的合理性、被动还是主动参与作业活动、个人价值和存在感、社会交往等；③提供关于作业活动、健康及精神疾病的教育；④行为上做出短期改变和长期改变；⑤维持和评价自己活动的改变。

（六）社交技巧训练

社交技巧训练（social skills training，SST）以社会学习理论和操作性条件反射为理论基础。SST 训练内容包括核心部分和辅助部分。核心部分包括表达正面和负面的感受、提出积极请求等。辅助部分包括主动倾听、妥协和协商，要求暂停等。SST 具体包括以下步骤：①热身活动：治疗师自我介绍及邀请成员自我介绍、团体活动内容介绍、设定团体目标及规范，目标是促进团体的凝聚力；②讲解：治疗师设定简单情境，说明可能遇到的社交困难及相应的应对技巧；③治疗师示范及患者角色扮演：治疗师和患者分别进入社交情境，展示社交困难及应对技巧；④强化：当患者表现出良好的社交技巧时，立即给予奖励，当行为表现不好时，立即给予批评和矫正；⑤练习：经过反复练习后，逐渐将所学的社交技巧应用于日常生活。

（七）支持性就业

支持性就业（supported employment，SE）是职业康复领域新发展的一种康复技术，在帮助精神疾病患者获取竞争性工作方面卓有成效。由 Drake 和 Becker 提出的个体支持性就业（individual placement and support，IPS）是目前应用最广泛 SE 模型，它提出了七个原则：①治疗目的是帮助患者寻找竞争性工作；②采取快速搜寻工作；③将康复治疗整合到精神健康服务中；④根据患者的偏好，提供针对性的服务；⑤提供跟踪性的、全面的评定；⑥提供无时间限制的服务；⑦采取有受益的咨询。IPS 包括六个步骤：引荐患者、和患者建立关系、职业测评、制订个体求职计划、患者获得工作、提供跟踪支持。

（八）家庭治疗

家庭对个体的心身健康有重要影响。家庭治疗以整个家庭为治疗对象，是一种特殊的集体治疗，对减轻精神病症状、防止复发、促进社会功能恢复、减轻精神障碍患者家属的心理负担等方面均有显著效果。家庭治疗由心理教育、问题解决、危机管理、危机干预等组成，实践证明家庭治疗对精神分裂症、情感障碍、神经症、物质滥用等患者有显著效果。

（九）动机式访谈

动机式访谈（motivational interviewing）是由 Milner 等依据治疗酒精依赖者的经验而发展起来的一类以来访者为中心的访谈技术。治疗师通过挖掘和处理来访者行为改变过程中的矛盾情感，进而达到增强行为改变的动机。动机访谈是被广泛应用于行为改变的治疗技术之一。动机访谈的四个原则是：①治疗师理解、同情来访者的问题和困难，并让他们知道行为改变的过程是艰难的；②帮助来访者认识到现实行为和理想目标行为的差距；③如果发生阻抗，治疗师要避免和来访者发生关于行为改变的正面冲突；④治疗师要相信来访者可以做到行为改变，帮他们提升自我效能。

（十）音乐治疗

音乐治疗是以心理治疗的理论和方法为基础，在音乐治疗师的指导下，达到消除心理障碍和恢复心理健康的目标。目前，音乐治疗在国内外已被用于多种精神障碍的治疗，包括抑郁症、焦虑症及自闭症等。比如有研究表明音乐治疗可以改善抑郁症患者的低落情绪，增强他们的主观意志活动，调动积极情绪，增强患者的自信心。

（陶　倩）

第二节　精神分裂症

一、概述

精神分裂症（schizophrenia）是作业治疗中经常遇到的一种疾病。目前对精神分裂症病因与发病机制的研究主要包括遗传、神经发育、神经生化、心理社会因素等方面，但具体病因尚无一致性结论。个体心理的易感素质和外部社会环境的不良因素对疾病的发生发展的作用已被大家所共识。有针对性地组织精神分裂症患者参加循序渐进的作业治疗，可使患者的日常生活活动、兴趣爱好和社会参与等方面的能力得到提高，而激动、精神病表现、退缩、抑郁等不良因素则得到缓解，提高了患者的生活质量。精神分裂症的临床特征性表现如下：

1. 感知觉障碍最常见的是幻听，包括言语性幻听和非言语性幻听，言语性幻听如评论、赞扬、辱骂、斥责或命令等，非言语性幻听如机器轰鸣声、流水声等。有时还会有幻视、幻触等。

2. 思维障碍 思维奔逸、思维迟缓、思维贫乏、思维散漫、思维破裂、语词新作、象征性思维、言语贫乏、媒介和音韵联想等。思维内容障碍主要表现为妄想，以被害、关系、嫉妒、非血统、宗教和躯体妄想等多见。

3. 情感障碍 情感淡漠表现为对外界刺激缺乏相应的情感反应，对周围发生的事物漠不关心，面部表情呆板，内心体验贫乏。情感倒错表现为情感体验与当时的外界刺激及患者的思维内容不相协调，比如听到高兴事情时反而表现伤感谈及被伤害时却表现得愉快。此外，大多数精神分裂症患者在其疾病过程中会体验到明显的抑郁和焦虑情绪，尤以疾病的早期和缓解后期多见。

4. 意志及行为障碍主要表现为意志活动减少，动机不足或缺乏主动性和进取心，不愿活动，生活懒于料理，需他人督促和管理。行为障碍表现为突然出现行为冲动，动作杂乱无章，动机和目的性不明确。如无目的地在室内徘徊，刻板动作、模仿动作、缄默、作态：如扮鬼脸、幼稚愚蠢的行为，傻笑、脱衣、脱裤等。

5. 认知功能障碍表现为传递信息和注意力缺陷，学习和记忆能力下降，自知力缺失，抽象思维障碍和执行功能障碍，直接损害患者的日常生活、学业职业和社会参与能力。认知症状增加患者的复发率，是影响患者长期预后的重要临床问题。

二、 作业评定

（一）访谈

检查者与患者见面交谈，不仅要收集信息以便明确诊断，同时也意味着治疗的开始。面谈过程中，检查者需要了解患者的精神状况、精神症状及症状的起因和演变等。检查者应敏锐地觉察到患者的心绪，发现隐蔽的症状。在交谈临近结束时，检查者应该做一个简短的小结，并且要询问患者是否还有未提及的很重要的问题，如果对患者的进一步治疗有安排，应向患者说明。对患者的疑问作出解答，最后同患者道别或安排下次就诊时间。

（二）精神功能的量表评定

1. 常用的心理卫生评价量表

（1）SCL-90 症状自评量表：包括 90 个项目，9 个因子，包括躯体化、强迫症状、人际关系敏感、抑郁、焦虑、敌对、偏执、精神病性因子，全面评定患者的精神状态如思维、情感、行为、人际关系、生活习惯及精神病性症状等。

（2）生活质量综合评定问卷：共有 74 个项目，从躯体功能、心理功能、社会功能、物质生活状态四个维度来评定受评者与健康相关的生活质量，反映了医学模式向注重躯体、心理、社会功能各方面的转化。

2. 常用的精神科症状评定量表

（1）简明精神病评定量表：简明精神病评定量表（Brief Psychiatric Rating Scale，BPRS）包含 18 个症状条目，7 级评分，主要用于评定精神障碍患者尤其是精神分裂症患者的临床症状和治疗前后的变化。

（2）阳性与阴性症状量表：阳性与阴性症状量表（Positive and Negative Symptoms Scale，PANSS）在 BPRS 基础上发展而来，用于评定不同类型精神分裂症患者症状存在与否及其严重程度。

三、作业治疗

（一）早期的作业治疗

1. 安心、安全的保障　急性期患者稍微受到一点刺激都会容易引起焦虑的情绪和思维混乱，还可引起活动低下、无反应等状态，因此急性期需要保持安静状态。这个阶段不要强迫患者去做作业活动，可以让患者听一听自己喜欢的音乐，待患者的状况基本稳定后可以试着安排一些闲暇的作业活动。这个时期作业治疗师和患者要保持一对一的关系，或者是利用平行作业的形式，给予患者安心、安全的环境。在作业治疗开始介入时，向患者说明作业治疗的内容和目的，并且通过向患者的介绍减少患者对无法预测事件的不安。这个时候应该充分保证与患者的接触时间、治疗师应避免让患者出现急躁的情绪。作业治疗师应注意不要随意干预患者的思维想法，如果他们不能很好地表达自己的心情、不能自己做决定时，作业治疗师可以协助患者表达和做决定。另外，处于急性期的患者往往对离开病房有较大的心理负担，作业治疗师可以到床边去面谈，并注意谈话时声音要小、语气要柔和。

2. 身体感觉的恢复　患者为了不受到伤害而把自己封闭起来，使得身体的各种感知觉退化、对自己身体忽视，很多患者会感到自己和身体是分离的。因此，非常有必要让患者正确意识、接纳自己的身体和自己是一体的真实感觉。在作业活动中，要让患者有意识地感觉在使用自己的身体，同时要有意识地感受他人和自己以外的事物，这样才能慢慢地了解到身体是自己的一部分。

（二）恢复前期的作业治疗

1. 接纳、接受的体验　这个时候患者与治疗师已经建立一定的信赖关系。这个时期的目的是通过具体的作业活动使患者恢复基本的生活节律、体验周围的环境和集体归属感。可以先从平行作业形式的作业互动开始，然后再过渡到集体作业形式，让患者渐渐产生和他人之间相互信任、相互依赖的感觉。

2. 作业活动中要让患者逐渐接受以下几点内容：

（1）不能勉强去做做不到的事，应寻找、发现可以发挥自己作用的事。

（2）体验与他人共同进行活动时所共有的经验（共有体验）和共同的情感。

（3）尝试为他人做点什么（关心他人的体验）。

上述三点让患者更多地通过自己正在做或已经做过的事情，体会与他人之间接纳、接受、被接纳或被接受的各种感觉。

（三）恢复后期的作业治疗

1. 开始自我认识　这个阶段一般情况下患者已经处于情绪相对稳定和安心的状态，并能自然地与人接触。这时作业活动的目的是使患者了解到自己的能力（自我能力的检讨）和回到现实生活中来。在恢复自信心的同时适当地给予少量挫折体验，使他们注意到自己现实的疾病和障碍的存在，主动地寻找应对方法。

他人的帮助和支持有利于患者了解自己的能力和接受现状。作业治疗师在和患者一起进行具体的作业活动的同时，要做到①与本人共同评价和讨论完成作业的能力；②通过他人那里得到的承认、注意和激励来明确"自我"的概念；③一起考虑在作业过程中本人不喜欢的过程；在面临失败时，通过学习哪些新的方法和手段、做了哪些策略改变，才最终成功等。

为使患者回到现实的世界，作业治疗师可以跟患者一起讨论因为疾病失去的东西和得到的东西、社会上受到的不公正的待遇等问题。作业治疗师可以在讨论现实问题的同时进行一些作业活动、给患者提供宽松的气氛和场所。这个时期可以观察到患者对自己的生活和就业能力评价偏高、甚至有点非现实的感觉。治疗师应注意不要给予过高的期望。

2. 针对自立的准备　为了患者能回归社会，需要让他们一边学习和掌握一些适合的技术，一边尝试对目前的思维方式和工作方式进行调整，尽可能充分地、灵活地利用一些可利用的社会资源和人力资源。作业治疗师要设法使患者通过具体的作业来体验学习生活技能，尤其要关注以下几方面：

（1）在日常生活中的交流能力。如与他人打招呼、问候等。

（2）自己的健康管理（包含正确服用药物）。

（3）重要物品的管理，比如银行卡的保管、使用、存取款等。

（4）有效利用社会资源，比如生活保障、医疗保险等制度的利用；街道、社区、职业介绍机构、居委会等政府机关的利用；由政府为精神障碍提供的作业场所、街道小作坊等设施的利用；公园、大型百货商场、超市、公共交通设施的利用等。

（5）合理膳食。

（6）遇到困难时懂得如何寻求帮助。

通过具体的体验去学习这些技能，但是要注意让患者认识到不能追求过快的变化，治疗师也要注意观察患者的进步，避免对他们的期待过大。各种体验和作业的难度，掌握在使他们不感到负担和较大压力的程度为好。

3. 自律生活　真正开始参与社会的时候，能够保持良好的心态；遇到一些小事时，能做到不紧张、不恐惧。并能主动地找到一些相关的设施，如社区俱乐部、好朋友之家、门诊中的社区精神工作人员办公室等，就自己的苦闷、烦恼、困难与他们进行沟通和交流，使自己的紧张感和压力得以缓解。

（四）维持期的作业治疗

这个时期症状通常变化不大，要在防止再次发病的同时，努力维持和提高生活质量。在社区生活中，可根据患者个人的能力和状态，适当利用政府部门提供的设施（如作业小作坊、福利性工厂），并有效利用精神障碍患者的相关福利制度。通过有效的利用各种设施和制度，患者才能感到无论何时、何地、做何事都有所依赖。这样能使他们对生活有安全感和安心感。对于那些生活在医疗机构、没有明显症状，但活动非常匮乏的患者来说，由于长时间缺乏与外面世界的接触，他们会出现逃避或者说是害怕与外界接触的情况。长此以往，他们会变得自我封闭。这时，作业治疗师要给他们提供一些能维持与现实有关系的作业活动。

（五）行为疗法的应用

精神分裂症不是习得的心理障碍，所以不是行为治疗的主要适应证。但是对精神分裂症过程中伴发的某些行为问题，可以借助行为疗法给予治疗。比如用"代币疗法""奖惩疗法"来提高慢性精神分裂症患者的行为能力，以增强患者对生活的主动性和自觉性，延缓精神衰退。

1. 适应证　临床上慢性精神分裂症患者常有情感退缩和意志行为退缩，甚至有不良行为，如骂人、自伤、攻击他人及毁物等等。这类患者通常用奖励性行为治疗，禁止使用惩罚性行为治疗。其中代币疗法借助奖励的手段，是推动或建立患者良好行为的治疗方法，是行为阳性强化治疗手段之一，主要用于慢性分裂症患者的治疗。

2. **方法** 治疗师可以根据行为阳性强化疗法的原理，设计适合自己病房的代币疗法。首先要建立"良好行为"的指标、要求及评分标准，建立代币券，建立奖励措施。奖励措施可以有食品、糖果、软包装饮料、伙食奖励、打健康的游戏机、上健身房、看电影、治疗师陪伴户外活动、外宿假出院1~2天等。然后，治疗师对自己所管的患者介绍治疗的过程及要求。治疗师每天要记录每一个患者的"良好行为"，在进行评分和给予相应的代币券时，要告诉患者，是自己的良好行为取得了进步，并及时进行鼓励，这是治疗的中心，非常重要。患者积累不同数量的代币券，就可以得到不同的奖励。代币券由患者自己争取，治疗师或护士保管，奖励的形式按患者的兴趣及需要，由他们自己做主。对出院在家的慢性分裂症患者，其家属也可以借助以上方法进行治疗。

（六）文娱训练

借助文娱活动取代或者转换目标可以达到精神放松的效果。应鼓励患者找到喜爱的活动，以这些活动转移患者的注意力，以免引起紧张焦虑状态。具体方法有：

1. **音乐疗法** 指运用音乐特有的生理、心理效应，使患者在音乐治疗师的分析下，设计各种音乐行为，通过音乐体验达到消除心理障碍，恢复或增进心身健康的目的。音乐疗法可以调动患者的记忆、联想、想象等各种因素，唤起同感，引起共鸣。在音乐的诱发中，情绪获得释放与宣泄，使积极的情绪强化、消极的情绪排除。甚至可以使原有的消极状态转化为积极情态，缓解躯体的应激状态，解除心理扭曲和紧张。因此，音乐疗法可以稳定患者的情绪，缓解焦虑和抑郁心境。

2. **舞蹈治疗** 利用舞蹈或即兴动作的方式将内心的焦虑、愤怒、悲哀和抑郁等情绪安全地释放出来，可以增强个人意识，改善人们的心智，对消除紧张，提高患者情绪有益。根据治疗目的的不同，一周可进行数次。如果要追求团体的质量和交流的深度，每周1次是最低限度。实施时间因次数、对象、实施场地的温度条件而异。对精神分裂症患者的治疗一般每周1次，每次45分钟左右。为了促进团体内有意义的相互交流，每次以6~8人为宜。

在开始进行治疗活动时，治疗师必须尽力感受现场的气氛，并选择和现场气氛一致的音乐。动作以患者自发的动作为基础，即兴地强化患者动作中的有建设性的、健康的部分。不能每次都是用同样的音乐或是一成不变的动作。患者的心理状态随时间的推移会出现许多不同的变化，治疗师要根据这些变化改变治疗的方向。

一般舞蹈治疗活动的具体内容如下：①热身，创造出接纳的气氛。提高身体各部分的灵活性，增强身体活动的意识，尽可能引导出有表现性的动作；②促进表现性动作的发展，促进团体的感情表现和感情体验；③调整高涨的情感，以平静的气氛终止治疗活动。

3. **阅读和影视治疗** 指患者通过有指导的著作或影视作品，来获得自己需要的信息、经验、解决问题的方法、情感共鸣和情感支持，从而改变其认知方式和心理状态，提高患者的心理素质的一种治疗方式。阅读和影视治疗还可以丰富患者的生活内容，促进患者间接触外部世界，了解时事动态，避免与外界隔绝。以影视治疗为例，治疗师对患者初步评定的基础上选择影片，患者观看影片的过程中会扩大自己的内心感受，潜意识层面的内容被投射出来，有时患者对于电影的认知是无意识的，对于无意识的分析，是电影咨询与治疗重要的一环。

4. **体育疗法** 通过体育活动增加患者在集体活动中的合作精神和人际交流能力，锻炼患者的躯体功能，尤其对长期服用抗精神药物引起的肥胖、呆滞有益。

以篮球活动为例，篮球活动中有相互配合的集体性的特点，可以协调人际关系，改变性格缺陷。具体方式有：①运球投篮接力比赛，要求多位患者参与。将所有患者按人数均匀分为两组，同时在底线上开始运球上篮，投中后才返回投另一个篮筐，投中后交给下一个患者。看哪一组先完成，赢的队伍可以给予一定的物质或口头奖励。②半场"三对三"或"二对二"对抗赛。在半场内，将患者分组进行对抗比赛，看哪组患者先投中五个球，赢的队伍可以给予一定的物质或口头奖励。

（胡玉明）

第三节 双相障碍

一、概述

双相障碍（bipolar disorder）指反复（至少2次）出现情感和活动水平紊乱的发作，有时表现为情感高涨、活动增加的躁狂或轻躁狂发作，有时表现为情感低落、活动减少的抑郁发作，发作间期基本缓解。

1. 躁狂发作的主要表现

（1）情感高涨或易激惹：患者主观体验愉快，自我感觉良好，兴高采烈，常能引起周围人的共鸣。有些患者表现出易激惹，因小事而发怒，好争斗，有怨恨情绪，甚至出现破坏和攻击行为。

（2）思维奔逸：联想速度快，思维内容丰富多变，表现为出口成章、口若悬河、滔滔不绝，但是讲话内容肤浅、凌乱无意义，谈话内容常无端从一个主题快速转到另一个主题。

（3）活动增多：比如精力旺盛，爱管闲事，主动与陌生人说话，做事常是虎头蛇尾。

（4）精神病性症状：部分患者有幻觉，如幻听等。

（5）躯体症状：患者少有躯体不适主诉，常见面色红润，心率加快，食欲增加，睡眠减少。

2. 抑郁发作的主要表现

（1）情感低落：90%以上患者会出现情感低落，表现为闷闷不乐、无精打采、唉声叹气，且不因欢快环境而改变。

（2）思维迟缓、反应迟钝：主动言语减少、语速减慢，"脑子生锈"。

（3）意志活动减退，比如生活被动、慵懒，喜欢独处，不愿外出。一些患者会有焦虑症状，如坐立不安等。

（4）精神病性症状：妄想、幻听、幻视等。

（5）睡眠障碍，常见早醒型失眠。

（6）躯体症状，包括食欲减退、体重减轻、便秘、性欲减退等。

二、作业评定

（一）精神状态的评定

1. 简明国际神经精神访谈　简明国际神经精神访谈（Mini International Neuropsychiatric Interview，MINI）是针对精神疾病的简短的结构式访谈，可以在15分钟内完成。北京大学精神卫生研究所于2009年将MINI英文版翻译成中文版，经研究证实其具备良好的信效度。

2. 心境障碍问卷　心境障碍问卷（Mood Disorder Questionnaire，MDQ）是目前世界范围内最常用的双相障碍筛查量表，主要包括 13 个关于双相障碍症状的是 / 非问题，量表敏感性低但特异性高。

3. **双极性指数评定表** 是对双相障碍终身特征的综合量化评定，包含以下五个维度，躁狂发作特征、（首次）发病年龄、病程及相关特征、治疗反应、家族史，每个维度由多个条目组成，所有条目得分根据它们和双极性的关联程度强弱进行权重，计 0~20 分，分数越高，越趋近双相障碍。

（二）抑郁症状的评定

汉米尔顿抑郁评定量表是最常用的抑郁评定量表，包括 17 项、21 项、24 项三个版本。评定方法简便，标准明确，便于掌握，评定大约需 15~20 分钟。

（三）躁狂症状的评定

1. **32 项轻躁狂症状清单** 包含一份轻躁狂可能症状的诊断清单，由被测者自己评定"是"（"出现或我很典型"）或"否"（"未出现或我不典型"），32 项症状中如果超过 14 项回答"是"则为阳性。

2. **杨氏躁狂评定量表** 用于评定双相障碍患者最近一周内躁狂的严重程度，需要 15~30 分钟完成，评分是根据患者的自我评价及治疗师的观察。

三、 作业治疗

（一）治疗原则

1. **躁狂发作**

（1）急性期：控制患者的行为，限定他们的活动，比如在一段时间内不允许进进出出，这样让活动和休息达到平衡。同时，利用运动消耗患者的精力。

（2）恢复期：利用作业活动，调整患者的生活节奏。让患者学习疾病的相关知识。

（3）防止自杀。

2. **抑郁发作**

（1）急性期：以休养为主。

（2）恢复期：调整患者心情，防止复发。

（3）防止自杀。

（二）早期作业治疗

1. 休息以休养为主。让患者了解躁狂发作、抑郁发作和无发作期的区别，帮助患者摆脱所有社会角色和责任。

2. 自尊心的保护、自信的维持与重建配合药物治疗和休养一段时间后，患者会出现做点什么的欲望。由于患者对他人对自己的看法很敏感，治疗师应注意避免对患者提出过高的要求，否则易使患者勉强做难以完成的作业，结果导致自卑感增强。

（1）躁狂期：治疗师在理解、接受患者情绪的同时，还要表达支持的态度，通过作业活动让患者正确对待现实，减轻由症状引起的焦虑。

注意事项：①明确指出时间、作业量、注意事项及限制事项等；②选择简单、不易失败的活动；③付出努力后的作品应该是比较漂亮且有价值的；④活动次数多，但每次活动时间短；⑤当患者难于做决定时应及时给予帮助；⑥语言指导要简短；⑦一旦做出决定，尽可能坚持到底；⑧有他人参与活动时，要防止患者向他人使用躁狂性语言，造成不好的后果。

（2）抑郁期：注意事项包括，①选择从未做过的活动；②选择简单、能重复的活动；③选择有组织、实用的活动；④每次活动时间短，但要保持活动在时间上的连续性；⑤语言指导要简短、易于理解；⑥告诉患者不要做超过自身能力的事情；⑦不要强迫患者做决定。

（三）恢复前期作业治疗

1. 躁狂期　治疗师要在认可患者本人能力的同时，给予患者带有肯定性、能强化行动的作业帮助，并使患者在活动能力范围内获得成功的体验。但是应避免具有竞争性的活动和在集体内担任某个重要角色的活动，且要注意不能无原因地表扬、夸奖等。

2. 抑郁期　治疗师要根据患者的实际状态，选择进行一些比较简单的活动。通过患者自然地完成简单课题的这一过程，来提高其活动水平，然后再慢慢向患病前的生活相关活动转移，这样有利于患者恢复自信心。这时仍注意不能让患者做超出自己能力的活动，以免引起不必要的自卑和焦虑情绪。

（四）恢复后期作业治疗

随着症状的改善，患者逐渐开始考虑自己今后的生活方式，开始接受治疗师的各种建议。此时治疗师要指导他们认识自己的行为模式，在可能的情况下，尝试用新的方式适应现实生活。在此阶段，治疗师和家属要尽可能对患者回归社会提供帮助，但要避免强迫性行为。

1. 躁狂期　患者重新认识生活方式的过程中要完成以下几点：①体验新的人际关系；②要在集体生活中体会与他人共享经验；③被分配责任以及需要发挥作用时，要体验接纳他人的感受；④了解本人所拥有的能力。

2. 抑郁期　患者重新认识生活方式的过程中要完成以下几点：①学习休养的方法；②寻找工作以外的兴趣；③理解因有固执己见等情绪造成的强迫、无能为力等感受。

（陶　倩）

第四节　抑　郁　症

一、概述

抑郁症的病因尚不清楚，目前认为生物学因素（遗传、神经生化等）、生活与环境应激事件（意外灾害、亲友亡故等）、心理因素（易患素质、习得性无助等）等都参与了抑郁症的发病过程。

抑郁症主要表现为情绪低落，持续两周以上，患者的社会、职业、教育功能均受损。主要的临床表现如下：

1. 核心症状　主要有情绪低落、兴趣丧失、精力减退。

2. 心理症状　主要有焦虑、自责、精神病性症状如幻觉和妄想等、自杀倾向。抑郁症患者中有一半以上都有过自杀的想法或行为，约 10%~15% 的抑郁症患者最终死于自杀。

3. 躯体症状　有睡眠障碍（失眠、早醒，或睡眠过多）、食欲降低或体重明显减轻、不明原因地慢性疼痛、性功能减退等。

二、 作业评定

（一）抑郁症状的评定

与双相障碍抑郁症状的评定一致，详见本章第三节相关内容。

（二）自杀的评定

1. 自杀线索的评定

（1）言语线索：在语言或书面内容中常出现对生与死的思考，比如"我为什么来到这个世界？""我死后会去到哪里？"等，或是做深深的忏悔，比如"我是一个废物，我走了对大家都好"等。

（2）行为线索：自毁行为，比如酗酒、接触毒品、自伤自残等；写遗嘱、跟亲朋交代后事、清理个人物品等。

2. 自杀行为的评定

（1）CASE 评定法：循序渐进的结构化访谈法，以患者为中心，深层次了解其自杀的动机和想法。包括四个阶段：①与患者探讨现在的自杀事件，试探其自杀意念的强弱；②探讨近 2 个月中的自杀意念及计划；③探讨 2 个月之前的自杀事件；④探讨此时此刻的自杀事件。

（2）自杀状况表格法：自杀状况表格法（suicide status form，SSF）采用两维度四方面的信息，使治疗师能获得更加立体化的评定结果。SSF 具体包括四部分：①自评量表；②访谈以了解其自杀史、自杀计划、自杀准备情况等；③双方通过交流制定解决问题的方案；④填写完整评定表。

三、 作业治疗

（一）认知行为治疗

1. 抑郁的认知三角模型　贝克在 1976 年提出了经典的抑郁认知三角模型（cognitive triad for depression），指出了抑郁症患者不合理的、悲观的三个核心信念。这三个核心信念是自动的、自发的、不可控制的消极思维，它们涉及：①自身（内疚、自责、自我批评），比如"我是个没有优点的人""我很懒惰，我如果能改变就好了"等；②世界或周围环境或经历，比如"没有人珍惜我""人们一直忽略我""这个世界太糟糕了""没有什么是有价值的"等；③未来（悲观），比如"我很绝望""我很无助""事情只会越来越糟糕"等。

2. 治疗目标

（1）帮助患者发现并改变消极的认知偏见，使其对自身、对世界、对将来有一个更客观的认识评价。

（2）通过参与作业活动，恢复患者的积极性，特别是那些带来满足感和成就感的活动。

（3）提高患者参与和解决问题的积极性。

3. 治疗过程

（1）建立良好的治疗关系，掌握患者的生活环境、应对能力、应对方式及其期望和目标等。

（2）与患者讨论，确定初步的目标问题清单，问题是明确的、具体的。比如"婚姻关系紧张""生活中缺少朋友""活动缺乏乐趣"等。

（3）通过思维记录、讨论、行为实验技术、例证识别和矫正患者不合理的认知观念和应对事件的归因方式，重建合理认知和积极归因方式。

（4）采用鼓励和行为强化技术等巩固治疗效果，通过角色扮演、自我指导、应激训练等促进患者对自己归因方式的认识领悟，巩固患者积极的归因方式。

（5）除此，通过其他的作业活动，提高患者的积极性和乐趣。鼓励患者按时填写每周活动一览表，除了填写活动内容，还要记录做活动时的愉悦感和成就感。

4. 注意事项

（1）安排作业活动的基本原则是"渐进任务"，即逐步增加活动的数量和难度。抑郁症患者对失败很敏感，治疗师最好和患者沟通，制定一个患者可以完成的、简单的作业活动。其次，抑郁症患者原来可能是没有任何活动，治疗师只能一点点逐步增多活动量，而不是突然间把患者变为忙忙碌碌。

（2）安排的作业活动中可以适当增加体育锻炼，研究表明锻炼对抑郁有积极效果。

（3）帮助患者在活动中找到乐趣点，他们才能坚持活动并找回乐趣。

（4）帮助患者用符合实际的标准来评价所做的任务和活动，适当增加其成就感。

（5）鼓励患者给予治疗情况的及时反馈。

（6）治疗师要注意患者是否有自杀想法。如果有，要给予及时适当地处理。

（二）家庭治疗

有研究表明，抑郁症状与婚姻满意度高度相关，尤其是女性。另有研究证实婚姻关系困扰可以预测抑郁症的发生率。根据 Coyne 提出的抑郁的系统观，抑郁症会让配偶的内心感到冲突，一方面抑郁症状会让配偶感到厌烦，想回避；另一方面配偶觉得自己要更关心并帮助有抑郁症的患者。配偶的矛盾、冲突及回避等行为增加了抑郁症患者对关系的不安全感，这种不安全感又会加重抑郁症状，形成恶性循环，这种恶性循环甚至可能让配偶也患上抑郁症。对于不和谐的家庭或内部关系不好的家庭，关系问题可能是抑郁症的诱导因素之一，通过系统的家庭治疗，可以改善抑郁症状，更可以改善家庭关系。

（陶　倩）

第五节　进食障碍

一、概述

进食障碍主要指以反常的摄食行为和心理紊乱为特征，伴发显著体重改变和（或）生理功能紊乱的一种精神障碍，其死亡率是精神障碍中较高的。进食障碍是由社会心理因素引起的，其异常行为并非继发于其他任何躯体疾病和精神疾病。临床上，进食障碍包括神经性厌食症和神经性贪食症。

（一）神经性厌食症

常见于年轻人，特别是年轻女性。主要临床表现有：

1. **追求病理性苗条** 患者常采取极端的方式减轻体重，比如节食、过度运动、引吐、使用泻药、使用利尿剂等。

2. **认知歪曲** 患者对自身体像的感知有歪曲，过度关注自己的体形和体重，尽管已经很消瘦，还坚持认为自己胖。患者还否认饥饱感、否认疲劳感、否认负面情绪。

3. **躯体特征** 体重显著低于正常的标准，常伴营养不良、皮肤干燥、女性月经稀少、男性性功能障碍、低血压、脱水等。

4. **共病** 约三分之二患者伴有情绪障碍，比如抑郁症、焦虑症、强迫症等。

（二）神经性贪食症

常见于年轻女性和中、上社会经济阶层。临床表现有：

1. **暴食 - 清除循环** 患者有反复发作的强烈的、不可抗拒的摄食欲望和暴食行为，但事后又担心发胖而采取清除行为，比如引吐、导泻、过度运动等。

2. 关注自己的体像和外形，在意别人如何看他们。

3. **人格特征** 完美主义、冲动调节紊乱、低自尊、内疚等。

4. 多数患者的体重在正常范围内。

二、作业评定

（一）家庭评定

评定家庭功能中的哪些因素使问题长期存在，具体包括：①父母关系质量，比如父母能否相互尊重，父母是否有亲密的关系等；②家庭成员之间的边界和空间；③家庭氛围，温暖的或有敌意的，平静的或紧张的等；④情感状态和反应性；⑤交流。

（二）个体评定

1. **访谈** 目标是帮助患者表达自己对问题的看法以及她认为父母的态度如何。可以提出以下问题：①你今天为什么来这里（医院）？②跟我聊聊吃饭的时候发生了什么。③你觉得自己的体重如何？跟你的朋友相比，是轻了还是重了？④你的感受如何？⑤询问患者自杀想法。⑥询问家庭中可能的问题。⑦询问学校中可能的问题。

2. **动机的评定** 目的是评定患者对治疗计划的态度和反应、帮助患者探索和解决他们对行为变化的矛盾心理、帮助患者建立行为改变的动机。

3. **体重的评定** 主要用体质量指数 BMI 评定。

（三）量表评定

1. **进食障碍检查** 进食障碍检查（eating disorder examination，EDE）从饮食限制、进食顾虑、体形顾虑及体重顾虑四个方面评定进食障碍的核心心理病理特征，总分可以反映进食障碍的严重程度。此外，EDE 还评定饮食及体重控制行为的频度。

2. **进食障碍调查量表** 是测量进食障碍最常见心理和行为特征的自评问卷，可用于评定进食障碍核心症状及严重程度、制定治疗目标、检测治疗效果等。

3. **进食态度测试** 适用于在青少年及其他进食障碍高危人群中评定罹患进食障碍的风险。

三、 作业治疗

（一）干预原则

进食障碍患者常常抗拒治疗，治疗的第一步是建立良好的医患关系，取得患者的信任和合作。由于长期的营养不良而导致的脱水及电解质紊乱会造成严重的后果，甚至引起死亡。因此建议住院治疗，且治疗的首要目标是恢复营养，增加体重。具体的干预原则如下：

1. 通过增加体重而降低对身体的伤害及危险性。和患者充分讨论，制定切实可行的体重目标，比如每周增加 0.5~1kg。

2. 认知重建，提高患者的自我接受度、自我认同感、自我效能感。

3. 用健康的活动代替不健康的活动，提供能产生正面体验的作业活动，通过参与作业活动提升患者的心理社会功能，包括饮食与准备餐饭的技巧、生活方式与独立生活技巧、交流技巧、管控压力技巧。

4. 让同种病患者之间进行交流谈话，促进患者对疾病的接受。

（二）认知行为治疗

认知行为治疗进食障碍时关注三大因素：①认知因素，包括患者扭曲的身体意象、对体重的过高估计、以外表为核心的自我价值感、消极的自我评价、完美主义等；②行为因素，包括节食、暴食、引吐、测体重、运动等。比如患者吃了多少、吃了什么、怎么吃的，吃后做了什么等；③家庭环境因素，包括家庭成员的亲密度、家庭的养育方式、父母的控制性、情感表达等。认知行为治疗的治疗要素包括以下方面：

1. **认知治疗** 认知治疗是关键，只有从根本上纠正患者的歪曲认知，才能进一步推动行为治疗，并防止复发。认知治疗旨在帮助患者从认识上正确对待食物，把关注焦点从饮食转移到生活的其他方面。帮助患者建立对自己外表和体型的客观评价，让患者重新认识自我、发现其他的自我价值。

2. **行为治疗** 监督患者保持一日三餐，帮助他们逐步恢复正常的饮食。采取反应预防，要求患者在每餐之后，待在观察室里 2~3 个小时，以防止他们做出催吐或导泻等清除行为。

3. **行为强化** 和患者达成一致目标，当体重增加一定程度时，给予正性强化，比如家属探视、社交活动等。

4. **作业活动** 转移患者的注意力，使他们将焦点从体重、外表、食物等转移到其他活动上。

（三）强化认知行为治疗

强化认知行为治疗（enhanced cognitive behavior therapy，CBT-E）由 Fairburn 于 2008 年提出，该疗法是先改变行为，通过行为的改变来改变想法。Murphy 等提出了 CBT-E 治疗进食障碍的四个阶段：

1. 治疗师帮助患者实施自我检测，包括对进食行为、思想、感受和事件的实时监测。帮助患者建立规律进食习惯。

2. 过渡阶段，治疗师和患者一起梳理并制定进程计划，如果患者做得很好就给予奖励以强化他们付出的努力和行为的改变，如果做得不够好，需要理解和处理他们的解释。

3. 解决认知问题，比如对体型和体重的过度关注和评价。

4. 最后阶段的重点在于维持治疗中已经取得的进步并减少复发的可能性，将关注点转移至未来。

（四）家庭治疗

家庭是进食障碍发展过程中一个重要的影响因素。现有研究表明进食障碍患者的家庭特点如下：①家庭关系的两极性，极端亲密或极端疏远；②家庭关系的冲突性，家庭成员之间有人际矛盾、冲突；③饮食行为有特殊意义，比如父母曾用食物作为满足子女需要、控制子女行为的主要手段。

如果患者的家庭出现以上情况，则应采取家庭治疗，对患者的父母或生活在一起的家人进行全面的家庭分析和系统的家庭治疗。通过改善家庭环境和调整家庭互动模式促进患者行为的改善和症状的减轻、消除。

（五）特殊作业治疗干预

1. **制定菜单和餐点准备**　帮助患者发展以下技巧：①在小组治疗环境内，计划聚餐、为聚餐采购食材、烹调食物、吃掉精心准备的食物；②在准备食物前先制定菜单，训练患者将摄食与情绪调控分离开；③根据合理的膳食建议来制定菜单；④烹调；⑤吃适宜的量，将剩菜倒掉；⑥和同伴一起在公共场合以正常的进食速度吃饭，包括餐厅、自助餐、外卖等；⑦管理由进食带来的负面情绪；⑧认识到健康饮食的重要性。

2. **重塑生活方式和独立生活技巧**　帮助患者发现并参与有意义的、有创造性的自我照料活动和休闲活动。除了追求理想的自我，帮助患者发现更高级的价值观和更广的兴趣点。建立符合患者情感应对技巧和能力的健康生活方式，要防止复发。患者表明当他们在工作中、教育中、和休闲活动中找到归属感、存在感、和目标感时，他们的生活质量才有所提高，而且有助于保持改变和降低复发的风险。

3. **沟通和社会技巧训练**　有助于维持参与治疗的动机、降低焦虑、提升自尊。

4. **管控压力**　患者的压力可能来自生活、工作、人际关系等。帮助患者建立更好的压力管理模式，比如教会患者肌肉放松技巧及通过适度的休闲与体育活动达到放松，使之成为日常生活习惯的一部分，才能发挥功效。帮助患者学会时间管理，能分清楚事件的轻重缓急并制定相应的优先顺序，设定短期目标和长远目标。

5. **工艺活动**　研究表明参与工艺活动可以提升自尊、自我能力、人际技巧、生活质量，并降低完美主义。

6. **避免复发**　临床上，进食障碍的复发率很高，因此防止复发格外重要。Marlatt 和 George 提出了"PLEASE"的防止复发模型。

- P 指计划（plan），为日常活动与饮食做计划。
- L 指留意（look out），小心触发物。
- E 指吃（eat），一日三餐的规律饮食。
- A 指坚持（assert），坚持自己的主张与需求。
- S 指寻求（seek），寻求他人帮助。
- E 指表达（express），将自己的情绪表达出来，而不是通过吃东西来压抑情感。

（陶　倩）

第六节　老年期精神障碍

一、概述

老年人随着年龄的增加，老年人不仅易发生各种躯体疾病，而且容易发生心理或精神障碍。老年人的精神障碍常比其他系统的疾病出现的早且较普遍，也可以是某些躯体疾病的前驱症状；此外，许多躯体疾病与精神障碍之间的关系错综复杂，有时可以互为因果，或相互制约。

老年期的精神障碍可为器质性精神障碍、功能性精神障碍和混合型三种，通常以混合型多见。因患者高龄，常合并有多系统疾病，并发症多，故老年期精神障碍预后较差。

（一）器质性精神障碍

1. 老年痴呆以病理性脑萎缩为多，占痴呆总数的 40% 左右。它起病缓慢，通常以健忘、记忆减退症状开始，然后逐渐出现注意力分散而影响到日常的生活。继而可见定向障碍、虚构和夜间徘徊等症状。最后主动活动降低、情感麻木、思维能力和全身功能衰退。近期记忆减退明显，远期记忆相对来说保留长久。

2. 脑血管性精神障碍其发展呈现多样化。初期常表现为头痛、头晕、注意力低下、健忘、言语缓慢和一过性部分性瘫痪。继而可出现痴呆、情感障碍，夜间可见意识障碍、定向障碍、谵妄、徘徊和异常兴奋等。判断能力和人格相对来说保留的比较好。

（二）功能性精神障碍

老年期的功能性精神障碍主要表现为老年性抑郁症，以焦虑感和疑病症状为主，同时伴随贫困妄想和疑病妄想，有时也可见一过性痴呆状态。其他还可见偏执性幻觉妄想、神经症症状、性格障碍等。此外，相对于青年人的抑郁，老年期的抑郁症更容易迁延化和固定化。

二、作业评定

（一）病史采集

病史内容包括一般资料、主诉、现病史、既往史、个人史、月经史、婚育史、家族史等。在搜集病史时，应注意患者的躯体状况，以及躯体疾病与精神障碍的相互关系、患者的人格及智力改变状况、患者的家庭及社会环境、疾病的发病原因或诱因及患者的日常生活表现等。

（二）行为观察

通过观察患者的状况（外观、表情、态度、行为、行动、说话方式等）评定患者的感知能力、分析能力和判断能力。

（三）精神功能的量表评定

1. 精神症状评定可以选用简易精神病评定量表（Brief Psychiatric Rating Scale，BPRS），阳性症状评定量表（Scale for the Assessment of Positive Symptoms Scale，SAPS），阴性症状评定量表（Scale for the Assessment of Negative Symptoms，SANS），阴性阳性症状评定量表（the Positive and Negative Syndrome Scale，PANSS）。

2. 抑郁症状评定他评量表可选择汉密尔顿抑郁量表（Hamilton Depression Scale，HAMD），自评量表可选择抑郁自评量表（Self-rating Depression Scale，SDS）。

3. 焦虑症状评定可选用汉密尔顿焦虑量表（Hamilton Anxiety Scale，HAMA）。

4. 人格诊断法　可选择明尼苏达多面人格目录量表（Minnesota Multiphasic Personality Inventory，MMPI）。

5. 智力检查法　可选用成人韦氏智力量表（Wechsler Adult Intelligence Scale-revised；WAIS-R）。

三、作业治疗

老年期精神障碍患者的作业治疗手段和方法大部分与其他年龄组的精神患者相同，目的是恢复和保持生活能力、人际交往能力和提高生活质量。

（一）器质性精神障碍的作业治疗

1. **老年痴呆**　首先应帮助老年痴呆者与周围的人建立良好的关系，让他们不要孤独。宜选用集体疗法的形式，使他们感觉有人可以依赖，减少他们的焦虑感。在选择作业活动时，尽量考虑他们以前的经验、选择简单的容易预测结果的作业为好，此外作业活动，不宜经常更换。但是在音乐治疗方面可以不拘泥于老年痴呆者熟悉的乐曲，可以选择新的乐曲。

2. **脑血管性精神障碍**　除了集体作业活动之外，需要去发现其擅长和能让他们安心的作业活动，进行针对性训练。作业治疗开始导入的时候，与作业治疗师的关系建立很重要。在保证与作业治疗师关系的同时注意诱导他们去跟他人交流。选择作业活动应考虑其年龄、个人兴趣和擅长的项目。相比娱乐活动，与工作相关的作业活动为宜。

（二）功能性精神障碍的作业治疗

功能性精神障碍（老年性抑郁）的作业治疗，与一般的抑郁症状的作业治疗大同小异。在针对抑郁症状的同时应考虑老年期的身体功能低下，注意提高其身体的功能，如维持基础体力的训练等。

（胡玉明）

第十六章
儿科疾病作业治疗

发育障碍、中枢神经系统疾病、神经肌肉疾病、遗传代谢性疾病、先天性疾病等儿科疾病常常可导致不同程度的运动、感知觉、认知、语言、心理、社会功能等多种障碍，对儿童的日常生活、游戏、学习等产生不同程度的影响，使儿童部分或全部失去以正常方式从事个人或社会生活的能力。在各类儿科疾病中以发育障碍最常见，作业治疗的早期介入极其重要。本章将重点介绍发育障碍的作业治疗。

常见的发育障碍主要包括脑性瘫痪、智力发育障碍、学习障碍、孤独症谱系障碍以及发育性协调障碍等。调查结果显示，应用作业治疗的发育障碍中，脑性瘫痪占 26.2%，智力发育障碍占 22.5%，学习障碍和孤独症谱系障碍各占 11%。作业治疗主要针对不同时期发育障碍儿童生长发育特点和需求，注重治疗 - 游戏 - 教育结合以及社区及生活、学习环境的改善，充分发挥儿童父母及家庭成员的作用，尽可能提高发育障碍儿童的运动功能、心理功能及社会功能，促进儿童心身全面发育，使其获得生活、学习及工作能力，最终帮助其融入社会。

一、 儿童作业治疗相关理论与实践模式

1. 儿童作业治疗相关理论与实践模式的作用　可为作业治疗师评定、制订作业治疗计划和实施干预提供具体原则、方法和决策指南。

2. 儿童作业治疗主要理论与实践模式

（1）与儿童健康有关的作业与参与。

（2）人 - 环境 - 作业模式，即 PEO 模式，婴幼儿期、学龄前期及学龄期环境因素在 PEO 模式中占有最大空间。

（3）国际功能、残疾和健康分类（ICF）。

（4）以儿童为中心以及以家庭为中心的模式。

（5）以功能为基础的方法。

以家庭为中心和以功能为基础的方法是儿童作业治疗实践的基石。

二、 儿童作业治疗师职业角色

儿童作业治疗师的职业角色主要包括三个方面。首先是直接面对障碍儿童；其次是为父母、家庭及障碍儿童的社区及学校生活提供指导和帮助；最后是与障碍儿童生长发育过程中的相关机构，如幼

儿园、学校等进行合作。

1. 直接面对各类障碍儿童

（1）评定：对儿童的作业评定不能仅仅依靠特定的标准化检查或评定。明确儿童的一般情况、功能状况及问题点，更提倡在日常生活和游戏活动过程中进行观察和评定，同时要分析环境因素对儿童的影响以及儿童的潜在功能。

（2）制订并实施作业治疗计划：基于评定结果制定适当的治疗计划并付诸实施。目标设定一般包括两个方面：①从新生儿期到青春期，设定与其发育水平相适应的目标；②根据障碍的不同功能阶段设定目标。在多种治疗途径和方法中选择最适合该儿童的方法，因人而异，避免一种治疗方法用于所有儿童。

（3）规范书写治疗记录及报告：应及时规范地书写治疗记录及报告，为康复治疗效果及修改康复治疗方案提供依据。

（4）与团队中的其他成员合作：应将作业治疗融于综合康复治疗之中，与儿童、家庭成员以及物理治疗师、言语治疗师、教师、护士、心理治疗师等所有康复团队成员紧密合作，以实现作业治疗的最佳效果和最终目标。

2. 对父母、家庭、社区及学校生活的指导 儿童作业治疗与成人作业治疗的不同之处在于儿童处于生长发育阶段。亲子关系、家庭环境、社区环境、学校环境等对儿童来说是最主要的环境因素，这些环境因素对于处于不同发育阶段的儿童的作业具有重要作用。儿童作业治疗师、家长以及有关康复机构成员应共同努力，为这些障碍儿童创造最佳环境条件，提供最适宜的作业治疗。

（1）对家庭成员以及家庭环境改造进行指导：只有得到家庭成员的积极配合，作业治疗的影响及效果才能泛化到日常生活中。

1）帮助儿童家长或监护人接受儿童已经存在"障碍"这一事实，向家长告知障碍情况时，一定要与家长共同分析和交流意见，倾听并尊重家长的意愿，不宜单纯阐述自己的观点。

2）指导家庭成员将作业治疗的理念和方法贯穿儿童的日常生活活动中，必要时可为儿童制订家庭作业治疗计划，指导家长进行简单易行的作业治疗。

3）关注障碍儿童的家庭环境，及时指导和帮助家庭进行环境改造。

（2）对社区和学校生活进行指导：只有社区和学校接纳障碍儿童，儿童愉快地融入其中，才能取得好的治疗效果。

观察和分析儿童与社区康复员、邻居、朋友以及老师、同学的关系以及在游乐场所等社区环境中的表现；应尽可能了解社区及学校是否与障碍儿童相互接纳，社区及学校环境是否有利于障碍儿童的生长发育、娱乐、学习等，及时予以指导和帮助。

3. 与儿童生长发育过程中的相关机构进行合作 障碍儿童在不同的发育阶段所遇到的困难不同，儿童康复应贯穿于儿童生长发育的全过程。

（1）儿童作业治疗师的工作并不仅限于康复机构，还应将作业治疗服务扩展至幼儿园、特殊教育学校、普通学校，将康复理念融入教学过程中，为障碍儿童提供直接帮助，并对教师进行专业指导。

（2）儿童作业治疗师还应与儿童福利机构、民间慈善机构、辅助器具制作机构以及社区相关机构等保持很好地合作，以实现障碍儿童的全面康复。

三、 儿科疾病作业治疗的对象

儿科疾病作业治疗的对象包括发育障碍、中枢神经系统疾病、神经肌肉疾病、遗传代谢性疾病、先天性疾病等儿科疾病所导致的生理、心理、社会功能障碍，部分或全部失去以正常方式从事个人或社会生活能力的儿童（表16-1）。

表 16-1　儿科疾病作业治疗的对象

	类别	需要作业治疗的主要疾病				
1	发育障碍	脑性瘫痪	发育迟缓	孤独症谱系障碍	癫痫	注意缺陷多动障碍　学习障碍
2	骨关节病	脊柱侧凸	类风湿关节炎	骨关节炎	软骨病	小儿骨关节感染性疾病
3	遗传代谢性疾病	先天性甲状腺功能低下	脊髓性肌萎缩症	异染色性脑白质营养不良	遗传性痉挛性截瘫	肝豆状核变性　唐氏综合征
4	中枢神经系统疾病	脑炎后遗症	脑积水	脑肿瘤	重症身心障碍	
5	神经肌肉疾病	分娩性周围神经麻痹	进行性肌营养不良	重症肌无力	强直性肌营养不良	
6	先天疾病	颅脑先天畸形	四肢先天畸形	先天性脊髓畸形		
7	其他	精神障碍				

四、　儿童作业治疗内容

应根据儿童生长发育的不同阶段、不同需求和特点以及环境情况实施作业治疗，可将儿童作业治疗内容归纳为以下几个部分。

1. 促进儿童粗大及精细运动功能发育，促进姿势控制以及感知觉、感觉统合、认知、交流、社会适应等功能发育。

2. 游戏及娱乐在儿童的世界中等同于成人的工作（play as work），通过游戏及娱乐活动，发展儿童应有的作业功能。

3. 用特别设计的工艺、文书及肢体活动提高儿童的作业技能，例如手功能、读写能力等，进行书写前准备和书写技巧以及绘画等作业活动训练，促进障碍儿童学习能力的提高。

4. 促进儿童日常生活活动能力的提高。

5. 辅助器具的设计、制造、应用以及环境改造。

6. 职前训练以及就业训练。

五、　儿童作业治疗过程

儿童与成人作业治疗的过程相同，包括作业评定、设定预期目标、制订作业治疗方案、作业治疗的实施、再评定以及康复后转归六个步骤，但要根据儿童的年龄，发育水平，身体功能与身体结构、活动与参与以及环境情况等特点完成上述过程。干预阶段通常是重叠的，既可以同时进行，也可以按顺序进行（图16-1）。

初次评估	作业治疗阶段		效果评估
进行自上而下（从角色到能力与技巧）的评估，以确定功能和参与结果	准备阶段： 1. 调动儿童参与的积极性 2. 根据儿童的障碍类型及其所处的生活情景，以多种方式为儿童参与做准备	在不同环境中进行技能泛化： 1. 支持儿童在不同的环境中学到新的技能 2. 调整活动、改造环境以提高儿童自然环境中的参与能力 3. 对支持儿童参与的成年人提供持续的咨询、培训和教育	对儿童的功能表现、参与、满意度和生活质量进行评估
作业能力/生活情景分析以确定干预目标	干预要点： 1. 与儿童建立良好的关系 2. 用作业作为治疗手段和目的 3. 适合儿童的参与能力水平，让其觉得"有点难又不太难" 4. 提供鼓励实践的支持和强化		

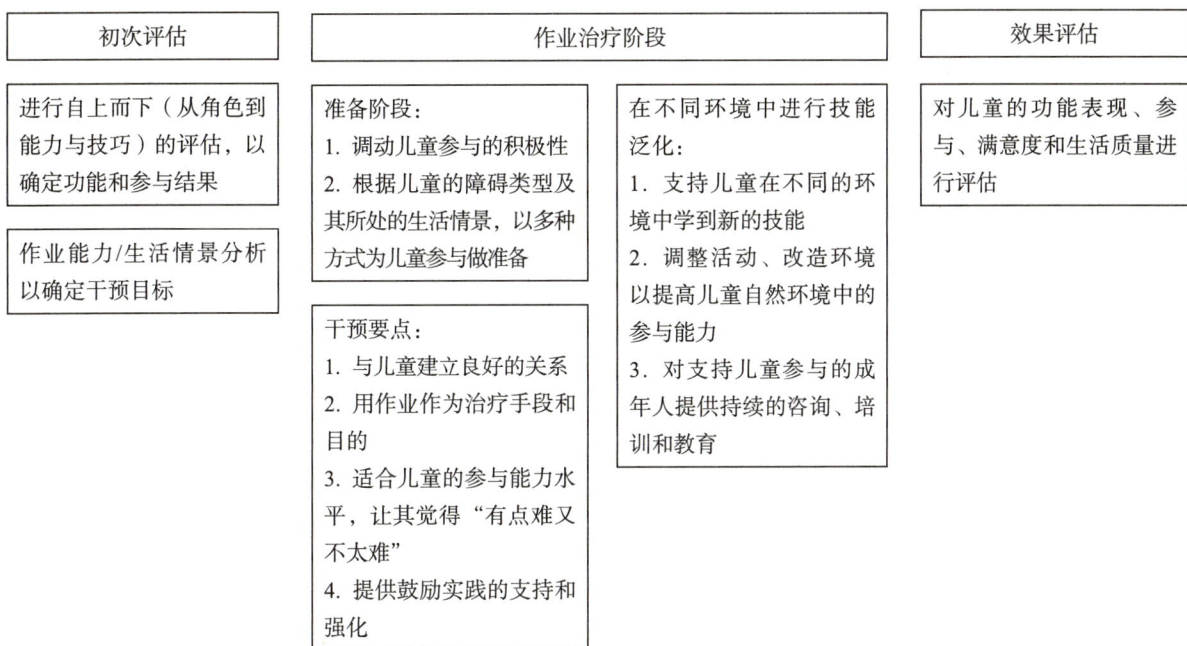

图 16-1 儿童作业治疗过程

六、 儿童作业治疗场所

1. 医疗卫生系统主要包括综合医院儿科、儿童康复中心，儿童医院康复科，康复医院儿童康复科，儿童康复医院。

2. 残联、民政系统主要包括残疾人康复中心儿童康复科、残疾儿童康复中心、儿童福利院儿童康复中心。

3. 教育系统主要包括早期教育或训练中心、幼儿园、学校（特殊教育学校、普通学校）。

4. 社区主要包括社区卫生服务中心、家庭。

（姜志梅）

第二节　儿童作业评定

儿童正处于生长发育阶段，对发育障碍儿童进行全面、客观、科学的作业评定是作业治疗的重要环节，通过评定可以进一步了解发育障碍儿童的发育水平、明确功能障碍、分析作业活动表现、发现潜在能力，为制定治疗目标、设计治疗方案、判定治疗效果提供客观依据。

一、 概述

（一）概念

儿童作业评定是应用康复医学方法对残疾儿童或发育障碍儿童的功能障碍情况及现有的能力和存

在的潜能进行评定，以此来科学、准确地制定治疗目标、设计治疗方案，对治疗结果及随访结果进行分析，并将评定贯穿作业治疗全过程。

（二）原则

1. 注意儿童是发育中的个体，强调身心全面评定的重要性，不仅要评定儿童运动功能，也要评定认知、心理行为、ADL、社会交往等方面的功能。

2. 不仅要评定儿童所在的家庭环境，也要评定学校和社区等社会环境。

3. 不仅要评定其功能障碍情况，也要注重儿童现有的能力和潜能。

4. 要将儿童作为一个整体进行全面评定，强调儿童的整体状况，特别是儿童在生活、学习和娱乐方面的独立能力与活动表现。

（三）目的

掌握儿童发育水平、明确功能障碍、制定治疗目标、设计治疗方案、判定治疗效果、比较治疗方案优劣、留下医疗文书依据。

（四）种类

在儿童康复评定中主要采用量化评定和质性评定两种方法，一般两者相结合使用。

1. 量化评定通过量表、仪器等量化的测量工具评定儿童的各项功能，将得到的结果与常模或标准相比较，是儿童康复评定的主要方法。

2. 质性评定具有多样化的特性，如观察法、问卷、访谈、录音、录像、实物分析等，由于儿童一般不具有良好的合作能力，质性评定的灵活、多维度、与环境相适度高等特点可帮助治疗师全面深入地评定儿童的各项功能。

（五）ICF-CY

2007 年，世界卫生组织出版了《国际功能、残疾和健康分类（儿童和青少年版）》（*International classification of functioning，disability and health for children and youth*，ICF-CY），为临床提供了一种统一、标准的语言和框架来描述儿童和青少年的功能和健康状况。ICF-CY 包括身体功能与结构，活动和参与以及环境等功能状态。ICF-CY 强调健康状况是疾病与背景因素相互作用的结果，强调活动和参与的重要性，提出活动受限和参与局限受到生理功能和环境等因素的影响。因此，治疗师在对不同类别、不同程度、不同年龄、不同背景下的儿童进行功能、结构、活动和参与评定的同时，应对其生长发育及康复环境进行综合评定，以全面的视野和理念指导作业治疗。

二、 儿童作业评定内容

主要包括一般情况评定、躯体运动功能等作业技能评定、ADL 等作业活动表现评等及辅助器具与环境评定等。通过对以上结果的综合分析，进一步明确儿童的功能障碍情况。

（一）一般情况评定

包括生长发育史、现病史、个人史、既往史、母亲孕期情况、家族史、辅助检查及结果等；家庭、学校及社区基本情况；主要看护人、母亲的养育态度等。

（二）作业技能评定

包括躯体运动功能评定、感知觉评定、认知功能评定、心理及适应性行为评定等。

（三）作业活动表现评定

包括日常生活活动能力评定、功能独立性评定、生活质量评定等。

（四）辅助器具与环境评定

辅助器具评定包括对发育障碍儿童选用的辅助器具进行评定、试用、再评定、改装改良等；环境评定包括对儿童的家庭环境、学校环境、社区环境等的评定，需要实地考察、分析，以了解儿童在以上环境中的作业活动表现、舒适度及可能存在的安全隐患，找出影响其活动的因素，提出环境改造的适当建议。

三、常用评定方法

（一）作业技能评定方法

1. 上肢运动功能评定

（1）Peabody 运动发育评定（Peabody Developmental Motor Scale‑Ⅱ，PDMS‑2）：适用于 0~6 岁，同时具有定量和定性功能，由 6 个亚测验组成，包括反射、姿势、移动、实物操作、抓握和视觉‑运动整合，分为相对独立的两部分，即粗大运动评定量表和精细运动评定量表，可分别对儿童的粗大运动和精细运动发育功能进行评定。

精细运动评定量表分别测试抓握、手的使用、手眼协调和操作的灵巧性等 4 个运动技能区的能力。每个项目均采用 3 级评分标准，即 0、1、2 分，方便测试者准确评分。目前在国内外儿童康复领域中被广泛应用。

（2）精细运动能力测试量表（Fine Motor Function Measure Scale，FMFM）：适用于 0~3 岁，主要用于评定脑瘫儿童的精细运动能力，分为 5 个能区，A 区 5 项（视觉追踪）、B 区 9 项（上肢关节活动能力）、C 区 10 项（抓握能力）、D 区 13 项（操作能力）、E 区 24 项（手眼协调能力）。

FMFM 属于等距量表，可用于跟踪观察脑瘫儿童精细运动功能的发育状况，区分不同类型、不同分级脑瘫儿童精细运动功能的差别，为脑瘫儿童作业治疗的疗效评定提供依据。

（3）脑瘫儿童手功能分级系统（Manual Ability Classification System for Children with Cerebral Palsy，MACS）：适用于 4~18 岁，是针对脑瘫儿童在日常生活中操作物品的能力进行分级的系统，分 5 级。与其他的脑瘫手功能评定和分类方法相比，MACS 在康复医师、治疗师和家长的评定结果之间有良好一致性，而且可以比较清晰地区别不同级别间的能力，有利于专业人员、家长之间的信息沟通，有助于为制定手功能康复计划的制订提供依据。

（4）墨尔本单侧上肢功能评定量表（Melbourne Unilateral Upper Limb Assessment，MA）：适用于 2.5~18 岁，用于先天性或获得性神经系统疾病儿童的上肢运动功能评定，最主要应用于脑瘫儿童。包括关节活动度、准确度、灵巧性、流畅性 4 个运动质量要素分测试，共有 14 个测试项、30 个评分项。量表具有良好的信度和效度，是一种可以有效评定脑瘫儿童上肢运动质量的工具。

（5）上肢技巧质量评定（Quality of Upper Extremity Skills Test，QUEST）：适用于18个月~8岁痉挛型脑瘫儿童，主要对儿童上肢技巧质量进行评定。包括分离运动、抓握、负重、保护性伸展反射4个计分测试项，手功能分级、痉挛分级和合作性分级3个非计分测试项。量表具有良好的信度、效度，是一种可以有效评定痉挛型脑瘫儿童上肢技巧质量的工具。

2. 感知觉评定

（1）儿童感觉统合能力发展评定量表：适用于3~11岁，由儿童的父母或知情人根据儿童最近1个月的情况填写。分为5个部分，由58个问题组成，其中大肌肉及平衡共14项、触觉过分防御及情绪不稳共21项、本体感不佳及身体协调不良共12项、学习能力发展不足或协调不良共8项、大年龄的特殊问题3项（此项包括对使用工具及做家务的评定，主要评定10岁以上的儿童）。量表具有较好的信度和效度，评分简便，容易掌握。量表中叙述的问题为儿童日常生活出现的现象，父母易于回答，具有较好的可接受性和应用性。

（2）婴幼儿感觉功能测试量表（the test of sensory function in infants，TSFI）：适用于4~18个月，包括5个分测验，分别为深触压反应5项，适应性运动功能5项，视觉-触觉整合5项，眼球运动控制2项，前庭刺激反应5项。测试者可通过阅读测验指导手册来学习使用TSFI，但如将其用于临床决策，还应接受更为深入的培训。

（3）感觉问卷（sensory profile，SP）：适用于0~14岁，用于感觉调节功能评定，按年龄段设计了不同的量表。主要包含三个部分：感觉加工、模块性和情绪行为反应，由家长填写，要求家长就自己孩子对听觉、视觉、前庭和触觉领域感觉输入的反应作出回答。

3. 认知功能评定

主要应用韦氏智力量表（Wechsler Intelligence Scales）对儿童认知功能进行评定，包括韦氏幼儿智力量表（WPPSI）、韦氏儿童智力量表（WISC）。

（1）韦氏幼儿智力量表第4版（WPPSI-Ⅳ）：适用于2岁6个月至6岁11个月。根据年龄分为测验A（4岁以下）和测验B（4~6岁），测验A包括言语理解、视觉空间认知和工作记忆三个主要指数和三个辅助指数。测验B包括言语理解、视觉空间、流体推理、工作记忆和加工速度五个主要指数和四个辅助指数。可分析儿童认知能力的内部差异，为早期教育和干预提供有价值的信息，可广泛应用于临床和研究领域。

（2）韦氏儿童智力量表第4版（WISC-Ⅳ）：适用于6~16岁，由15个分测验组成，包括言语理解、知觉推理、工作记忆、加工速度四个指数。可用于儿童认知功能的全面评定、智力超常和智力落后的鉴别、认知能力强项和弱项的鉴别以及认知能力内部差异分析。

4. 心理及适应性行为评定

（1）文兰适应行为量表（Vineland Adaptive Behavior Scale，VABS）：适用于0~18岁，用于个体适应性和社会适应性评定。包括调查表、扩展表和课堂评定表，每套表均包括交流、日常生活技能、社会交往、动作技能和问题行为5个分测验。扩展表和课堂评定表均有部分条目与调查表相同。调查表用于评定一般适应能力；扩展表用于评定更广泛、更具体的适应行为；课堂评定表用于评定儿童在课堂中的适应行为。该量表采用半结构性访谈法，由受测者的家长、老师或照顾者提供有关的信息，由测验者完成所有条目的评定。

（2）儿童适应行为评定量表：适用于3~12岁，分3个因子和8个分量表，独立功能因子由感觉运动、生活自理、劳动技能及经济活动四个分量表组成，评定与独立有关的行为技能；认知功能因子由语言发展和时空定向两个分量表组成，评定言语功能和日常认知应用技能等与认知功能关系密切的行为技能；社会/自制因子由个人取向和社会责任两个分量表组成，评定个人自律、遵守社会规范等方面行为。量表信度和效度均较理想，适应行为评定较为全面，可较好地鉴别智力发育障碍儿童。

（3）婴儿—初中生社会生活能力评定：适用于6个月至14岁，用于评定儿童社会生活能力，包括独立生活（SH）、运动能力（L）、作业能力（O）、交往能力（C）、参加集体活动（S）、自我管理能力（SD）6个部分。由家长或照顾者填写。量表操作简便易行，费时短，比较适用于筛查适应行为缺损儿童，尤其适用于大规模流行病学调查。该量表涉及适应行为领域和实评内容均较少，难以对儿童适应行为作出全面评定。

5. 发育评定

（1）Gesell发育诊断量表（Gesell Development Diagnosis Scales，GDDS）：适用于4周至6岁，包括适应性、大运动、精细运动、语言和个人社会行为5个领域。其最大特点为重视儿童发育顺序，实施方法也较为简便。

（2）贝利婴儿发育量表（Bayley Scales of Infant Development，BSID）：用于2个月~30个月，确定偏离正常水平的程度，诊断发展迟缓，有助于早期干预措施的制定。由心理量表、运动量表和婴儿行为记录表三部分组成，心理量表包括感知觉准确性、记忆能力、学习、问题解决、语言发展等活动；运动量表包括坐、站、走、爬等粗大动作能力以及用双手操作的技能；婴儿行为记录表，观察记录测验过程中儿童的表现，用来评定儿童个性发展的各个方面，如情绪发展、社会行为、注意广度等。

（二）作业活动能力评定方法

1. 儿童功能独立性评定量表（Weefunction Independent Measurement，WeeFIM） 适用于6个月至7岁正常儿童以及6个月至21岁的功能障碍或发育落后人群，包括运动功能评定和认知功能评定，前者包括自理能力、括约肌控制、转移、行走，后者包括交流、社会认知。量表共18个项目，每个项目从1分到7分计分，得分范围18分到126分。WeeFIM是从实用角度对儿童在独立生活中反复进行的、最必要的基本活动进行评定，具有可靠的信度和效度，对残疾儿童的功能评定、协助制订康复计划和判断疗效均有重要作用。

2. 残疾儿童能力评定量表（Pediatric Evaluation of Disability Inventory，PEDI） 适用于6个月至7.5岁的能力低下儿童以及基本能力低于7.5岁正常水平的大年龄儿童，由功能性技巧、照顾者援助及调整项目三大部分组成，每个部分又分为自理能力、移动能力和社会功能3个方面。评定者可以通过观察儿童的实际操作能力以及询问家长、照顾者有关儿童的能力情况进行评定。可评定儿童功能状态的变化及年龄与功能损伤严重程度之间的关系，能有效评定功能障碍儿童每个领域或能区的损伤情况、判断康复疗效、制订康复计划和指导康复训练。

（三）环境评定方法

根据儿童的功能水平，对其家庭、幼儿园、学校以及社区的环境进行实地考察、评定，并进行相应的辅助技术的应用指导、提出环境改造的建议等，为儿童提供可以利用的社会资源，帮助其融入主流社会，详见本书辅助技术与环境改造章节。

（古月明）

第三节 以家庭为中心的发育障碍作业治疗

一、日常生活活动训练

（一）进食训练

发育障碍儿童常有进食障碍，原因有：坐位平衡差；口腔发育障碍；肌力、肌张力及运动模式、姿势等异常所导致的协调运动障碍；手眼不协调，不能将食物运送至口中；原始反射（如吸吮反射、觅食反射等）不消失或延迟消失等。家长、医生及治疗师要尽早观察发育障碍儿童是否存在进食障碍，做到早期干预。

1. **进食体位与姿势** 可根据儿童年龄和具体情况选择不同的体位：

（1）坐在矫正椅上进食：让儿童坐于后带靠背、前附桌子的矫正椅中进食，桌板和座椅高度要合适，原则是坐在这椅子中，其靠背能抑制儿童头部的后仰，保持躯干和颈部对称，充分发挥上肢的作用（图16-2）。儿童髋关节、膝关节和踝关节屈曲90°，双足与地面保持平行接触。桌子的高度通常取儿童坐位下肩关节外展30°时肘距地面的高度，桌子过高颈部会过度伸展引起误咽，过低则躯干会前屈，进食比较困难。儿童双上肢前伸正好放于桌子上，用前臂支撑身体，以保持躯干稳定；同时，使双上肢在其视野范围内，可增加上肢的控制能力和稳定性。桌边紧靠患者胸部可以减少盘或碗到儿童口部的距离，可在桌子上安装一个扶手供儿童在进食中把持以保持姿势的对称和稳定性。

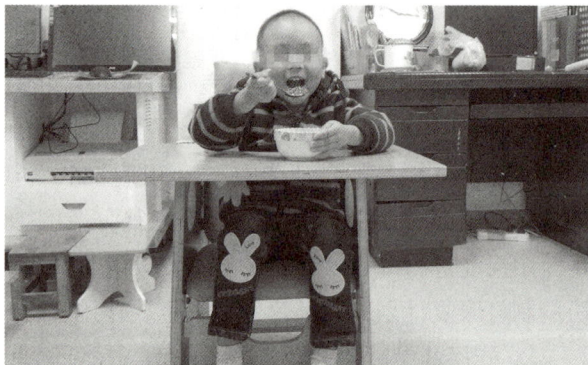

图 16-2 坐在矫正椅上进食

（2）抱坐喂食：儿童不能取上述坐位则采取抱坐喂食。儿童半坐位于家长身上，儿童头部稍向前倾，脊柱伸展，双肩向内收，髋关节屈曲呈90°，且稍分开，膝关节屈曲后应略高于髋关节，双足底有所支撑。为防止儿童头部向后仰，可将双臂向前扶持，向后推儿童的胸部，或者将儿童的头部靠在家长的上肢上。

（3）面对面的进食方法：喂食者应坐在儿童的正对面，儿童可双下肢分开骑坐在喂食者的膝上，后背靠在墙上或三角垫上。用奶瓶喂食时，要鼓励儿童自己拿奶瓶，家长可在儿童吮吸时用手控制其嘴部，并在胸前用力压。

对于较大的儿童，可以坐在有转角的位置上如墙角、三角形座椅。喂食者不应坐在儿童旁边，否则儿童必须转头进食，而转头动作会使儿童对称性姿势丧失，可能引发非对称性紧张性颈反射，转头也会使儿童吞咽更加困难。

对于年龄较大的儿童的姿势不良，不需完全改变异常姿势，控制姿势时一般可从控制颈肩部位开始，以达到减轻恶心和呕吐的目的。

2. **进食动作训练** 上肢功能是进食动作发展的关键，要完成进食动作儿童上肢具有以下能力：可用非利手侧的肘部和前臂能支撑身体，并保持器皿不滑动；利手能握住汤匙；用汤匙能够到器皿中的食物；舀食物；能把舀到的食物运送到口。使用利手的时候还要保持躯干和颈部的对称，以尽量减少联合反应和妨碍对称姿势的非对称紧张性颈反射出现。

（1）儿童从盘中取食送至口中的动作训练：治疗师或家长应坐在儿童身后以便于儿童采用自然的进食动作模式训练，先帮助儿童控制肩部，并协助儿童的前臂外旋，大拇指根部往外转将食物送入口中。

（2）上肢功能较差儿童早期进食训练：可选择黏稠度较大的食物如米糊、稠粥、藕粉羹、土豆泥等，使其不易从汤匙上滑落以代偿因手控制能力差而不能握稳汤匙的问题。

（3）年龄稍大的儿童的进食训练：可用饼干、薯条、馒头、香蕉、水果条（水果切成条块状）等便于抓握的食物进行进食训练。

（4）使用自助具独立完成进食动作训练：如用万能袖带代替手的抓握；选用圆平的、匙柄长而粗的汤匙或者弯柄汤匙；还可选用新型水平汤匙，无论握拿哪个方向，都可保持水平状态，不会把食物倒翻；如果儿童的握拿能力不够好时，可用弹力绷带或套子将其固定在手掌上；用底部有吸盘式防滑垫的饭碗或盘子；使用盘档以防盘中食物洒落。

3. **饮水动作训练** 在训练时抱着儿童喂比较容易。首先使用纸杯或塑料杯比较好，把杯子放在儿童嘴边后轻轻下压，待唇接触到饮料后再将杯子倾斜，倾斜的角度逐渐增大，当儿童的双唇闭合时是其吞咽阶段，水杯可以离开嘴唇，当其喝水动作逐渐熟练之后，杯子不离开嘴唇也能进行连续两次或更多次的吞咽（图 16-3a）。

训练开始可选用黏稠的食物，如米糊、稠粥、酸奶、蛋羹等，有助于控制液体外流，且有助于防止由于液体流速过快，儿童不能有效控制吞咽动作而产生的呛咳。肌张力异常儿童若从普通的杯子中喝水，则其头部后仰的动作会引发非控制性的躯干后伸、僵硬而产生呛咳，因此，这类儿童在饮水动作训练时，应采用带缺口的杯子，由于儿童不能控制一次饮水量，应在杯子里只放少量的水；由于反复使用吸管会引起唇周肌过度紧张，所以当儿童不能用杯子喝水时也应尽量避免使用吸管喝水；使用双耳杯可通过双手握持增加稳定性，保持饮水姿势的对称性（图 16-3b）。

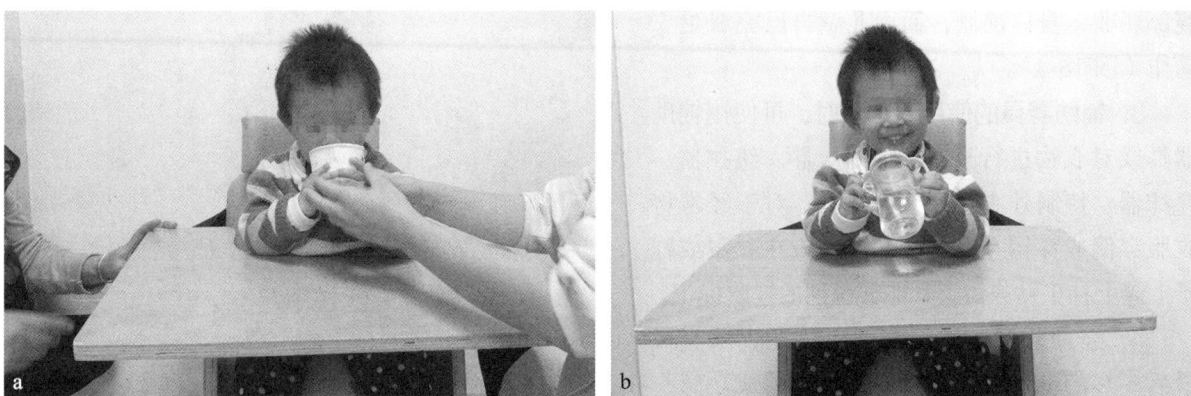

图 16-3 喝水
a. 用纸杯或塑料杯喝水；b. 用双耳杯喝水

4. **口部控制法** 对口部的控制即是对口腔器官功能的调节，控制方法是通过固定下颌，轻压舌根部等方法间接地调节舌的功能。具体方法有两种。

（1）从儿童的头后方调节口腔功能，手从儿童的后头部伸向儿童的面颊部，大拇指放于儿童的下颌关节，示指放于下颏与下唇之间，中指放在颏下，肩部及前臂在儿童的后头部予以支撑，同时控制头部的姿势。

（2）从正面，将左手拇指纵向地抵在儿童下颏与下唇之间的部位，示指放于儿童右下颌关节，防止其颜面扭向一侧，然后将中指、无名指弯曲过来放于儿童下颏部的下方。

上述两种方法是通过拇指的活动来控制口的闭合，向上轻推可促进闭口，向下稍用力可诱发儿童张口，与此同时还可以抑制下颌骨的前突。颏下的三个手指可抑制下颌骨的退后。训练时手法要轻柔，要根据儿童的反应来调整压迫的强度与范围。

值得注意的是，目前在我国广大儿童家长对进食障碍及其危害尚无充分认识。部分家长对儿童进食采取过度的保护，以喂食代替儿童独立进食，结果导致儿童因完全依赖他人而形成对进食方面的认知能力的障碍，进而引起社会性的认知与统合的障碍，影响儿童全身心的发育。所以要对家长予以指导，使之充分认识改善儿童的进食障碍的必要性及方法，更要使家长了解儿童进食过程中的相关问题及应采取的相应对策，防止异常进食模式的恶化。

（二）更衣训练

发育障碍儿童由于不同程度的运动或认知功能障碍，穿、脱衣物的功能发育常落后于正常儿童，而家长的过度替代会更加影响儿童独立更衣能力的发育。

1. **更衣前的准备**　加强儿童对自身肢体、衣服、裤子、鞋、袜等基本认知训练；选择适合的衣服，如选择袖口和领口宽大、拉链圆圈大的、前部带有图案的衣服，可协助儿童辨认衣服的前后左右，选择裤腿宽松、带松紧带的裤子，易于儿童自己穿脱。

2. **更衣体位**　首先帮助儿童选择最容易穿脱衣服的体位，即最能缓解痉挛、最易自我控制四肢的体位，然后慢慢地由最容易的体位，发展到最实用的体位。

（1）在协助肌张力增高儿童更衣时，可采用侧卧位或让儿童俯卧在家长的双腿上。也可让儿童采取坐位，平稳安全，活动灵活，便于站起。

（2）对坐不稳的儿童，家长或治疗师应从后方固定儿童的躯干和双下肢，以帮助其保持髋部屈曲，身体前倾，而由儿童自己完成更衣动作（图16-4）。

3. **辅助器具的使用**　必要时，可使用辅助器具或对衣物进行改良，如更衣器、纽扣器、穿袜器、特制外衣纽扣、鞋拔等，对于经常将衣服穿倒或穿错左右鞋的儿童，应在衣服或鞋子上缝上补丁贴或做上其能够识别的提醒标记。

4. **鼓励儿童主动更衣**　应让儿童从完成最后一步的动作做起，以使儿童获得成功感，从而提高对更衣训练的兴趣。可将更衣动作分

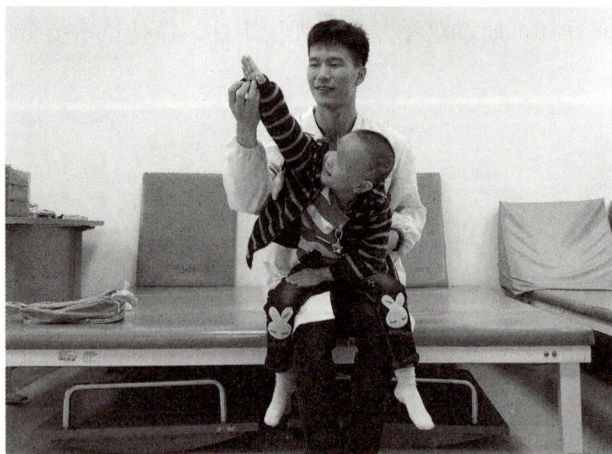

图 16-4　更衣体位的选择

解成多个小的步骤，一步步地教会儿童去做，鼓励儿童自己动手，同时要给他足够的时间，避免催促，给予鼓励。

（三）如厕训练

正常儿童进行如厕训练的年龄受地区、习惯、穿着衣服类型、家庭帮助程度等因素的影响而各不

相同，但 2 岁至 2 岁半时，多数儿童能在白天控制大小便，通过训练能保持衣裤的清洁和干燥。

1. **如厕体位的选择**　儿童必须具备头部和躯干控制能力，能用臀部坐住，膝部弯曲并分开，两脚平贴于地面独立坐于便器上，肩与上肢尽量向前。适当的排便体位将有助于如厕训练取得成功。

2. **合理使用便盆**　应选用具有稳定性的便盆，便盆的坐面与臀部紧密接触，后面有支持物，儿童坐于上面两足正好着地。也可将便盆置于木盒内、三角椅内或墙角，前面放置固定木棒，儿童可以扶持，可有效地帮助儿童保持双肩及双臂向前，髋部屈曲，提高其坐位下的稳定性和安全性。也可采用高度可以调节的椅子型便盆。

3. **独立如厕训练**　让儿童用一只手抓握栏杆，另一只手脱下裤子，身体慢慢下移，坐于便盆上，完成排便动作。对于站立困难的儿童，可以训练其用膝立位独立完成排便动作。为了方便儿童完成这些动作，便盆应放在儿童附近，卫生纸也要放在儿童伸手可及的地方。便盆附近可以放一张桌子，墙上可以安装一个扶手，以方便儿童支撑和穿脱裤子。

（四）洗漱训练

洗漱训练包括刷牙、洗手、洗脸、梳洗头发、洗澡等。正常儿童 6 个月洗澡时开始玩水；1 岁洗澡时和成人合作；1 岁半能用毛巾抹嘴，在辅助下洗手及抹手；2 岁能模仿用梳子梳头，洗脸及洗手时和成人合作，自己能抹脸及手；2 岁半能在指导下抹鼻子，在指导下开关水龙头、在帮助下洗澡；3 岁在帮助下刷牙；3 岁半能自己洗脸、洗手及抹手，在指导下刷牙。

1. **梳洗训练**　先让儿童知道头、面、五官等身体各个部分的名称、位置以及方位如前后、上下、左右，熟悉常用的梳洗用具如牙刷、梳子、毛巾、香皂等并知道如何使用，再训练儿童上肢的活动和控制能力，特别是手部的抓握和精细控制能力。

2. **沐浴训练**　在沐浴前让儿童认识自己身体的部位并触摸自己的身体，再教儿童洗手、脸、胸、腹等，最后过渡到洗背部，洗背部较难做到，可让其使用长柄刷来洗背部。对于恐惧洗澡的儿童，可安排一些水中游戏活动，如在浴缸中放一些浮于水面的玩具等，使其在娱乐中慢慢适应。可根据具体情况制作一些辅助器具，如防滑垫、洗澡用手套等。

（1）辅助沐浴训练：对于年龄较小、不能维持坐位、手功能极度低下的儿童，在完成沐浴动作的过程中需要他人辅助。

（2）独立沐浴训练：对于平衡能力和手功能尚可的儿童，可在浴盆周围安装扶手及特殊装置，训练独立洗浴；可使用四脚带有吸盘的小凳，儿童坐的部位可放上毛巾或胶皮垫子；也可用悬挂固定的供儿童坐的洗浴用具以及能调节高度的洗澡椅。

（五）其他日常生活活动

除了以上日常生活活动训练外，还有其他日常生活活动，包括床上活动、转移动作、个人洗漱、社交与学习能力、使用交通工具能力等。

二、精细运动功能训练

（一）手功能训练

1. **训练时的体位**　坐位是比较方便手部活动的体位，如果儿童躯干控制能力较差、不能自己坐稳或坐的时间太短，或需要双手抓握保持坐姿，在儿童进行手功能训练时，需首先进行坐位平衡与保持良好坐姿能力训练，或提供儿童适当高度的座椅和桌子，使其双脚平放在地上，髋、膝、踝关节都保持在90°。必要时可以在大腿和小腿处加带子固定，保持儿童的下肢不动，增加身体的稳定性，以保持良好坐姿。同时鼓励双手放中间，增加手部注视，增强儿童用手意识。

2. 手的感知觉训练

（1）手的感知觉功能特点：手的感知觉功能发育与手的动作发育密切相关，新获得的动作技能与越来越精确的感知觉功能在彼此不断发育过程中相互影响。

（2）训练方法

1）以不同质感、不同温度的物件刺激儿童的手，如用毛刷、毛巾等从掌心刷至手指（图16-5a）；或用电动牙刷、电动按摩器、冰袋或温水袋刺激手部。

2）选择日常生活中使用的物件，让儿童通过触摸，识别物体的形状、大小、质地、温度等（图16-5b）；或将玩具藏匿于沙堆中，让儿童找出指定玩具。

3）盒中取物：将大小、质地不同的玩具（如小汽车、娃娃等）放进盒中，在盒子上开一个洞，让儿童把手伸进盒子中触摸玩具，当玩具拿出时，治疗师告诉儿童玩具的质地如何，比如粗的、细的、软的、硬的等（图16-5c）。

3. 抓握动作训练

（1）尺侧抓握训练：治疗师伸出一个手指，或一个带柄的玩具、一根长条状食物，训练儿童用尺侧抓握，然后鼓励儿童松开。

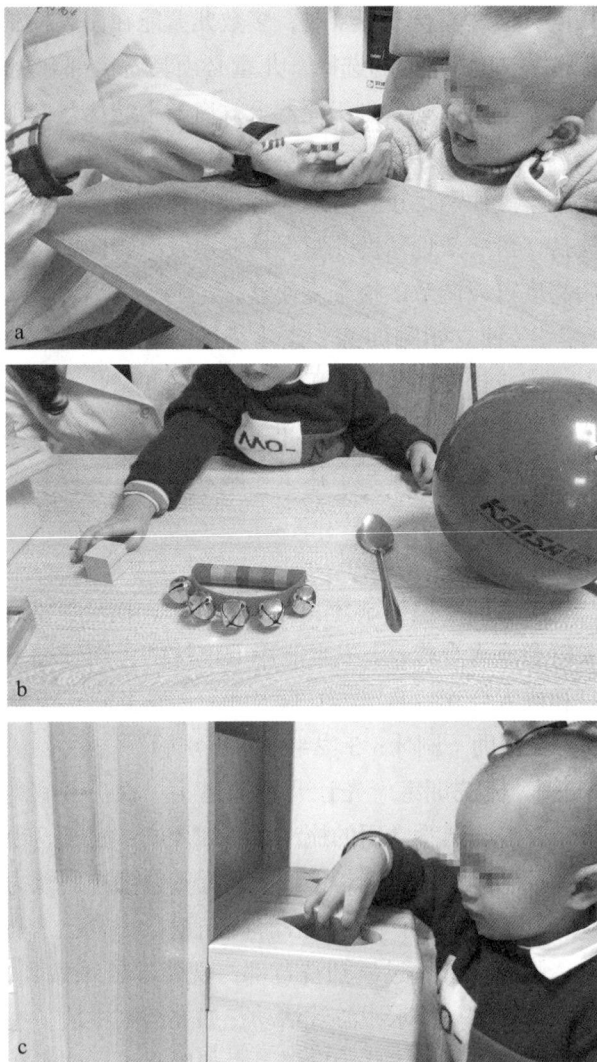

图16-5 取物
a. 用毛刷刺激手掌及手指；b. 触摸不同形状、大小、质地、温度物体；c. 盒中取物

（2）全手掌抓握训练：当能完成尺侧抓握后，取一花铃棒或一个绒球，训练儿童全手掌抓握，让儿童把花铃棒或绒球放入另外的容器中，或让儿童与小朋友一起做传接玩具的游戏。必要时帮助儿童打开手掌，或帮忙抓住。

（3）桡侧抓握训练：桡侧抓握在日常生活中运用非常多，如写字、翻书、按遥控器等。

1）三指捏训练：用捡豆子游戏训练儿童用拇、示、中指抓握训练。

2）拇、示指指腹捏训练：给儿童一支底部带有黏性的笔，让儿童拇、示指指腹对捏握笔粘纸。

3）拇、示指指尖捏训练：捏取一些非常小的物体可采用此方法比如捏牙签、头发、绿豆等（图16-6）。

当儿童的手指、手掌各个动作都可完成，仅灵活性还较差时，可在日常生活中利用一切可利用的物体来引导儿童亲自去摸、捏、抓。凡是儿童能自己动手做的事，如更衣、进食、洗漱等，一定要强化儿童自己独立完成。

（二）视知觉功能训练

1. **走迷宫、图画捉迷藏** 给儿童做大量的迷宫练习，训练儿童的视觉浏览、视觉追踪等能力（图 16-7a）。

2. **找不同** 给出两幅略有差别的画，让儿童找出不同之处，或找两个水果（如苹果和桃子），看看两个水果有什么相同与不同之处，要从颜色、大小、轻重、味道、形状等多个方面进行比较（图 16-7b）。

3. **找数字** 给出几组较长的、容易混淆的数字或汉字，要求快速找出其中的不同数字等。

4. **涂颜色** 一幅有色图形，一幅无色图形，让儿童对应涂色。

5. **追视** 拿一个球或电动玩具分别作水平移动、垂直移动、斜向移动、曲线移动、螺旋式移动，让儿童用眼睛追踪。

6. **拼图** 拼七巧板，从易到难，指导儿童辨别相应的七巧板图形，拼出多种七巧板图案（图 16-7c）。

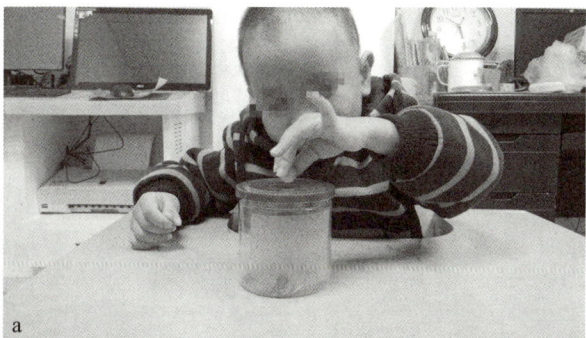

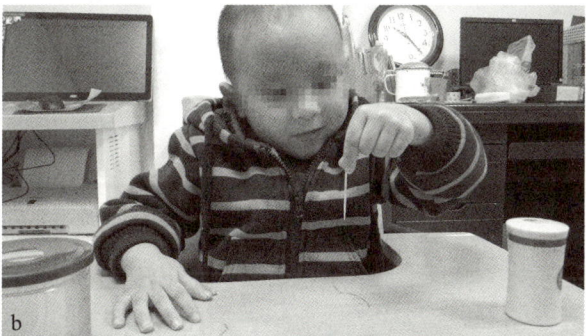

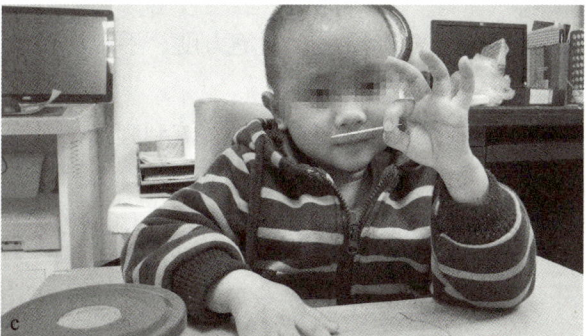

图 16-6 抓握
a. 三指捏训练；b. 拇、示指指腹捏训练；c. 拇、示指指尖捏训练

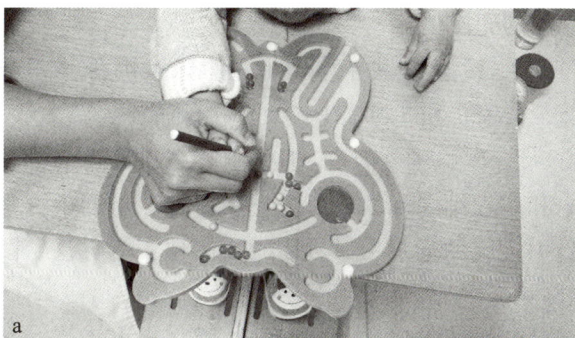

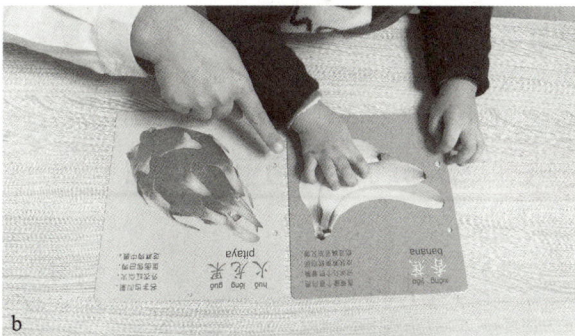

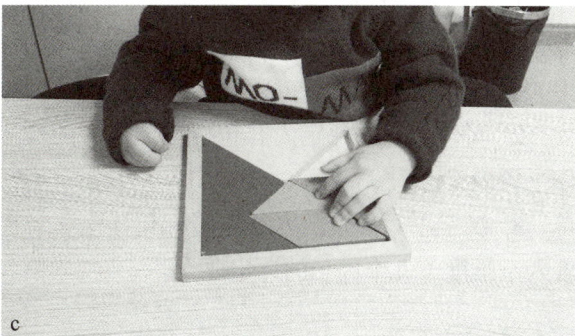

图 16-7 视知觉功能训练
a. 走迷宫；b. 找不同；c. 拼七巧板

此外，还有找线头、连连看、看物记忆等游戏，可以交替进行训练。

（三）手眼协调能力训练

手眼协调能力发育是精细运动能力发育的关键，可采用以下的方法进行训练。

1. **打地鼠**　打地鼠是一款既简单又充满乐趣的游戏，可根据儿童的发育水平调节不同的速度和难易等级。

2. **捏蘑菇钉**　给儿童一些色彩鲜艳的小蘑菇钉，让其用拇指和示指捏起，拼出不同的图案，还可以增加难度，根据要求拼图（图 16-8a）。

3. **池中捞鱼或钓鱼训练**　池中放置不同颜色和种类的玩具鱼，让儿童手持磁铁鱼竿钓鱼，或用小网兜捞鱼。

4. **投篮**　用可升降儿童篮球架训练儿童投篮，或家长和儿童取坐位玩抛接球游戏。

5. **串珠子**　准备一些穿孔较大的彩珠、小积木和一根细绳，家长可以先用串好珠子的手链来吸引宝宝的注意力，然后教其串珠子的方法（图 16-8b）。

此外还有搭积木、捏橡皮泥、水果切切乐、折纸游戏等，也可很好地锻炼儿童的手眼协调能力（图 16-8c）。

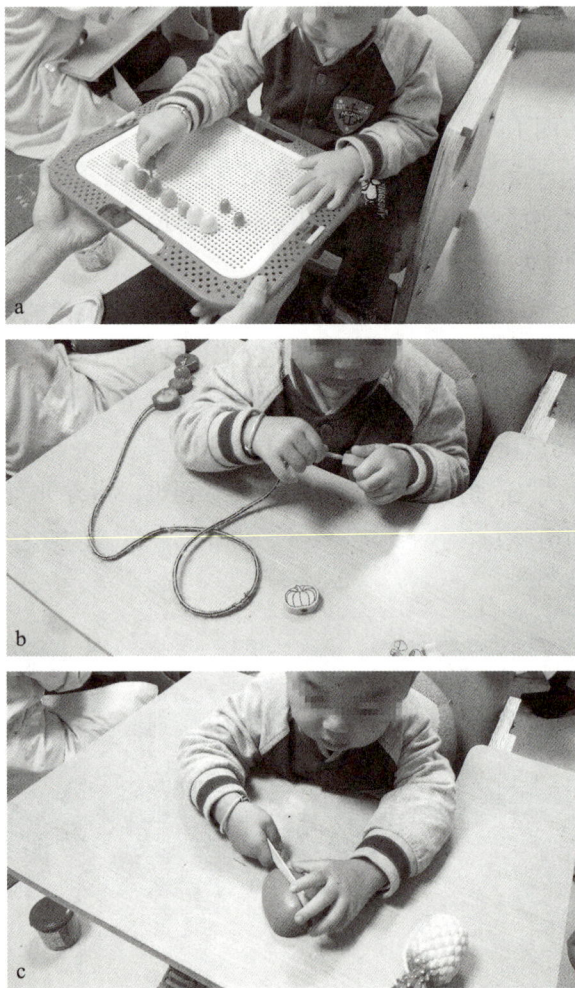

图 16-8　手眼协调能力训练
a. 捏蘑菇钉；b. 串珠子；c. 水果切切乐

三、书写前准备与书写技能

（一）书写评定

包括语言、记忆、注意、阅读、运动和感觉功能评定。

1. 写字质量的评定内容包括书写速度、书写可读性、书写笔迹风格、握笔力度、手眼协调能力、元语言意识以及写作障碍儿童的书写语言能力研究。

2. 写作质量的评定内容包括写作能力的构建、工作记忆能力、阅读能力、抄写流利程度以及写作干预模式。

3. 汉字书写质量的六维度指标包括坐姿、握笔姿势、笔顺笔画、用笔力度、汉字结构、书写速度六个维度十九个因子的评定要素。

（二）书写技能训练

1. 感知技能训练

（1）对儿童进行手功能、手部力量、视知觉、手眼协调活动训练等，可参考本章中手功能训练内容。

（2）"轻松书写"（handwriting without tears）：适用于中文的书写练习，可以指导儿童快乐轻松地学习书写汉字。

1）开始时允许儿童先用电脑短期替代手写。

2）写字前先让儿童了解和熟悉汉字的基本笔画，比如点、横、竖、撇、捺等，也可先教儿童认识一些简单的中文字，如"一、二、三、四、五、六、七、八、九、十、百、千"等，并让儿童说出每一个字的基本笔画。

3）用面团或橡皮泥等制作简单的字，或用木条拼字，练习书写笔画和字。

4）指出错别字，将正确的字特别写一张提示条并贴在桌面上，让儿童在写字板上反复训练易写错的字。

（3）利用书写辅助用具

1）加粗笔，用于手抓握功能不佳者。

2）免握笔，用于手指不能对掌或手腕灵活性欠佳者。

3）电脑输入辅助器具。手指灵活性欠佳者可用敲键棒，腕关节可屈曲或尺偏者可用手棒，上肢功能严重障碍者可用头棒或口棒；手功能障碍者可用改装键盘，有单手输入键盘、加大键盘等；手功能障碍者可用改装鼠标，有追踪球式鼠标、摇柄式鼠标、吹吸口控鼠标等。

2. 综合治疗

（1）协助解决课堂问题：①将触觉防御儿童安排在教室角落，减少与其他儿童肌肤相碰；②听觉分辨困难的儿童坐在靠近讲台的位置；③为持笔困难的儿童添置合适的握笔辅具；④为躯干控制能力不足、需要本体觉刺激的儿童提供独脚凳或巴氏球代替普通椅子以提高注意力等。

（2）感觉统合治疗：如听觉防御者避免在学校食堂吵闹环境进餐；注意缺陷多动障碍者利用课间休息时间蹦床；手眼协调障碍者利用体育课进行球类活动训练等。

（3）帮助获得和运用代偿学习策略：如用荧光笔或尺子辅助抄写和阅读；用电脑写作；用计算机做数学题；用收音机、摄像机记录课堂内容和要求；用语音合成器改善说话能力。

（三）书写注意事项

需保持正确的书写姿势、正确的执笔方法，学习基本笔画的写法，注重描红、学习分析字形等，在儿童开始练习写笔画和写字时，需要手把手地教，把每一个基本笔画和字重复写一至两行，然后再让儿童独立练习。

四、 游戏

每个儿童都享有游戏的权利，需将游戏贯穿于发育障碍儿童的日常生活及康复治疗中。

（一）游戏的分类

目前，已被广泛接受的游戏分类方法以儿童生长发育中出现明显的重要变化为分界线，并以儿童年龄发展特征为依据划分儿童游戏的类型。

1. 按认知发展分类分为感觉运动游戏、象征性游戏、结构游戏、规则游戏。

2. 按社会性分类分为偶然游戏、单独游戏、旁观游戏、平行游戏、联合游戏、合作游戏。

3. 按游戏的目的分类分为创造性游戏、教学性游戏、活动性游戏。

4. 按游戏的内容分类分为模仿游戏、探索游戏、尝试游戏、造型游戏。

（二）游戏的评定

首先了解儿童显示出的兴趣是什么？使用什么样的游戏方法？从这些信息可以推测出儿童所处的游戏的阶段。通过游戏的评定，可以了解儿童的最高能力以及手的功能、认知功能、对人关系等。

1. 游戏的发育水平 不参与、感官操作、旁观者、平行接近等。

2. 在游戏中的表现

（1）与同伴游戏的典型模式：孤立、被动、主动、其他。

（2）儿童在游戏中的沟通方法：是否有明显的沟通意图、要求物品或协助、宣告或发表意见、脸部表情、眼神凝视和交流、身体接近和触摸、手势、语调和发声等。

（3）儿童的游戏偏好：游戏兴趣、游戏素材、与游戏素材的互动、游戏活动、游戏主题、游戏同伴的选择等。

（三）发育障碍儿童的游戏治疗

1. 肢体功能障碍儿童的游戏治疗 可设计改善儿童肢体障碍的游戏，促进儿童正确的控制上肢来完成游戏活动。

（1）追球游戏：儿童俯卧位排成一排向前追球，可腹爬、四爬、高爬，可提高儿童的爬行能力、支撑能力、躯干控制能力。

（2）投球游戏和面对面抛接球游戏：可改善上肢上举功能，提高肩肘关节的屈伸运动及双手协调运动能力。

（3）拍手游戏：引导儿童根据儿歌节奏，把小手举起来、藏起来、抱起来、拍拍肩，通过双上肢及手的运动，达到肩关节、肘关节、腕关节、掌指关节的关节活动训练，提高协调运动能力及灵活性；踢球（沙包、毽子）游戏，在坐位或站位踢沙包，远者为胜，可提高下肢运动能力，增加股四头肌肌力。

2. 感知觉障碍儿童的游戏治疗 对于此类儿童，应尽量创造条件，使他们能够观看游戏，发展其动手操作能力，使其多种感知觉的协调发展。

（1）视知觉游戏：可选择走迷宫、图画捉迷藏、找不同、找数字、涂色、拼图、连连看等游戏，具体游戏方法参考本章视知觉功能训练的内容。

（2）听知觉游戏：可将儿童平时最喜欢有声玩具藏匿在房间，让儿童试着寻找；可教儿童辨认他人发出的不同声音，如要求儿童模仿家长拍手、跺脚的声音等，同时分辨声音的不同；还可播放日常生活中常听到的声音，如汽车喇叭声、电话铃声、各种常见动物的叫声等，给儿童反复听，教儿童进行辨认。

（3）触觉游戏：包括用不同质感、不同温度的物件刺激儿童的手，让儿童通过触摸识别不同玩具的形状、大小、质地、温度，盒中取物等，可参考本章手的感知觉功能训练的内容。

（4）嗅觉游戏：可组织以"闻一闻"为主题的游戏，提高他们的嗅觉识别能力。游戏可选择食物，可以是非食物，也可以是液体、固体物质。如准备几种水果，苹果、香蕉、草莓、榴莲等，让其闻一闻味道并记下，接着让其闭上眼睛通过嗅觉识别出这几种水果，或把水果打成果汁分别放在不同瓶子中，让儿童闻一闻味道，分辨其不同。

（5）味觉功能训练游戏：可组织以"尝一尝"为主题的游戏，提高他们的味觉识别能力。游戏可选择食物，可以是非食物，也可以是液体、固体物质，还可以把两种感觉综合起来进行游戏。如准备几种不同口味的水果糖，咖啡味、草莓味、哈密瓜味等，让儿童分别尝一尝味道并记下，接着让其闭上眼睛通过味觉识别出这几种水果糖。

（6）认识空间位置关系的游戏：可选择小丑套塔、马卡龙积木、多孔配对智力盒、几何形状积木小火车等游戏，使儿童了解物体的空间结构，明白空间位置的关系，同时更好地控制上肢的稳定性与协调性（图16-9）。

（7）模仿游戏治疗：可选择搭积木、跳圈圈、吹泡泡、吹气球、捏橡皮泥、画简笔画、模仿动物叫声、拍手唱儿歌、穿脱衣服鞋袜等。

3. 社会情绪和行为障碍儿童的游戏治疗

（1）象征性游戏：可利用小玩具做一些短小而带有情节的象征性游戏，让儿童在游戏中约束自己的行为，例如让儿童戴上不同的人物或动物面具表演节目，或通过"过家家"的方式，引导儿童模仿大人打电话、照顾小宝宝等，丰富儿童的经验。

（2）角色扮演游戏：让儿童扮演不同的职业角色，如医生、警察、老师、厨师、消防员等，使其开阔视野，在游戏中培养职业理想（图16-10）。

（3）合作性游戏：可选择丢沙包、躲猫猫、跳橡皮筋、老鹰抓小鸡等游戏，也可选择经典的团体沙盘游戏。每一位儿童的社会经验都将不自觉地运用到游戏中，他们在游戏中协调、配合、学习与他人合作、互助、分享以及解决困难的途径，起到改善情绪、行为和适应问题。

（4）规则游戏：可通过竞赛游戏的方式发展儿童规则游戏水平，如丢手绢、躲猫猫、水盆中寻宝、运球接力赛、切食物大赛等游戏，通过创设情景，从而使其在遵守游戏规则中学会控制自身情绪情感等，学习礼貌、谦让、关心他人等良好品质，提高儿童社会交往能力。

（5）与小朋友的游戏比赛：组织一些游戏比赛，使儿童体会到集体游戏的乐趣，如搭积木比赛、钓鱼比赛、踢毽子比赛、袋鼠跳比赛等游戏。这类游戏侧重儿童运动能力、认知功能和社会交往能力，为儿童发展社会交流创造了机会，并为儿童参与社会活动提供了条件，促进其身心健康发展。

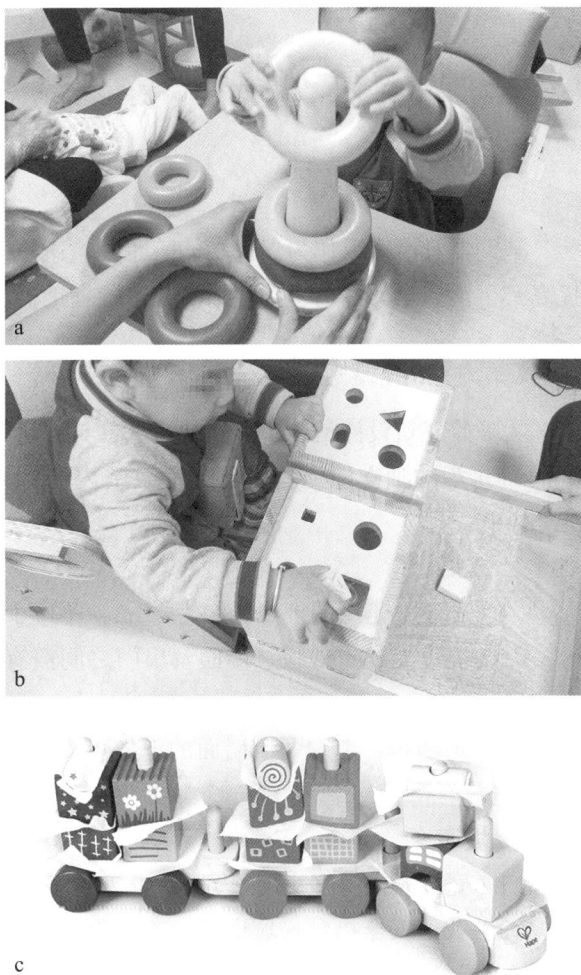

图 16-9　游戏治疗
a. 小丑套塔；b. 多孔配对智力盒；c. 几何形状积木小火车

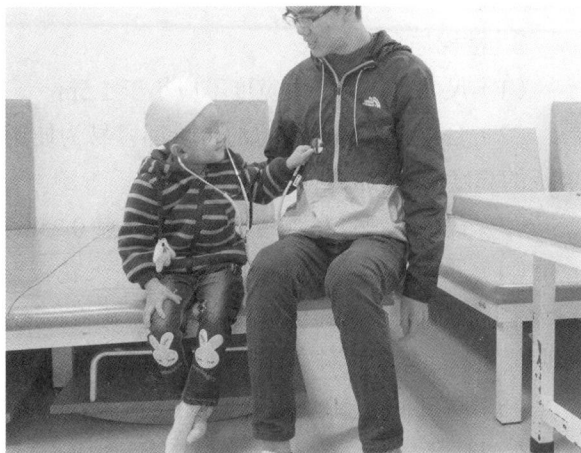

图 16-10　角色扮演游戏

五、 辅助器具与环境改造

（一）辅助器具

辅助器具既可以作为促进功能障碍儿童康复的工具，也可以作为生活、学习、游戏的辅助工具，提高其生活质量。可用于发育障碍儿童的辅助器具种类繁多，具体内容参考本教材辅助技术章节。

（二）环境改造

无障碍建筑设计是一个完整的系统，具有可达、可进、可用的特点，并且安全舒适，能够提升发育障碍儿童的独立能力。以下环境改造内容针对儿童设计，其他环境改造可参考成人的环境改造方案。

1. 走廊

（1）宽度：走廊的理想宽度为 2.2m，不应少于 1.5m。

（2）亮度对比：地板、墙面及房门之间需有不少于 30% 的亮度对比，以便清晰辨别地板、墙面及门扇。

（3）护墙板：走廊两侧墙面的下方可安装高度约 0.35m 的不锈钢护墙板，以防止轮椅碰撞造成墙面破损。

2. 坡道

（1）宽度及倾斜度：理想宽度为 2.2m；理想倾斜度为 1：16 至 1：20 之间（以 1：20 最为理想）。

（2）坡道安全挡台：坡道两旁（扶手栏杆下端）宜设高不小于 5cm 高的坡道安全挡台（建议尺寸为 10cm 高、9cm 宽），以防止轮椅溜出边缘之外。

（3）提示盲道：坡道的顶部、底部及平面道，都须铺设提示盲道。提示盲道的长度应与坡道的度相对应，提示盲道的宽度应为 0.3m 至 0.6m。

（4）坡道与公路的连接处：连接至室外行车道的坡道，须注意其通行方向与行车方向应平行，不能垂直。

3. 楼梯与台阶

（1）尺寸：楼梯梯段宽度不应小于 1.5m。

（2）台阶：太窄或太宽的台阶都容易为使用者带来危险，梯级竖板之间踏板宽度为 0.3m，梯级竖板的高度为 0.13m。

（3）提示盲道：在距踏步起点与终点 0.25m 至 0.3m 处，应设提示盲道。

（4）照明：照明系统不应只安装在天花板上，以免使用者下楼梯时，本身的影子投射在前面的梯级上。需用较浅色的梯级及墙壁、天花板，配以较深色、有亮度对比的突沿、触觉警告带及扶手，照明度更高，效果更佳。

（5）防滑：楼梯地面必须使用防滑材料，不论在干或湿的情况下均须具备良好的防滑功能。

4. 扶手

（1）扶手外直径：5 岁以下儿童使用的圆形扶手，建议外直径为 2.5cm；5~12 岁儿童使用的圆形扶手，建议外直径为 2.5~3.2cm。

（2）扶手高度：儿童使用的扶手，应安装在坡道面层或楼梯踏步小突沿之上 51~71cm。而为了减少被夹的危险，两个扶手之间的距离应至少有 23cm。扶手的设计标准为：主扶手高 90cm（扶手直径为 3.2cm），次扶手高 65cm（扶手直径为 2.5cm）。

（3）负重：扶手及托件应安装牢固，其任何一个支点都应能承受 100 千克以上的重量。

（4）安装位置：起点与终点处延伸应大于或等于 30cm。

5. 卫生间

（1）洗手池：应安装不同高度的洗手池以方便不同高度的儿童使用。洗手池的不同高度：①用于 4 岁儿童的洗手池建议高度为 50~55 厘米；②一般高度使用的洗手池建议高度为 72cm；③使用轮椅儿童的洗手池建议高度为 82cm。

（2）水龙头：如安装在洗手池的边缘或台面上，它与裙板前端的距离不应超过 36cm。

（3）镜子：为方便使用轮椅儿童，可于洗手池上方安装倾斜的镜子。

（古月明）

第四节　作业治疗在儿科疾病中的应用

一、脑性瘫痪的作业治疗

脑性瘫痪（cerebral palsy，CP）简称脑瘫，是一组持续存在的中枢性运动和姿势发育障碍、活动受限症候群，这种症候群是由于发育中的胎儿或婴幼儿脑部非进行性损伤所致。脑性瘫痪的运动障碍常伴有感觉、知觉、认知、交流和行为障碍，以及癫痫和继发性肌肉骨骼问题。

脑瘫作业治疗的目的是在一定的环境中，以感觉、运动、认知和社会心理技能为基础，针对儿童在日常生活活动、游戏、上学三方面的能力进行干预，以解决其在生活、学习中所遇到的困难，促进功能独立性和适应社会能力的提高，帮助其参与社会、融入社会。

应根据脑瘫儿童的年龄，发育水平，身体功能与身体结构、活动与参与以及环境情况等特点完成作业评定、预期目标设定、作业治疗方案制订、作业治疗的实施、再评定等作业治疗过程。

（一）常用作业评定方法

1. 发育评定可用正常发育量程碑，也可用发育评定的量表盖泽尔发展诊断量表（GDDS）、贝利婴儿发育量表等。

2. 小儿脑瘫上肢功能评定　脑瘫儿童手功能分级系统（MACS）；Peabody 运动发育评定（PDMS-2）；Carroll 手功能评定（Upper Extremity Function Test，UEFT）；Melbourne 单侧上肢评定量表；上肢技巧质量评定量表；偏瘫儿童手功能评定。

3. 感知觉评定　日常生活中的异常行为表现，临床观察或使用感觉统合训练器材评定，标准化工具评定如儿童感觉统合能力发展评定量表、婴幼儿感觉功能测试表（TSFI）。

4. 认知功能评定　常用的量表有韦氏智力测验、Peabody 图片词汇测验、瑞文标准推理测验等。

5. 心理行为评定　文兰适应能力量表（VABS）、婴儿 - 初中生社会生活能力评定、儿童适应行为评定。

6. 日常生活活动能力评定　儿童功能独立性评定量表（WeeFIM）、儿童能力评定量表（PEDI）、脑瘫儿童日常生活活动能力评定表。

7. 环境评定　家庭环境评定、社区环境评定。

（二）常用作业治疗方法

要按照由简到繁、由易到难、循序渐进、寓训练于娱乐与游戏中的原则合理选择作业治疗方法。

1. **保持正常姿势，促进姿势发育**　按照儿童发育的规律，通过包括游戏在内的各种作业活动训练、辅助器具的应用，促进儿童俯卧位、仰卧位、坐位、立位姿势的发育与保持。

2. **促进上肢功能的发育**　手功能发育不仅与头的控制、肩胛带稳定、头部与躯干和骨盆的正确姿势、手与腕的姿势有关，而且与视觉、知觉、认知的发育相关。通过应用各种玩具、辅助器具，以游戏的形式促进儿童正常的上肢运动模式和视觉协调能力。

（1）促进上肢粗大运动功能发育的活动：促进手臂与肩胛带的动作分离；增加肩胛带的自主控制，提高上肢的稳定性；诱发肘关节伸直；训练坐位平衡，诱发保护性伸展反应；诱发手到口的动作；诱发双手在中线上的活动。

（2）促进精细运动功能发育的活动：手把握训练；使整个上肢有更好控制的感觉性活动；使手和手指有更好控制的感觉性活动；拿起物体的训练放下物体的训练；促进手抓放物体及手眼协调的活动；用于手指分离性运动控制的活动；可做手工、制作玩具、折纸等手功能训练；与日常生活活动相结合的活动：如用勺或筷子进食，洗脸、刷牙、梳头，拉拉链、扣纽扣、系鞋带等。书写练习，笔杆可以由粗到细。

3. **改善及促进感知觉及认知功能发育**　可用玩具、游戏等方法进行视觉刺激、听觉刺激、触觉刺激和本体感觉刺激；辨认身体各个部分，描述身体各部位的功能，进行与某个部位有关的功能活动（图 16-11）；进行以儿童身体为准的方位辨别、任意物体间的方位辨别、方向辨别、准确估计空间距离等空间知觉训练；帮助儿童理解早晨、中午、晚上，今天、明天、昨天等时间知觉；结合生活中的实物或玩具，采用看、触摸和对比的方法，进行圆形、方形、三角形等形状辨别训练；联系衣服、玩具、食物等实物，从红与白或黑与白两种颜色开始进行颜色辨别、在分辨出 4 种颜色后进行颜色命名训练；可采用视跟踪、形状辨别、删除字母、听认字母、重复数字、词辨认、听跟踪等方法进行注意力训练；可通过认物认图、取物品，快速看图说物品名称，识字，背儿歌及传话游戏，听记不连贯的数字，听记并学各种动物鸣叫声等进行短时记忆能力、长时记忆能力训练；进行其他提高智力水平的训练：模仿画线、搭积木、拼图、橡皮泥、珠子画、大小识别、形状识别等。

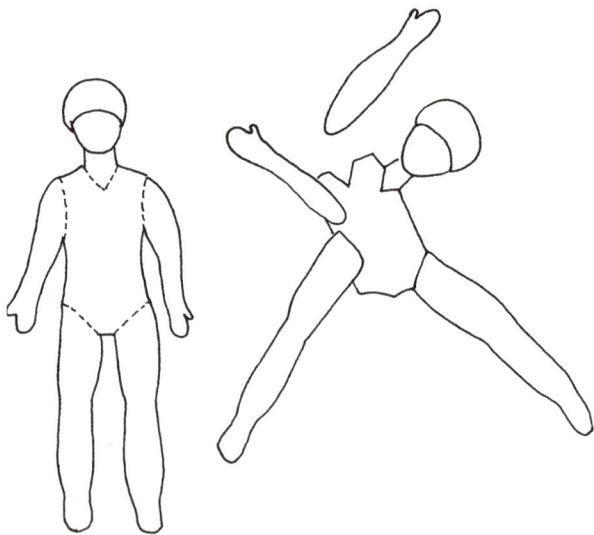

图 16-11　身体部位辨认练习

4. **促进情绪稳定和提高社会适应性**　脑瘫儿童的身体功能障碍导致活动范围受限，与同龄儿童接触、游戏的机会少，多以自我为中心，情绪常不稳定，将来常不适应工作和社会环境。因此应注意从婴幼儿期开始调整其社会环境，通过游戏、集体活动来促进脑瘫儿童的情绪和社会性的稳定。

5. **书写前准备和提高书写技巧**

（1）书写前准备一般可分为三个阶段：掌握和运用书写工具的肌肉运动训练、建立字母符号的视觉—肌肉感觉印象和书写的肌肉运动记忆、拼字练习。

（2）书写技巧训练：包括手的非操作功能与精细操作功能训练；手的力量训练；视知觉训练；手眼协调功能训练；利用书写辅助器具，如手抓握功能不佳儿童可用的加粗笔，手指不能对指或手腕灵活性欠佳儿童可用的免握笔，敲键棒、手棒、头棒或口棒、改装键盘、改装鼠标等电脑输入辅助器具。

6. 提高日常生活活动能力

（1）进食训练：基本原则为抑制躯干和肢体张力增高，避免或抑制原始反射和不自主运动出现，头居中，躯干对称。

1）进食体位：喂养时，最重要的是应保持儿童正确的姿势，即头和肩向前，髋关节屈曲；幼儿或少年坐在椅子上时，头、躯干端正，下肢髋、膝、踝关节均屈曲90°，食物均来自身体的前方（图16-12）。若勺从口唇的上方进入口腔，会引起儿童头的过伸展，喂食时要注意避免。

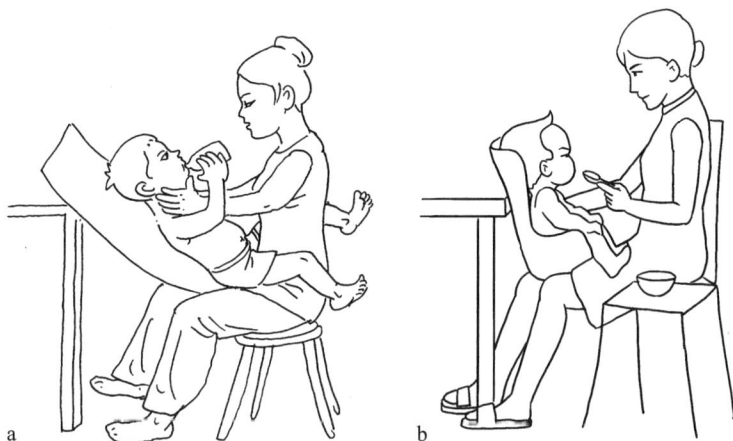

图 16-12　喂食时的正确姿势
a 用奶瓶喂；b.用勺喂

2）训练方法：口部控制法（图16-13）；增加口唇的力量；增加咀嚼力；控制伸舌；生活自助具等辅助器具的使用。

（2）更衣训练

1）更衣体位：可俯卧在治疗师或护理者的双腿上，双髋/膝关节屈曲并分开（图16-14）；仰卧位穿衣时，应在儿童枕部垫一个头枕，将髋/膝关节保持在屈曲位；坐位穿衣时，应保持坐位平衡，髋关节屈曲，躯干稍前倾，避免引起或加重痉挛。

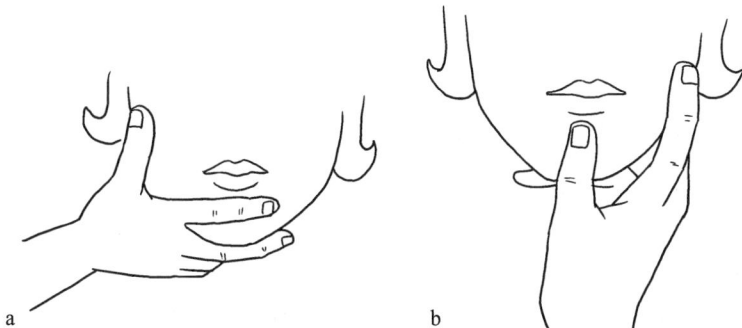

图 16-13　口部控制法
a.右侧控制法；b.左侧控制法

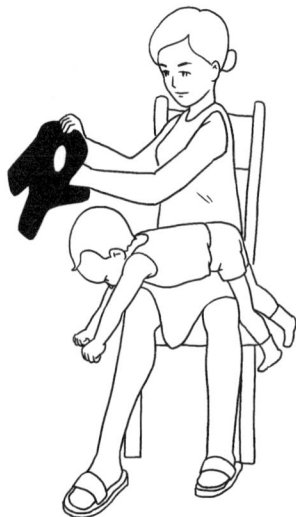

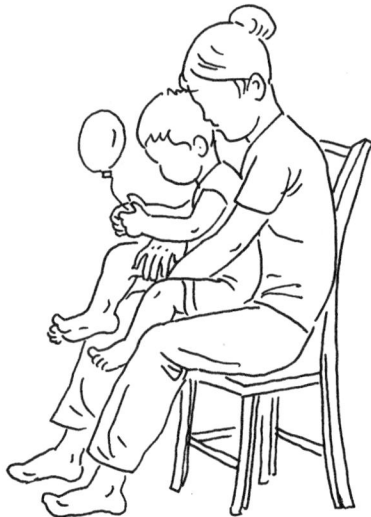

图 16-14　更衣训练　　　　　　图 16-15　准备坐便盆时的体位

2）穿衣动作：前提是理解身体的各个部位、服装的结构及身体在空间的位置；对于不分左右的儿童，可在衣服、鞋上做醒目的标志。衣服应宽松、肥大，易于穿脱；使用松紧带或尼龙扣；从最后一个动作做起，逐渐增加动作；偏瘫儿童，先穿患侧。

3）不同类型脑瘫儿童更衣方法：偏瘫型儿童穿衣时，宜先穿偏瘫侧，且应将衣物放在儿童能看见和易取到的地方；为上肢屈曲痉挛型儿童穿衣时，应先对其上肢进行缓慢的牵伸，然后再将其伸入衣袖内为；下肢痉挛儿童穿衣时，治疗师可将双手置于儿童的下腰部并轻轻用力，使其上身前倾，髋、膝屈曲，然后再进行衣物的穿着。

（3）如厕训练：适于2岁以上的儿童，开始训练的年龄因受地区、习惯、衣服的类型、家庭帮助程度等因素的影响而有所不同。使儿童知道什么时候需要大便/小便，并学会控制大小便；在需要大小便时能够及时告诉他人。

1）先决条件：①膀胱控制能力和排尿意识：小便时一次尿量很多、能保持衣裤干燥几小时、有特殊表情或动作；②身体条件：能拾起细小物件、能很好地行走/移动自己、能蹲或坐在凳子上；③认知能力：能完成躺下、坐起、指出身体的部位，将玩具放入盒中，递送物件，模仿鼓掌等。

2）训练方法：①准备坐便盆排便时，应保持髋关节屈曲，两下肢分开，肩与上肢尽量向前的扶抱体位（图16-15）；②选择稳定性好的便盆，儿童坐在上面时，便盆的坐面与臀部紧密接触，后面有支撑，双足正好着地；③训练独立排便时，可以选择坐位、立位或跪位。

此外，还包括床上活动、转移动作、个人洗漱、社交与学习能力、使用交通工具能力等训练。

（4）辅助沐浴训练：痉挛型儿童可采取俯卧位，最好选择盆浴，水温适度，避免淋浴和水温不适给儿童带来不良刺激；不随意运动型儿童可采取坐位且躯干加固定带的方法；弛缓型儿童可采取半坐位，将"沐浴床"安装在配套使用的长圆形浴盆上，让儿童坐上后浴盆中的水浸泡到儿童胸部为宜。

7. 辅助器具的使用与指导　根据儿童的功能水平和家庭、幼儿园、学校以及社区的环境判定其回归的场所，并在进食、更衣、洗漱、修饰、如厕入浴、交流、家务、游戏、学习活动中进行相应的自助具、矫形器和轮椅等辅助技术的应用指导、提出环境改造的建议等，详见本书第九章辅助技术与环境改造，为儿童提供可以利用的社会资源，帮助其融入主流社会。

8. 家长指导　指导家长及家庭其他成员正视客观现实，克服各种心理障碍，处理好与儿童的关系，尽最大努力且采取正确的方式帮助儿童，在不同的环境下最大程度发挥儿童的功能，努力成为儿童最好的治疗师。

二、 孤独症谱系障碍的作业治疗

孤独症谱系障碍（autism spectrum disorder，ASD）以社会交往和社会交流缺陷以及限制性重复性行为、兴趣和活动两大核心表现为特征，包含孤独症、阿斯伯格障碍、儿童瓦解性障碍及广泛性发育障碍未分类四种独立的障碍。除上述核心表现外还涉及感知、认知、运动、情感、思维、生活自理和社会适应等多方面的功能障碍。

ASD 作业治疗的目的是在一定的环境中，以社会交往与交流、认知、感觉统合、精细运动能力为基础，针对儿童在社会适应、生活自理、游戏、学习方面的能力进行干预，以解决其在生活、学习中所遇到的困难，促进功能独立性和适应社会能力的提高，帮助其参与社会、融入社会。

应根据 ASD 儿童的年龄，发育水平，活动与参与以及环境情况等特点完成作业评定、预期目标设定、作业治疗方案制订、作业治疗的实施、再评定等作业治疗过程。ASD 儿童作业治疗计划实施时需注意：①训练最好在真实的、有家居设施的环境中进行，以实物操作为基础，增加生活经验；②训练应选择在 ASD 儿童注意力集中、可听指令行事、情绪稳定、状态良好的时段进行。

（一）常用作业评定方法

1. 发育评定　可用正常发育量程碑，也可用发育评定的量表，如盖泽尔发展诊断量表（GDDS）、贝利婴儿发育量表等。

2. 感觉统合能力评定　日常生活中的异常行为表现，临床观察或使用感觉统合训练器材评定，标准化工具评定如儿童感觉统合能力发展评定量表、婴幼儿感觉功能测试表（TSFI）。

3. 心理行为评定　常用的智力测验量表有韦氏智力测验、斯坦福 - 比内智力量表、Peabody 图片词汇测验、瑞文渐进模型测验等；适应行为评定量表有文兰德适应能力量表（VABS）、婴儿 - 初中生社会生活能力评定。

4. 心理教育评定量表（Psycho educational Profile-the Third，PEP）主要评定的功能领域为模仿、知觉、动作技能、手眼协调、认知表现及口语认知以及情感、人际关系及合作行为、游戏及材料嗜好、感觉模式和语言。

5. 日常生活活动能力评定　可用儿童功能独立性评定量表（WeeFIM）、儿童能力评定量表（PEDI）。

6. 环境评定　家庭环境评定、社区环境评定。

（二）常用作业治疗方法

1. 提高社会交往能力　去超市购物、打电话、去餐厅用餐、乘公交车、寻找公共卫生间等方面的训练。

2. 提高感觉统合能力　针对 ASD 存在的感觉统合障碍，从感觉调节、感觉辨别和感觉基础性运动三个层面进行训练。具体训练方法详见第五章相关内容。

3. 提高认知能力　包括各种感觉知觉训练，理解一些生活用品、生活常识训练，记忆能力训练，比较能力训练。

4. 促进日常生活活动能力　提高可进行使用勺子进食、矫正拒绝蔬菜等偏食行为、洗漱、如厕、更衣、使用水壶倒水等训练、半结构式的生活作息及空间安排，增加生活经验。

5. **提高游戏能力**　适用于 ASD 儿童的游戏包括听视觉游戏、触觉游戏等发展感知觉能力的游戏、结构游戏、规则游戏、角色游戏、体育游戏等。注意所选或所设计的游戏应体现娱乐性、兴趣性和儿童的主动参与性。

6. **入学前的准备**包括治疗师和照顾者与学校沟通，必备的学校生活自理能力训练，熟悉学校、班级环境训练，模拟真实课堂训练等。

注意在训练中要尽可能多地运用直观教具、玩具、视觉策略（visual strategies），以补偿 ASD 儿童抽象思维差的不足。

三、学习障碍的作业治疗

学习障碍（learning disability，LD）是指智力正常儿童在听、说、读、写、计算、思考等学习能力的某一方面或某几方面表现为显著困难，并通常伴有社会交往和自我行为调节障碍。

LD 作业治疗的目的是在一定的环境中，以认知、精细运动、自我行为调节能力为基础，针对儿童的学习能力进行干预，以解决其在学习中所遇到的困难，促进功能独立性和适应社会能力的提高，帮助其参与社会、融入社会。

应根据 LD 儿童的年龄，障碍类型，程度，活动与参与以及环境情况等特点完成作业评定、预期目标设定、作业治疗方案制订、作业治疗的实施、再评定等作业治疗过程。作业治疗对 LD 的干预可以起到积极肯定的效果，主要包括两种形式：作业治疗师介入学校为学龄期儿童进行作业治疗以及为学龄前期儿童进行早期干预，促进儿童全面发育。

（一）常用作业评定方法

1. **行为评定**　可对儿童具体行为进行连续性观察和记录，采用行为评定方法以及应用行为分析法对儿童的行为表现进行详细评定。

2. **感觉统合能力评定**　日常生活中的异常行为表现，临床观察或使用感觉统合训练器材评定，标准化工具评定如儿童感觉统合能力发展评定量表。

3. **心理行为评定**　常用的智力测验量表有韦氏智力测验、斯坦福 - 比内智力量表、Peabody 图片词汇测验、瑞文渐进模型测验等；适应行为评定量表有婴儿 - 初中生社会生活能力评定量表以及适应行为评定量表。

4. **学业成就标准化量表评定**　可选用学习障碍筛查量表（PRS）、广泛成就测验、Peabody 个人成就测验、考夫曼教育成就测验等。

（二）常用作业治疗方法

1. **对学龄期 LD 儿童进行作业治疗**　作业治疗师在学校为学龄期 LD 儿童所提供的作业治疗涉及学习和生活的各个方面，目的是同步提高学业成绩和在学校中的独立生活能力。

（1）协助解决课堂问题：①将触觉防御的儿童安排在教室角落，减少与其他儿童肌肤相碰；②将听觉分辨困难的儿童安排在讲台附近的位置；③对于持笔困难的儿童，选择合适的握笔辅具；④为躯干控制能力不足、需要本体觉刺激的儿童提供独脚凳或巴氏球替代普通椅子以提高专注力等。

（2）感觉统合治疗：根据感觉统合能力评定结果，结合学校体育性设施设备和活动场所、学习课程安排为儿童制定感觉餐单，避免不良感觉刺激，满足儿童的感觉需求，如对于手眼协调能力欠佳的儿童，可利用体育课指导球类活动训练等（图16-16）。

（3）提高日常生活活动能力：指导儿童穿衣脱衣、洗漱等参见本章第三节的相关内容。

（4）帮助儿童建立并遵守社交规则：如遵守课堂纪律、遵守排队次序、同学之间游戏规则，纠正不良行为等。

（5）帮助儿童获得和运用代偿学习策略：①用荧光笔或尺子辅助抄写和阅读；②用电脑写作；③用计算器做数学题；④用录音机、摄像机记录课堂内容和要求；⑤语音合成器改善说话能力。

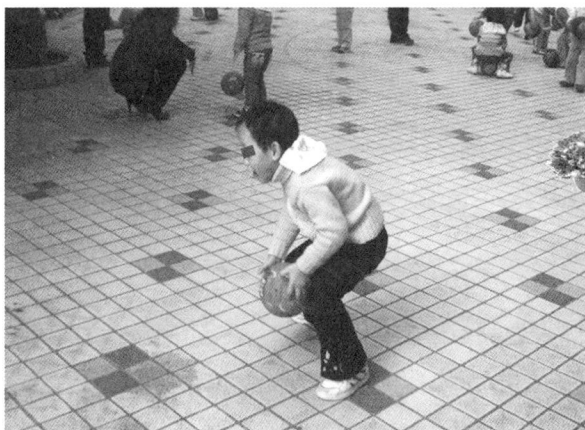

图 16-16　利用体育课进行感觉统合治疗

2. 对学龄前期儿童进行早期作业治疗　以儿童为中心，针对视感知障碍、听感知障碍、空间注意缺陷、理解记忆缺陷、诵读障碍、书写困难、不良学习与生活习惯等各种学习技能问题进行早期作业治疗，主要在医疗机构中进行。

（1）手部力量训练：有助于提高儿童握笔能力。如指导儿童捏橡胶泥、拉橡皮筋。

（2）视感知训练：提高儿童书写能力，克服视觉性阅读障碍等问题。如在黑板上双手画水平直线、垂直线、拍球、在大黑板上画横和竖"8"字、在纸上画大"8"。

（3）手眼协调能力训练：如投篮球、踢足球、打羽毛球和乒乓球等。手眼协调活动和书写的训练，可大大提高儿童的书写和绘画能力（图16-17）。

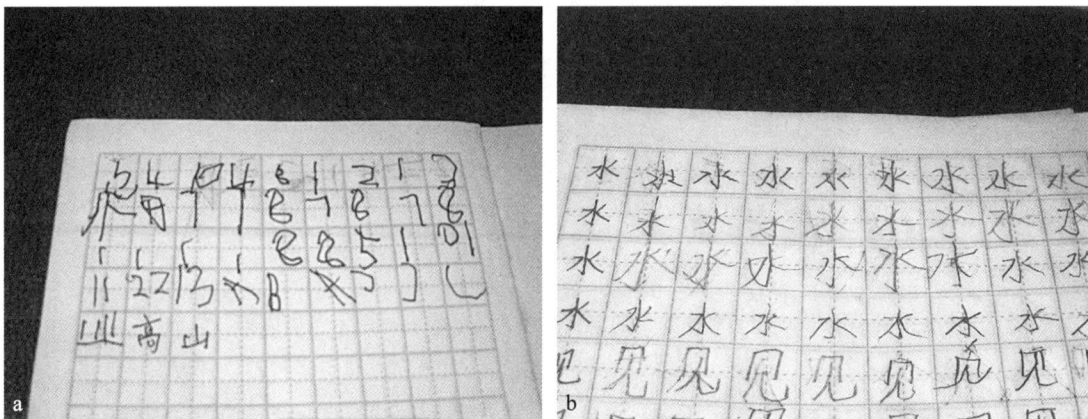

图 16-17　训练前后所写字的比较
a. 训练前所写的字；b. 训练后所写的字

（4）"轻松书写"策略："轻松书写（handwriting without tears）"策略可指导儿童快乐轻松地学习书写汉字，需要配备相应的书写辅助用具（图16-18），包括开始时允许儿童先电脑短期替代手写；写字前先让儿童了解和熟悉汉字的基本笔画，也可先教儿童认识一些简单的中文字并让儿童说出每一个字的基本笔画；用面团或橡皮泥等制作简单的字或用木条拼字，按木条练习书写笔画和字（图16-19）；帮助儿童指出错别字，将正确的字特别写一张提示条并贴在桌面上，让儿童在写字板上反复训练容易写错的字等。开始练习写笔画和写字时，需要手把手地教，把每一个基本笔画和字重复写一至两行，然后再让儿童自己练习。

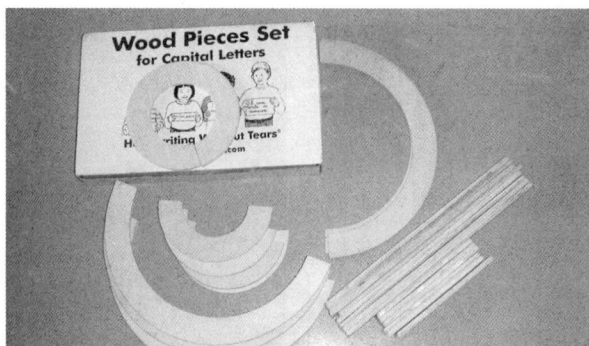

图 16-18 "轻松书写"内所配备的书写木条

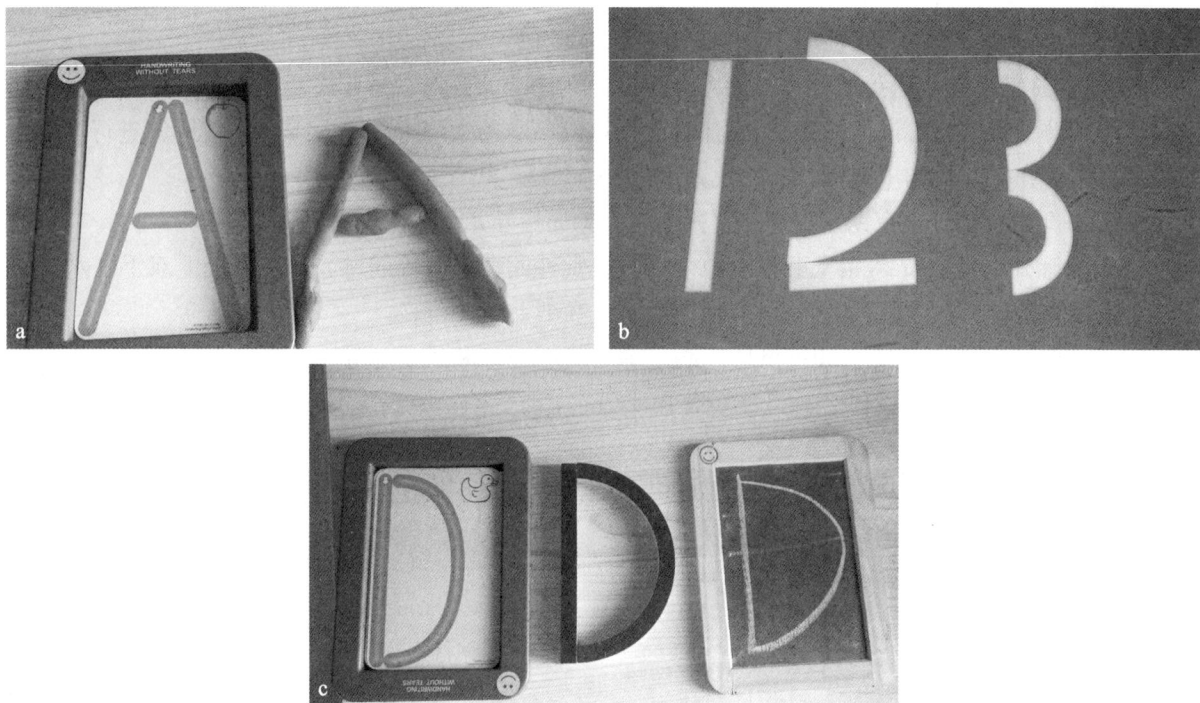

图 16-19 书写训练

a. 用面团或橡皮泥等制作简单的字；b. 用木条拼字；c. 用木条描笔画、描字

3. 入学教育前的干预

（1）早期关注这些发育障碍的儿童，在入学前即利用多种作业治疗方式干预，可以更有效地提高儿童综合能力，减轻或避免 LD 的发生。如与语言治疗人员配合，利用一些口腔的工具，如海绵棒、吸管和小喇叭等进行言语前技能训练、口腔感觉运动功能训练等，参见第六章感觉统合治疗。

（2）指导家长根据年龄和儿童发育水平进行早期教育，科学育儿，打好早期学习的基础。

（姜志梅）

第十七章
其他疾病和损伤作业治疗

随着作业科学的不断发展，作业治疗已经深入到临床多个领域，越来越多的疾病都需要作业治疗的介入。作业治疗不仅使患者减轻症状、防止并发症和矫正畸形，而且还能实施功能补偿或替代，维持患者在作业表现各个领域的独立性。

本章重点介绍作业治疗在心血管疾病、慢性阻塞性肺疾病、烧伤、跌倒和疼痛患者中的应用。

第一节　心血管疾病

一、概述

心血管疾病会对个体产生很大的影响，近年来，随着临床检测、急救、介入、手术等医疗水平的不断提高，许多患者的生命得到挽救，但因心肌供血不足，心肌损害导致心血管功能减退，严重限制个人的耐力以及在作业领域的表现。有资料显示我国冠心病的发病率、死亡率均居前位，已经成为国人主要致残原因之一。

心血管疾病与脑血管病在功能影响方面表现不同，主要影响的不是肢体的功能，而是患者的体能，具体表现在以下几个方面：

1. **症状限制活动**　患者在一定强度的体力活动之后，心脏负荷增加，氧耗增加，出现胸闷，心慌，胸痛，气促，甚至呼吸困难，头痛，下肢肿胀等症状，会不同程度的影响到活动能力，加上疾病本身的作用，使维持人体运动能力的心血管和外周因素进一步受到损害，如冠状动脉粥样硬化导致的冠脉狭窄，造成心肌缺血，引起心绞痛发作等，均限制了患者的活动能力。

2. **功能性活动能力受限**　冠心病急性心梗的患者需要绝对卧床休息，以防止出现室壁瘤，心脏破裂等并发症。长时间的制动，对全身各系统功能均有不同程度的影响，根据估算，每卧床一天，身体功能状况就会下降 1.5%，卧床一周则会下降 25%~30%。长时间卧床还会引起肌肉萎缩，关节活动受限，全身骨质疏松，皮肤压疮，感染等并发症。这些继发性的损害和功能障碍，进一步限制了患者的功能活动，有时比原发性损伤更危险，可能会成为致残或死亡的重要原因。

3. **容易疲劳**　疲劳的主要原因是运动肌肉的血供减少，导致肌肉无氧代谢和乳酸堆积，血乳酸的增加，除了与肌肉局部血流量降低有关外，还可能与运动时的血液再分配，导致肝脏血流量减少，从而使肝脏处理乳酸能力下降有关。长期心衰后骨骼肌失健，肌纤维中 I 型纤维减少，肌细胞中氧化酶活性降低，这些也是肌肉容易发生疲劳的原因之一。

4. **心理障碍**　由于患者经常出现心绞痛，运动性呼吸困难，心律失常等症状，同时伴有一些相关的危险因素存在，随时有发生心肌梗死的可能，这造成患者极大的心理压力和精神负担，往往会出现情绪上的不稳定，生活、工作能力的减退，性生活的不和谐和担心疾病发作的焦虑和恐惧的心理。

故心脏疾病带给病患、家属及社会的冲击是非常大的，不但要做好初级预防，降低心脏疾病的发生率，也要致力于次级预防，针对已罹患心脏疾病者，降低其复发概率，并借由康复介入，改善其功能与生活质量。

二、作业评定

心血管疾病对患者的运动，感觉系统没有直接的影响，主要是心肺耐力的减退，不同程度地影响患者的活动能力，造成日常活动能力和工作能力受限。因此，作业治疗师必须熟悉患者以下情况。

（一）病史及作业表现

1. 阅读病历　对于患者的个人背景、疾病史、接受的医疗处置等有所了解，并了解患者的风险分级。

2. 与患者进行访谈，针对居家、工作、危险因素、认知、精神与支持度等方面搜集相关资料。

（二）运动能力评定

1. 活动平板或功率车运动试验　通过活动平板或功率车，进行运动试验获得患者的最大吸氧量，最大心率，最大 MET 值，运动时间等相关量化指标。

2. 6 分钟或 12 分钟行走距离测定　让患者步行 6 分钟或 12 分钟，记录其所能行走的最长距离。

3. 伯格氏主观劳累程度分级（Borg Rate of Perceived Exertion Scale）患者可以依据标准（6~20 分），对自己的疲劳程度进行自我打分。

（三）日常生活活动能力评定

心血管疾病本身造成的病理改变和心功能损害的程度，对不同个体日常活动能力的影响不相一致。不能让他们盲目去进行这些活动，必须实际客观测定患者身体活动的潜力，测定某项活动实际所需要消耗的能量，再以特定的心脏活动层级（METs）选择适当的活动进行监控式任务评定。日常各项活动的耗能程度可大约以 X METs 来表示（表 17-1）。

监控式任务评定包含活动分析和评分系统，其分析的变项包含可能影响患者心脏耗能情况的各项因素：工作速度、阻力、使用之肌群、包含躯干动作的程度、手臂动作位置、肌肉等长收缩运动的分量等。每项按轻度影响、中度影响、重度影响三个等级分别给分，最后加总分，分数愈高代表执行活动的困难度愈高。以此将患者想要进行的活动排出由易到难的顺序。再按序执行活动过程中监测患者的心跳、血压、呼吸速率、血氧浓度、或心电图，及是否出现运动不耐症状，并记录活动前、中、后各项评定结果。

（四）社会心理问题的评定

具体评定方法可参见本书第十五章相关内容。

三、作业治疗

心脏康复临床通常由多专业团队共同合作，各专业在此领域里所扮演的角色以及所拥有的专长各

表 17-1 日常活动和娱乐活动的代谢当量

活动	METs	活动	METs
生活活动		击鼓	3.8
修面	1.0	手风琴	2.3
自己进食	1.4	小提琴	2.6
床上用便盆	4.0	排球（非竞技性）	2.9
坐厕	3.6	羽毛球	5.5
穿衣	2.0	游泳（慢）	4.5
站立	1.0	游泳（快）	7.0
洗手	2.0	移动性活动	
淋浴	3.5	步行 1.6 公里 / 时	1.5~2.0
坐床边	2.0	步行 2.4 公里 / 时	2.0~2.5
座位下自己吃饭	1.5	步行 4.0 公里 / 时	3.0
上下床	1.65	步行 5.0 公里 / 时	3.4
穿脱衣	2.5~3.5	步行 6.5 公里 / 时	5.6
站立热水淋浴	3.5	步行 8.0 公里 / 时	6.7
挂衣	2.4	下楼	5.2
娱乐活动		上楼	9.0
打牌	1.5~2.0	骑车（慢速）	3.5
交谊舞（慢）	2.9	骑车（中速）	5.7
交谊舞（快）	5.5	慢跑 1 英里 /10 分钟	10.2
有氧舞蹈	6.0	家务活动	
网球	6.0	备饭	3.0
乒乓球	4.5	铺床	3.9
桌球	2.3	擦地（跪姿）	5.3
跳绳	12.0	劈木	6.7
弹钢琴	2.5	拖地	7.7
长笛	2.0	擦窗	3.4

不相同。作业治疗师在心脏康复介入的专长在于评定及分析患者的日常生活活动，教导以节省体能、简化工作及改良患者作业活动方式，或提供辅具，调整环境等方法帮助患者重新回到其原本生活的轨道上。其具体的措施可分为三个阶段进行。

（一）住院患者的作业治疗

此期主要针对住院的高危患者，如急性心肌梗死 2 周以内，冠状动脉搭桥术（coronary artery bypass grafting，CABG）或经皮冠状动脉腔内成形术（percutaneous transluminal coronary angioplasty，PTCA）术后早期，生命体征稳定，无明显心绞痛，安静心率 <110 次 / 分，无心衰，严重心律失常和心源性休克，血压基本正常，体温正常的冠心病患者。作业治疗措施如下：

1. **心脏疾病相关知识与恢复过程的宣教，协助患者了解康复的重要性** 常见宣教主题包含：①疾病过程与危险因子的认识与行为调整；②正确呼吸技巧与日常应用；③压力管理与放松技巧；④节省体能的重要性与方法；⑤辅助器具应用；⑥环境调整。

2. **指导如何安全有效地进行基本活动，建立从事活动的信心** 从轻度活动（1.5METs）开始，如床边坐姿活动、上臂有支撑下的活动（读书、写字）、站立少于5分钟等，每天1~2次，持续4~7天。逐渐增加到中度活动（3~4METs），如监护下持续活动30~60分钟、中度的休闲活动、全身的活动、小于4METs的日常自理活动等。注意所有上肢超过头顶的活动均为高强度活动，应该避免或减少。

3. **团体治疗** 当患者生理情况稳定后，便可以参加团体治疗。团体治疗多以柔和的体操开始，一次做3~5分钟，休息1分钟，重复2~4次，也可根据患者耐力而定，逐渐加量。治疗前后监测心率、血压变化。一般以心率增加不超过20次/分钟为准。

4. **提供患者出院居家训练计划** 患者出院前作业治疗师要根据患者的功能情况提供个体化的居家计划，内容包括活动的原则、工作简化方法、适宜的温度、注意事项、社交活动、性行为、运动不耐症的先兆及症状，个人危险因子的掌控等。同时也可以推荐患者进一步接受治疗或提供居家照护等服务。

（二）门诊患者的作业治疗

此期主要针对的是出院后的中，低危患者，如运动能力达到3METs以上，病情稳定的心肌梗死，冠状动脉分流术后和冠状动脉腔内成形术后，劳力性心绞痛，心律失常，心脏移植术后患者。患者一般于出院2周内开始第二阶段的训练，要求每周至少3天，持续4~8周。作业治疗措施如下：

1. **健康宣教依然要进行** 宣教主题以节省体能、工作简化、危险因素预防、压力管理与放松技巧及日常应用等为主。

2. **促进日常活动能力恢复** 分期进行，逐渐加量，预期结束时可达6METs体能活动。

（1）第一周：室内坐位活动，缓慢上下楼梯，避免任何疲劳；个人卫生没有限制，但要避免洗澡水过热，周围环境过冷或过热；可以洗碗/理菜/铺床/叠衣服，提重2kg左右物品。

（2）第二周：可外出理发；洗小件衣物；坐位熨烫小件衣物；掸尘、擦桌子；简单烹调；提重4kg；进行轻微台上活动；在上下二层楼或步行1km无任何不适时，恢复性生活，但要采取相对放松的方式，性生活前可服用硝酸甘油类药物。避免长时间活动。

（3）第三周：可长时间熨烫衣服，铺床，提4.5kg左右的重物；轻度园艺工作，家中练习打桌球，室内放松性游泳，坐短距离公交或短距离开车，探亲访友等；连续步行1km，10~15分钟/次，1~2次/日。避免提举超重的物品或活动时间过长。

（4）第四周：可与他人一起外出购物；正常烹饪；提5kg左右重物；小型油画制作或木工制作；家庭小修理；室外卫生打扫；连续步行20~25分钟/次，2次/日。避免提举超重物品。

（5）第五周：可独立外出购物，手推车搬运重物，短时间吸尘或拖地，提5.5kg重物；家庭修理性活动；钓鱼；保龄球类活动；连续步行25~30分钟，1次/日。避免提举超重物品或过强等长收缩运动。

（6）第六周：可清洗浴缸、窗户，提9kg左右重物；平静的舞蹈，或外出野炊，去影院、剧场；步行列为日常生活活动，每次30分钟，每天2次。避免剧烈运动，如举重，锯木，攀高，竞技性活动。

注意事项：此期治疗提倡小量，重复，多次活动，肢体活动交替，适当间隔休息，注意主观用力水平不可过高，主观劳累计分一般低于13。

3. **能量节省技术的应用** 日常生活和工作中尽量采用能量节约策略，减少不必要的能量消耗。能量节省及工作简化的原则如下：

（1）预先规划，或组织工作内容，排除不必要的任务。

（2）利用手推车运送物品。

（3）将任务合并以避免多余作业。

（4）尽量以坐姿执行工作。

（5）在工作之前把需要的物件先准备好。

（6）使用电子产品节省人力。

（7）使用较轻量的设备工具。

（8）利用重力协助作业，避免在抗阻力的情况下工作。

（9）感到疲惫之前即适当休息。

（10）以较缓和不急促的心态完成任务。

4. **危险因素预防** 十项较容易罹患心脏疾病的危险因素包含无法改变的因子（年龄、家庭遗传、性别）及可以改变的因子（吸烟、高血脂、高血压、久坐少运动、肥胖、糖尿病、压力）。一个人若拥有越多危险因子，其罹病率便越高，因此所有的临床专业人员，皆需鼓励患者尝试减少其危险因子，以降低心脏疾病的罹患率。

5. **居家访视** 视需要可安排居家访视，实际指导患者居家活动执行、环境调整与居家康复运动的安排。

6. **职前训练** 有准备重回职场的患者，可针对工作内容进行训练，亦可采用监控式任务评定与活动分析方式协助患者逐步适应工作的情境要求。

（三）以社区为基础的作业治疗

此期的作业治疗主要在社区内进行，可以是门诊患者的作业治疗训练结束后的延续，但也有少数患者的复发风险较低且病前就常运动的，可未经历门诊患者的作业治疗就直接跳至社区为基础的作业治疗。此期患者仅需一月进行1次监测运动时的心电图及各项指标。作业治疗措施如下：

1. **健康宣教继续** 目的是帮助患者建立健康生活形态，如患者先前的不良习惯（抽烟、喝酒、吃高油脂食物），可能会再度影响其健康，因此作业治疗师必须教导患者新的处理策略。可以采取一对一方式或团体方式介入。

2. **自我照顾活动和上肢功能性训练** 自我照顾活动能力和上肢功能肌力的提升，也是作业治疗的训练重点之一。治疗师在设计与选择上肢活动时应考虑如下：动态与静态成分的比重调整、着重于耐力层面、上肢高度位置等。并可依据患者期望从事活动，进行模拟活动训练，如针对梳头动作训练，可模拟双手于头后方传物的活动。训练的强度依据运动处方的要求，可使用靶心率衡量。即最大适龄心跳速率（maximum age-adjusted heart rate；MAHR，MAHR=220−年龄）的50%~80%。也可依据伯格氏主观劳累程度计分表，让患者自行评定，早期开始训练时强度在11~13之间，训练一段时间后则可提升至12~15之间。

3. **家务活动训练** 患者应根据自己的体力对家务活动进行调整，合理安排和计划。如应对厨房进行合理设计和布局，常用工具和物品尽量放在容易获取的地方，减少过多弯腰，下蹲，转身。可以坐在可移动的高脚凳上，以易于移动和避免长时间站立，尽量使用省力，省时的加工用具等。外出购物应事先计划，尽量就近购物，购物时用推车减少负重。电话，网上购物或请家政公司帮助送物上门，可以大大减少患者的体力消耗。熨洗，烘干的衣物，集中在一起用洗衣机，烘干机处理。房间清洁可分多次在不同时间进行。根据自己的能力参与户外庭院整理，包括在院内清扫，锄草，养花等，不要消耗过多体力，仅作为精神调节，不引起疲劳为宜。

4. 心理和情绪的调整 治疗师要帮助患者及其家人度过这段时期，启发他们将自己的顾虑和担心说出来，倾听他们的表述，帮助他们正视自己的疾病，加强患者和家人之间的沟通和理解。鼓励患者参加各种社交活动，取得亲戚，朋友的理解和支持。

5. 生活方式和个人习惯的调整 患病后患者的活动能力受到不同程度的限制，治疗师要帮助患者适应，个人的爱好和习惯也要根据患病后身体的功能状况作相应调整，如种花、欣赏音乐、养宠物、散步、绘画、旅游等。选择用力强度小，应激程度低，安全可靠的活动，不增加心血管的负担。

6. 动态追踪 从患者发病到完成作业治疗计划，治疗师应定期与患者保持联系，这不仅有利于患者评定和自我监督，而且利于医院、医师、社区了解患者在家庭和社会中的各种活动。在治疗师的指导和教育下，患者学会如何恢复健康的功能，从而减少对药物和手术的需求。

（侯 红）

第二节　慢性阻塞性肺疾病

一、概述

慢性阻塞性肺疾病（chronic obstructive pulmonary disease，COPD）是指以气流阻塞为特征的慢性支气管炎、支气管扩张、支气管哮喘以及合并的肺气肿。由于大气污染及吸烟人数增加等因素，慢性阻塞性肺疾病有逐渐增加的趋势。

慢性阻塞性肺疾病患者由于肺功能受损，不同程度地影响了患者的呼吸功能，妨碍患者的活动能力，严重的阻塞性肺疾病最终会引起心肺功能衰竭。临床具体表现在以下几个方面：

1. 有效呼吸减低 由于慢性阻塞性肺疾病等的病理生理变化，患者在呼吸过程中的有效通气量降低，呼气末残留在肺部的气体增加，影响了气体的吸入；长期慢性炎症，呼吸道分泌物的引流不畅，影响了肺部充分的气体交换；不少慢性支气管炎患者年龄偏大，有不同程度的驼背，支撑胸廓的肌肉，韧带松弛导致胸廓塌陷，加之肋软骨有不同程度的钙化，都会限制胸廓的活动，导致肺通气量下降。使患者出现缺氧症状，临床上表现为劳力性气短，气促，咳嗽，咳痰等，给患者带来极大的痛苦。

2. 病理性呼吸模式形成 由于肺气肿的病理改变，限制了膈肌的活动范围，影响了患者平静呼吸过程中膈肌的上下移动，减少了肺通气量。患者为了弥补呼吸量的不足，往往在安静状态以胸式呼吸为主，甚至动用辅助呼吸肌（如胸大肌，斜角肌，斜方肌等），即形成了病理性呼吸模式，这种病理性呼吸模式造成正常的腹式呼吸模式无法建立，更限制了患者的有效呼吸。

3. 日常活动能力减退 患者因心理因素惧怕出现劳力性气短，限制了患者的活动能力，迫使一些患者长期卧床，丧失了日常活动能力和工作能力。此外，患者在呼吸急促，气短时，会动用辅助呼吸肌参与呼吸，而一些辅助呼吸肌是上肢肩带肌的一部分（如胸大肌，胸小肌，斜方肌等），参与上肢的功能活动，患者活动上肢时就影响了辅助呼吸肌协助呼吸运动，易引起患者气短，气急，造成患者害怕进行上肢活动，使日常活动受到明显限制。

4. 心理问题 患者由于长期处于供氧不足，烦躁不安，咳血，胸闷，气短，气促等症状，对疾病产生恐惧、焦虑、忧郁的心理，严重干扰患者的休息，睡眠。给患者带来极大的心理压力和精神负担。统计显示有 96% 的 COPD 患者有失能的焦虑。

二、 作业评定

慢性阻塞性肺疾病主要造成患者心肺耐力的减退，从而不同程度地影响患者的活动能力，造成日常活动能力和工作能力受限。因此，作业治疗的评定如下。

（一）了解患者作业表现

通过与患者或家属访谈或者查阅病历资料等，了解患者的个人生活史、疾病史、接受的医疗处置及居家、工作环境、精神与支持度等方面的情况。找出患者作业表现方面存在的问题。

（二）主观呼吸功能障碍程度评定

主观呼吸功能障碍程度评定不仅用于判断病情，也用于指导康复治疗。是指通过观察患者完成一般性活动后，有无出现呼吸短促及程度并进行分级。

1. 自觉气短，气急分级法　Ⅰ级——无气短、气急；Ⅱ级——稍感气短、气急；Ⅲ级——轻度气短、气急；Ⅳ级——明显气短、气急；Ⅴ级——气短、气急严重，不能耐受。以上症状改变时，可按如下标准评分：-4——极明显减轻；-3——明显减轻；-2——减轻；-1——稍减轻；0——无改变；+1——稍加重；+2——加重；+3——明显加重；+4——极明显加重。

2. 呼吸功能改善或恶化程度　Z-5 明显改善；Z-3 中等改善；Z-1 轻度改善；0 不变；1 加重；3 中等加重；5 明显加重。

（三）日常生活活动能力评定

此类患者是因呼吸受限而非肢体功能受损影响日常活动能力，所以临床常用 6 级制对日常活动能力进行评定。

0级——虽存在不同程度的肺气肿，但活动如常人，对日常生活无影响，无气短；
1级——一般劳动时出现气短；
2级——平地步行无气短，速度较快或上楼、上坡时同行的同龄健康人不觉气短而自己气短；
3级——慢步走不到百步即有气短；
4级——讲话或穿衣等轻微活动时亦有气短；
5级——安静时出现气短，无法平卧。

（四）社会心理能力评定

除患者病情和身体状况外，还要详细了解患者及其家庭对疾病的态度，如患者的心情，性格和生活方式等，是否感到焦急，忧虑，恐惧，痛苦，是否悲观失望，是否失去自信自尊，退出社会和躲避生活。具体方法参见本书相关章节。

三、 作业治疗

慢性阻塞性肺疾病是一个不可逆转的病理生理和精神病理学过程，治疗不能仅限于急性加重期的成功抢救和对症治疗，而应通过循序渐进的康复治疗来减轻病痛，改善功能和提高生活质量。作业治疗师可利用自己的专长，如通过作业活动分析，选择适合患者能力的日常活动和职业训练；指导有效的能量节省技术；提供适当辅助器具及相应的环境改造方案等减轻患者的心肺负担和精神压力，改善日常生活自理能力，恢复工作能力。

（一）全身耐力的训练

患者可选择低、中等强度的步行，骑车，游泳，体操，健身舞蹈，游戏，家务劳动，陶瓷工艺制作等。每项活动开始进行5分钟，休息适应后逐渐增加活动时间。当患者能接受20分/次的活动后，即可以增加运动强度。每次运动后心率至少增加20%~30%，并在停止运动后5~10分钟恢复至安静值，或活动至出现轻微呼吸急促为止。对于严重的慢性阻塞性肺疾病患者，可以边吸氧边活动，以增强活动信心。一般每周3~5次，每次1~1.5小时。一次运动训练应分热身活动，训练活动，整理活动三部分进行，热身活动及整理活动以缓慢散步及体操为宜，时间为5~10分钟，在活动中注意呼吸时必须放松，不应用力呼吸。

（二）上肢肌力的训练

由于上肢肩背部很多肌群既是上肢活动肌，又为辅助呼吸肌群，如胸大肌，胸小肌，背阔肌，前锯肌，斜方肌等均起自肩带，止于胸背部。当躯干固定时，辅助肩带和肩关节活动；而上肢固定时，这些肌群又可作为辅助呼吸肌群参与呼吸活动。常用提高上肢肌力的作业活动包括：

1. 在无支持下做上肢高于肩水平的各种活动，如投球，高处取物，利用体操棒做高度超过肩部水平的各个方向的练习，高过头顶的上肢套圈练习。

2. 练习手摇车，以无阻力开始，逐渐增加阻力和延长时间，以运动时出现轻度气急气促为宜。

3. 室外活动可根据患者的兴趣选择划船，游泳，园艺，打保龄球等以上肢抗阻为主的活动。活动量以出现轻微的呼吸急促及上臂疲劳为度。

（三）呼吸技巧训练

指导患者进行腹式呼吸，由鼻子吸气，噘起嘴唇，慢慢吐气，尝试将吐气时间拉长成吸气时间的两倍，加强呼吸肌力量。训练时可让患者将手放于腹部，用心体会：当从鼻子吸气时，肺中充满空气，感觉自己腹部微微隆起；当噘起嘴唇吐气时，感到自己的肚脐贴向脊柱方向。重复以上步骤，直到感觉相当顺畅。也可以通过相应的作业活动训练，如练习吹气球、口琴、口哨、笛子等；或让患者用直径，长度不同的吸管插入深度不同的水杯用力吹泡泡；或吹不同距离的乒乓球、点燃的蜡烛等。注意训练过程中若有晕眩感或无力感产生时，即刻停止练习。

（四）日常生活活动能力训练

在获得正常，轻松的呼吸方式，形成有效呼吸模式的同时提高患者ADL能力。

1. **在进行日常生活活动时，搭配呼吸技巧的使用**　主要是教会患者如何将腹式呼吸与日常生活协调起来，避免生活中的呼吸困难。练习要求：身体屈曲时呼气，伸展时吸气；上楼梯或爬坡时，先吸气再迈步，以"吸—呼—呼"对应"停—走—走"；如果要将物品放在较高的地方，则先拿好物品同时吸气，后边呼气边将物品放在所需位置。一些一次呼吸无法完成的活动，则可分多次进行，必须牢记吸气时肢体相对静止，边呼气边活动。

2. **在日常生活活动中强调节能技术的应用**　能量节省及工作简化的原则参见心血管疾病的作业治疗。

3. 学会日常活动中自我放松技巧 多数患者由于长期呼吸功能障碍和精神紧张导致全身肌肉紧张，完成各种活动时体能受限。故日常活动中要求患者注意选择合适，舒适的体位，让头、颈、肩背部、肢体位置恰当，有依托，减少这些肌肉长时间紧张。另外可以一边听音乐，一边进行活动。在完成某项活动时，要充分放松那些无用肌，以保存自己的体能。

（五）职业能力训练

职业能力训练是患者重返工作岗位的前期准备，可以模拟患者从前的工作岗位和工作环境，在治疗师的指导下进行工作操作。如果患者已经不适合以前的职业，治疗师可以根据患者的兴趣，选择一些患者可以胜任的工作加以练习熟练，并向有关部门提出建议。

（六）娱乐休闲活动训练

COPD 患者常在执行完日常生活活动后便已经没有剩余的体力了，因此从事休闲娱乐对其而言变成为一种奢望。此时作业治疗师可以评定患者病前喜欢从事的休闲活动，并分析该活动是否能够经由调整后以符合患者的能力。治疗师也可以提供患者关于其居住的小区中适合参与的活动信息。有时患者在参与活动时可以建议找陪伴者在身边，使活动更可行。

（七）压力处理

没有办法获得足够空气的感觉是令人相当害怕的，当患者感觉到快呼吸不过来时常会惊慌失措，此时治疗师应教导患者如何处理突如其来的呼吸短促，以降低恐惧感。当呼吸困难情况发生时将身体往前倾斜，双臂摆放于桌面上，让膈肌较易呼吸，同时搭配前面提过的呼吸技巧，帮助患者放慢呼吸的步调。另外教导患者关于处理压力的技巧，帮助患者以心理想象当情况发生时如何能让自己平复下来。

（八）健康教育

在治疗的同时让患者了解有关疾病的知识，是控制疾病，延缓疾病发展的重要手段。患者应该了解所患疾病的基本知识，包括药物的治疗作用和用法及副作用，以便患者自我照顾。花粉，飞沫，灰尘，清洁剂，烟雾，寒冷等，都是不良刺激因素，会影响病情。指导患者掌握正常的呼吸方式和养成良好的呼吸习惯，管理好自己的呼吸道。保持所处环境的空气清新和通畅，每天开窗，开门，保持空气通畅，减少呼吸道感染的机会。另外强调戒烟和避免被动吸烟，也有助于减少呼吸道分泌物，降低感染的危险性。

（侯　红）

第三节　烧　伤

一、概述

烧伤是指热力（火焰、热水、热蒸汽、热油、热水泥等）、电流以及化学物质和放射性物质作用于人体皮肤、黏膜、肌肉等造成的损伤。烧伤主要是皮肤损害，严重者可伤及皮下组织、肌肉、骨骼、关节、神经、血管甚至内脏，可发生一系列的局部和全身性反应或损伤。

大部分烧伤患者由于肿胀、疼痛、瘢痕增生、挛缩、制动等，发生不同程度的功能障碍和毁形，如肌腱挛缩、关节脱位、运动功能障碍、生活自理能力障碍、工作能力障碍、心理障碍等，这不仅增加了治疗费用，而且导致生活质量的降低。早期及时开展康复治疗有利于这些症状的控制、缓解或消除，最大限度地减轻这些症状的影响，同时促进肢体功能的恢复，提高生活自理能力和职业能力，促进烧伤患者重新参与社会生活。

二、 作业评定

烧伤患者在转介作业治疗后，治疗师尽早进行评定。评定内容包括：

1. **病史资料** 可由病历记录或家属访谈获得。包括烧伤发生的日期、原因、并发症（如吸入性损伤、骨折、神经损伤）、既往史及现阶段医疗处理措施。此外对患者的医疗保险、家庭支持情形也要有所了解。

2. **伤口评定** 包括身体表面烧伤面积百分比估计、伤口的深度、伤口的解剖位置及分布，预测未来伤口的痊愈与挛缩的发展，并进行适当的预防及制订康复治疗计划。

3. **水肿评定** 急性期患者因有敷料覆盖，很难精确评定水肿及四肢周径，治疗师应学会运用目测标记患者身体明显水肿处。在不影响医疗情况下，可以定期使用布尺测量肢体水肿部位周径，作为水肿控制的疗效评定。

4. **瘢痕评定** 常用温哥华瘢痕量表（Vancouver Scar Scale，VSS），主要评定瘢痕与正常皮肤的分别，内容包括色泽、血液循环、柔软度及厚度4项。总分15分，得分越低，提示瘢痕增生程度越轻，越趋向成熟。

5. **运动功能评定** 包括肌力评定、关节活动度评定、手功能评定、ADL评定、职业能力评定、生存质量评定等。具体评定方法见本套教材《康复评定学》。

6. **心理评定** 烧伤事件体验、医疗处置常导致患者害怕、无助感、恐怖感等强烈心理反应，治疗师要详细观察患者过去及之前的情绪、行为、疼痛忍受等反应，给予积极的鼓励与支持，使患者配合治疗师的要求，顺利完成康复治疗计划。

三、 作业治疗

烧伤的作业治疗应尽早开始，患者生命体征平稳即可介入，并贯穿治疗全程，需要持续数月至数年。治疗目标主要让患者恢复烧伤前的功能状态，重返社会，并维持较好的生理、心理状态。此外要注意疤痕的增生，避免造成挛缩畸形，影响肢体功能。不同时期作业治疗措施分述如下。

（一）早期作业治疗

指从受伤开始至创面愈合阶段。此期目标为预防挛缩、畸形；保持关节活动范围；促进创面愈合；减轻肿胀、疼痛。治疗措施如下：

1. **健康教育** 针对患者进行烧伤康复知识教育，让患者了解伤后创面愈合过程，清楚瘢痕生长过程，对可能出现的瘢痕增生、瘙痒等症状有基本的认识，清楚治疗方法及注意事项，更重要的是让患者建立信心、积极参与康复治疗过程。

2. **体位摆放** 良好的体位摆放是烧伤患者走向康复的第一步，是预防关节挛缩的第一道防线，应牢记"舒适的体位往往也是肢体挛缩的体位"这一理念，并告知患者，帮助他们采取正确的体位摆放。

（1）头颈部的摆放：若颈部前方或有环状烧伤时，则颈部必须置于伸直位或过度伸直位，可将毛巾折叠后放置于患者的肩膀下、两肩胛骨间，或将床垫向床尾拉，让床垫上缘与肩膀对齐，使颈部处于过度伸直的体位（图 17-1）；颈部后方烧伤要垫高枕头，使颈略前屈；颈部两侧烧伤保持颈部中立位。

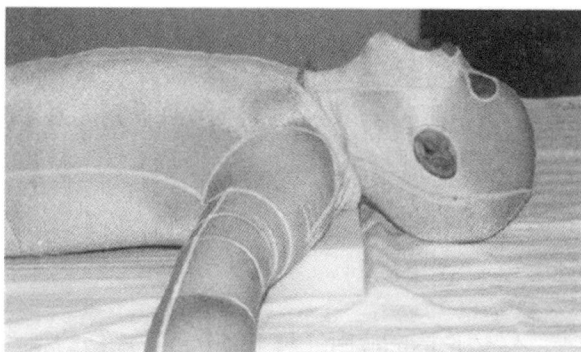

图 17-1　颈前部烧伤体位

（2）肘的摆放：肘关节屈侧烧伤则将肘关节置于伸直位；若烧伤部位在背侧，则允许肘关节轻度屈曲；肘部环形烧伤，以伸直位为主，并采取伸直位、屈曲位交替的摆放策略；前臂保持中立位或旋后位。

（3）手的摆放：手背烧伤腕关节保持掌屈位；手掌或全腕烧伤，腕部以背伸为主；全手烧伤应保持手功能位或抗挛缩位：即腕关节背伸30°，掌指关节屈曲70°，指间关节伸展，拇指对掌位；各指间放置纱布卷防止指蹼粘连，必要时提供适当的支具，协助体位摆放。

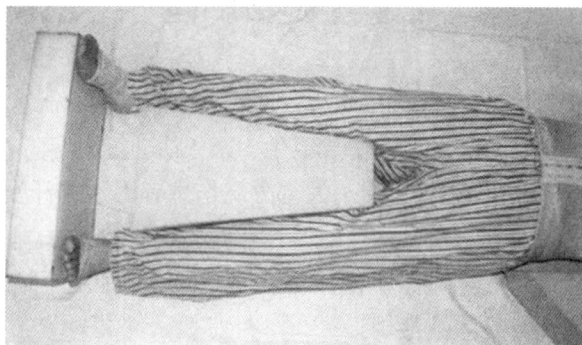

图 17-2　髋关节烧伤体位

（4）髋的摆放：当烧伤部位在髋关节时，应将髋关节摆放在正中伸直、稍外展的位置，避免外旋（图 17-2）。

（5）膝的体位摆放：膝关节伸侧烧伤，膝部垫沙垫，微屈 10~20 度；膝关节屈侧烧伤，应保持伸直位，必要时用矫形器固定。

（6）踝的体位摆放：踝部烧伤时将踝关节摆放于中立位，踝关节背屈 90 度，防止跟腱挛缩形成足下垂。（图 17-3）。

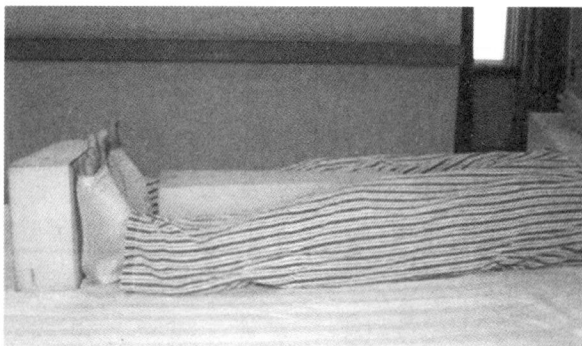

图 17-3　踝关节烧伤体位

3. 抬高肢体　可使用各种辅助用品帮助垫高受伤肢体，以利于局部血液循环，减轻肢体肿胀，如若抬高上肢还需注意防止臂丛神经牵拉损伤。

4. 矫形器应用　烧伤患者应遵循正确摆位原则，但许多姿势不易自行维持或是患者无法配合，则可以利用矫形器协助，将肢体固定在功能位，以达到预防挛缩的目的。另外，在口、鼻周围深度烧伤的患者，嘴巴及鼻孔会逐渐挛缩，导致口径变小，因此需要相应的矫形器来协助扩张口径。但在矫形器使用过程中应严密观察皮肤压伤、创面变化，并根据患者关节活动度变化及时调整。

5. 功能锻炼　早期进行烧伤区和非烧伤区全关节活动范围的主动训练，是预防挛缩的基本方法。对于意识清楚的患者，在不影响烧伤创面愈合的前提下应鼓励做主动关节运动。对于疼痛忍受力较低者，或关节活动有部分限制者，可在主动运动的同时加以辅助运动，以达到全关节活动。对于意识不清或不能合作的患者，可以采取被动运动，以维持关节活动度。

（二）中期作业治疗

是指创面愈合至瘢痕成熟时期（伤后1~2个月至1~2年），此期治疗目标为控制瘢痕增生；预防挛缩、畸形；保持和增加关节活动范围；增强肌力和耐力；提高生活自理能力；提高工作能力。治疗措施如下：

1. **瘢痕的治疗**　压力治疗是预防和治疗烧伤后瘢痕增生最有效的方法之一，具体措施详见本书第八章。

2. **矫形器的应用**　对于部分严重烧伤的患者，在挛缩和畸形不可避免的情况下，装配和使用合适的矫形器或辅助器具是其重新获得功能的最有效途径。

3. **治疗性作业活动训练**　包括生产性活动、手工艺活动、艺术活动、园艺活动、体育活动、治疗性游戏等，这些活动可提高肢体运动、感觉功能，改善疼痛、瘙痒等症状，改善心理状态，促进参与或重新社会生活。

4. **日常生活活动能力训练**　根据患者的需求进行针对性的ADL训练，包括床上活动、穿衣、进食、转移、如厕、个人卫生、家务活动等内容。并为有需要者提供生活自助具。

5. **环境与辅具**　大部分烧伤患者因为排汗受阻，居家环境应安排通风、凉爽的房间居住；在烧伤恢复期，可利用辅助器具来提高日常生活独立能力，如肩肘关节挛缩者可使用加长手柄的勺子协助完成进食活动，手抓握功能差者可使用加粗手柄工具、"C"形夹工具、万能袖带等自助具帮助患者完成日常生活活动。

6. **职业训练**　针对职业评定结果及未来工作计划或安排，针对性地进行体能强化训练、工作强化训练、工作模拟训练、职业培训、职业指导等内容，使患者早日重返工作岗位。

（三）后期作业治疗

是指瘢痕成熟后（伤后1~2年以上），此期治疗目标为重返工作岗位及重新参与社会生活。

1. **职业训练**　职业强化、职业培训、工作安置等。

2. **社会适应训练**　真实社会环境下的训练。

3. **继续前期治疗**　如部分患者仍可能需要使用矫形器或辅助器具，部分患者还需要使用压力治疗。

（胡玉明）

第四节　跌　倒

跌倒是指突发、不自主、非故意的体位改变，倒在地面或比初始位置更低的平面上。跌倒是我国伤害死亡的第四位原因，而在65岁以上的老年人中则为首位，是老年人最常见最严重的问题之一。原中华人民共和国卫生部疾病预防控制局于2011年9月6日印发公布了中国的《老年人跌倒干预技术指南》，把老年人跌倒的预防和控制提到了重要的地位。该指南从公共卫生角度总结了国内外老年人跌倒预防控制的证据和经验，提出了干预措施和方法。现参考其中与作业治疗有关内容，介绍如下。

一、 跌倒的预防

国际公认的伤害预防策略包括五个方面，也称"5E"伤害预防综合策略。

1. 教育（Education）预防策略包括在一般人群中开展改变态度、信念和行为的项目，同时还针对引起或受到伤害的高危个体。

2. 环境改善（Environmental modification）策略通过减少环境危险因素降低个体受伤害的可能性。

3. 工程（Engineering）策略包括制造对人们更安全的产品。

4. 强化执法（Enforcement）策略包括制定和强制实施相关法律、规范，以创造安全环境和确保生产安全的产品。

5. 评定（Evaluation）策略涉及判断哪些干预措施、项目和政策对预防伤害最有效。通过评定使研究者和政策制定者知道什么是预防和控制伤害的最佳方法。

该策略的有效性在很多国家的应用实践中都得到证明，在减少与控制伤害发生与死亡方面发挥了重要作用。根据流行病学危险因素资料、老年人生理特点以及环境特点，老年人跌倒的预防可将"5E"综合策略通过个人、家庭和社区三个不同层面来进行干预。

二、 个人层面干预

老年人可以根据评定结果，纠正不健康的生活方式和行为，规避或消除环境中的危险因素，防止跌倒的发生。具体的措施如下：

（一）健康教育

1. **增强防跌倒意识**　加强防跌倒知识和技能学习。

2. **坚持参加规律的体育锻炼**　以增强肌肉力量、柔韧性、协调性、平衡能力、步态稳定性和灵活性为主。适合老年人的运动包括太极拳、散步、游泳等。其中，太极拳是我国优秀的传统健身运动（图17-4）。研究发现太极拳可以将跌倒的机会减少一半，它除对人的呼吸系统、神经系统、心血管系统、骨骼系统等有良好作用外，还是老年人保持平衡能力最有效的锻炼方式之一。

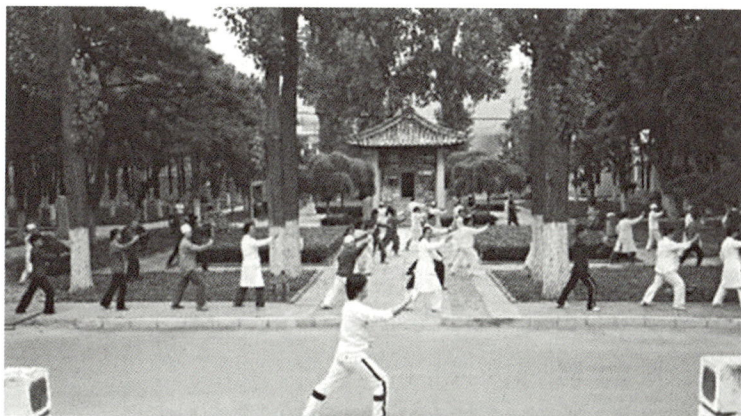

图 17-4　太极拳

3. **选择适当的辅助工具** 使用合适长度、底部面积较大的拐杖、手杖和步行架（图 17-5）。将助行器及经常使用的物件等放在触手可及的位置。

4. **熟悉生活环境** 道路、厕所、路灯以及紧急时哪里可以获得帮助等。

5. **穿着要舒适** 尽量穿合身宽松的轻便衣服。鞋子要合适，老年人应该避免穿高跟鞋、拖鞋、鞋底过于柔软以及穿着时易于滑倒的鞋。

6. **合理用药** 检查自己服用的所有药物，按医嘱正确服药。不要随意乱用药，更要避免同时服用多种药物，并且尽可能减少用药的剂量。了解药物的副作用，注意用药后的反应，用药后动作宜缓慢，以预防跌倒的发生。

7. **将经常使用的东西放在伸手拿到的位置** 尽量不要登高取物，必要时可使用有扶手的梯凳（图 17-6）。

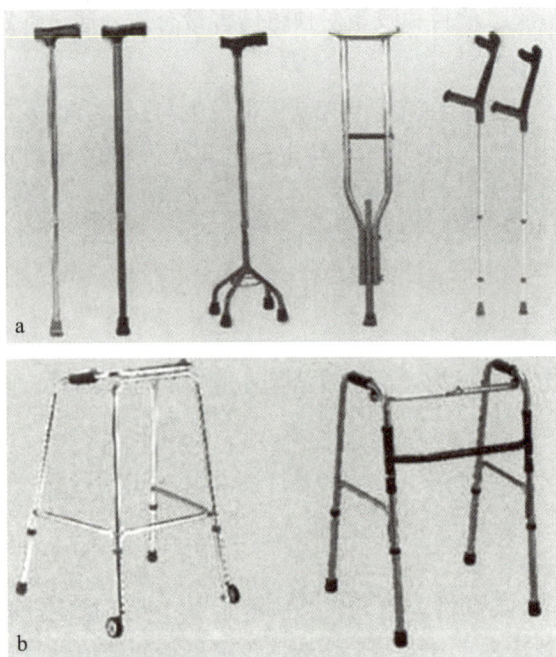

图 17-5 适当的辅助工具
a.手杖、腋杖、肘杖；b.步行架

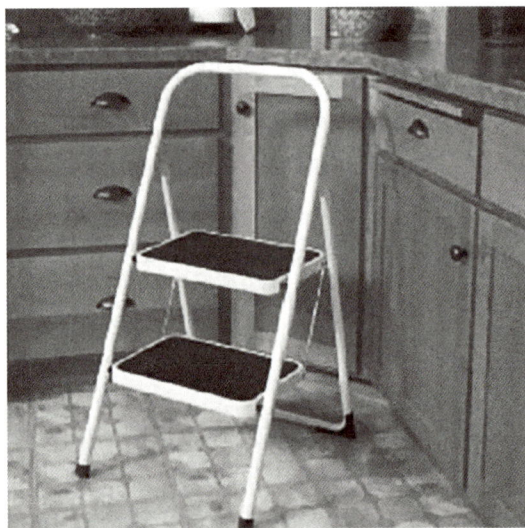

图 17-6 有扶手的梯凳

8. **心理支持** 家庭成员从心理上多关心老年人，保持家庭和睦，给老年人创造和谐快乐的生活状态，避免使其有太大的情绪波动。帮助老年人消除如跌倒恐惧症等心理障碍。

（二）调整生活方式

1. 避免走过陡的楼梯或台阶，上下楼梯、如厕时尽可能使用扶手。

2. 转身、转头时动作一定要慢。

3. 走路保持步态平稳，尽量慢走，避免携带沉重物品。

4. 避免去人多及湿滑的地方。

5. 使用交通工具时，应等车辆停稳后再上下。

6. 放慢起身、下床的速度，避免睡前饮水过多以致夜间多次起床。

7. 晚上床旁尽量放置小便器。

8. 避免在他人看不到的地方独自活动。

（三）特殊人群处理

1. 有视、听及其他感知障碍的老年人　应佩戴视力补偿设施、助听器及其他补偿设施。

2. 骨质疏松老年人要加强膳食营养，保持均衡的饮食，适当补充维生素 D 和钙剂；绝经期老年女性必要时应进行激素替代治疗，增强骨骼强度，降低跌倒后的损伤严重程度。此外，有关的治疗性活动见本书第三章。

三、家庭层面干预

全国调查显示，老年人的跌倒有一半以上是在家中发生的，因此家庭内部的干预非常重要。家庭环境的改善和家庭成员的良好照顾可以很有效地减少老年人跌倒的发生。

（一）家访

家访是作业治疗师的重要工作之一，去老年人家中实地考察，评定居家危险因素需要考虑的因素包括：

1. 地面是否平整、地板的光滑度和软硬度是否合适，地板垫子是否滑动？
2. 入口及通道是否通畅，台阶、门槛、地毯边缘是否安全？
3. 厕所及洗浴处是否合适，有无扶手等借力设施？
4. 卧室有无夜间照明设施，有无紧急时呼叫设施？
5. 厨房、餐厅及起居室安全设施？
6. 居室灯光是否合适？
7. 居室是否有安全隐患？

（二）居室环境

1. 合理安排室内家具高度和位置，家具的摆放位置不要经常变动，日用品固定摆放在方便取放的位置，使老年人熟悉生活空间。

2. 老年人的家居环境应坚持无障碍观念　移走可能影响老年人活动的障碍物；将常用的物品放在老年人方便取用的高度和地方；尽量设置无障碍空间，不使用有轮子的家具；尽量避免地面的高低不平，去除室内的台阶和门槛；将室内所有小地毯拿走，或使用双面胶带，防止小地毯滑动；尽量避免东西随处摆放，电线要收好或固定在角落，不要将杂物放在经常行走的通道上。

3. 居室内地面设计应防滑，保持地面平整、干燥，过道应安装扶手；选择好地板打蜡和拖地的时间，若是拖地板须提醒老年人等干了再行走，地板打蜡最好选择老年人出远门的时候。

4. 卫生间是老年人活动最为频繁的场所，也是最容易受伤的地方，因此卫生间内的环境隐患需要受到特别关注：①卫生间的地面应防滑，并且一定要保持干燥；②由于许多老年人行动不便，起身、坐下、弯腰都比较困难，建议在卫生间内多安装扶手；③卫生间最好使用坐厕而不使用蹲厕，根据需要选择坐厕垫加高坐厕；④马桶旁、浴缸旁和盥洗盆等处应安装扶手（图 17-7）；⑤浴缸或淋浴室地板上应放置防滑橡胶垫。

5. 老年人对于照明度的要求比年轻人要高 2~3 倍，因此应改善家中照明，使室内光线充足，这对于预防老年人跌倒也是很重要的。在过道、卫生间和厨房等容易跌倒的区域应特别安排"局部照

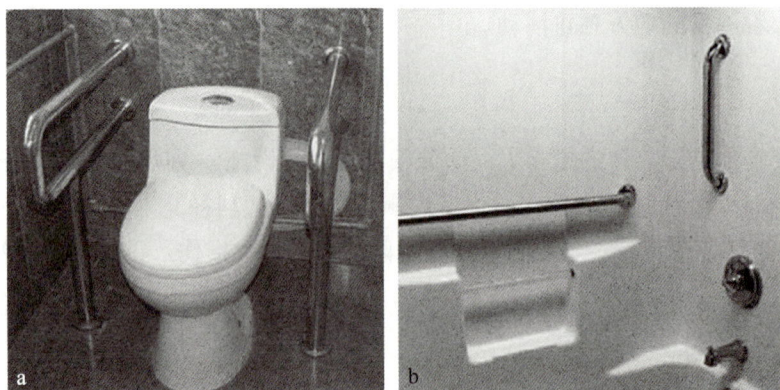

图 17-7　安装扶手
a. 马桶旁；b. 浴缸旁和盥洗盆

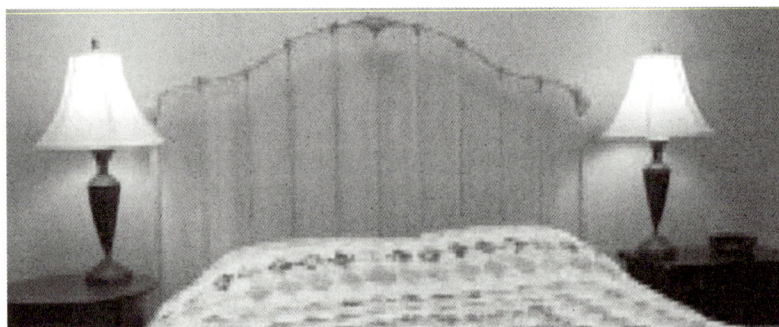

图 17-8　床边放置容易伸手摸到的台灯

明"；在老年人床边应放置容易伸手摸到的台灯（图 17-8）。

（三）生活照顾

1. 为老人挑选适宜的衣物和合适的防滑鞋具。

2. 如家中养宠物，将宠物系上铃铛，以防宠物在老年人不注意时绊倒摔跤。

3. 没有自理能力的老人，需要有专人照顾。起居活动如如厕时要有人看护。

四、社区层面干预

社区相关组织（管理委员会、社区居委会、社区卫生服务机构、物业管理部门等）将预防老年人跌倒列入工作计划，由专人负责。建议采取的措施如下。

1. 社区街道、居委会和社区卫生服务机构应定期在社区内开展有针对性的防跌倒健康教育，提高公众对于老年人跌倒的预防意识，提高老年人对于跌倒危险因素的认识，了解跌倒的严重后果以及预防措施。尤其是对于有心脑血管疾病、骨、关节、肌肉疾病以及听力、视力减退的老年人。

2. 社区街道、居委会和社区卫生服务机构应该对社区内的老年人进行跌倒风险评定，掌握具有跌倒风险的老年人群的基本信息；应该定期开展老年人居家环境入户评定及干预。

3. 社区街道和居委会组织老年人开展丰富多彩的文体活动。

4. 独居的老人属于跌倒的高危人群，社区街道和居委会应定期访问独居的老人。

5. 社区街道和居委会应关注社区公共环境安全，督促物业管理部门或向当地政府申请及时消除可能导致老年人跌倒的环境危险因素。

（1）道路要平整，地面应铺设防滑砖，保持社区内地面的卫生。

（2）路灯要亮，路灯损坏应及时维修。

（3）尽可能在有台阶处安装扶手，保持楼道扶手干净（图17-9）。

（4）加强社区管理，清理楼道，禁止在楼道内随便堆放杂物及垃圾。

（5）雨、雪天注意及时清理路面。

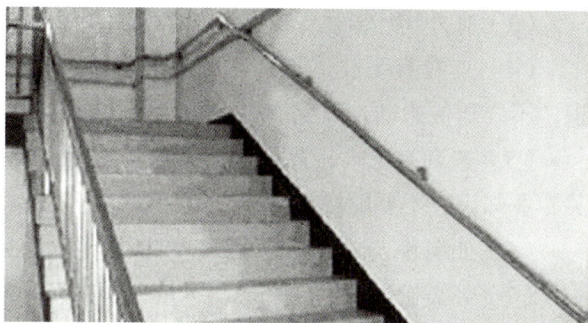

图17-9　楼道安装扶手，并保持干净

（6）社区加强养宠物户的登记及管理，方便老年人安全出行。

（7）设立预防跌倒警示牌。

五、老年人跌倒后的处理

（一）自己起身

老年人在家中跌倒后，如无意外发生，可以自己起身。治疗师应了解如何自己起身，在家访或健康教育宣教时，有必要向高危跌倒人群示范。起身步骤如下：

1. 如果是背部先着地，应弯曲双腿，挪动臀部到放有毯子或垫子的椅子或床铺旁，然后使自己较舒适地平躺，盖好毯子，保持体温，如不能起身，应向家中人寻求帮助。

2. 休息片刻，等体力准备充分后，尽力使自己向椅子的方向翻转身体，使自己变成俯卧位。

3. 双手支撑地面，抬起臀部，弯曲膝关节，然后尽力使自己面向椅子跪立，双手扶住椅面。

4. 以椅子为支撑，尽力站起来。

站起来如无意外，休息片刻，恢复体力。如有不适，应打电话寻求帮助，电话中最重要的是报告自己跌倒了。

（二）现场处理

在户外或社区，发现老年人跌倒，不要急于扶起，视不同情况进行处理。

1. 意识不清，立即拨打120、119等急救电话，此外给予下列帮助。

（1）有外伤、出血，立即止血、包扎。

（2）有呕吐，将头偏向一侧，并清理口、鼻腔呕吐物，保证呼吸通畅。

（3）有抽搐，移至平整软地面或身体下垫软物，防止碰、擦伤，必要时牙间垫较硬物，防止舌咬伤，不要硬掰抽搐肢体，防止肌肉、骨骼损伤。

（4）如呼吸、心跳停止，应立即进行胸外心脏按压、口对口人工呼吸等急救措施。

（5）如需搬动，保证平稳，尽量平卧。

2. 意识清楚

（1）询问老年人跌倒情况及对跌倒过程是否有记忆，如不能记起跌倒过程，可能为晕厥或脑血管意外，应立即护送老年人到医院诊治或拨打急救电话。

（2）询问是否有剧烈头痛或口角歪斜、言语不利、手脚无力等提示脑卒中的情况，如有，立即扶起老年人可能加重脑出血或脑缺血，使病情加重，应立即拨打急救电话。

（3）有外伤、出血，立即止血、包扎并护送老年人到医院进一步处理。

（4）查看有无肢体疼痛、畸形、关节异常、肢体位置异常等提示骨折情形，如无相关专业知识，不要随便搬动，以免加重病情，应立即拨打急救电话。

（5）查询有无腰、背部疼痛，双腿活动或感觉异常及大小便失禁等提示腰椎损害情形，如无相关专业知识，不要随便搬动，以免加重病情，应立即拨打急救电话。

（6）如老年人试图自行站起，可协助老人缓慢起立，坐、卧休息并观察，确认无碍后方可离开。

（7）如需搬动，保证平稳，尽量平卧休息。

（8）发生跌倒均应在家庭成员 / 家庭保健员陪同下到医院诊治，查找跌倒危险因素，评定跌倒风险，制订防止措施及方案。

（胡玉明）

第五节　疼　痛

一、概述

疼痛是指一种令人不悦的感觉和对刺激的情感反应，这些刺激通常为急性或慢性组织损伤。然而，疼痛不仅仅是一种简单的功能性物理损伤，它还受焦虑、抑郁和其他心理和生理指标的影响，是情感和认知功能的综合体验。

疼痛的两个主要类别为伤害性疼痛和神经性疼痛。伤害性疼痛是机体对于来自伤害感受器的机械、热力、或化学变化刺激所产生的一种正常生理反应。其又可分为 3 个亚型：由皮肤或浅表组织内的皮肤伤害性感受器引起的浅表躯体性疼痛；由韧带、骨骼、血管部位的躯体伤害性感受器引起的深部躯体性疼痛；由体内器官中内脏伤害性感受器引起的内脏痛。躯体性疼痛的部位一般较明确，且常被描述为跳痛、疼痛、锐痛或啮咬样痛；内脏痛通常很难定位，并常被描述为压榨样痛、微痛、闷痛，或牵拉样痛。神经性疼痛是由神经本身受损或异常身体感觉通路所致的疼痛。例如，带状疱疹可以通过皮肤内神经的生长和炎症引起神经性疼痛。烧灼痛、刺痛、或电击感等痛觉过敏症状是典型的神经性疼痛；其他感觉表现还包括瘙痒、针刺感、挤压感和麻木等。

疼痛在老年人中很常见，疼痛后果严重，包括抑郁、社会活动减少、睡眠障碍、行走障碍和医疗卫生的使用与花费增加，老年人所经历和报告的疼痛危害不低于年轻人，因此必须及时处理。

二、作业评定

目前国内外较常采用的评定方法为视觉模拟评分法（Visual Analogue Scale，VAS）、0~10 数字疼痛强度量表（Numerical Rating Scale，NRS）、麦 - 吉疼痛问卷（McGill Pain Questionnaire，MPQ）等，详见本套教材《康复评定学》及本书相关章节。

目前没有任何仪器能评定疼痛的不同性质和强度，疼痛评定在很大程度上依赖于患者的自我报告，在整个评定过程中，作业治疗师需兼顾到患者价值观、信仰、文化背景、家庭和工作环境、角色、习惯等。

三、 疼痛管理

作业治疗是疼痛多学科管理团队的重要伙伴，作业治疗从整体角度来看待患者，重点关注患者的整体功能和适应性，管理他们认为有价值和有意义的日常工作和职业。疼痛的作业治疗依赖于患者的个人经验，职业背景和功能状况，诊断，症状和疼痛持续时间。一般而言，作业治疗师会根据疼痛持续时间、程度与性质、有无牵涉痛等特点制定治疗计划。作业治疗干预重点是为患者提供有效管理疼痛的技巧，具体措施可以分为身体管理，心理社会管理和环境适应。

（一）身体管理

1. **关节保护技巧** 包括不过度活动，保持关节活动度、肌力和关节稳定性，并使用正确的运动模式以减少完成活动所需的力。此外，鼓励患者使用最强的关节。例如，使用肩膀背手提包而不是用手腕；用购物车运送物品；用手掌打开罐子等。

2. **工作简化和能量保存技巧** 侧重患者在从事有意义的作业活动时，提高独立性和安全性，并防止对个人造成额外的压力或创伤。主要原则包括尽可能用双手完成；将常用物品放置于容易触及和使用的地方（不需过度伸展触碰）；在任务开始之前收集所需的用品；滑动重物而不是携带；利用重力减少能量消耗。

3. **日常活动姿势指导** 包括坐、站、行等需利用适当的生物力学知识，保持背部挺直；在举起物品时使用正确姿势，髋部屈曲避免身体扭转；让携带物品靠近身体；利用宽的支撑面抬起腿。预防可能会导致疼痛的额外创伤。

4. **治疗性作业活动** 具体参见本书相关章节，目的是减少水肿、缓解疼痛和预防关节僵硬，维持关节运动和肌肉力量，恢复有效的肌肉使用模式，以及提高活动参与的满意度。

5. **支具使用** 必要时可以为患者建议或制作动态或静态支具，提供疼痛部位休息、保持关节力线、维持肢体功能位，或是增加功能，预防或矫正畸形，保护愈合结构，并限制疼痛或有害运动的发生。

（二）心理社会管理

1. **目标设定和实现** 目标设定和实现过程可以作为衡量多学科管理团队治疗成果的标准。同时它可以使患者发现和确定目标，并更有效地管理疼痛和提高活动参与水平。

2. **调整活动节奏** 将活动/任务分解为更小、时间更可控的范围，包括定期休息。具体表现为放缓节奏，根据时间调整状态，增加休息时间，提高活动水平，优先考虑某些活动和提前计划等。

3. **疼痛影响患者对时间的利用和工作状态** 治疗师使用活动构造观察患者如何利用时间，然后确定在日常工作中如何改变。目标是让患者确定优先处理的任务，制定合理的待办事项清单，平衡一周而不是一天的活动需求，合理安排休息时间。

4. **进行全面的压力管理计划** 许多遭受疼痛的患者也经历高程度的压力，首先与患者确定当前的压力及其对日常生活的影响；然后在他/她的控制之内，制定更有效处理策略。要考虑的内容包括与他人的社会交往，参与支援团体，定期运动，营养均衡等。

5. **放松训练** 包括腹式呼吸，引导想象，进行性肌肉放松和生物反馈。腹式呼吸是最基本放松技巧之一，使用胸部和腹部肌肉进行深呼吸以增加个体的放松状态。引导想象包括使用想象力和愉快的视觉描述，如躺在一个温暖的阳光明媚的海滩，风轻轻地吹过你的身体，以促进放松。进行性肌肉放松是用一套系统方法放松和紧张全身肌群，减少相关的肌肉紧张减轻疼痛症状。生物反馈主要是监控生理指标，包括测量脉搏，心率和呼吸速率以及体温。上述干预措施的目的是帮助患者意识到肌紧张，焦虑，压力等与疼痛的相关的生理反应，最终的目标是更有效地自我管理与疼痛相关的症状，增加功能水平和参与有意义的活动。

6. 提高患者的信心和自信心　　自信的人能够直接表达他 / 她的感受，欲望和需求。能够设定极限值并平衡他 / 她的压力水平，这是重要的管理急性和慢性疼痛的技能。自信心训练允许个人合理寻求援助，对过度疲劳或增加疼痛的要求说"不"，对他 / 她的亲人或医疗服务者直接交流自己的感受。

（三）环境适应性管理

作业活动基于个人、时间、文化和期望等背景因素。对环境调整可以产生简单的变化，例如将常用物品放在台面上，以避免过度触碰引起疼痛；调整计算机高度使上肢 / 颈部 / 后背舒适；或鼓励健康的生活方式。环境调整包括：平衡全天的活动或休息以促进耐力和限制痛苦的参与；限制面对面会议或旅行选择电话或电子邮件互动；或使用自信的社会交流，避免握手等引起疼痛的问候；使用认知行为策略和自信沟通对促进生活质量至关重要。通过对家庭评定，人体工程学评定和职业工作分析，可以找到更专业化的环境适应方法。这些咨询式的活动允许患者和家庭成员和（或）雇主找到最好的工作日程，时间表或实践，以允许患者返回工作岗位。在家庭环境中，在卫生间安装扶手杆提高安全性，防止关节或肌肉发生疼痛刺激；杠杆式门手柄可防止外力作用在疼痛关节或腕和手的小肌肉。可推荐使用其他个人适应装置，例如穿衣辅助具，特别是在急性疼痛管理阶段。

作业治疗师可以帮助疼痛患者使用个人策略来促进社会、家庭和（或）工作的参与和满意度。此外，可以帮助适应环境促进每一个人的参与活动。

（胡玉明）

第十八章
作业治疗记录的撰写

作业治疗记录即是用来记载作业治疗评定、作业治疗的执行及所提供的作业治疗服务，本章重点介绍作业治疗文件记录的有关内容。

第一节　内容和框架

一、作业治疗师所做的检查 / 评定

作业治疗师对每一患者都必须做初始检查和评定以及治疗结束时检查和评定。在治疗期间，根据患者接受作业治疗时间的长短，再做一次或多次的评定。作业治疗师按照检查 / 评定结果完成作业治疗文件记录的资料收集。

二、作业治疗文件记录分类

作业治疗文件记录根据作业治疗的不同阶段分为初始评定记录、治疗期间评定记录、进展记录和结束记录。

1. **初始评定记录**　初始评定记录是当作业治疗师初次见到患者时所做的检查 / 评定的记录。

2. **进展记录**　进展记录是治疗过程或是所提供给患者干预的记录，是作业治疗师再检查及再评定的记录。

3. **治疗期间评定记录**　治疗期间评定记录是治疗过程中，作业治疗师再检查及再评定的记录，与进展记录基本相似。

4. **结束记录**　结束检查 / 评定记录是患者在医疗中的最后评定及最后记录。

三、记录撰写的指导原则

作业治疗文件记录撰写的指导原则是：准确；简洁；清晰；及时；使用黑色墨水；在错误的地方划一条线并在错上方加上日期及签上姓名；在空白处划上水平的线；记录完成后要及时签名，并注明职称与日期时间；使用专业术语的缩写词记录。

第二节　初始评定记录

初始评定记录是当作业治疗师初次见到患者时所做的检查/评定的记录。本节侧重 SOAP 格式评定记录的文件撰写，现介绍如下。

一、主观资料

主观资料（subjective data）记录又称 S 区记录，作业治疗人员在每次见到患者时，都会面谈和提问一些功能性问题。在主观记录区，作业治疗师应侧重记录影响作业活动的症状及功能不良的叙述。

（一）记录内容

主观资料记录包含的内容如下。

1. **医疗史**　关于患者先前的医疗状况及治疗的相关信息都被记录下来。

2. **环境**　生活方式、居家位置、工作任务、学校需求及休闲活动。治疗师与患者会谈，以了解其在家中的需要并协助拟定治疗目标。

3. **情绪或态度**　治疗师记载患者在做检查时的态度或情绪状态。

4. **目标或是功能性的结果**　目标或是功能性的结果是由患者及作业治疗师在初始评定时就设定好的。

5. **功能的等级**　初始检查者描述患者在检查时功能的程度。

（二）撰写要求

1. **使用动词**　在记载主观资料时，使用动词来让读者知道这些信息是由他们自己所提供。通常使用的动词有：表示、报告、诉说、陈述、描述及否认。在记载中不必一再重复患者这两个字，只要用一次就可以假定此部分的所有信息均由患者所述。例如：患者报告他昨晚只醒过 3 次，没有自己上厕所。

2. **引用患者的话**　有时解释患者的障碍时，直接引用患者的话会比较好。引述可以使得解释与治疗之间的相关性更加清楚。例如：患者经常表示"我妈妈要来接我离开这里，我要我妈妈。"患者今年已 90 岁。说此话意味着患者存在混淆及记忆力障碍。

3. **从他人得到的相关信息的处理**　当患者不能提供相关信息，特别是痴呆症、语言能力不良或是神经功能改变（如昏迷）的患者、婴幼儿，当相关信息由照顾者或重要他人所提供时，在记录时要先说明是谁提供的，并且说明为何患者不能自己提供信息，例如：以下信息由患者的母亲提供，患者目前处于昏迷状态。当信息同时由患者本人及他人所提供，要特别注明信息的来源。例如：孙太太表示她今天不必为她先生扣毛衣上的纽扣。孙先生表示今天是他自脑卒中以来，第一次不必要求他人协助穿衣。

（三）记录举例

例 18-1 为张治疗师在第一次接诊脑卒中患者马先生时的记录：

例 18-1　初始评定主观资料的记录

临床诊断：L CVA（左侧脑血管意外）。

作业治疗诊断：RUE&LE（右侧上下肢）无力，行走不稳，无法独立进行 ADL。

S：病人说她已经能拿到厨房架子第二层上的杯子了，不过，再高一些肩膀就会疼痛，VAS 疼痛评分评定她的疼痛程度为 2，穿上衣时需要别人帮忙。她表示非常了解她的疾病和预后，所以她只想能照顾自己的生活，并希望能走到离她家很近的菜市场去买菜就好了。

（四）常见的错误

主观资料撰写最常见的错误是所记载的信息和患者问题、诊断及治疗都不相关，只将主观资料局限在有关的信息是件不容易的事。如上述例子的另外一种记录，见例 18-2。

例 18-2　初始评定主观资料记录的错误模式

临床诊断：L CVA。

作业治疗诊断：RUE&LE 无力，造成行走的不稳及无法独立进行 ADL。

S：病人表示她在家没有做运动，因为怕跌倒而没有外出去买菜或是去社团聚会。Pt. 表示她很活跃并且很希望能参加她的麻将聚会，她很喜爱玩麻将并且很想念她的麻友，他们自小学起就是朋友了。他们才刚刚一起庆祝他们的 50 年友谊。

记录日期：2012 年 11 月 17 日

二、客观资料

客观资料（objective data）记录又称为 O 区，由任何受过训练的作业治疗专业人员再次加工或是加以确认的客观信息。这些信息由测量、测验及观察得到，它必须以功能性动作或活动的术语来描述。

（一）记录内容

客观资料包括 2 个方面的内容：

1. 评价及测验的结果。
2. 患者功能的描述。

（二）撰写要求

1. **评价和测验的结果记录**　不同阶段的评价和测验的结果及目标记录应一致。在初始检查、进展记录 / 治疗期间记录及结束记录中，作业治疗师要重复在初始检查中作业治疗师所做的测量及测验，这些重复的测量和测验必须和初始检查中的操作步骤相同和方法相同。因此初始测量和测验时，必须清楚地写出是在测验或评价什么，患者的体位、姿势、评价的分数等。

一般采用标准化量表 / 工具评定功能，有许多评定量表使用时有一定的步骤、清楚的指令及完整的评分方法。例如：改良巴氏指数、Fugl-Mayer 上肢功能评定表、日常生活活动分析评定表等，记录是应有体现。

2. **患者功能的描述**　作业治疗师借功能描述来说明患者的情形。描述患者功能时需要包括以下信息：

（1）功能：例如行走、上下楼梯、抬东西、打扫、坐站及其转移。

（2）描述在执行功能时，其动作的质量，例如：负重很平均、动作平稳、正确的人体力学、速度等。

（3）需要协助的程度，例如：活动范围由独立、口头提醒；触觉引导、监督；最小程度、中度、最大程度的协助；依赖等。

（4）描述所需的辅助，例如：穿衣辅助、矫正器、支撑物、扶手、轮椅、协助性辅具。

（5）距离、高度、长度、时间、重量，例如：3m、100cm、6分钟、厨房标准高度的柜子顶层、地板至桌子。

（6）环境的状况，例如：平地、地毯、昏暗的灯光、室外、斜坡。

（7）认知状态及任何并发因素，患者了解、依照指令的能力、需监督血压状况等。在评定表中所描述的患者功能及评分，都可以作为患者功能性能力的描述。

（三）记录举例

例18-3是刘治疗师在第一次接诊脑卒中患者梁太太时的记录：

例 18-3　初始评定客观资料的记录

临床诊断：L CVA。

作业治疗诊断：RUE&LE无力，造成行走不稳及无法独立进行ADL。

O: 行走时使用标准助行器，PWB（部分承重）R，由卧室到浴室（6米），瓷砖地面，需1人最少协助以保持平衡，口头提醒可以维持正确的步态。

记录日期：2012年11月17日

（四）常见的错误

常见的错误情形是评定或测验的结果遗漏，见例18-4。

例 18-4　初始评定客观资料记录的错误

临床诊断：L CVA。

作业治疗诊断：RUE&LE无力，造成行走的不稳及无法独立进行ADL。

O：右肩弯曲100°，外展100°，外旋60°，内旋40°。右手腕周径：仰卧，上肢抬高45°，第三掌骨头部为26cm，第三掌骨头部上6.5cm处为8寸，尺骨茎突上缘为7cm，测量沿着标记的上缘。

这个记录的错误包括：

1. 肩部活动没有记录测量的起始点，活动度是被动还是主动？
2. 手腕部测量计量单位不统一，有寸、cm。

三、　评估记录

评估（assessment）记录又称之为A区，记录治疗师对主观及客观记录区中所获资料作出的解释、临床判断及设定功能性治疗结果及目标。

（一）记录内容

1. 诊断作业治疗问题即为作业治疗诊断。

2. 目标及治疗结果患者及作业治疗师共同制定所要达到的功能性治疗结果及预期目标。目标应显示出和患者功能上限制有关的损伤及治疗结果，或是他/她寻求治疗的原因。目标包括长期目标和短期目标。

（二）撰写要求

1. **撰写诊断** 按美国作业治疗学会的模式，作业治疗诊断由患者的损伤及功能上的限制组成，见例18-5。

例18-5　常见的作业治疗问题

1. 由于右侧上肢及下肢瘫痪无力而造成ADL受限，需要依赖他人。
2. 由于手肘弯曲角度受限而无法自行进食。
3. 下身麻痹2°脊髓损伤（SCI）T12及轮椅转移需依赖他人。
4. 由于腕管综合征造成抓握力量渐弱，无法转动门把开门。

由作业治疗而改善的一些常见功能障碍有：床上移动、由坐到站、穿衣、洗澡及如厕转移等活动困难。要正确区分病变、损伤和功能上的限制，如例18-6。

例18-6　病变、损伤和功能限制的关系

刘×芳的双手三度烧伤，因疤痕组织而造成她手指及手腕关节角度受到限制。她无法拿起及操作小物件，所以她无法从事精细操作的工作。

此例中，患者病变为三度烧伤；损伤为手指及手腕关节角度受到限制；功能上的限制为无法拿起及操作小的物件；活动障碍为无法从事精细操作的工作。

2. **撰写功能性治疗结果及目标** 撰写时必须包含动作或是表现，例如：将能行走，测量的标准应以知道何时才算完成治疗结果或达到目标，例如：由卧室走到厨房，以及预期完成的时间，例如：在一周内。可测量的标准是治疗结果及目标中最重要的部分。动作或表现可以用不同的方式来评测。

当评测指出某种损伤时，应同时描述影响损伤后功能改善的限制因素。因此功能改善的描述就成为另一种评测是否完成的目标方法。

以下举例中的目标和损伤后的情况与功能上改善的限制有关，见例18-7。

例18-7　初始评定目标的记录

1. 在2周内，左肩屈曲的角度范围将进步到0°~100°，使得病人可以梳到头顶的头发。
2. 在1周内，水肿的情况将得到改善，右上臂与左上臂周长的差别将减少在3cm之内，而且他的右臂将可以穿进衣袖内。

（三）记录举例

张某某2周前脑卒中，正在接受由作业治疗师所提供的作业训练，他的太太平时照料他，见例18-8。

例 18-8　初始评定目标记录

临床诊断：R CVA(右侧脑血管意外)。

作业治疗诊断：左半侧身轻瘫且所有的活动均需依赖他人。

长期目标：预期 1 个月后出院。

1. 病人在 3 周内，将可以使用辅具及最小的平衡协助走到功能训练厅及病房。

2. 病人在 4 周内，将可以使用辅助及扶手上、下楼梯，且能进出汽车，以便能来医院随访。

短期目标：

1. 在 2 周内，病人将可在监护下，完成床上下，左右移动身体以及向左右翻身。

2. 在 2 周内，病人将可在监护下，转向左侧并伸手拿到电话及呼叫铃。

3. 在 1 周内，病人将完成卧坐转移，并且只需一人最小协助将其左腿抬至床上。

4. 在 2 周内，病人将只需 1 人最小平衡协助及口头提醒，双脚能平均承重，在床上、马桶、轮椅及标准椅子上，由坐到站并且再坐回去。

5. 1 周内，病人将使用 4 脚手杖，中度平衡协助及口头提醒步态姿势，由床走到浴室及功能训练厅。

四、　干预计划

干预计划（plan）又称为 P 区，陈述对患者的治疗计划或在下次治疗时会做些什么。在这个记录区中治疗师要对治疗措施给予详细记录。

（一）记录的内容

患者的治疗是针对作业治疗诊断，包含两个部分：

1. 对治疗造成患者功能限制采取的作业治疗活动或干预。

2. 描述达到目标及治疗结果所用的功能性训练活动。

（二）撰写要求

作业干预措施的选择应遵循康复治疗处方的要求，尽可能具体，包括选择治疗的种类数、持续的时间、治疗的频度（次数／天或次数／周）、治疗总的次数或疗程、治疗的注意事项、签名和日期等。作业治疗师要撰写列在计划中的每个活动及干预的理由。

（三）记录举例

应用举例见例 18-9。

例 18-9　初始评定干预计划的记录

治 疗 计 划

临床诊断：R CVA

作业治疗诊断：患侧忽略导致日常生活活动不能完成，无法回到工作岗位。

长期目标：2 个月内基本 ADL 可独立完成，注意力可达全范围。

短期目标：1. 2 周内，注意力可过中线。

2. 4 周内，ADL 可在少量帮助下完成。

3. 6 周内，注意力可达全范围，ADL 可在语言提示下完成。

4. 8 周内，ADL 可在监护下独立完成。

干预措施：1. 在病人左手腕套上一个红色的绳结，并且贴上红色标签。

2. 拍打、冷热刺激左手，并不断语言提示左手的存在。

3. 将病人的床头柜放到左侧，并向家属作相关宣教，所有活动均在左侧进行。丰富病床左侧的空间，摆上鲜花或彩色物品。

4. 所有的交流与治疗均在左侧进行。

5. 进行删字游戏、等分线段、画图、读报等训练,1 次 / 天，5 次 / 周。30 分钟 / 次。

第三节 治疗进展记录

治疗进展记录是作业治疗过程中提供给患者干预的记录，是作业治疗师再检查 / 评定的记录。在进展记录中的信息可以证明在初始评定报告中所列出的治疗计划是否适当、是否被完成及是否有效。由于所记载的治疗进展是针对完成初始评定报告中的目标及治疗结果，因此是医疗保险给付及医疗质量的重要证明。

在以问题为导向的医疗记录中，患者的诊断及问题可作为进展记录的开始，其框架与初始评定记录相同，有关进展记录的 SOAP 格式文件撰写简介如下。

一、 主观资料

在治疗期间，作业治疗师应注意聆听任何和治疗效果、达到目标及治疗结果相关的信息，同时，应该将所听到的任何不在医疗记录中但有可能和治疗效果及提高作业治疗质量有关的信息记录在进展记录主观资料中。

（一）记录的内容与要求

1. **医疗史** 聆听任何先前没有记录但却和患者治疗有关的医疗史信息，并且将此信息记载在此。

2. **环境** 生活方式、居家位置、工作任务、学校需求及休闲活动同初始评定记录项目，但要聆听任何会影响到治疗的信息并记载下来。

3. **情绪或态度** 患者的态度可能在治疗期间有改变，或者也有可能在初始检查时没有对作业治疗师表现他们的真实感觉，作业治疗师必须对这些改变有所警觉。

4. **目标或功能性结果** 在患者和作业治疗师比较熟悉以后，作业治疗师会了解更多有关患者的需求及想达成的结果，此时可能需要修正目标。

5. **不寻常的情况或主诉** 在治疗时，不寻常的情况可能显示患者生理状况的改变，或者可能是治疗有效或无效的迹象。不寻常的情况发现有可能是这周内患者服药的情形及其他健康状况互相抵触造成的。

6. **对治疗的反应**　患者对治疗的反应可作为治疗有效的证据，可能影响到以后的治疗计划。

7. **功能等级**　患者对他 / 她功能程度的描述，可以帮助作业治疗师评定患者的进展情况或是对治疗的反应。

（二）记录举例

患者表示"我不要小孩子的游戏，只要我能回家，我就会很好"。拒绝治疗一周，没有进展。

（三）常见错误

在进展记录中常见的错误是所记载的信息和患者的问题、诊断及治疗都不相关。

二、客观资料

在此进展记录的信息是由再测量、测验及观察得到的，必须以功能性动作或活动的术语来描述。

（一）记录的内容

1. 评测及测验的结果。
2. 患者功能的描述。
3. 描述所提供的干预。
4. 作业治疗师对患者的客观观察。
5. 所提供治疗次数的记录。

（二）撰写要求

1. **原则客观**　资料的撰写应遵循以下具体原则：

（1）重复在初始检查时所做的测验及评测，记录患者对治疗计划的反应。

（2）记录结果使读者能很容易地和初始检查、之前的检查报告或记录中的结果相比较。

（3）描述患者功能表现的文字应通俗易懂，使读者能清楚知道其功能状况。

（4）在描述所提供的干预时，要有足够详细的说明，使得其他的治疗师可以重复相同的干预。

（5）包含每个干预的目的及患者的反应，此信息将对找出最有效治疗步骤的研究有所帮助。

（6）包括任何提供给患者的书面材料的复印件，曾提及的、提供给或卖给患者的任何器具。

2. **评测和测验的结果**　所有在初始评定中所记录的活动，特别提出的部分，以及所记录的治疗结果及目标，均应重新评定及记录在进展记录、治疗期间及结束评定中。作业治疗师重新评定在初始评定中作业治疗师所做的测量及测验，从而得知患者进步情况。这些重复做的测量及测验必须和初始评定中的操作步骤和方法相同，这样的比较才有效。此外，记录的方法必须是相同的。例如：在初始评定记录中的测量是用 cm 作记录单位，那么，在以后的记录中都必须用 cm 来记录。

在记录测量及测验的结果时，可以加上备注，提醒阅读者参考之前测量及测验结果，进行比较。在评定表中所描述的患者功能水平及在评分表中分数的改变，都可作为患者功能进步的证据。举例如下：

孙作业治疗师用压力袜帮助杨先生减低左脚踝水肿，在初始评定（2011 年 8 月 10 日）时，记录了杨先生左脚脚踝的周长，了解水肿程度。在完成 5 次治疗后的今天，孙以同样的测量方法测量其脚踝，并和初始检查结果相比较，得知水肿已有减轻，说明压力袜有效。

可在客观资料记录区，用表格形式记录测量的结果，以方便比较，如例 18-10。

例 18-10　以表格形式记录

	2011 年 8 月 10 日	8 月 15 日
左脚外踝的中心	15.3cm	10.0cm
左脚外踝中心下方 2.5cm 处	13.0cm	7.6cm
左脚外踝中心上方 2.5cm 处	15.3cm	10.0cm

备注：所有的测量均是沿着记号上方的边缘而做

3. **患者功能的描述**　通过功能的描述来说明患者的进步情况。如何撰写见初始评定部分。

4. **描述所提供的干预**　在客观资料中可以增加患者所接受的治疗步骤的有关信息。提供给患者的干预必须是记录完整且包含所有细节，只有这样才能由其他的作业治疗师来操作相同的干预。以下的信息应包含在干预记录中：

（1）记录作业疗法、运动或是活动。

（2）剂量、重复的次数及距离。

（3）当适用时，写出选择的仪器。

（4）仪器的详细设定或治疗程序。

（5）目标组织或是治疗区域。

（6）治疗的目的。

（7）患者的姿势。

（8）持续的时间、频率及休息时间。

（9）治疗师需要知道在标准常规之外的其他信息。例如，将手杖调高于标准常规所用的高度以协助患者行动。

（10）任何针对特定患者的特别治疗方式。

在描述患者功能时，也可详细描述所提供的干预。例如：遵循指令，患者安全使用腋拐行走，左侧没有承重，由床到餐厅（15 米），走在瓷砖路面，监视以防失去平衡，2×（2 次）。

在上述例子中，即使没有受过训练的作业治疗师都可以了解患者的表现，而其他的治疗师也可以在隔天对患者重复相同的干预。

5. **作业治疗师对患者的客观观察**　客观资料中包含作业治疗师所看到的或者感觉到的观察记录。这种客观的观察可由其他受过相同训练的作业治疗师重复或证实。例如：经过日常生活活动训练之后，患者的自理活动完成的速度加快，所需时间减少了，则应记录为："在 ADL 训练后，患者完成的速度增加，所需时间减少"。

6. **治疗次数的记录**　记录治疗的次数可知患者是否接受过治疗。患者接受治疗的记录可反映出患者对作业治疗的依从性及参与性。在记录中应该记载患者没有参与的治疗，并说明缺席的原因。

当第三方付费者或保险公司限制患者的治疗次数时，进展记录可以用来核实患者的治疗次数，以便做好结束计划。在此可记录患者接受治疗的次数。

（三）记录举例

李小姐是一位下身瘫痪的脊椎损伤患者，作业治疗师在指导她如何使用转移板从轮椅转移至马桶上的治疗记录，见例 18-11。

例 18-11　进展的客观资料记录

作业治疗诊断：L3 SCI 导致不能独立完成日常生活活动。

S：病人表示她无法自己转移到马桶上。

O：在转移训练时病人使用转移板自轮椅至马桶3X（3次），常需口头提醒注意安全。在由椅子至马桶时，开始需最大协助帮忙滑过转移板，到第三次尝试时，进步至只需最小协助。在第三次由马桶回到椅子上时需中等量的协助。

记录日期：2011 年 12 月 12 日

（四）常见错误

1. 客观资料部分是关于患者功能活动的描述，应该要描述患者对干预的反应。在撰写客观资料时，特别在记录提供给患者的干预时，最常犯的错误就是只报告自己做了什么而没有记录患者否认反应或表现，如：指导患者不使用患侧的情况下，完成穿脱上衣的活动。

2. 刚开始撰写记录时，内容零散无序，没有对文字进行有效组织。应将所得的信息按主题分类整理，才能避免内容的零散。

三、评定记录

资料的分析是进展记录中最重要的一部分。大部分读者会先看到这部分的信息，因为这些信息可以让读者知道作业治疗是否对患者有帮助。这部分是作业治疗师在进展记录中的总结，并且评价相关资料及这些资料所代表的意义。进展分析记录主要记录患者对每个干预的反应。

（一）记录的内容及要求

1. 功能障碍的变化　当测量及评测结果与患者在初始评定时的情况相比较，可以说明患者经治疗后损伤程度的改变。例如：在客观资料中，如果患者手臂周长的测量比以前小，而且患者手肘屈曲角度增加，则作业治疗师可以评价所提供的干预有效地降低了患者的肢体水肿，手肘的活动能力因此改善，参见例 18-12 的举例。

例 18-12　描述上肢水肿情况变化的进展记录

诊断：RUE（右上肢）由于乳房切除而造成淋巴水肿。

作业治疗诊断：由于 RUE 水肿而造成手肘关节活动角度受到限制，因而无法使用 RUE 自行进食及梳头。病人说她可以移动手臂，可使用右手帮忙穿衣及整理床单。在做 ICP（顺序循环治疗仪）/1hr/50lb/30sec 开 10sec 闭 / 仰卧 /RUE 抬高 45°，降低水肿前后均测量了 RUE 水肿情况。

	治疗前	治疗后	2010-12-18
鹰嘴突上缘	33.0cm	39.6cm	46.2cm
鹰嘴突上 10cm	44.5cm	41.3cm	47.9cm
鹰嘴突下 10cm	41.3cm	38.0cm	51.5cm

所有的测量均是沿着记号的上缘而做。今天手肘屈曲角度范围为 0°～95°，10-16-12 时为 0°～85°。今天观察到病人右手以长柄汤匙吃饭。ICP 有效地降低水肿及增加手肘屈曲的角度。病人朝

向降低水肿及增加手肘活动度的目标进步。病人将可以独立地吃饭及不需辅具，自行梳头发。将依照作业治疗初始计划，继续使用 ICP 治疗。

记录者签名：

——杨医生，张作业治疗师

记录日期：2010 年 12 月 18 日

2. 功能性治疗结果及目标的提高 作业治疗师利用进展记录中的分析，来说明患者在功能性能力方面的改善及完成功能性治疗结果及目标的进展情况。在分析中，应有一段陈述来说明治疗结果或目标是否已达到。读者可以同时在客观资料中，找到有关患者功能状况的描述，前后比较可以看到作业治疗师对患者治疗结果及目标进展的分析是否恰当。

3. 功能性治疗结果及目标没有达到 若是缺乏改善、干预无效或是治疗计划没有达到预期效果时，需记录在进展记录中，并且分析可能的影响因素。

4. 资料的不一致性 有时主观信息和客观信息的内容不一致。作业治疗师在解释资料时，可提醒读者注意这些不一致。例如：某位患者在疼痛评测中，VAS 评分为 9，而 10 代表极度疼痛。作业治疗师却观察到此患者行动很轻松，动作平缓，没有显示疼痛对其行为或动作的影响。应将此情况记录下来，并加入可能的建议。作业治疗师要谨慎记载资料的不一致性，因为这些信息很清楚地说明哪些情形是"不正确的"。作业治疗师在解释这些资料时应该再核实。资料的不一致性可能需要将患者转介给其他治疗部门或是更改治疗计划。

（二）常见错误

1. 对患者的溢美之词在记录中常见"患者对治疗的耐受良好""患者很合作且有激情"等描述。这种描述应避免，除非和整个进展记录的内容相关，且有主观资料及客观资料的支持。这样的信息用叙述的方式或评测患者的反应及功能性活动能力等方式来呈现会比较恰当。

2. 与主题没有任何关联的内容常会描述某些之前没有在记录中提及的事情。再次强调在解释资料时，必须要有主观或客观资料的支持，与主题没有任何关联的内容不必写进去，不要画蛇添足。

3. 治疗目标是否达到治疗结果或目标的分析记录中没有提到，通常只有关于损伤程度及有关治疗过程的资料。例 18-13 可见这种形式的错误。

> **例 18-13 没有提及目标，只局限在评测损伤程度及有关治疗过程的记录，文字不简练**
>
> 临床诊断：右侧肱骨骨折，石膏于 10-16 拆除。
>
> 作业治疗诊断：手肘 ROM 限制，及无法摸到上面第二颗纽扣、脸及头发。
>
> S：当病人可以抬起一个装 5 千克的水桶时，他说他的手臂似乎变得较强壮。
>
> O：手肘 ROM
>
> | | 治疗前 | 治疗后 |
> | --- | --- | --- |
> | 屈曲 | $40° \sim 115°$ | $37° \sim 119°$ |
> | 旋外 / 旋内 | $0° \sim 10°$ 二者皆为 | $0° \sim 14°$ |
>
> 所有其他上肢的 ROM 在正常范围内。_____
>
> 在石膏下的皮肤仍然干糙且有皮屑，颜色在正常范围内，没有明显的受压区域。水疗 /102° F/20 分钟 /RUE/ 以放松手臂肌肉、改善干皮肤及为运动做准备。病人在水中最后的 10 分钟，按指示做主动关节活动，手肘屈曲 / 伸直、前臂旋外 / 旋内各 10 次。在水疗后，病人可正确的示范居家运动计划以增加手肘 ROM 及肌力。
>
> A：湿热及运动对增加手肘 ROM 有效。_____

P：将在明天的治疗后停止水疗提高运动的困难程度。还有安排另外 4 次治疗。_____

——孙作业治疗师

记录者签名：

记录日期：2010 年 12 月 18 日

四、 进展计划

当患者的功能状态改变且达成目标时，只有作业治疗师可以修改或改变干预计划。

（一）记录内容

在进展记录中，须包含以下项目的简短叙述：

1. 为了使患者更接近治疗目标，以后的治疗会做什么。

2. 下次的治疗何时开始。

3. 在下次治疗前需预定或准备好哪些设备。

4. 在整个治疗结束前还需要多少次治疗。

（二）撰写要求

1. 计划的叙述通常是以未来式呈现且包含动词。这些动词是用来描述目前到下次治疗间将会发生什么事，或是在下次治疗时将会发生什么事。

2. 在计划记录区，作业治疗师应有一段关于下次治疗时应做什么的描述。这些描述可用做自我提醒，也可以用来告知下次为患者治疗的其他治疗师。

3. 当记录患者已接受过的治疗次数时，要在计划记录区加上未来还有几次治疗。例如："患者还有 3 次治疗""已为患者安排另外 2 次治疗"，或是"患者将于 2012 年 12 月 16 日和 2012 年 12 月 23 日随访，预计于 2013 年 1 月 12 日结束整个治疗"。

（三）记录举例

应用举例见例 18-14。

例 18-14　进展干预计划的记录

1. 将于下次治疗时应重新评定病人功能情况。

2. 将订购标准助行器，以便能在 2012 年 12 月 4 日治疗时使用。

3. 将在下次治疗前弄清楚病人对作业治疗不合作态度的原因。

五、 记录频度

进展记录撰写频率与保险公司的规定，医疗机构自定的文件记录标准及医疗机构的政策有关，一般是在每次治疗或是一系列的治疗结束后撰写。急性期或恢复早期的患者撰写的频率相对较频繁，1 次 / 天。而恢复后期或慢性期的患者撰写的频率可放慢，通常是每周撰写一次。

（窦祖林）

第十九章 作业治疗研究与创新

第一节 作业治疗的循证实践

一、 概述

（一）循证实践的定义

循证实践（evidence-based practice，EBP）最早由 David Sackett 提出，即"慎重、准确和明智地应用当前所能获得的最好依据，整合实践者的个人专业技能和临床经验、患者的价值和意愿、系统研究得来的最佳证据，用于患者健康服务的临床决策过程"。循证实践始于循证医学，虽然循证医学的概念目前仍然普遍沿用，但随着循证过程的扩大和深入，现在倾向于使用"循证实践"来描述包含循证医学的内涵和原则，但适用更广范围的卫生服务领域。

循证实践应用在作业治疗领域，主要包括临床决策过程中应当整合最好的可供使用的研究证据；作业治疗师的临床技能；患者的人格、文化与意愿等方面的内容。值得注意的是，循证实践的复杂性以及同时兼具艺术和科学双重特点的临床决策过程，凸显了决策过程需要证据的指导但并非完全取决于证据。

关注循证实践最常见表述是为了能够让实践变得规范并可优化成本效益，普遍的共识是循证实践是为了更经济的干预。然而，Sackett 等人坚决主张循证实践只是临床决策过程的一部分，任何判断和临床决策都应当基于临床专业知识和最有效证据的统筹考虑。循证实践的目的是确保给予的治疗是有效且安全的最佳选择，外部证据只是决策过程的一环，它必须和临床判断以及患者偏好相整合。循证实践应当被看作一种对具体治疗和医疗行为的批判性思维过程，是临床推理和反思的一种工具。由于使用的是最新、最佳的证据，故循证实践是一种强有力的工具。

（二）循证作业治疗的应用

循证实践的医学根源以及哲学基础与作业治疗强调的人 - 环境 - 作业模式和以患者为中心的哲学基础看似不相符，由此导致基于证据的临床决策过程在作业治疗领域发展较晚。在作业治疗中以患者为中心的证据和循证医学中以科学研究为中心的证据具有差异性。为了更好的认识作业治疗师可用的证据范围，循证作业治疗被加拿大作业治疗协会定义为，以患者为中心的循证作业治疗是基于患者的信息、批判性的证据、专家共识以及过去的经验。该定义强调了作业治疗证据的广义性。

Cusick 指出循证作业治疗不是单纯地使用一系列的证据保证治疗有效，而应当考虑是否选择了正确的技术，在恰当的时间，恰当的地点，以正确的方式应用于适合的患者并由此产生了正确的结果。实施操作的人员是否是该干预最合适的人选。循证作业治疗要求批判的审视治疗过程的所有内容，重视并改变那些已经被证实无效甚至有害的干预，此外，基于当前的政治环境的作业干预也是循证作业治疗的一种体现。

二、 循证作业治疗实践过程

循证实践的过程在不同的学科中大同小异，在作业治疗 EBP 的过程中，通常需要以下步骤：

1. 提出问题（Ask） 循证实践的第一步是根据临床实践构建一个清晰明确的问题，该问题将被用于指导后续的证据检索。通常一个有效的问题应当包含问题、干预手段、疗效指标三方面。

2. 检索最佳证据（Acquire） 最有效的证据收集方法是进行文献检索，常用的数据库包括 MEDLINE、EMBASE、PSYINFO、CINAHL 等电子数据库，或 OT SEARCH、OTSEEKER 等作业治疗网站。除此之外，各种学术会议和研讨会，图书馆中已出版的研究文章、期刊、书目和其他电子数据库，相关专业领域的网站或电子群组，或专业学会和其他有关专业团体也是证据收集的可行性途径。

（1）证据的等级：用于临床决策的证据具有广泛来源，但是设计良好的试验研究偏倚较小，其结果更有说服力。此外，来源于教科书等信息通常较陈旧，因此循证实践框架内的证据最常来源于临床相关试验研究。不同的试验研究证据强弱具有差异，作业治疗中涉及的常见问题的试验研究证据强弱详见表 19-1。

表 19-1　作业治疗常见临床研究证据强弱

问题类型	证据强弱（降序）
诊断性测试 / 评定 （最佳诊断测试或评定方法及其敏感性和特异性）	1. 诊断性研究的系统评价 2. 采用随机或连续抽样进行的诊断性测试与标准方法的比较研究 3. 没有参考方法对照的诊断性研究 4. 基于经验未经严格论证的专家意见
治疗 哪一种治疗方法最有效，是否利大于弊，开始治疗的最佳时间，疗程长短以及可能的并发症	1. 基于高质量的随机对照研究的系统评价 2. 设计合理的随机对照试验 3. 非随机试验，单组前后对照研究，队列研究 4. 病例对照研究 5. 设计良好的描述性研究 6. 基于经验未经严格论证的专家意见
预后 患者可能的临床过程和可能出现的并发症	1. 基于队列研究的系统评价 2. 队列研究 3. 病例报告 4. 基于经验未经严格论证的专家意见

（2）数据检索方法：现代信息资源快速增长，每年大量的文献发表，因此如何快速搜索到需要的信息极为重要，最有效的方法是从对证据进行评价整合的循证数据库或者循证杂志开始检索。最常用的资源之一就是由 Cochrane 协作组织构建的 Cochrane 图书馆。Cochrane 协作网旨在生成高质量的系统评价以及定位现有的系统评价及随机对照试验。若相关信息在这类循证数据库里面没有的话，可以尝试其他传统的电子数据库，最熟悉的如 PUBMED，MEDLINE 等。当作业治疗干预的疗效证据缺乏高质量证据时，并不妨碍作业治疗师采用循证实践，最重要的是寻找和使用能获得的最佳证据。

3. 严格的证据评价（Appraise） 查找信息的过程中会遇到各种不同途径获得的证据，但这些证据不尽相同，有的结论甚至相互对立。因此在此阶段就需要对收集到的已有研究证据进行优劣、权重的评价以便提取有益于临床的信息。临床证据评价通常包含两个过程：一是明确得到的证据的效力，即研究测量到其研究因素的准确程度；二是确定得到的证据的临床显著性如何，也就是指该研究证据在具体的治疗情境中的可推广性、可执行性及成本—收益状况等。通过筛选证据后再仔细研究，最终找到最佳的答案，包括选择最新的研究，因为其中有解决问题的最新思路，态度和技术有关的文章；看一些评论、或批评研究的文章。治疗师还要留意文章作者有否控制了外来文化的影响，也就是将结果可否归因于干预，而不是其他一些因素。治疗师还应该检查研究的可靠性，确保研究使用的工具有效性和可靠。

4. 最佳证据的实施应用（Apply） 严格评价证据以后，作业治疗师需要结合患者的背景因素以及自身的临床经验考虑实施应用。尤其在作业治疗中，即使治疗方法看似有效，但是患者的背景因素诸如生活环境、文化信仰、首要需求、价值偏好等都将决定结局的差异。因此，本阶段与患者面对面直接交流沟通并鼓励他们主动的参与决策过程尤其重要。在多数病例中，可能因为研究的排他性或者结论的不一致，也可能是因为没有足够的研究关注该问题，循证的结果并不能清楚或完全的回答提出的问题。这种情况下，只能使用能够获得的最佳证据并告知患者可能存在的不足和误差。治疗师应当清楚不同选择的利弊并鼓励患者参与选择。当研究证据不足时，需要更多的求助专家意见以及临床决策技巧。

5. 使用新措施后评定表现（Evaluate） EBP 最后一步是对干预的有效性进行评价：目标实现了吗？患者和家人对结果的满意程度、成本效益、治疗过程快或慢及资源的运用等。治疗师应保持全面的记录，方便以后再作评定。对实践过程的评定有助于治疗师通过发现临床实践和科学研究中的差距从而给予专业反馈。

循证实践方法是一种有效的临床决策手段，但是在作业治疗过程中也存在诸多挑战，最常见影响 EBP 使用的方法包括耗时多、信息超载、检索和解读研究结果的技能不足及缺乏研究证据等。为了有效地实施循证作业治疗实践，作业治疗从业人员可以从以下方面进行强化：①通过继续教育发展查找信息的能力、掌握科学研究方法学以及统计学解读和文献评价技能；②熟悉并使用常用的循证实践资源；③积极参与评价作业治疗有效性的科学研究；④参加提供查找和评定临床相关研究支撑的各种杂志俱乐部；⑤寻求基于证据的临床实践指南或为构建新的指南作贡献。

三、 循证作业治疗常用资源

在循证作业治疗过程中，证据的来源非常多且杂，高效的选择高质量的证据是临床繁忙的工作人员能够践行循证实践的重要保障，因此在循证实践中从需要根据循证证据的强弱分级进行针对性检索。目前有大量的循证实践数据库收纳了高质量的证据，临床工作人员可以根据循证证据的级别从最高级别开始检索，以避免实践浪费并且能够保证证据的质量。本部分将简单介绍在作业治疗中常用的循证资源，以便实践者能够在临床工作中应用。

（一）循证证据检索策略

在循证实践过程中，证据的检索一般根据证据资源的特点优先选择各种二次研究资源（如 Cochrane 图书馆、evidence-based medicine），若不能找到满意的资源的时候，再选择经筛选或评价的收录随机对照试验或对照临床试验的数据库（Cochrane 临床对照试验中心注册库 CCRT），不满意的时候，可继续搜索收录原始研究的数据库（Medline、EMBASE 等），最后可搜索其他网络资源（如临床实践指南等）。

（二）作业治疗常用循证资源

在循证实践过程中，最常使用的是来自系统评价的证据，系统评价是对临床具体问题进行全面的文献检索，消除低质量研究，并尝试根据高质量研究结果对临床问题作出实践建议。Meta 分析则在系统评价的基础上合并所有研究结果生成一个统计学结论的方法。系统评价是基于原始研究的二次研究，其证据治疗较高。尤其 Cochrane 系统评价是 Cochrane 协作网成员在统一的工作手册指导下完成，因其对纳入的原始研究有严格的评价和纳入排除标准，同时参照统一的方法学工作手册实施，有完善的评价系统和健全的质量把关环节，证据不断更新并有反馈机制，是目前循证医学中被公认的最高质量的证据。除了系统评价以外，还有很多高质量的原始研究也是循证证据的重要来源，作业治疗中常用的循证资源详见表 19-2。

表 19-2　OT 常用循证实践资源

循证杂志	电子数据库	机构或互联网站
Evidence Based Medicine *Evidence-Based Mental Health* *Evidence-Based Health Care* *Journal of Clinical Effectiveness* *Effective Health Care Bulletins*	Cochrane Library： www.cochranelibrary.com The Cochrane Database of Systematic Reviews Database of Abstracts of Reviews of Effectiveness The Cochrane Controlled Trials RegisterThe Cochrane Review Methodology Database PEDro www.pedro.fhs.usyd.edu.au/index.html OT seeker www.otseeker.com OTCATS www.otcats.com Bibliographic Databases MEDLINE，PubMed，Embase，CINAHL， PsycINFO.	Centre for Evidence-Based Medicine www.cebm.net/ Centre for Evidence-Based Child Health www.ich.ucl.ac.uk/ebm/ebm.htmCentre for Evidence-Based Mental Health www.cebmh.com Centre for Clinical Effectiveness www.med.monash.edu.au/healthservices/cce Critical Appraisal Skills Programme http://www.casp-uk.net/ The Canadian Centres For Health Evidence www.cche.net

（杨永红）

第二节　作业治疗中的科学研究

一、作业治疗研究概述

作业治疗的科学研究是指基于作业治疗的思想与理念，对具有功能障碍而无法完成作业活动的患者进行研究，针对一些相对应的治疗技术，探讨其理论依据，运用循证实践等科学、严谨的方法对其进行验证，从而促进作业治疗的改善和创新。作业治疗的进步来源于创新，而创新来源于临床实践与理论，真正的创新是基于循证医学下的科学研究所总结出来的结果。针对现有的经典技术进行研究，针对临床实践的创新技术开展科研，在实践研究中不断探讨作业治疗新思想，符合作业治疗本质特征，因此，作业治疗的研究是不可或缺的重要组成部分。

二、 研究特点、原则及要点

1. **作业治疗研究特点**　基于一定的理论，依托当前的实践模式，根据相关的参考框架，通过对形成的治疗方案进行可行性、有效性、实用性及科学性进行研究，为临床作业治疗的实施提供循证医学证据。除此之外，针对疗效的影响因素、具体的实施设计以及人体层面的比如脑认知、心理情况也是其研究特点。由于作业治疗本身的特点，使其研究领域与方向多种多样，涉及面广，研究思路开阔，创新性强，具有较高的实际应用价值，对个体、家庭与社会各层面都能带来一定的推动作用，是作业治疗进一步发展的源动力。

2. **研究原则**　作业治疗的研究立足点在于其理论的来源，根据基本的学说与原则展开研究，关注作业功能而不是具体疾病，围绕作业活动对人的功能性层面的影响，研究设计有利于提高人体功能（主要是作业功能）、最终有利于回归家庭、社区与社会的作业评定与治疗方法（包括大脑认知、心理等层面上的促进）。

3. **研究要点**　作业治疗研究所关注的点与其他研究有所不同，它不仅仅停留在评定、干预、治疗方法层面，还关注个体发展、与环境之间的互动与融合，关注改善、改造后的作业因素对提高个体功能性活动、日常生活活动能力、工作生存能力等诸多方面的作用，考量因素较为广泛，反映了作业治疗本身的被赋予属性。

三、 作业治疗师的科研思路

由于我国康复医学起步较晚，专业化水平不高，作业治疗发展缓慢，作业治疗师的水平参差不齐。此外，作业治疗师的文化水平以及高压工作状态，也导致了作业治疗师对科研的茫然。什么是科研，科研思路是什么，怎么做科研，这成了作业治疗师普遍存在的问题；而且目前国内的作业治疗师缺乏对科研基本知识的了解，例如怎样选课题，课题题目怎样设计，研究过程需要哪些准备，数据怎样筛选，用什么标准来参照；怎样客观化、标准化等等问题，困住了作业治疗相关科学研究的起步。临床是理论 - 实践的验证，作业治疗师需要客观严谨的科学数据验证康复技术的可行性与实用性，这迫使其对科研了解的需求。

在作业治疗研究领域，首先了解什么是科学研究。科学研究是指对一些现象或问题经过调查、验证、讨论及思维，然后进行推论、分析和综合，来获得客观事实的过程．其一般程序大致分五个阶段：选择研究课题、研究设计阶段、搜集资料阶段、整理分析阶段、得出结果阶段。

1. **课题题目设计**　针对研究的主要内容或特色点，设计新颖的研究题目。课题题目应直接指出本研究的主要内容、特点等。目前国内也逐渐兴起将研究题目英文归纳为一个英文单词或拼音，以方便记忆，例如：基于先进稳定的脑运动意图与运动功能联系的脑卒中康复研究（Stroke rehabilitation based on advanced and robust link between brain intentions and natural movement，SHAOLIN，少林研究）。

2. **研究背景**　在开展科学研究之前，应充分查阅国内外文献相关文章，归纳总结出该课题相关内容国内外的研究水平和动态，做到研究开始前心中有数。

3. **研究方法**　研究方法主要包括病例的来源、入组标准、排除标准以及对于受试者的干预方式等。在此过程中，应掌握记录患者的基本数据，例如年龄、性别、发病时间、身高、体重等，同时也要根据课题要求采集相应的资料，例如量表评定分数、磁共振或其他生理、影像、电生理等检查指标。根据研究设计不同，例如单中心或者多中心，则患者来源以及数量也相应不同，且根据设计可有随机分组或分层分组等方式将患者划分到不同的干预小组中，以便进行后续研究。

4. 研究结果及讨论　研究结束后，经过资料的汇总整理以及统计分析后，得出相应的研究结果。随后应通过结合作业治疗的基本理论或课题相关研究发现，综合分析研究结果的原因以及讨论结果的意义，并积极将研究结果或讨论应用到临床实践中，发挥科研的真正价值。

5. 研究案例　这里，以"包扎手法在肩手综合征的临床作用"为例，具体阐述科研的思路：

（1）课题题目

1）《淋巴引流治疗＋弹力绷带包扎在脑卒中后肩手综合征上肢肿胀的运用》。

2）立题依据：肩 - 手综合征是脑卒中后常见症状，表现为肩部及手部的疼痛和肿胀，给患者的康复治疗带来阻碍。

（2）文献查阅：查找国内外肩 - 手综合征相关的文献。

（3）入排标准

1）入组标准：①脑卒中的诊断标准；②肩手综合征的诊断标准（临床诊断、影像诊断）；③研究性质（临床治疗）；④患者年龄在 18~80 岁之间；⑤发病时间（1 年以内的患者）等等。

2）排除标准：如认知障碍（MMSE 评分）、言语障碍、孕妇、严重心脏病、骨质疏松、没有控制的恶性肿瘤、上肢皮肤破溃等。

（4）研究方法

1）患者来源：来自 ×× 大学附属 ×× 医院及 ×× 医院各分院康复学科病区 2017 年 5~10 月患者 100 例。

2）患者基本资料数据：性别、年龄、诊断、病程、脑部影像学资料等。

3）具体方法：将 100 例患者随机分成治疗组和对照组各 50 例：治疗组：弹力绷带包扎＋淋巴引流治疗＋临床常规康复疗法（红外线、激光、毫米波＋物理治疗＋常规作业治疗）；对照组：临床常规康复治疗方法。

4）评价方法：关节活动度（肩＋手）、上肢 Fugl-Meyer 评定量表、改良 Barthel 指数、生物电阻抗（bio-electrical impedance，BIS）评定，疼痛（visual analogue scale，VAS）评分。

5）评定时间：总共治疗 10 次，评定 4 次（治疗前，治疗 5 次后，治疗 10 次后，1 月后）。

（5）预期结果：淋巴引流＋包扎可直接改善肩 - 手综合征中手的水肿，改善手部关节活动度，提高患者功能，提高其日常生活活动能力，改善患者生活质量。

（6）治疗结束后 1 个月、3 个月分别进行随访。

（7）讨论：肩 - 手综合征在临床上是常见、多发的并发症，常规治疗方法很多，作用不明显，包扎手法在国内首次运用于肩 - 手综合征手肿胀的治疗，简单、实用、效果好，优于传统治疗效果。

（贾　杰）

第三节　作业治疗研究及创新应用举例

一、非侵入性脑刺激结合任务导向性训练创新应用与研究

多种脑部疾病或损伤导致功能障碍的患者，其受损和未受损脑组织常存在兴奋性异常，并可能对

神经恢复、重塑过程产生不利影响。通过非侵入性脑刺激技术，可针对与特定功能（如手功能活动）相关的脑区进行干预，抑制脑区的异常过度兴奋、提升功能活动异常减弱脑区的兴奋性，并调节各脑区间的功能活动平衡后；此时结合再给予特定的任务导向性训练（如手功能训练），可能有利于相应神经系统更高效地恢复，有利于更好地重建受损功能。例如，Yamada 等报道的一项研究中，利用双侧半球 rTMS 结合作业治疗，对存在手功能障碍的脑卒中（发病时间最短 21 个月，最长 10 年余）患者进行 2 周的联合干预，发现治疗后患者的手运动功能和痉挛状态都有较明显的改善。贾杰课题组进行了 tDCS 促进脑卒中慢性期患者手与上肢功能恢复的研究，通过功能磁共振发现，tDCS 通过调节大脑皮质兴奋性，降低健侧半球对患侧半球的过度抑制，使双侧半球达到新的平衡，促进患者运动功能的恢复。

二、虚拟现实技术创新应用与研究

虚拟现实（virtual reality，VR）通过计算机生成的一种通过视、听、触觉等作用于使用者，使之产生身临其境的交互视景的仿真技术。近年来，虚拟现实技术研究取得了很大进展，虚拟现实技术已广泛应用于多感官教学、飞行员训练、医疗训练、心理治疗以及康复训练等领域。

在康复中，反复练习是学会一项运动技能的首要因素，但仅仅不断重复训练还不够，还必须有逐步获得成功的反馈和体验。视觉和本体感所提供的反馈，可以强化练习者的无错性学习，维持练习者的动机水平和积极性，并获得愉快的成功情绪体验，促使其不间断的练习直至习得该行为。VR 技术具备轻松实现重复、反馈和动机三大优势，因此其在康复训练中具有独特的优势。此外，VR 具有多感知性（multi-sensory）、沉浸感（immersion）、交互性（interactivity）以及构想性（imagination）特点，尤其是多感知性具有除传统计算机提供的视觉感知之外，还有听觉感知、力觉感知、触觉感知、运动感知，甚至包括味觉感知、嗅觉感知等，丰富的训练环境也可以促进康复的进程，大量研究结果表明，患者能在虚拟环境中学会运动技能，并且能将习得的运动技能迁移到现实世界的真实环境中。

Holden 等最先成功运用虚拟现实对脑卒中后的患者进行运动康复训练，Merians 等研究证实 VR 系统有助于改善脑梗死患者的上肢运动功能。前瞻性的 VR 与传统治疗的研究发现，VR 结合经颅直流电刺激比单纯经颅直流电刺激或者 VR 获得更大的训练后皮质脊髓束兴奋性。越来越多的证据支持 VR 在康复中的应用。目前虚拟现实技术已经被广泛应用于康复治疗的各个方面，在注意力缺陷、空间感知障碍、记忆障碍等认知康复；焦虑、抑郁、恐怖等情绪障碍和其他精神疾患的康复；运动不能、平衡协调性差和舞蹈症等运动障碍康复等领域都取得了很好的康复疗效。

（一）VR 在作业治疗领域的应用

目前，VR 广泛应用在作业治疗训练中，最常见包括日常活动模拟环境训练、上肢功能及手功能训练、各种娱乐休闲活动训练、各种治疗性活动训练以及精神心理社交技巧训练。

1. 日常生活活动训练 康复的根本目的是最大限度恢复患者的受损功能，提高患者独立生活的水平，日常生活活动训练是康复必不可少的训练项目。日常生活活动训练要求康复训练的环境和内容与真实生活密切相关，患者才能将训练习得的技能迁移运用到实际生活去。虚拟现实技术在模拟真实生活场景，提供日常生活技能训练方面具有不可比拟的优越性，它可以提供丰富的作业场景从而突破医院或者康复机构实际环境的限制。在虚拟环境中跟随计算机程序学习诸如倒茶、烹饪、打扫、购物等日常作业活动，可以保证训练的一致性和可重复性，提供了大量的实践机会并降低错误操作导致危险的可能性。

2. **脑卒中偏瘫患者的上肢运动训练**　虚拟现实技术应用的一个新领域就是偏瘫上肢康复，国内外许多研究组织已经利用虚拟现实技术，在该领域进行了许多研究，取得了一定的临床资料和治疗成效。Holden 等最先成功运用虚拟现实对脑卒中后的患者进行运动康复训练，Merians 等研究证实 VR 系统有助于改善脑梗死患者的上肢运动功能。

3. **认知知觉康复**　通过 VR 结合各种软件，可以提供各种认知成分训练，例如注意力训练游戏、计算以及各种定向训练等。患者在难度易于调节，具有丰富即时反馈的训练中更易获益并且依从性更好。有学者将一些认知评定的内容整合到 VR 技术中，使得评定更容易进行并且可以严格控制其他参数，保证评定的一致性和准确性。针对单侧空间忽视的脑卒中患者过街训练的研究表明，和真实环境中康复训练的结果相比，虚拟环境中动作技能学习和康复训练的效果更好。

4. **精神心理疾患的康复**　虚拟现实技术能够容易的进行场景控制，因此治疗师能够根据患者需求控制活动场景，定制互动游戏，并调节相应的参数从而虚拟一系列的治疗用环境，从而安全有效地进行康复训练。虚拟现实游可用于恐高症、幽闭恐惧症、飞行恐惧症、社交恐惧症患者。也可通过一系列的游戏，改善患者的焦虑和抑郁情绪。

（二）未来的方向和挑战

基于 VR 的研究大都报道了其用户体验的友好性，然而大部分 VR 项目对于较年轻患者来说比较容易，但是对于老年患者挑战较大。Lee 等人研究发现尽管对任务进行了一系列调整，受试者仍然很难使用操纵杆完成浏览虚拟超市的任务。相反，Rand 等人报道说使用视屏捕捉系统进行购物虚拟训练，受试者接受度良好，其中部分受试者描述这样的训练任务比传统购物训练更具主动性和具有挑战性。未来的研究需要更多的关注哪一类患者更容易从中获益，并且发现实施训练的最佳时段。

目前，真实环境和虚拟环境作业表现的相关性结论尚未达成一致，部分研究认为其具有相关性，但是也有研究报告了相反的结论。可能是由于所采用的软件和硬件的差异，导致虚拟环境和真实环境的交互存在差异，更逼真的视觉呈现可能与更好的泛化到真实环境密切相关。未来还需要更多的研究进一步探索虚拟环境中的作业活动表现与真实环境的关系。

对于所有的康复训练干预，治疗师都应当意识到其可能的不良反应。已有研究发现少量受试者报告了晕动症状，但是对不良反应缺乏严格的评定，因此在未来程序设计过程中需要考虑这些问题，同时在训练过程中有必要给予适当的生理反应的监测。

目前，VR 以其独有的优势使其在康复领域的应用极具前景，然而在应用过程中也存在一些挑战。首先，不同患者的个体生活背景因素不一样，对环境的要求差异较大，患者从事的作业活动环境变化丰富多样，目前开发设计的虚拟环境有限，无法满足临床需求的多样性；第二，设备成本以及开发新环境的成本较高，未来需要更加便捷经济的设备以便满足足够的训练剂量。第三，虽然理论上虚拟现实技术具有很好的康复效果，但是目前相关证据还不足，还需要更多设计严谨的研究支持和证实。作业治疗师将活动分析，有意义的作业活动的分级策略以及所掌握的关于患者需求以及功能水平的知识整合到 VR 技术中，将有助于该技术发展和临床应用。

三、　上肢机器人技术在作业治疗中的应用与研究

（一）概述

20 世纪以来，随着科技的飞速发展，机器人的临床实用价值正在被越来越多的实验所证明，因

此现如今许多康复相关科研团队的主要研究方向之一是机器人康复系统的研发及其临床应用。美国机器人协会定义机器人是："一种可编程和具有多功能的操作机，或为了执行不同任务而具有可用电脑改变和可编程动作的专门系统"。而能让患者使用的康复机器人还需具有以下条件：①具有生物力学特性的机械部分；②通过人 - 机界面实现的辅助控制系统；③以脑可塑性理论为基础的任务导向性康复训练；④可检测患者功能变化的客观评价工具。上肢康复机器人是近年来应用于偏瘫患者上肢功能康复训练的新器材，在常规药物及康复治疗的基础上，同时进行上肢康复机器人训练可以促进偏瘫上肢功能的恢复。

（二）上肢康复机器人系统

近年来，许多康复相关科研团队在上肢康复机器人研究方面有了明显的进步，对更多的上肢康复机器人采取了"外骨骼式"的设计。外骨骼式上肢康复机器人由一部甚至多部电机进行驱动，保证了机器人可动关节的独立运动，可使卒中偏瘫患者完成部分和完整分离运动的训练，如肘肩神经康复仿生矫形器（biomimetic orthosis for the neurorehabilitation of the elbow andshoulder，BONES）、手外骨骼康复机器人（hand exoskeleton rehabilitation robot，HEXORR）、手指分离抓握训练机器人（fingerindividuating grasp exercise robot，FINGER）、Amadeo 机器人系统、希望之手（hand of hope，HOH）等、Supinator Extender（为一种接合于 BONES 末端的机器人系统，实现前臂和腕的运动）。诸如肘肩神经康复仿生矫形器与 Supinator Extender 联合并使用可以实现肩、肘、前臂、腕分离运动，使运动更为精细。

（三）上肢康复机器人在作业治疗中的应用

此在国内外的临床作业训练中，上肢机器人训练系统应用和研究较少。但实验数据均表明，上肢机器人训练系统可以在临床实际作业训练中，有效解放人力，增强患者的训练激情，同时为相关科研团队提供科学系统的量化数据，也能让患者自己直观了解自身的训练进度。因此上肢机器人在临床作业训练及相关科学研究的应用中，其成果较传统的单纯由治疗师指导与操作的作业训练更明显，在实际临床治疗及科研中也更有优势。

1. 机器手臂可以为肌力较差的上肢提供重力补偿，为肌力 3 级以上的上肢提供阻力作用，并可有针对性地进行特定关节单独训练或多个关节复合训练。

2. 电脑多媒体系统结合平面及三维人机互动软件可以提供患者在多种环境下进行有意义的、重复的、强烈的以及功能特定性的运动训练。

3. 多维空间的游戏活动综合了上肢的肌力、关节活动范围、眼手协调功能的共同训练，且活动的难度也可视患者的功能进步及时进行调节，极大提高了患者的依从性。

4. 机器人辅助训练过程中，由于视觉、听觉的实时、针对性的反馈，让患者及时看到自己的成绩，激发患者积极参与作业训练的兴趣。

研究表明，上肢机器人训练系统能够有效促进患者上肢作业治疗的训练积极性，使患者积极主动地参与到作业训练之中，改善了患者作业训练的训练效果。因此，为了能够取得更好地康复疗效，上肢机器人训练系统适合在临床治疗中广泛应用推广。

四、 3D 打印技术在作业治疗中的开发与应用研究

3D 打印技术是 20 世纪 90 年代中期出现的一种采用特殊的打印原材料，通过计算机控制，应用

光固化和纸层叠技术进行的快速成型技术，这种技术的特点在于几乎可以造出任何形状的物品。3D打印因所用材料和构建方式不同而各异，常用材料有尼龙玻纤、聚乳酸、ABS树脂、耐用性尼龙材料、石膏材料、铝材料、钛合金、不锈钢、镀银、镀金、橡胶等材料。3D打印技术通常在模具制造、工业设计等领域被用于制造模型，后逐渐用于一些产品的直接制造。目前，该技术在珠宝、鞋类、工业设计、建筑、工程和施工（AEC）、汽车，航空航天、牙科和医疗产业、教育、地理信息系统、土木工程、枪支以及其他领域都有所应用。

（一）3D打印技术在健康领域的应用

随着逆向工程、3D扫描/成像以及计算机辅助设计技术的发展，制作三维模型更加容易。应用3D打印技术已被广泛用于医学中制作教育和培训工具、外科器材/耗材（矫形外科、脊柱外科，定制矫形器和假体）、制造各种组织和器官（心脏，肝脏和胰腺）、生成不同类型的医疗植入物、制作人体部位的解剖模型、助听器以及药学研究。3D打印技术制造的医疗器械或植入物成本更低，并且可以在更短的时间内完成。因此，它有助于增加低利率个体化定制医疗器械的生产效率。在医学领域，用于制作医疗器械和医疗植入物的模型的材料多种多样，包括不锈钢、钴铬合金、钛合金、聚己内酯支架、由聚丙烯磷酸三钙聚合物-陶瓷组成的复合材料、多孔陶瓷材料、氧化锆、基于磷酸钙的生物陶瓷、其他骨水泥材料以及生物相容性材料等。通过计算机断层扫描（CT）和磁共振成像（MRI）获取身体部位的3D图像，采用三维软件对来自CT和MRI的三维图像进行分析，然后将其转换并保存为3D打印数字控制格式文件，最后文件传输到机器中以创建实体模型。

（二）3D打印技术在作业治疗中的应用

虽然3D打印技术在医疗领域的应用飞速发展，然而其在作业治疗领域的研究和实践尚处于早期，目前大多用于辅助器具及自助具的制作以及各种功能性支具的制作，少数学者开始尝试打印压力衣。

1. **辅助具及自助具**　辅助具在失能人士的日常生活中具有非常重要的作用，可以协助其无障碍的进行日常生活活动。基于现有的文献发现，有学者描述了使用3D打印技术制作用于失能人士的辅助器具，如为手震颤人士制作的iPad键盘锁定装置、口操纵杆固定器，也有作业治疗师设计并开发了一系列其他辅具，如荧光笔夹持器、容器握持器、瓶夹持器和摇杆握持装置、大蜡笔和油漆刷握持器等。然而，掌握3D技术，会使用3D软件及三维原型设计对根据需要设计辅助具及自助具至关重要。

2. **支具**　应用支架或支具（手腕支具、手指支具、石膏替代品以及其他类型的矫形器和假肢装置）是作业治疗处理急慢性患者常见的干预措施之一。尤其多应用于周围神经损伤、手及上肢骨折、烧伤等导致功能障碍的患者。

患者对于佩戴夹板或支架的依从性对患者功能恢复具有非常关键的作用，但是据以往的研究报告，大约三分之二的患者依从性差。决定穿戴支具或夹板成功的因素有很多，依从性不良主要多与所佩戴支具的美观性、不合适导致身体骨突部位压疮以及穿脱困难等有关。3D打印技术则能够根据患者三维扫描数据设计制作个性化外固定支具。采用3D打印技术制作支具时，不仅构型更贴合，而且可以根据患者的个人喜好在软件数据库中进行支具透气孔形状和锁紧装置的选取，进而智能生成个性化外固定支具。有学者研究发现，3D技术打印的个性化支具与患者骨折部位的匹配性良好，具有较高的贴合度；相对于传统石膏组而言，个性化支具组的患者舒适度和满意度较高。另外，个性化支具上均匀设有多个透气孔，便于包覆部位的透气以及患者换药，同时节省了支具的材料，降低了支具的重量，更加轻便、卫生。此外，个性化支具选用生物可降解材料，强度、刚度均可满足使用要求，即使出现撞击等突发情况也不易断裂破损。

未来，3D 打印技术在作业治疗领域的应用一定会对个性化 3D 支具及其他辅助器具产生重大影响。未来可能还会在压力衣领域进一步使用，借助三维扫描和三维打印技术，设计并制作适合各种形状部位的压力衣将变得容易，有利于增生性瘢痕的管理。3D 打印技术是在健康领域可靠且发展迅速的技术之一，随着其进一步发展，必将为医生、作业治疗师及其他医务人员提供重要的支持。

五、 作业治疗中的脑科学研究

作业治疗是通过有意义的作业活动训练，促进功能障碍者功能恢复，是基于一定的理论展开实施，根据不同的行为分析，匹配不同的功能性活动，其背后可能对应着不同模式的脑区功能活跃；而这些作业治疗方法或形式中的功能性动作所反映的脑功能正是脑科学研究的要点之一，也是作业治疗促进功能恢复的基本原因。作业治疗中的脑科学研究更多倾向于认知成分在运动、感觉、言语等功能恢复中所起的关键作用。因此，不同形式、不同范式的作业设计将直接影响研究目的及结果。借助功能磁共振成像（functional magnetic resonance imaging，fMRI）以及头皮脑电信号（electroencephalography，EEG）将有助于开展相关脑科学研究。

fMRI 依赖的血氧水平（blood-oxygen-level dependent，BOLD）信号拥有毫米级的高空间分辨率，可以从空间上将大脑功能区域划分并推断各区域的链接状态。基于该技术，通过研究某一特定功能作业所产生的中枢神经系统兴奋性改变，包括最基本的感觉、运动皮层以及认知相关的皮层，并对大脑各脑区的整体链接进行研究以更全面刻画大脑运行过程。

EEG 是皮层下大量神经元的电活动在头皮表面的综合体现，具有毫秒级的时间分辨率，更适用于刻画大脑运行时的动态过程。EEG 可作为一种研究大脑执行运动功能以及认知功能的指标，来反映活动、动作与认知的大脑机制。EEG 也作为脑机接口的信号源，通过结合机器人或功能性电刺激的装置构建一套有功能性作业活动意义的脑机接口装置辅助治疗，将更加有助于患者恢复。因此，作业治疗中的脑科学研究既包含对机制的研究、评定甚至涵盖利用脑科学研究成果进行作业治疗。

六、 表面肌电与作业治疗

表面肌电（surface electromyography，sEMG）是神经肌肉系统进行随意性和非随意性收缩性活动时的生物电变化经表面电极引导、放大、显示和记录所获得的一组电压时间序列信号。原始肌电信号经过分析转换后可以一定程度上反映运动单位活动同步化、肌纤维募集、肌肉疲劳程度、肌肉激活顺序和激活时间等情况，是一种客观量化的评定手段。同时也可有目的地指导康复目标的制定和康复效果的评价，直观量化地表现出肌肉功能的变化情况。

表面肌电在康复医学的领域有着较为广泛的应用，主要用于肌肉功能的评定以及作为反馈指标用于康复训练。以下简单列举在作业治疗中的常见应用。

1. **肌纤维的评定**　基于肌肉在收缩过程中的肌纤维募集特点，根据肌电值的大小及变化情况来无损的预测肌纤维的类型及比例大小。

2. **肌肉激活与协调性评定**　中枢或周围性损伤都可能导致某一关节活动相关肌群激活顺序或者收缩协同作用发生变化，有学者研究发现肩关节及肘关节损伤后关节僵硬的患者臂外展时三角肌和冈上肌的激活的时间和肌肉激活比例与正常人有着一定的区别。同样，对脑卒中患者的肱二头肌和肱三头肌的肌电进行分析发现伸肘时拮抗肌激活程度较大，主动肌激活程度较小，而屈肘时拮抗肌激活程度相对较小，主动肌激活程度较大，说明脑卒中患者屈伸肘活动存在一定的协调障碍，提示治疗应以强化伸肌的训练为主。同样有学者将 sEMG 用于慢性颈腰背疼痛所致的肌肉激活模式异常评定，并证明其检测发现的腰椎或颈椎椎旁肌肌电活动异常可以作为腰痛及颈椎病的预测指标之一。

3. 视觉反馈　　表面肌电图可无创实时地记录肌肉静止或活动状态下的肌电信号，并且通过电脑屏幕提供视觉反馈。sEMG 视觉反馈，作业治疗通常用于放松训练、周围神经损伤以后的肌肉力量训练。此外，也可据此对中枢性损伤患者进行指导和训练，用于可视化的肌肉控制训练，即在做某一训练动作时避免其他无关肌肉的激活，训练动作的协调性和准确性。表面肌电生物反馈技术在人工智能手和人工智能下肢的研究中也取得一定的进展。

4. 痉挛的评定　　目前，临床上痉挛评定采用的改良 Ashworth 分级半定量评定存在一定的主观性，而表面肌电的积分肌电值可以很好的量化痉挛的程度，也可以作为治疗前后改善程度的有效评定手段。

表面肌电直观提供相对完善的关于肌肉力量的动态数据，但是也存在一些缺点，如在信号采集方面，皮肤的电阻会受到汗液的影响而变化；在采集过程中也有可能被其他如心电信号或电子设备的电信号所干扰。研究者们也在不断地提出克服办法。如通过缩小两个记录电极之间的距离而减少心电干扰，通过每次实验前利用酒精等对要贴电极的皮肤进行消毒从而减小皮肤电阻所带来的影响。这些措施在一定程度上提高 sEMG 的实用性。

随着分析技术的不断发展，未来将有望成为便捷、无创、直观的分析肌肉功能特征的有利临床工具。同时，随着科技的进步，表面肌电技术已经开始越来越多和其他治疗原理如虚拟现实技术、机器人技术和技术整合，进一步强化其反馈作用，并对其他技术产生重要的协同作用。总之，表面肌电图的应用前景非常广阔，值得临床及实验的深入探讨。

七、肌骨超声与作业治疗

（一）肌骨超声的概念

肌骨超声（musculoskeletal ultrasound）是指用常规超声诊断设备，通过专用高频超声探头（12-5 MHz、18-5 MHz）对人体肌肉、软组织及骨骼病变等疾病进行明确诊断的超声检查方法。区别于传统的腹部心脏、腹部与孕产等领域的运用。

肌骨超声现在已经广泛运用于康复医学中，而除了常规应用于诊断检查等方面以外，在作业治疗中，肌骨超声也有其较为特殊的作用。

（二）肌骨超声在作业治疗中的特点和优势

肌骨超声在作业治疗中的应用依赖于它的时效性以及对于软组织观察的准确性。而其主要利用的理论基础就是我们的生物反馈的理论，传统的生物反馈是通过采集患者的表面肌电信号来判断患者的用力程度以及训练效果的。对于我们上肢的作业治疗来说，这就有个局限性，因为上肢的肌肉不论从解剖结构还是功能上都比较复杂和精细，同一个部位的肌肉由浅层到深层往往有很多块，而且分管着我们上肢不同的功能。这就导致我们很难在某一个部位上通过电极片来采集到某一块肌肉准确的信息。对于我们上肢的作业治疗来说，这就导致了我们很难去通过生物反馈这一非常经典的结合中枢和外周刺激的模式来进行训练。

相比之下，肌骨超声在作业治疗中的生物反馈的运用由于其对于组织观察的准确性以及它的时效性就具有很大的优势了。通过肌骨超声，我们可以很准确地定位到上肢我们想要训练的某一块肌肉或者某一组肌群。并且让患者在动态的情况下看到他自己肌肉的收缩，患者自己肌肉收缩的图像刺激对于患者来说往往比那些冷冰冰的肌电的波幅显得更为直观。

（三）肌骨超声在作业治疗中的应用

在很简单的抓握这个动作中，就涉及了患者前臂腹侧的大部分肌肉的向心收缩以及背侧的很多伸肌的收缩来提供腕关节的稳定性和稳定腕关节的位置让腹侧的屈肌有更好的肌肉长度来收缩。而上臂肌肉的复杂性导致这些肌肉群只要一出现不平衡的状况就会导致患者运动的能力出现问题，长期的不平衡更是有可能导致进一步的损伤。这就需要我们通过肌骨超声在患者的动态的作业疗法的训练中去捕捉到患者的问题，以更好的针对性的进行训练以及处理。

还有一点就是对于一些周围神经损伤的患者或者处于偏瘫软瘫期的患者来说，早期的肌肉活动往往十分微弱，甚至一些细微的收缩我们都无法去察觉。而在这一时期的作业疗法主要是通过一些基于运动想象或者诱发联合反应或者共同运动的手法。但是在很多情况下在早期患者仍然很难察觉到自己存在的微弱收缩，甚至利用表面肌电图也很难搜集到这些微弱的信号。这段时期会让患者丧失自己康复的信心。而在动态的肌骨超声的检查下进行的作业治疗，即使是十分微弱的收缩，也可以在屏幕上精准地体现出来。通过前后对比甚至是对于肌肉收缩幅度的测量，患者可以每天都看到自己的进步，甚至看到自己已经呈现萎缩趋势的肌肉纤维渐渐的增粗。肌骨超声就像一个"放大器"一样把作业治疗给予患者在外周上的变化淋漓尽致地体现了出来。

（四）总结

在作业治疗中，中枢神经系统给外周发送指令完成作业的活动，而肌骨超声把外周的几乎所有信息（肌肉、骨骼、神经以及软组织等）再反馈给外周，形成了中枢 - 外周 - 中枢的环路。更好的促进了中枢系统的恢复。相信把肌骨超声运用于作业治疗中的这个理念将来会越来越深入人心并且在大家的努力下发展出更多更进一步的运用。

（贾 杰 杨永红）

推荐阅读

［1］窦祖林.作业治疗学.北京：人民卫生出版社，2013.

［2］李奎成.作业疗法.广州：广东科技出版社，2009.

［3］陈立嘉.基础作业学.北京：华夏出版社，2004.

［4］励建安.DeLisa 物理医学与康复医学理论与实践.北京：人民卫生出版社，2013.

［5］陆廷仁.骨科康复学.北京：人民卫生出版社，2007.

［6］王刚，王彤.临床作业疗法学.北京：华夏出版社，2005.

［7］陈立典.传统康复方法学.北京.人民卫生出版社.2013.

［8］李奎成，唐丹.高职高专康复治疗技术专业系列教材·作业疗法.广州：广东科技出版社，2009.

［9］陶泉.手部损伤康复.上海：上海交通大学出版社，2006.

［10］王家良.循证医学.2 版.北京：人民卫生出版社，2010.

［11］汪家琮.日常生活技能与环境改造.北京：华夏出版社，2005.

［12］国家质量监督检验检疫总局，中国国家标准化管理委员会.残疾人辅助器具分类和术语（GB/T16432—
2004）.北京：中国标准出版社，2004.

［13］朱图陵.残疾人辅助器具基础与应用（上、下册）.北京：求真出版社，2010.

［14］张晓玉，江流恬，申健.伤残辅助器具装配知识指南.北京：中国人事出版社，2006.

［15］金宁.文体疗法学.北京：华夏出版社，2005.

［16］吴英黛.辅具评估专业技术手册.北京：华夏出版社，2009.

［17］欧阳巨波，李明娟.手工编织艺术.武汉：湖北美术出版社，2006.

［18］孙二林.民间剪纸技巧.北京：金盾出版社，2004.

［19］邓怀东.美术基础教程.北京：清华大学出版社，2006.

［20］郭颐扬.书法教程.广州：华南理工大学出版社，2002.

［21］闵祥德.图解书法指南.广州：广东人民出版社，2003.

［22］阿瑛.丝网花 DIY 1 初级篇.长沙：湖南科学技术出版社，2009.

［23］许恩真.多彩线塑.杭州：浙江科学技术出版社，2002.

［24］职业安全健康管理局（中国香港）.危害识别手册.中国香港，2001.

［25］职业安全健康管理局（中国香港）.办公室安全需知.中国香港，2003.

［26］职业安全健康管理局（中国香港）.电脑工作间的安全健康要点.中国香港，2006.

［27］职业安全健康管理局（中国香港）.使用显示屏幕设备职业安全及健康要点.中国香港，2004.

［28］薛漪平.生理疾病职能治疗学.初版.台北：禾枫书局有限公司，2015.

［29］中华人民共和国卫生部疾病预防控制局.老年人跌倒干预技术指南.北京，2011.

［30］Ayres AJ.Sensory Integration and the Child.25th ed.Torrance：Western Psychological Services，2005.

［31］Bundy AC，Lane SJ，Murray EA. Sensory integration：Theory and practice. 2nd ed . Philadelphia：F.A. Davis
Company，2002.

［32］Crepeau EB，Cohn ES. Boyt S，et al. Willard & Spackman's Occupational Therapy.11th ed. Philadelphia：
Lippincott Williams & Wilkins，2009.

［33］Cynthia Cooper.Fundamentals of Hand Therapy：Clinical Reasoning and Treatment Guidelines for Common
Diagnoses of the Upper Extremity.Philadelphia：Mosby，2006.

［34］Harwell JM，Jackson RW. The complete learning disabilities handbook.3rd ed. Hoboken：John Wiley & Sons，
2008.

［35］Roley SS，Blanche EI，Schaaf RC. Understanding the Nature of Sensory Integration with Diverse Populations. Austin：Therapy Skill Builders，2001.

［36］Skirven TM，Osterman LA，Fedorczyk JM，et al. Rehabilitation of The Hand And Upper Extremity.6th ed. Philadelphia：Mosby，2011.

［37］Smith JC，O'Brien JC. Occupational therapy for children.6th ed.Philadelphia：Mosby，2010.

［38］Working Group on Community Occupational Therapy. Guide to environmental modification：occupational therapy in practice. Hong Kong：Hong Kong Occupational Therapy Association，1999.

［39］U.S. Department of Labor. Dictionary of occupational titles .4th ed. Washington，D.C.：U.S. Government Printing Office，1991.

［40］山口芳文.作业精神障碍作业疗法.日语版.东京：メジカルビュー社，2010.

［41］山根寛.作业疗法和作业疗法学.日语版.东京：三轮书社，2003.

［42］小林夏子.标准作业疗法学.神经机能作业疗法学.日语版.东京：医学书院，2008.

［43］小林夏子，福田惠美子.标准作业疗法学基础作业学.日语版.东京：医学书院，2007.

［44］金子翼，铃木明子.康复医学全书10作业疗法各论.日语版.东京：医齿药出版株式会社，2003.

［45］矢谷令子.標準作業療法学作業療法評価学.日语版.东京：医学书院，2011.

［46］古屋龍太.精神科康复.日语版.东京：弘文堂，2012.

中英文名词对照索引